AF340748

TRAITÉ COMPLET

D'ANATOMIE.

TRAITÉ COMPLET

D'ANATOMIE,

OU

DESCRIPTION

DE TOUTES LES PARTIES

DU CORPS HUMAIN;

Par A. BOYER,

PREMIER CHIRURGIEN DE L'EMPEREUR, PROFESSEUR A L'ÉCOLE
DE MÉDECINE, CHIRURGIEN EN CHEF-ADJOINT DE L'HÔPITAL
DE LA CHARITÉ, etc.

TOME QUATRIÈME.

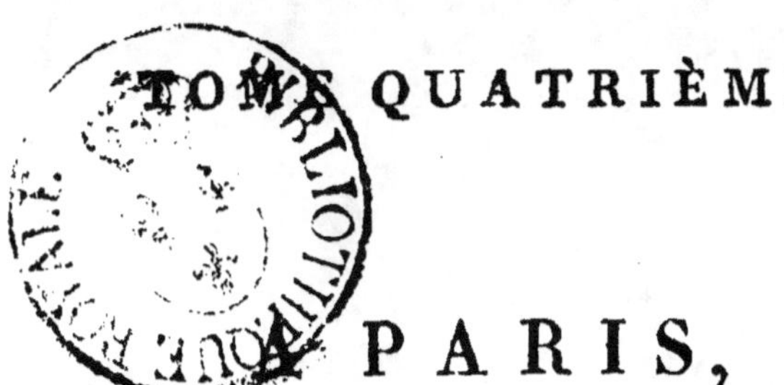

A PARIS,

CHEZ MIGNERET, IMPRIMEUR,

RUE DU SÉPULCRE, F. S. G. N.º 28.

An XIII. — 1805.

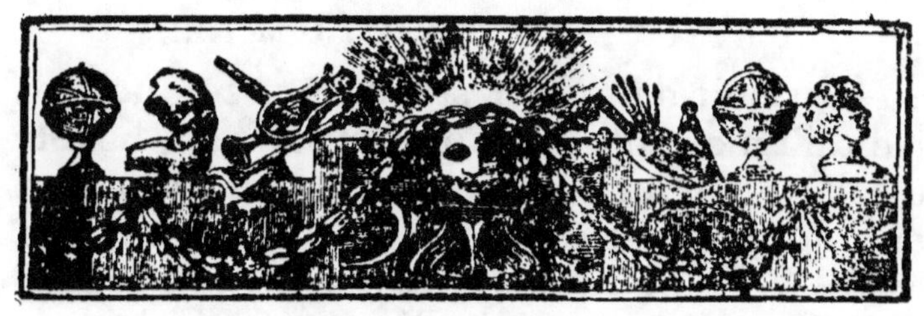

TRAITÉ
D'ANATOMIE.

DE LA SPLANCHNOLOGIE.

La Splanchnologie est la partie de l'anatomie qui traite des viscères et des organes.

Les viscères sont des parties dont la structure est plus ou moins composée, renfermées dans les cavités du corps, et qui exercent les principales fonctions de l'économie animale. Les organes sont des parties dont la structure est aussi plus ou moins composée, et qui, sans être renfermées dans les cavités du corps, comme les viscères, exercent des fonctions importantes.

Chaque partie de l'anatomie a été précédée par l'exposition de ce que les organes dont elle traite, ont de commun entre eux : il n'en sera pas de même pour la Splanchnologie. Les parties qui en font l'objet, n'offrant presque rien de commun, soit dans leur conformation externe, soit dans leur structure, ce que l'on diroit d'un organe, ne pourroit être applicable qu'à l'organe du côté opposé, quand il y en a deux de la même espèce, et point du tout aux autres. Voici, au reste, l'ordre suivant lequel on traitera des qualités diverses des viscères et des organes. On examinera d'abord leur conformation externe, ensuite leur structure et leurs usages.

La conformation externe des viscères comprend leur situation, leur grandeur, leur figure, leur direction et leurs régions, qui sont des faces, des bords, des angles et des extrémités. Nous considérons ensuite chacune de ces régions en particulier, leurs rapports avec les parties environnantes et avec la surface du corps. Cette dernière considération est sur-tout importante; elle sert à faire connoître quel est le viscère particulièrement affecté dans les plaies pénétrantes de la poitrine et du bas-ventre, et dans les maladies des organes thorachiques et abdominaux.

De l'examen des qualités que comprend la conformation externe des viscères, nous passerons à celui des propriétés, dont l'ensemble forme leur structure; et d'abord nous parlerons de la couleur, qui très-souvent se prolonge dans la substance même des organes, en offrant des variations qu'il est intéressant de connoître; ensuite de la consistance, ou densité, comparée à celle d'autres organes connus; des différences que la couleur et la consistance peuvent offrir dans les divers âges; des différentes parties dont les organes sont composés, comme os, cartilages, ligamens, muscles, artères et veines sanguines, vaisseaux lymphatiques, nerfs, conduits excréteurs, tissu cellulaire qui unit entre elles ces différentes parties, et la membrane qui les recouvre. L'exposition de ces parties sera faite dans l'ordre suivant lequel elles viennent d'être nommées, en nous bornant à une description succinte, ou même à la simple indication de celles dont nous aurons déja parlé, et en entrant sur les autres dans les détails les plus étendus. Mais il est un point dans la structure des viscères et des organes, qu'enveloppe encore la plus grande obscurité ; c'est la disposition et l'arrangement intime des parties simples ou similaires, dont ils sont composés : on n'a sur cela presque aucune notion, et les premiers qui s'occupèrent d'anatomie, en savoient, à peu de choses près, autant que les anatomistes modernes. En traitant ce point, nous nous bornerons à ce qu'il y a de positif, et lorsque nous parlerons d'objets qui ne peuvent être découverts par les sens, ni soumis à des expériences propres à manifester leurs qualités, ce ne sera qu'avec la plus grande réserve.

Après avoir exposé la conformation externe et la structure d'un organe ou d'un viscère, nous parlerons de ses fonctions, sans entrer cependant dans des développemens qui appartiennent à la Physiologie.

Nos descriptions commencent par les viscères et les organes de la tête et du cou : nous passons ensuite à ceux de la poitrine, après quoi nous décrivons ceux de l'abdomen ; enfin, nous terminons la Splanchnologie par la description des tégumens communs.

DE LA TÊTE.

Lₐ tête présente, outre le cerveau qui est renfermé dans la cavité du crâne, les organes de l'ouïe, de la vue, de l'odorat, du goût, de la parole, de la mastication, et quelques-uns de ceux qui servent à la déglutition.

DU CERVEAU.

Lᴇ cerveau, considéré en général, est un viscère mou, en quelque sorte pulpeux, qui remplit la cavité du crâne, et qui se continue dans le canal vertébral ; jusqu'à la seconde vertèbre des lombes. On divise l'organe cérébral, en cerveau proprement dit, en cervelet, en moëlle alongée, et en moëlle de l'épine.

Toutes les parties de cet organe sont recouvertes de trois membranes, une externe, que l'on nomme dure-mère, une moyenne appelée arachnoïde, et une interne qui porte le nom de pie-mère.

De la Dure-Mère.

La dure-mère est une membrane épaisse, dense et serrée, qui tapisse la cavité du crâne et le canal vertébral. Cette membrane présente deux faces, une externe convexe, et l'autre interne concave.

La face externe de la dure·mère est appliquée à la face interne du crâne, dont elle remplit tous les enfoncemens, toutes les petites cavités, et à laquelle elle est fort adhérente. Cette adhérence est plus intime à la base du crâne, à la circonférence des trous dont cette base est percée, et aux endroits des sutures, que par-tout ailleurs. Elle est très-peu considérable aux endroits minces du crâne, tels que ceux qui correspondent aux voûtes orbitaires, aux fosses temporales, etc. L'adhérence de la dure-mère au crâne est produite par des fibres et par des vaisseaux qui se détachent de cette membrane, et s'introduisent dans la substance des os, et dans les sutures qui résultent de leur assemblage. Elle augmente avec l'âge, et devient si intime chez les vieillards, qu'il est presque impossible d'enlever la voûte du crâne, sans déchirer la dure-mère.

La face interne de la dure-mère est lisse et mouillée continuellement par une rosée limpide qui suinte de sa surface ; elle est contiguë à l'arachnoïde, excepté aux endroits où les veines du cerveau s'ouvrent dans les sinus de la dure-mère, et sur-tout le long du sinus longitudinal supérieur.

La dure-mère est la plus épaisse et la plus dense de toutes les membranes du corps. Sa couleur est d'un blanc perlé, à-peu-près comme les aponévroses. Cette membrane est composée de deux lames, l'une externe plus épaisse, l'autre interne plus mince. Ces deux lames sont unies ensemble par un tissu cellulaire assez serré, pour en rendre la séparation difficile, au moins dans une grande étendue, et pour les empêcher de glisser l'une sur l'autre, comme on dit que cela a lieu lorsqu'on tient un lambeau de cette membrane entre deux doigts, qu'on fait mouvoir en sens contraire. La lame externe de la dure-mère n'a pas plus d'étendue qu'il en faut pour tapisser la cavité du crâne. L'interne en a beaucoup davantage, et se repliant sur elle-même, forme trois grands replis, qui sont la faux du cerveau, la tente et la faux du cervelet.

La faux du cerveau est située à la partie supérieure moyenne du crâne, entre les hémisphères du cerveau. Elle s'étend depuis la protubérance interne de l'occipital, jusqu'à l'apophyse *crista galli* de l'ethmoïde. Sa figure est semblable à celle de l'instrument dont elle emprunte le nom. On y considère deux faces latérales, un bord supérieur, un bord inférieur, une base qui est en arrière et en bas, et une pointe tournée en avant et en bas.

Les faces de la faux du cerveau sont contiguës à la face interne des hémisphères de cet organe.

Le bord supérieur est convexe ; il est fixé à toute l'étendue de la crête coronale interne, au fond de la gouttière formée par la réunion des deux pariétaux, et de celle dont est creusée la branche supérieure de l'épine cruciale de l'occipital. C'est dans l'épaisseur de ce bord qu'est logé le sinus longitudinal supérieur, comme nous le dirons plus bas.

Le bord inférieur est concave et très-mince, sur-tout à sa partie antérieure : il correspond à la partie moyenne de la face supérieure du corps calleux qu'il touche postérieurement, mais dont il s'éloigne antérieurement. La partie postérieure de ce bord loge le sinus longitudinal inférieur.

La base de la faux du cerveau est continue avec la partie moyenne de la face supérieure de la tente du cervelet, sur laquelle elle tombe, pour ainsi dire, perpendiculairement. C'est dans l'épaisseur de cette base qu'est logé le sinus droit. La pointe de la faux du cerveau s'attache à l'apophyse *crista galli* de l'ethmoïde.

La faux du cerveau est un peu plus épaisse dans sa partie supérieure que dans l'inférieure, où l'on voit souvent des ouvertures garnies de fibres qui s'entre-croisent en divers sens, et forment une espèce de réseau. Elle est formée par la lame interne de la dure-mère, de la manière suivante : lorsque cette lame est arrivée de côté et d'autre aux bords de la gouttière qui loge le sinus longitudinal supérieur, elle se sépare de la lame externe, et après avoir formé les côtés de ce sinus, les deux feuillets qu'elle présente, s'adossent et s'unissent étroitement l'un à l'autre, pour former le repli dont nous parlons. Vers la base de ce repli, ces deux feuillets s'écartent pour former les côtés du sinus droit et donner naissance à la lame supérieure de la tente du cervelet.

La faux du cerveau paroît avoir pour usage d'empêcher que les deux hémisphères du cerveau ne pèsent l'un sur l'autre, quand on est couché sur l'un des deux côtés. Elle est propre aussi à prévenir les concussions de la partie supérieure de ce viscère, dans les violentes agitations du corps.

La tente du cervelet est une espèce de cloison transversale, beaucoup plus élevée à sa partie supérieure que sur ses côtés, située à la partie postérieure inférieure du crâne, et qui sépare la portion de cette boîte qu'occupe le cerveau, d'avec celle qui est remplie par le cervelet. Cette cloison est percée à sa partie moyenne antérieure d'une ouverture ovale de derrière en devant, et dont la partie antérieure est formée par le corps du sphénoïde. Cette ouverture est remplie par l'éminence vermiculaire supérieure du cervelet, par la protubérance annulaire, et par les cuisses de la moëlle alongée.

La figure de la tente du cervelet est extrêmement difficile à déterminer. On y considère une face supérieure, une face inférieure et une circonférence.

La face supérieure est unie dans sa partie moyenne avec la base de la faux du cerveau. Ses parties latérales, concaves de dedans en dehors, convexes de devant en arrière, sont lisses et contigües à la face inférieure des lobes postérieurs du cerveau.

La face inférieure, concave de derrière en devant, légèrement convexe d'un côté à l'autre, est contigüe à la face supérieure des hémisphères du cervelet, excepté à sa partie moyenne et postérieure, où elle est confondue avec la base de la faux du cervelet.

La circonférence de la tente du cervelet s'attache, de côté et d'autre, aux bords de la gouttière latérale de l'occipital, et au bord supérieur du rocher, jusqu'à l'apophyse clinoïde postérieure, où elle se termine par une pointe fort épaisse. La portion de cette circonférence qui s'attache aux bords de la gouttière latérale, loge une partie du sinus latéral; celle qui s'attache au bord supérieur du rocher, renferme le sinus pétreux supérieur.

La tente du cervelet est formée par une duplicature de la lame interne de la dure-mère : cette lame, arrivée aux gouttières latérales de l'occipital et au bord supérieur de la portion pierreuse des temporaux, abandonne la lame externe, et après avoir formé les côtés supérieur et inférieur des sinus latéraux et des sinus pétreux supérieurs, s'applique à elle-même, pour donner naissance à la tente. Le feuillet supérieur de ce repli est continu avec les feuillets droit et gauche de la faux du cerveau. Son feuillet inférieur se continue avec ceux de la faux du cervelet.

La tente du cervelet soutient les lobes postérieurs du cerveau, et empêche qu'ils ne pèsent sur le cervelet : elle est d'autant plus propre à cet usage, qu'elle est fort tendue, ainsi que la faux du cerveau. Ces deux replis empruntent leur fermeté l'un de l'autre ; car si l'on coupe en travers l'un d'eux, l'autre s'affaisse et perd toute sa tension.

La faux du cervelet est très-petite ; elle est située à la partie moyenne postérieure et inférieure du crâne, entre les deux lobes du cervelet. Sa figure est semblable à celle de l'instrument dont elle porte le nom. On y considère deux faces, un bord postérieur, un bord antérieur, une base qui est tournée en haut, et une pointe qui répond en bas.

Les faces sont contiguës à la partie interne des lobes du cervelet. Le bord postérieur, légèrement convexe, est attaché à la crête interne de l'occipital. Le bord antérieur, concave, correspond au fond de la scissure qui sépare les deux lobes du cervelet. La base est continue avec la partie moyenne postérieure de la face inférieure du cervelet. La pointe s'étend jusqu'à la partie postérieure du grand trou occipital, où elle disparoît : quelquefois elle est bifurquée, et les deux portions qu'elle présente, se perdent sur les parties latérales et postérieures de ce trou. La faux du cervelet, plus épaisse que celle du cerveau, est formée, comme cette dernière, d'un repli de la lame interne de la dure-mère. Elle empêche les lobes du cervelet de peser l'un sur l'autre, quand on est couché sur l'un des deux côtés.

Outre les trois grands replis dont nous venons de parler, la lame interne de la dure-mère en forme encore quatre autres très-petits, que l'on nomme sphénoïdaux, eu égard à leur situation.

De ces quatre replis, deux sont placés le long du bord postérieur des petites ailes du sphénoïde, et s'enfoncent dans la scissure de *Sylvius;* mais ils sont si petits, qu'à peine méritent-ils d'être remarqués.

Les deux autres, un peu plus considérables, ne sont autre chose qu'un prolongement de la tente du cervelet; ils s'étendent de la pointe du rocher, jusqu'à l'apophyse clinoïde antérieure et bordent latéralement l'enfoncement de la face supérieure du corps du sphénoïde, que l'on nomme selle turcique.

Les replis de la lame interne de la dure-mère ne doivent pas être confondus avec les prolongemens de cette membrane, qui sont formés par ses deux lames. Ceux-ci sont aussi nombreux que les ouvertures qui vont de l'intérieur à l'extérieur du crâne : le plus considérable est celui qui tapisse le canal vertébral, et dont nous parlerons à l'occasion de la moëlle de l'épine. On voit encore deux autres prolongemens de la dure-mère, d'une assez grande étendue, qui se portent dans l'orbite, soit par la fente sphénoïdale, soit par le trou optique, tapissant cette cavité et lui servant de périoste. Les autres sortent par les trous destinés au passage des vaisseaux sanguins et des nerfs, et se continuent en partie avec le péri-crâne, et forment en partie des espèces de gaînes qui environnent ces organes, mais sans les accompagner fort loin.

La dure-mère est composée d'un grand nombre de fibres qui s'entre-croisent dans toutes les directions, et qui paroissent être de la même nature que celles dont sont composés les ligamens fibreux qui affermissent les articulations. La direction des fibres de la lame externe est presque toujours différente de celle des fibres internes. Ces fibres résistent beaucoup à leur extension, et s'alongent difficilement. Quelques Anatomistes ont pensé qu'elles étoient musculeuses, et par conséquent susceptibles de contraction et de relâchement ; mais cette opinion a été rejetée depuis long-temps, et n'est plus adoptée par personne.

La dure-mère a des artères et des veines, des vaisseaux lymphatiques et sans doute aussi des nerfs. En outre, elle renferme dans son épaisseur des conduits veineux d'une espèce particulière, que l'on nomme sinus.

Les artères principales de la dure-mère sont connues sous le nom de méningées, ou d'artères moyennes de la dure-mère. Elles sont fournies par les artères maxillaires internes, et pénètrent dans le crâne par les trous petits ronds ou épineux de l'os sphénoïde ; lorsqu'elles y sont parvenues, elles montent en avant et en dehors, et se divisent bientôt en deux branches, dont l'une, plus considérable, va gagner l'angle antérieur et inférieur du pariétal, et l'autre, plus petite, se recourbe en arrière sur la face interne de la portion écailleuse du temporal. Ces deux branches se divisent en un grand nombre de rameaux qui se répandent dans tous les sens, envoyant des ramifications en arrière, en devant et en haut, où elles s'anastomosent avec celles du côté opposé, en passant au-dessus du sinus longitudinal supérieur, sans qu'on en voie jamais aucune s'ouvrir dans ce sinus, comme on l'a cru anciennement.

Les autres artères de la dure-mère sont très-petites, et viennent des ethmoïdales antérieure et postérieure, de la lacrymale, de la pharyngienne inférieure, de la vertébrale, de l'occipitale et des temporales.

Les veines de la dure-mère ne sont pas moins nombreuses que les artères qu'elles accompagnent : elles s'ouvrent dans les sinus de cette membrane, soit qu'elles s'y rendent immédiatement, soit qu'avant d'y arriver, elles se joignent aux veines du cerveau.

Les vaisseaux lymphatiques de la dure-mère ne sont pas faciles à appercevoir, mais leur existence est suffisamment démontrée par l'exhalation qui a lieu entre cette membrane et l'arachnoïde, laquelle suppose nécessairement des vaisseaux lymphatiques, propres à absorber le liquide séreux que les vaisseaux exhalans laissent échapper continuellement.

Les nerfs de la dure-mère ne peuvent point être démontrés par la dissection ; mais leur existence est attestée par la sensibilité dont cette membrane jouit, lorsqu'elle est enflammée ou affectée d'une autre manière quelconque.

Les sinus de la dure-mère sont des conduits veineux, logés dans l'épaisseur de cette membrane, qui reçoivent le sang des veines du cerveau, et le versent dans les veines jugulaires internes. Ces sinus sont le longitudinal supérieur, les latéraux, le sinus droit, le longitudinal inférieur, les pétreux supérieurs et inférieurs, les occipitaux postérieurs, les occipitaux antérieurs ou transverses de l'occipital, les caverneux et le circulaire de la selle turcique.

Le sinus longitudinal supérieur est un des plus considérables ; il est situé dans l'épaisseur du bord supérieur de la faux du cerveau, et s'étend depuis le trou borgne ou épineux du coronal, jusqu'à la protubérance interne de l'occipital. Il est très-étroit antérieurement, et s'élargit de plus en plus, à mesure qu'il se porte en arrière. Sa figure est triangulaire. On y considère trois côtés ; un supérieur, et deux latéraux inférieurs : deux extrémités, l'une antérieure, et l'autre postérieure.

Le côté supérieur, un peu moins large que les latéraux, est convexe, et logé dans une gouttière creusée à la partie moyenne du coronal, sous le bord supérieur des deux pariétaux, et à la partie moyenne et supérieure de l'occipital.

Les côtés inférieurs sont légèrement concaves, et correspondent à la partie supérieure interne des hémisphères du cerveau.

L'extrémité antérieure du sinus longitudinal supérieur est fermée, et présente un cul-de-sac. Lorsque le trou borgne ou épineux du coronal communique avec celui des os propres du nez, par un conduit creusé dans l'épaisseur de cet os, comme je l'ai vu plusieurs fois sur des os secs, il est probable que le sinus se continue avec la veine qui est renfermée dans ce conduit.

L'extrémité postérieure de ce sinus s'ouvre, pour l'ordinaire, dans le sinus latéral droit, et quelquefois en même temps dans le gauche; de sorte qu'elle se bifurque, et que le sang que le sinus longitudinal supérieur contient, se partage pour les deux sinus latéraux, en se portant toujours en plus grande partie dans le droit. Dans certains sujets, elle s'ouvre entièrement dans le sinus latéral gauche.

On remarque dans l'intérieur du sinus longitudinal supérieur, les orifices des veines qui s'y dégorgent; on y voit aussi vers la partie inférieure, un nombre plus ou moins considérable, de petites brides membraneuses, qui s'étendent d'un de ses côtés à l'autre. On y trouve souvent aussi quelques grains blanchâtres, tantôt isolés, tantôt rassemblés en grappes, dont le nombre varie beaucoup dans les différens sujets, et qu'un Anatomiste italien, nommé *Pacchioni*, a pris pour des glandes particulières; mais ces corpuscules ne présentant point de conduits excréteurs, on ne peut adopter cette idée. On en rencontre beaucoup ailleurs que dans ce sinus : la surface externe de l'arachnoïde en est souvent couverte à l'endroit où elle tient à la dure-mère, dans toute la longueur du sinus dont nous parlons. On en trouve aussi à la surface externe de la dure-mère, au voisinage du même sinus, où ils sont entassés en grand nombre, et où ils forment souvent une élévation qui répond à un enfoncement creusé à la partie antérieure et supérieure de chacun des deux os pariétaux.

Le sinus longitudinal supérieur reçoit les veines qui rampent sur la partie supérieure des hémisphères du cerveau. Toutes ces veines s'y rendent de derrière en devant, c'est-à-dire, dans une direction contraire au cours du sang qui traverse ce sinus, lequel circule de devant en arrière; et quand on en rencontre quelques-unes qui paroissent avoir une direction contraire, elles ne se rendent pas dans le sinus immédiatement, elles se terminent dans quelqu'une des grosses veines qui y aboutissent, et dont la direction est de derrière en devant.

Le sinus longitudinal supérieur est formé par l'écartement des deux lames de la dure-mère. Son côté supérieur appartient à la lame externe de cette membrane, et les deux autres sont une production de la lame interne, qui s'écarte de la première, et dont les deux feuillets s'adossent pour donner naissance à la faux du cerveau. Une membrane très-mince et différente de la dure-mère, en tapisse la cavité intérieure.

Les sinus latéraux portent aussi le nom de transverses : ils sont situés à la partie postérieure inférieure du crâne, et s'étendent depuis la protubérance interne de l'occipital, jusqu'à la partie postérieure des trous déchirés postérieurs. Ils sont logés, d'abord, dans la partie postérieure de la circonférence de la tente du cervelet, qu'ils abandonnent vers la base du rocher, pour se placer entre les deux lames de la dure-mère. Ces sinus sont reçus dans les gouttières que présentent les branches latérales de l'épine cruciale de l'occipital, dans celle qui se voit à la face interne de l'angle postérieur et inférieur de chacun des pariétaux, dans celle qui est pratiquée sur la face interne de la portion mastoïdienne des temporaux; et enfin dans cette gouttière qui se trouve de chaque côté sur la partie latérale inférieure de la face interne de l'occipital, entre son grand trou et son apophyse jugulaire.

Dans leur principe, les sinus latéraux ne le cèdent point en capacité à la partie la plus large du sinus longitudinal supérieur, et deviennent de plus en plus larges, à mesure qu'ils approchent des trous déchirés postérieurs. Le sinus latéral droit est ordinairement un peu plus large que le gauche. Quelquefois cette différence est si grande, que ce dernier ne paroît que comme une branche du premier : dans certains sujets, le contraire a lieu, mais cela est assez rare. Il arrive quelquefois que le sinus latéral qui est le plus large, est aussi situé un peu plus bas que l'autre.

Ces sinus ont une direction horizontale, depuis leur origine jusqu'à la base de la portion pierreuse des temporaux; ensuite ils descendent en avant et en dedans; puis ils remontent un peu, pour gagner les trous déchirés postérieurs.

La portion des sinus latéraux, qui est logée dans le bord postérieur de la tente du cervelet, est triangulaire et présente trois côtés; un

postérieur

postérieur et deux antérieurs, dont l'un est supérieur, et l'autre inférieur. Le côté postérieur, convexe, est reçu dans la gouttière latérale. Les deux côtés antérieurs sont un peu concaves ; le supérieur correspond au lobe postérieur du cerveau, et l'inférieur au lobe du cervelet.

La portion des sinus latéraux, qui s'étend depuis la base du rocher jusqu'au trou déchiré postérieur, est en quelque sorte demi-circulaire, et présente deux côtés ; un externe ou inférieur, et l'autre interne ou supérieur. Le premier est convexe, et logé dans la gouttière latérale. Le second est légèrement concave, et correspond à la face inférieure du lobe du cervelet.

L'extrémité postérieure des sinus latéraux communique avec le sinus longitudinal supérieur, et avec le sinus droit. Leur extrémité antérieure communique, par le trou déchiré postérieur, avec le golfe de la veine jugulaire interne.

Les sinus latéraux reçoivent un grand nombre de veines de la partie postérieure inférieure du cerveau et de la partie supérieure du cervelet, qui viennent s'y ouvrir au-dessus et au-dessous de la tente qui sépare ces deux portions de l'organe cérébral. Ces veines s'y rendent obliquement de dehors en dedans, par conséquent dans une direction contraire à celle du cours du sang qui circule dans ce sinus, lequel marche de dedans en dehors et de derrière en devant. Quelques-unes des veines qui appartiennent à la moëlle alongée, viennent aussi s'y ouvrir près du trou déchiré postérieur. Ces sinus reçoivent aussi derrière la base de la portion pierreuse des temporaux, les sinus

Tome IV. B

pétreux supérieurs. On remarque dans l'intérieur des sinus latéraux, des brides membraneuses, semblables à celles qui se trouvent dans le sinus longitudinal supérieur. On y voit aussi des corpuscules blanchâtres de l'espèce de ceux que l'on nomme glandes de *Pacchioni*.

Ces sinus sont formés par l'écartement des deux lames de la dure-mère : on voit sur la face externe de cette membrane, dans toute leur étendue, des fibres dont la disposition n'a rien de régulier, et qui s'entre-croisent les unes les autres. Ils sont tapissés par une membrane fort mince, différente de la dure-mère, et qui se continue avec celle qui tapisse la veine jugulaire interne.

Le sinus droit est le quatrième des anciens, qui prenoient les deux latéraux pour le premier et le second, et le longitudinal supérieur pour le troisième. On le nomme encore *torcular Herophili*, parce que cet auteur ayant imaginé qu'il communiquoit avec l'extrémité postérieure du sinus longitudinal supérieur, et avec le commencement des deux sinus latéraux, avoit pensé que le sang qu'il renferme devoit éprouver une pression assez forte à la rencontre de ces quatre sinus. Ce sinus est situé entre la base de la faux du cerveau et la partie moyenne de la tente du cervelet. Il s'étend obliquement de haut en bas et de devant en arrière, depuis la partie postérieure de l'ouverture de ce dernier repli, jusqu'à la protubérance occipitale interne. Sa figure est triangulaire; deux de ses côtés sont supérieurs, et formés par les deux lames dont l'adossement donne naissance à la faux du cerveau : le troisième est inférieur et appartient au feuillet inférieur de la tente du cervelet. L'extrémité antérieure du sinus droit reçoit le sinus longitudinal inférieur, et deux grandes veines logées dans l'épaisseur de la membrane qui unit les deux plexus choroïdes, et que l'on nomme veines de *Galien*. Son extrémité postérieure s'ouvre ordinairement dans le sinus latéral gauche : quelquefois elle se partage pour les deux sinus latéraux, et dans certains sujets, elle s'ouvre entièrement dans le sinus latéral droit. Le sinus droit reçoit quelques veines de la partie supérieure du cervelet et de la partie postérieure et inférieure du cerveau. Il est tapissé, comme les autres sinus, par une membrane très-mince, différente de la dure-mère. On voit vers sa partie antérieure quelques petites brides et quelques corpuscules blanchâtres. Le sang qui remplit ce sinus, vient principalement des veines de *Galien* et du sinus longitudinal inférieur, et coule de haut en bas et de devant en arrière.

Le sinus longitudinal inférieur est situé dans l'épaisseur du bord inférieur de la faux du cerveau dont il occupe le tiers postérieur seulement. Ce sinus se présente sous la forme d'une veine très-étroite en devant, et plus large en arrière, qui s'ouvre dans la partie antérieure du sinus droit. Il reçoit des petites veines qui viennent de la partie interne inférieure des hémisphères du cerveau.

Les sinus pétreux supérieurs sont situés dans la portion de la circonférence de la tente du cervelet, qui s'attache au bord supérieur de la portion pierreuse des temporaux. Ils s'étendent obliquement de devant en arrière et de dedans en dehors, depuis les sinus caverneux, jusques aux sinus latéraux. Ils sont beaucoup plus étroits antérieurement que postérieurement. Leur figure est en quelque sorte triangulaire. Deux de leurs côtés sont formés par les deux lames de la tente du cervelet; le troisième appartient à la lame externe de la dure-mère, et est logé dans le sillon qui se remarque le long du bord supérieur du rocher. L'extrémité antérieure des sinus pétreux supérieurs passe au-dessus du nerf de la cinquième paire, et va communiquer avec le sinus caverneux, au-devant de l'apophyse clinoïde postérieure. Leur extrémité postérieure s'ouvre dans le sinus latéral, derrière la base du rocher. Ces sinus reçoivent, vers leur partie postérieure, des veines qui viennent du cervelet et du commencement de la moëlle alongée, et d'autres qui naissent de la partie inférieure et moyenne du cerveau : ils en reçoivent aussi de la dure-mère qui tapisse les fosses moyennes et latérales de la base du crâne. Le sang qui remplit les sinus pétreux supérieurs, coule de devant en arrière, et est versé dans les sinus latéraux.

Les sinus pétreux inférieurs sont situés le long de la suture qui résulte de l'articulation du bord inférieur du rocher avec la partie antérieure du bord inférieur de l'occipital. Ils sont logés dans une gouttière creusée dans ce dernier os, et s'étendent un peu obliquement de devant en arrière, de dedans en dehors, et de haut en bas, depuis les sinus caverneux jusqu'au golfe des veines jugulaires internes. Ces sinus sont plus amples et un peu moins longs que les sinus pétreux supérieurs. Ils communiquent en devant avec les sinus caverneux, et s'ouvrent en arrière dans le golfe des veines jugulaires, où ils versent le sang qui les parcourt. Les veines qui se rendent dans ces sinus, viennent de la moëlle alongée, du commencement de la moëlle de l'épine, et de la portion de la dure-mère qui avoisine l'articulation de l'occipital avec la première vertèbre du col. Les sinus pétreux inférieurs communiquent l'un avec l'autre, par le moyen des sinus tranverses de l'occipital.

Les sinus occipitaux postérieurs ou inférieurs sont situés dans l'épaisseur du bord postérieur de la faux du cervelet, et reçus dans une gouttière superficielle, pratiquée sur les côtés de la crète interne de l'occipital, et ensuite sur les parties latérales et postérieures du grand trou de cet os. Ils sont pour l'ordinaire au nombre de deux, l'un à droite et l'autre à gauche ; mais quelquefois il n'y en a qu'un qui est à droite, ou plus rarement à gauche. Leur extrémité supérieure s'ouvre dans le sinus latéral correspondant ; lorsqu'il n'y en a qu'un, c'est dans le sinus latéral droit qu'il s'ouvre le plus communément. Leur extrémité inférieure s'ouvre dans le golfe de la veine jugulaire interne, et quelquefois dans le sinus pétreux inférieur. Quand il n'y en a qu'un, il se partage derrière le grand trou occipital en deux branches, dont une va à droite, et l'autre à gauche. Les sinus occipitaux postérieurs reçoivent le sang qui les remplit de quelques veines qui viennent de la partie inférieure du cervelet, de celles qui appartiennent à la portion de la dure-mère qui tapisse les fosses occipitales inférieures, et de quelques-unes qui remontent du canal vertébral : ils versent ce sang dans le golfe des veines jugulaires internes.

Les sinus occipitaux antérieurs ou transverses de l'occipital sont placés en travers sur la face supérieure de l'apophyse basilaire de cet os. Leur nombre varie suivant les sujets : on en trouve quelquefois deux ; d'autres fois il n'y en a qu'un. Ils se présentent sous la forme de conduits veineux assez larges, placés entre les deux lames de la dure-mère, parallèles les uns aux autres, et qui vont du sinus petreux inférieur gauche à celui du côté opposé. Ces sinus ne reçoivent d'autres veines que celles de la dure-mère qui tapisse la gouttière basilaire de l'occipital.

Les sinus caverneux sont situés sur les parties latérales de la selle turcique. Ils s'étendent depuis l'orifice interne du canal carotidien, jusqu'au dessous de l'apophyse clinoïde antérieure. Leur forme est en quelque sorte triangulaire. Ils reçoivent antérieurement la veine ophthalmique ; postérieurement, ils communiquent avec les sinus pétreux supérieurs et inférieurs. Ces sinus reçoivent quelques veines de la dure-mère qui tapisse les fosses moyennes de la base du crâne ; ils en reçoivent aussi quelques-unes qui sortent de la partie interne de la scissure de *Sylvius*. Le sang qui y coule passe à travers le tissu cellulaire et filamenteux qui les remplit, et baigne le nerf de la sixième paire et l'artère carotide interne, qui les parcourent de derrière en devant. Ils versent ce sang en partie dans les sinus pétreux supérieurs et inférieurs, et en partie dans le plexus veineux qui avoisine l'apophyse ptérigoïde, au moyen d'une veine qui naît de leur partie inférieure, et qui sort du crâne par le canal carotidien, pour se jeter dans ce plexus.

Le sinus circulaire de la selle turcique environne la glande pituitaire. Il a moins la forme d'un cercle que d'un ovale, dont la moitié postérieure, plus large, est située derrière cette glande, et la moitié antérieure, plus étroite, est située devant cette même glande. Ces deux portions du sinus circulaire de la selle turcique, communiquent ensemble par leurs extrémités, et en même temps avec les sinus caverneux. Dans certains sujets, ce sinus communique avec les sinus pétreux supérieurs et inférieurs, et dans d'autres, avec le sinus occipital antérieur : en général, il présente beaucoup de variétés. Les veines qui s'y ouvrent viennent de la dure-mère, de la substance spongieuse du sphénoïde et de la glande pituitaire.

Le sang qui revient des parties intérieures de la tête, est versé dans le golfe des veines jugulaires internes, par les sinus latéraux, dans lesquels presque tous les autres sinus de la dure-mère s'ouvrent immédiatement ou médiatement. Cependant il y a une portion de ce sang qui est transmise au dehors du crâne, par des veines connues sous le nom d'émissaires de *Santorini*. Telles sont les veines qui passent par les trous pariétaux, mastoïdiens et condyloïdiens postérieurs. Telles sont encore les veines qui traversent les trous maxillaires supérieur et inférieur, avec les nerfs du même nom ; celle qui passe par une ouverture pratiquée dans l'épaisseur de la grande aile du sphénoïde, entre les trous maxillaires supérieur et inférieur, et celle qui naît de la partie inférieure des sinus caverneux, et qui sort du crâne par le canal carotidien. Ces dernières veines vont s'ouvrir dans le plexus veineux, qui se trouve à la base des apophyses ptérigoïdes, et dont il a été parlé dans l'Angéiologie.

Le mouvement du sang est très-lent dans les sinus de la dure-mère. Les causes de ce mouvement sont le poids de ce liquide, qui agit d'autant plus efficacement, que l'homme est debout; et la compression que l'organe cérébral, soulevé par la pulsation des troncs artériels qui se trouvent à sa base, exerce sur les sinus.

La dure-mère n'est point sensible dans l'état naturel; mais sa sensibilité se développe et devient très-considérable, lorsqu'elle est enflammée ou affectée de quelqu'autre maladie. Elle ne jouit d'aucune faculté contractile, et son adhérence au crâne, montre assez qu'elle ne peut exercer aucune espèce de mouvement. Cependant, lorsqu'on met cette membrane à découvert, dans une étendue un peu considérable, sur un animal vivant, elle jouit d'un mouvement de pulsation isochrône au pouls ; mais ce mouvement ne lui appartient pas en propre : il lui est commun avec toute la masse du cerveau qui est soulevée, comme on l'a dit plus haut, par l'impulsion du sang qui distend les artères situées à la base de cet organe.

La dure-mère sert de périoste aux os du crâne; les replis de sa lame interne séparent les différentes parties de l'organe cérébral, et les empêchent de peser l'une sur l'autre. Les sinus de cette membrane ont pour usage d'empêcher que le reflux du sang, que la gêne de la respiration et d'autres efforts occasionnent, ne s'étende jusqu'au cerveau, ce qui auroit pu déranger la texture molle et délicate de cet organe. Peut-être aussi est-il entré dans les vues de la nature, en construisant les sinus de la dure-mère, de ralentir le cours du sang qui revient du cerveau, et par là d'augmenter la sécrétion cérébrale.

De l'Arachnoïde.

L'arachnoïde est une membrane extrêmement mince, située entre la dure-mère et la pie-mère, dont elle a été regardée pendant long-temps comme la lame externe. Cette membrane recouvre et enveloppe toutes les parties du cerveau, sans s'enfoncer dans les sillons de différentes espèces qui s'y remarquent, et sans pénétrer dans leurs cavités intérieures.

La face externe de l'arachnoïde est lisse, mouillée continuellement par de la sérosité, et contiguë à la face interne de la dure-mère. Sa face interne correspond à la pie-mère. A la partie supérieure du cerveau, elle est unie à cette membrane par un tissu très-fin, mais assez serré, qui pourtant se laisse pénétrer par l'air qu'on y souffle, après avoir fait une petite ouverture à l'arachnoïde. A la partie inférieure du cerveau, du cervelet et de la moëlle alongée, les connexions de cette membrane avec la pie-mère, sont beaucoup moindres, et même il y a beaucoup d'endroits où ces deux membranes sont entièrement séparées l'une de l'autre.

L'arachnoïde est excessivement mince et transparente ; quoique sa grande ténuité ne permette pas d'en appercevoir l'organisation, néanmoins il paroît probable qu'elle est composée de petites lames de tissu cellulaire fortement unies ensemble. L'industrie des Anatomistes n'a pas pu encore y démontrer aucun genre de vaisseaux. Ceux qui disent y avoir vu des artères, s'en seront sans doute laissés imposer par des portions de la pie-mère injectée, qu'ils auront enlevée avec elle.

De la Pie-Mère.

La pie-mère est une membrane très-mince, qui recouvre immédiatement le cerveau, le cervelet, la moëlle alongée et la moëlle de l'épine. Son étendue est beaucoup plus considérable que celle de l'arachnoïde; car non-seulement elle recouvre toutes les circonvolutions du cerveau et du cervelet, mais elle s'insinue dans toutes leurs anfractuosités, où elle forme des replis ou espèces de cloisons ondoyantes, dans l'épaisseur desquels on voit une quantité prodigieuse de vaisseaux; elle s'enfonce aussi dans les cavités du cerveau par plusieurs fentes qui se remarquent à sa base, pour en tapisser les parois, et donner naissance aux plexus choroïdes.

La face externe de la pie-mère est unie à l'arachnoïde, au moyen d'un tissu cellulaire très-fin, qui disparoît vers la base du cerveau où ces deux membranes ne tiennent ensemble que par quelques filamens dispersés çà et là. Le tissu cellulaire dont il vient d'être parlé, se prolonge dans l'épaisseur des replis que la pie-mère envoie entre les circonvolutions du cerveau, et unit ensemble les deux lames dont ils sont formés. La face interne de la pie-mère est unie assez fortement à la surface du cerveau, par un tissu cellulaire très-délié, et par une quantité prodigieuse de vaisseaux d'une finesse extrême, qui la font paroître comme lanugineuse.

La pie-mère est très-mince, molle, blanchâtre et presque transparente dans les endroits où elle n'est point parsemée de vaisseaux. Cette membrane est formée par du tissu cellulaire dont les lames sont très-minces, et fortement unies ensemble. Elle reçoit une quantité prodigieuse de vaisseaux sanguins qui se remarquent principalement dans l'épaisseur des replis qu'elle envoie entre les circonvolutions du cerveau et du cervelet. On n'y a point encore découvert de vaisseaux lymphatiques, ni de nerfs.

La pie-mère est la membrane propre du cerveau : elle soutient les vaisseaux de cet organe et favorise leurs divisions multipliées.

Du Cerveau proprement dit.

Le cerveau proprement dit forme la plus grande partie de la masse cérébrale. Il occupe l'espace compris entre la voûte du crâne, les fosses antérieures et moyennes de la base de cette boîte osseuse et la tente du cervelet. Sa figure est assez semblable à celle d'un ovale plane inférieurement, et dont la grosse extrémité est tournée en arrière, et la petite en avant. On remarque à sa partie moyenne supérieure, un sillon qui se porte de derrière en devant, et qui le divise en deux parties latérales que l'on nomme les hémisphères du cerveau. Ce sillon pénètre jusqu'à la face inférieure du cerveau antérieurement et postérieurement ; mais à la partie moyenne, il ne s'étend que jusqu'au corps calleux.

Chaque hémisphère du cerveau ressemble à un quart d'ovale, et présente trois faces; une interne, une supérieure et externe, et une inférieure. La face interne est plate, et correspond à celle de l'hémisphère du côté opposé, dont elle est séparée par la faux du cerveau, excepté en avant et en bas, où ces deux faces se touchent immédiatement. La face supérieure et externe est convexe, et correspond à la concavité de la partie supérieure et de la partie latérale du crâne. La face inférieure est presque plate antérieurement, où elle correspond à la fosse antérieure et latérale de la base du crâne : sa partie moyenne est convexe et remplit la fosse moyenne et latérale de cette base; sa partie postérieure est un peu concave, et appuie sur la tente du cervelet. On remarque sur cette face un sillon profond, qui la partage inégalement en deux parties; une postérieure plus grosse, et une antérieure plus petite, que l'on nomme les lobes postérieur et antérieur du cerveau. Ce sillon, connu sous le nom de grande scissure de *Sylvius*, répond au bord postérieur de la petite aîle du sphénoïde. Il est un peu oblique de dedans en dehors, de devant en arrière, et de bas en haut : sa partie interne est assez profonde; mais à mesure qu'il se porte en dehors, sa profondeur diminue, et il disparoît sur la partie externe de l'hémisphère, vers le milieu de l'os pariétal. Les anciens Anatomistes distinguoient trois lobes dans chaque hémisphère cérébral; un antérieur, un moyen et un postérieur. Haller n'en a admis que deux, et il a été suivi par presque tous les Anatomistes qui ont écrit depuis lui.

Toute la surface des hémisphères du cerveau présente un grand nombre de sillons ondoyans, que l'on nomme anfractuosités, et des bosselures que l'on appelle circonvolutions, parce qu'elles ont de la ressemblance avec des circonvolutions d'intestins. Au premier coup d'œil, les anfractuosités paroissent bornées à la surface du cerveau ; mais lorsqu'on en écarte les parois, on voit qu'elles pénètrent dans l'épaisseur de ce viscère, et que leur profondeur, dans certains endroits, est d'environ un pouce et demi. Elles contiennent des prolongemens de la pie-mère qui unissent leurs parois ensemble. Les circonvolutions du cerveau varient beaucoup par rapport à leur grandeur et à leur direction, suivant les différens endroits de cet organe, et suivant les sujets. Celles de la base du cerveau sont plus ou moins longitudinales, et parallèles dans le milieu, tandis que sur les côtés et vers les bords, leur direction est très-irrégulière. En général, la forme et la disposition des circonvolutions cérébrales sont plus constantes et beaucoup moins variables dans la base que dans la partie supérieure et convexe du cerveau.

Les différens objets dont on a parlé jusqu'ici, peuvent être apperçus sans aucune dissection du cerveau ; mais lorsqu'on entame cet organe dans quelque sens qu'on le coupe, pourvu qu'on pénètre à une certaine profondeur, on observe que toute sa masse est composée de deux substances ; une extérieure que l'on nomme cortical, cendrée ou grise, et l'autre intérieure qui est connue sous le nom de blanche ou médullaire.

La substance corticale occupe l'extérieur du

cerveau, et s'introduit jusqu'au fond de ses anfractuosités. Elle entoure de toutes parts la substance médullaire, comme une écorce qui a environ une ligne et demie d'épaisseur. Dans quelques endroits de l'intérieur du cerveau, elle se trouve mêlée avec la substance blanche, comme nous le dirons par la suite. La substance corticale est grisâtre, mêlée d'une teinte rougeâtre. Elle est mollasse, sur-tout dans les jeunes sujets où elle ressemble à une espèce de pulpe. L'organisation intime de cette substance n'est point connue. Les uns ont cru qu'elle étoit formée d'une quantité prodigieuse de petites glandes destinées à la sécrétion d'un fluide subtil qu'on a appelé esprit animal. Les autres ont pensé que cette substance étoit composée d'une quantité prodigieuse de vaisseaux excessivement fins, réunis par du tissu cellulaire très-délié. Sans entrer dans la discussion de ces deux sentimens, nous dirons que le dernier est plus probable que le premier, et qu'il est plus conforme à ce que montrent les injections anatomiques.

La substance blanche ou médullaire du cerveau forme la plus grande partie de ce viscère, et en occupe l'intérieur. Elle forme au milieu de chaque hémisphère cérébral, une espèce de noyau considérable, environné d'une couche corticale, plus ou moins épaisse, auquel *Vicq-d'Azyr* a donné le nom de centre latéral, et qu'on ne doit pas confondre avec le centre ovale de *Vieussens*, dont on parlera plus bas. Cette substance occupe aussi l'épaisseur des circonvolutions du cerveau, où elle forme des lames plus ou moins épaisses, environnées de substance corticale, en sorte qu'il y a autant d'anfractuosités médullaires en dedans, qu'il y a d'anfractuosités corticales en dehors.

La substance médullaire du cerveau est d'un blanc de lait. Sa consistance est plus considérable que celle de la substance corticale. L'organisation intime de cette substance est inconnue : elle ne présente aucun arrangement marqué de parties, excepté dans quelques endroits où elle est manifestement fibreuse. Elle est traversée par un grand nombre de petites artères et de petites veines fort longues, qui se portent au loin, sans jeter aucun rameau apparent dans le trajet qu'elles parcourent. Ces vaisseaux étant coupés en travers, laissent échapper le sang qu'ils contiennent, et paroissent sous la forme de points rouges. Les substances médullaire et corticale du cerveau sont unies d'une manière inséparable, et ne présentent d'autres différences marquées, que celles qui résultent de leur couleur et de leur consistance. C'est du mélange et de l'arrangement particulier de ces deux substances dans l'intérieur du cerveau, que résulte la structure connue de cet organe.

Lorsqu'après avoir détaché la faux du cerveau d'avec l'apophyse *crista galli*, et après l'avoir renversée en arrière, on écarte un peu les deux hémisphères cérébraux, on apperçoit au fond de la fente qui les sépare, une espèce de plancher médullaire que l'on nomme corps calleux ; on remarque en même temps, à droite et à gauche, entre les parties latérales de ce corps et la partie saillante des hémisphères, un vide ou une cavité applatie, que quelques Anatomistes ont comparée à celle des ventricules ou sinus du larynx.

Si l'on porte le scalpel dans cette excavation, et qu'on enlève les hémisphères en faisant une section horizontale et seulement un peu renflée vers les parties latérales du corps calleux, il en résulte un espace dont la figure est un ovale irrégulier, entièrement composé de substance blanche, au milieu duquel dans un léger enfoncement est le corps calleux : cet espace a été désigné par *Vieussens*, sous le nom de centre ovale. Ce centre ovale est environné d'une substance cendrée, qui forme une convexité à l'extérieur. Les proportions de ce centre varient, ainsi que celles du corps calleux; sa longueur, sa largeur, sont bien éloignées d'être les mêmes dans les différens sujets.

Le corps calleux, situé au milieu du centre ovale, est également distant de la partie droite et de la partie gauche du cerveau ; mais il n'est pas également éloigné de l'extrémité antérieure et de l'extrémité postérieure de ses hémisphères ; il y a un pouce, deux ou trois lignes de distance de ce corps à la première de ces extrémités, et trois pouces environ de ce même corps à la seconde. La longueur du corps calleux est d'environ trois pouces; sa largeur, prise dans sa partie moyenne, est de huit à dix lignes ; mais elle augmente un peu en arrière, et diminue sensiblement en avant.

La face supérieure du corps calleux est légèrement convexe de devant en arrière. Sa partie moyenne correspond au bord inférieur de la faux du cerveau et aux artères calleuses. Sur les côtés, elle correspond à la partie inférieure des hémisphères cérébraux. Lorsqu'on a enlevé la pie-mère qui recouvre cette face et

les

les artères qui règnent dans toute sa longueur,
on remarque à sa partie moyenne, un léger
enfoncement qui en parcourt toute la longueur, et qui est connu sous le nom de raphé.
Sur les côtés de cet enfoncement on apperçoit
deux lignes saillantes, dirigées longitudinalement, que quelques-uns ont regardées comme
des nerfs, et qu'on nomme les filets ou *tractus*
médullaires longitudinaux. Ces filets sont plus
rapprochés antérieurement que postérieurement; ils ne sont jamais parallèles, et souvent
l'on observe dans leur trajet de légères
flexuosités. Ces deux filets longitudinaux sont
quelquefois réunis en une seule ligne vers la
partie antérieure du corps calleux. Les filets
dont on vient de parler sont coupés à angle
droit, par un grand nombre d'autres filets qui
passent au-dessous d'eux, et qu'on désigne par
le nom de filets ou *tractus* tranversaux. Ces
filets s'étendent tranversalement, sans interruption et sans s'entre-croiser, d'un hémisphère
à l'autre. Ils sont plus saillans et plus remarquables sur la partie postérieure du corps
calleux que sur l'antérieure.

La face inférieure du corps calleux est légèrement concave, et forme une partie de la
paroi supérieure des ventricules latéraux. Sa
partie moyenne est unie avec le bord supérieur
de la cloison qui sépare ces ventricules l'un
de l'autre. Sur les parties latérales, elle est
contiguë aux corps cannelés, aux couches des
nerfs optiques, aux plexus choroïdes et à la
voûte à trois piliers. Cette voûte est beaucoup
plus éloignée du corps calleux en devant qu'en
arrière , où ces deux productions médullaires
se confondent. La partie antérieure de cette

Tome IV.   C

face, prolongée au-devant des ventricules latéraux, forme entre les hémisphères du cerveau une espèce de plancher médullaire, au-dessous duquel se trouvent les artères celluleuses, qui suivent son trajet et se recourbent sur le bord antérieur du corps calleux, pour gagner sa face supérieure. Les bords du corps calleux sont confondus avec la substance médullaire des hémisphères cérébraux. Les extrémités antérieure et postérieure sont convexes de haut en bas, et légèrement concaves transversalement. L'antérieure correspond aux artères calleuses; et la postérieure à la faux du cerveau.

Le corps calleux a un peu plus de consistance que le reste du cerveau. Son épaisseur est d'environ deux lignes. Il est formé de substance médullaire disposée en manière de stries ou de fibres, dont la plupart sont transversales. Ces fibres sont quelquefois entremêlées d'un peu de substance cendrée.

Le corps calleux unit les deux hémisphères cérébraux l'un à l'autre. Plusieurs Anatomistes l'ont regardé comme le siége de l'ame ; mais l'on sait aujourd'hui, à n'en pas douter, que ce corps n'a point de prérogatives supérieures à celles des autres parties de l'organe cérébral.

Le corps calleux et la partie voisine du centre ovale, forment la paroi supérieure ou la voûte de deux grandes cavités, qu'on nomme les ventricules latéraux ou supérieurs. Ces ventricules sont bien moins des cavités réelles, que des parois de cavités contiguës, des espaces imaginaires, comme l'a dit *Haller*. La forme de ces ventricules est très-difficile à déterminer. Ils commencent antérieurement derrière la scissure de *Sylvius*, à deux pouces environ de l'extrémité de chaque hémisphère ; dans cet endroit , ils sont séparés l'un de l'autre par un intervalle d'environ un pouce : de-là ils montent en arrière et en dedans, et se rapprochent tellement, qu'ils ne sont séparés que par une cloison très-mince. Ensuite ils marchent horizontalement jusqu'à la partie postérieure du corps calleux. Là ils s'écartent l'un de l'autre, se recourbent de dedans en dehors et de haut en bas; puis de dehors en dedans , de derrière en devant, et toujours de haut en bas, et se terminent derrière la scissure de *Sylvius*, plus bas et plus en dehors que l'endroit où ils ont commencé.

A l'endroit où les ventricules latéraux commencent à se recourber en dehors, chacun d'eux s'étend en arrière, dans l'épaisseur du lobe postérieur du cerveau, par un prolongement triangulaire, dont la partie la plus large est en devant, et qui est recourbé en dedans; de sorte que la concavité de l'un regarde celle de l'autre. La cavité de ce prolongement est connue sous le nom d'ancyroïde, ou anchyroïde; on l'appelle aussi cavité digitale. Cette cavité a environ un pouce de long; mais sa longueur, ainsi que sa largeur, varient dans les différens sujets. Elle est un peu oblique de devant en arrière , et de haut en bas.

Nous venons d'exposer la longueur et la direction des ventricules latéraux; quant à leur largeur, elle varie dans les différens points de leur étendue : ils sont d'abord assez larges à leur partie antérieure, se rétrécissent vers leur partie moyenne pour s'élargir de nouveau jusqu'à leur terminaison. On distingue dans les ventricules latéraux : 1.º leur partie moyenne ou horizontale ; 2.º l'extrémité ou prolongement, ou corne antérieure de ces ventricules, vers l'extrémité antérieure, large et arrondie des corps striés ; 3.º l'extrémité, prolongement ou corne postérieure des ventricules latéraux : c'est la cavité digitale ou ancyroïde ; 4.º l'extrémité ou prolongement inférieur ; c'est la cavité qui sert d'étui à la corne d'ammon : cette extrémité des ventricules latéraux s'ouvre dans la base du cerveau, où elle n'est fermée que par l'intermède de l'arachnoïde et des vaisseaux soutenus par la pie-mère.

Les parois des ventricules latéraux sont tapissées par une membrane extrêmement mince, de laquelle s'exhale continuellement une vapeur qui lubréfie ces parois, empêche leur adhérence, et est ensuite repompée par les vaisseaux absorbans.

Les ventricules latéraux sont séparés l'un de l'autre, par une cloison qu'on a appelée *septum lucidum*, cloison transparente, quoiqu'elle soit presqu'entièrement opaque. Cette cloison est beaucoup plus large antérieurement que postérieurement, et en quelque sorte triangulaire. Ses faces sont contiguës à la partie interne des corps striés. Son bord supérieur est uni avec la partie moyenne de la face inférieure du corps calleux, où cette adhérence forme une espèce de *raphé* exprimé par deux lignes, qu'un sillon longitudinal sépare. Son bord inférieur est uni avec la partie moyenne de la face supérieure de la voûte à trois piliers. Le sommet de cette cloison est tourné en arrière, et se perd insensiblement, entre le corps calleux et la voûte à trois piliers, dans l'endroit où ces deux productions médullaires se confondent l'une avec l'autre.

La cloison transparente résulte de l'adosse-ment de deux lames, dont chacune est formée de deux membranes très-minces; l'une d'une extrême ténuité médullaire et interne, l'autre cendrée et externe.

Les deux lames du *septum lucidum* sont contiguës l'une à l'autre dans l'état naturel, et lubréfiées par une vapeur très-subtile qui s'exhale de leur surface : lorsqu'on écarte ces deux lames, on voit entre elles un intervalle qu'on nomme cavité du *septum lucidum*, ou fosse de *Sylvius*. La grandeur de cette cavité varie; mais elle ne manque point dans l'état naturel. Sa forme est presque triangulaire : elle est plus large et plus évasée en devant qu'en arrière, où elle se termine en pointe. En bas, elle est fermée par une lame médul-laire très-mince, et ne communique point avec le troisième ventricule.

Lorsqu'après avoir enlevé le corps calleux et la cloison transparente, on écarte en dehors deux productions membraneuses, connues sous le nom de plexus choroïdes, on apperçoit la voûte à trois piliers : c'est un triangle médul-laire, situé au-dessus de l'adossement des cou-ches des nerfs optiques. On y considère une face supérieure, une face inférieure, deux bords latéraux, et trois angles, un antérieur et deux postérieurs, un de chaque côté. La face supérieure convexe est unie, dans sa partie moyenne, avec le bord inférieur de la cloison transparente : ses parties latérales sont con-tiguës au plexus choroïde, et à la face infé-rieure du corps calleux. La face inférieure est concave ; sa partie moyenne, saillante, est logée entre les deux couches optiques : ses parties latérales embrassent la partie interne et supérieure de ces couches, et n'en sont séparées que par une membrane très-mince, qui va d'un plexus choroïde à l'autre. On voit sur cette face des lignes saillantes, auxquelles on a donné le nom de *corpus psalloïdes*, ou lyre. Ces lignes divergent assez régulièrement de devant en arrière. Elles paroissent répondre aux petits vaisseaux de la toile choroïdienne qui y laissent leur empreinte. La variété qu'on observe dans la disposition de ces vaisseaux, est la cause de celles que l'on rencontre dans l'arrangement des filets de la lyre.

Les bords latéraux de la voûte à trois piliers minces et concaves, embrassent la partie supérieure des couches optiques, auxquelles ils sont unis par le plexus choroïde ; de sorte qu'il n'y a aucune communication, dans cet endroit, entre les ventricules latéraux et le troisième ventricule. Le bord postérieur est confondu avec la partie postérieure et inférieure du corps calleux.

L'angle antérieur de la voûte, vu supérieurement, paroît simple ; mais lorsqu'après l'avoir coupé en travers on le renverse de derrière en devant, on voit qu'il est réellement double et composé de deux cordons adossés l'un à l'autre. Ces cordons descendent de devant en arrière, en s'écartant un peu, passent derrière la commissure antérieure, au-dessous des couches optiques, et s'étendent jusqu'aux bras de la moëlle alongée, et aux éminences mamillaires avec lesquelles ils se confondent. Au-dessous du tronc le plus antérieur des veines des corps striés, dans un espace étroit, triangulaire, placé de chaque côté entre ces troncs, la partie la plus enfoncée de chacun des cordons dont le pilier antérieur de la voûte est formé, et l'extrémité antérieure ou épanouissement du *tœnia semi-circularis*, on trouve de petites ouvertures ou fentes qui établissent une communication entre les ventricules supérieurs ou latéraux et le troisième ventricule.

Les angles postérieurs de la voûte se divisent chacun en deux bandellettes, dont l'une est postérieure et l'autre antérieure. La première fort courte, se confond après un court trajet, avec l'écorce blanche ou médullaire de la corne d'ammon. La seconde beaucoup plus longue, est placée tout le long du bord interne de la même corne d'ammon ; on la connoît sous le nom de corps frangé, *corpus fimbriatum*.

Nous avons dit plus haut que la voûte à trois piliers ne pouvoit être bien apperçue que lorsqu'on l'a dégagée des plexus choroïdes qui en recouvrent les bords latéraux ; on nomme ainsi deux productions membraneuses, flottantes par un de leurs bords dans chacun des ventricules latéraux. Ils commencent au-devant de l'adossement des couches des nerfs optiques, où ils sont très-étroits, et se continuent ordinairement l'un avec l'autre, en passant sous la partie antérieure de la voûte à trois piliers. De là ils se portent en arrière et en dehors en s'élargissant : lorsqu'ils sont arrivés vis-à-vis la partie postérieure de la voûte, ils se rétrécissent un peu et se recourbent sur la partie postérieure des couches optiques ; ensuite ils se continuent tout le long des hyppocampes, et leur largeur augmente de plus en plus, jusqu'à l'extrémité postérieure des ventricules où ils se terminent.

On considère dans chaque plexus choroïde, une face supérieure, une face inférieure, un bord externe et un bord interne. La face supérieure est contiguë à la voûte du ventricule. La face inférieure recouvre la couche optique, à laquelle elle est unie par des vaisseaux extrêmement fins. Le bord externe est libre et flottant dans la cavité du ventricule. Le bord interne est uni dans sa partie antérieure avec le bord interne du plexus choroïde du côté opposé, au moyen d'une membrane très-mince, qu'on appelle toile choroïdienne. Cette membrane est située entre les couches optiques et la face inférieure de la voûte à trois piliers. Sa figure est en quelque sorte triangulaire. Ses bords latéraux sont unis avec les plexus choroïdes. Son bord postérieur passe au-dessous de la voûte, au-dessus de la glande pinéale, et se continue avec la pie-mère de la face inférieure des lobes postérieurs du cerveau. On trouve dans la partie moyenne de la toile choroïdienne, deux veines considérables, connues sous le nom de veines de *Galien*. Ces veines marchent de devant en arrière, et vont s'ouvrir dans l'extrémité antérieure du sinus droit. Outre ces deux grandes veines, la toile choroïdienne soutient un grand nombre de petits vaisseaux artériels et veineux. La partie postérieure du bord interne du plexus choroïde, se continue au-dessous de la couche optique, avec la pie-mère de la partie inférieure du cerveau. Les plexus choroïdes ne sont autre chose que des prolongemens de la pie-mère, parsemés d'un grand nombre de vaisseaux sanguins qui leur donnent une couleur rougeâtre. Ils contiennent beaucoup de corpuscules d'un blanc jaunâtre, assez semblable à ceux qu'on connoît sous le nom de glandes de *Pacchioni*. On y trouve aussi quelquefois des petites vésicules membraneuses très-minces, semblables à des hydatides, remplies d'une sérosité rougeâtre, mais qui paroissent être des tumeurs contre nature.

Lorsqu'on a enlevé la voûte à trois piliers, la toile choroïdienne et les plexus choroïdes, on apperçoit plusieurs éminences qui forment une grande partie des parois des ventricules latéraux : ces éminences sont, les corps cannelés ou striés, les couches des nerfs optiques, les cornes d'ammon ou les hyppocampes, les corps frangés, et les tubercules en forme d'ergots.

Les corps cannelés, *corpora striata*, sont situés à la partie antérieure, inférieure et externe des ventricules latéraux. Ce sont deux éminences grosses et arrondies en avant, étroites en arrière, et dont la figure est assez semblable à celle d'une poire fort alongée ; mais il est à remarquer que ces éminences ne sont figurées que du côté des ventricules, et que dans le reste de leur circonférence, elles sont confondues avec la substance médullaire voisine ; qu'ainsi elles représentent seulement la moitié d'une poire coupée suivant sa longueur, saillante dans le fond du ventricule.

Les corps cannelés sont placés obliquement, de manière que leur extrémité antérieure est tournée en dedans et en bas, et leur extrémité postérieure en dehors et en haut. Ils ne sont séparés l'un de l'autre antérieurement que par la cloison transparente ; mais en arrière, ils laissent entre eux un intervalle très-grand, dans lequel les couches des nerfs optiques sont logées. Les corps cannelés sont formés extérieurement de substance grise. Leur intérieur est composé de lames alternativement grises, et médullaires ou blanches. Ces lames sont transversales, et leur direction est perpendiculaire à la base du cerveau ; de manière que lorsqu'on coupe les corps cannelés horizontalement, ou perpendiculairement, la surface de la coupe présente des lignes alternativement grises et blanches.

Les couches des nerfs optiques sont deux éminences ovoïdes, placées dans l'intervalle que les corps cannelés laissent entre eux postérieurement. On peut considérer dans chacune de ces éminences quatre côtés, un supérieur, un inférieur, un externe et un interne.

Le côté supérieur de la couche optique, convexe, est recouvert par le corps calleux, par le plexus choroïde et par la voûte à trois piliers : il n'est que contigu au corps calleux et au plexus choroïde ; mais il est uni à la face inférieure de la voûte, au moyen de la toile choroïdienne, comme il a été dit plus haut.

Le côté inférieur est confondu dans sa partie antérieure avec le bras de la moëlle alongée et la protubérance annulaire : dans sa partie postérieure, il est arrondi et correspond à la corne d'ammon, et au plexus choroïde. On remarque sur cette partie un tubercule ovoïde de devant en arrière, plus ou moins saillant, d'ou le nerf optique tire son origine. C'est entre cette partie inférieure et postérieure de la couche optique et la corne d'ammon, que la pie-mère pénètre dans le ventricule latéral , pour donner naissance au plexus choroïde.

Le côté externe de la couche optique est confondu en devant avec le corps cannelé , et en arrière avec la partie voisine de l'hémisphère cérébral.

Son côté interne est aplati, lisse, et adossé à celui de la couche opposée. Ces deux éminences sont simplement contiguës, excepté à leur partie moyenne et antérieure, où elles sont unies par une espèce de corde, d'une ligne ou d'une ligne et demie de diamètre , appelée commissure des couches optiques. Cette commissure est légèrement échancrée en devant et en arrière ; elle est molle, de couleur grise, et se continue avec la substance grise dont sont enduites les parties internes des couches optiques ; mais il n'y a point de continuité proprement dite, entre la substance intime de ces couches, et la commissure dont il s'agit. Les couches des nerfs optiques sont blanchâtres à leur surface ; mais leur substance intérieure est mêlée de gris et de blanc.

On remarque sur la partie interne et supérieure de la couche optique, immédiatement au-dessus de son adossement avec celle du côté opposé, une espèce de petit cordon médullaire, auquel on a donné le nom de péduncule de la glande pinéale. Ce cordon, au premier coup-d'œil, paroît venir de la partie postérieure de la couche optique, mais son origine est beaucoup plus éloignée. Il naît de la partie inférieure et latérale du pilier antérieur de la voûte, et monte obliquement en arrière. Il marche ensuite le long de la partie supérieure interne de la couche, en grossissant un peu ; après quoi il descend pour se rendre au-dessus de la commissure postérieure, où il s'élargit et se réunit à celui du côté opposé pour former une espèce d'anse, dans laquelle on remarque plusieurs stries transversales qui tiennent à la base de la glande pinéale. On reconnoît aisément ce cordon à la saillie qu'il forme dans tout son trajet, et à sa couleur plus blanche que celle de la couche du nerf optique.

Le sillon qui sépare les couches des nerfs optiques d'avec les corps cannelés, loge de chaque côté une espèce de cordon blanchâtre, fibreux, que l'on a désigné sous les noms de *limbus posterior corporis striati Willisii, geminum centrum semi-circulare Vieussenii, frenulum novum Tarini, tœnia semi-circularis Halleri*, bandelette demi-circulaire, et que *Vicq-d'Azyr* appelle bandelette fibreuse du corps strié. Ce cordon sort de la partie antérieure et latérale du troisième ventricule, tout près de celui qui forme le cordon du pilier antérieur de la voûte. De là il monte en arrière et en dehors, jusqu'à l'endroit où le ventricule latéral se recourbe pour se porter en dehors : ensuite il se continue le long de la partie supérieure de la portion du ventricule qui loge l'hyppocampe, et va se terminer à la partie interne de l'extrémité antérieure de cette éminence. La bandelette demi-circulaire est évidemment fibreuse ; les filets qui la composent sont sur-tout très-marqués dans son origine et dans sa terminaison.

La bandelette fibreuse du corps strié, ou *tœnia semi-circularis*, est recouverte, dans la partie antérieure de son trajet, par une lame mince, sémi-transparente, de couleur grise, sous laquelle passent des rameaux veineux. On l'a comparée à une lame de corne, à raison de sa demi-transparence ; et on l'a désignée sous le nom de lame cornée, ou lame grise de la bandelette fibreuse du corps strié.

Les cornes d'ammon, ou *pedes hyppocampi*, sont des protubérances médullaires, demi-cylindriques, qui occupent la partie postérieure et recourbée des ventricules latéraux. Leur forme les a fait comparer à des cornes de bélier, et mieux encore à des pieds de cheval marin. Elles commencent vis-à-vis la partie postérieure du corps calleux, par une extrémité étroite et mince, qui se continue avec ce corps et avec le pilier postérieur de la voûte. De là elles se portent de devant en arrière, de dedans en dehors, et un peu de haut en bas; ensuite elles se courbent de dehors en dedans, et de derrière en devant : de cette manière elles décrivent une courbe, dont la convexité est tournée en dehors, et la concavité en dedans. L'extrémité antérieure de l'hyppocampe est plus basse que la postérieure ; elle présente deux, trois, et quelquefois quatre tubercules, séparés par deux ou trois sillons de peu de profondeur. Les hyppocampes sont formés de substance médullaire extérieurement, et de substance grise ou cendrée intérieurement.

Les corps frangés , *corpora fimbriata* sont deux lames médullaires, étroites et minces, qui règnent le long du bord interne, concave des hyppocampes. Ces lames ne sont autre chose qu'un prolongement des angles postérieurs de la voûte à trois piliers : elles diminuent à mesure qu'elles se portent en devant, où elles finissent en pointe. Leur bord supérieur est libre, flottant, et présente de légères échancrures qui le font paroître comme festonné.

Les tubercules appelés ergots ou éperons, remplissent la cavité ancyroïde ou digitale des ventricules latéraux. Leur forme est semblable à celle de cette cavité. Ils sont larges en devant, étroits et pointus en arrière, et recourbés de dehors en dedans; de sorte que le bord concave de l'un regarde celui de l'autre. Leur surface, ainsi que celle de la cavité qui les renferme, est couverte de substance médullaire; mais leur intérieur est formé de substance grise.

Au-devant de l'adossement des couches optiques, on voit une ouverture que l'on nomme *vulva*, et autrement, l'ouverture antérieure du cerveau. Cette ouverture se trouve précisément au-dessous du pilier antérieur de la voûte. Elle est fermée en devant par la commissure antérieure.

Cette commissure est un cordon médullaire, transversal, cylindrique, d'une grosseur médiocre, placé au-devant du pilier antérieur de la voûte, et qui unit ensemble ceux dont la jonction forme ce pilier. La partie de la commissure antérieure qui peut être apperçue en renversant en devant le pilier antérieur de la voûte, et en écartant un peu les couches des nerfs optiques, n'a guères qu'une ligne et demie de longueur; mais cette production a une étendue beaucoup plus considérable, et lorsqu'on enlève avec le manche aplati d'un scalpel, ou avec un autre instrument de semblable espèce, la substance grise dont elle est entourée, on voit qu'elle se prolonge à plus d'un pouce et demi de côté et d'autre dans l'épaisseur du corps cannelé ; qu'elle aboutit de chaque côté à la substance blanche qui forme en devant le plancher supérieur de l'étui des cornes d'ammon ; et qu'elle unit ensemble les deux hémisphères cérébraux, sans se confondre avec les parties qui l'avoisinent. On voit aussi alors qu'elle est un peu convexe en arrière à sa partie moyenne, et convexe en devant sur ses parties latérales. Cette commissure, dont la grosseur augmente sensiblement, depuis sa partie moyenne, jusqu'à ses extrémités, est manifestement fibreuse, sur-tout dans la région où sa largeur est la plus considérable.

Dans un grand nombre de sujets, on voit sortir de la partie antérieure et convexe de cette commissure, des stries blanches qui se dirigent vers la substance médullaire des lobes antérieurs. Ces stries forment quelquefois de chaque côté une colonne blanche, dont le volume égale presque celui de la commissure antérieure, sur laquelle elle tombe presque perpendiculairement.

Derrière l'adossement des couches des nerfs optiques, on voit une seconde ouverture connue sous le nom d'*anus,* ou d'ouverture postérieure. Cette ouverture se trouve au-dessous de la partie postérieure de la voûte à trois piliers. Elle est bornée en arrière par un cordon médullaire, cylindrique, situé en travers, que l'on nomme commissure postérieure. Cette commissure est plus grosse et plus manifestement fibreuse que l'antérieure. Elle se confond par ses extrémités avec les couches des nerfs optiques, mais sans se prolonger par aucun *tractus* blanc qui lui soit particulier dans la substance de ces couches. Sa partie postérieure et inférieure est confondue avec les tubercules quadrijumeaux. Sa partie antérieure et inférieure contribue à la formation de l'aqueduc de *Sylvius*.

La commissure postérieure et les tubercules quadrijumeaux soutiennent un corps que sa forme, en quelque sorte semblable à celle d'une pomme de pin, a fait appeler la glande pinéale. La partie inférieure de ce corps repose sur les tubercules quadrijumeaux et sur la commissure postérieure. Sa partie supérieure recouverte et enveloppée par la toile choroïdienne, se trouve au-dessous de la partie postérieure de la voûte à trois piliers. Sa base qui est tournée en avant et un peu en haut, tient aux deux cordons médullaires que nous avons décrits plus haut, sous le nom de peduncules de la glande pinéale.

La couleur de la glande pinéale est d'un gris rougeâtre. Sa substance est molle, friable, et souvent entremêlée de petits calculs ou graviers. Ces calculs sont distribués de trois manières différentes : 1.° ils sont réunis et grouppés à la base de cette glande, près de la commissure postérieure, et sous le plexus choroïde. 2°. On les voit quelquefois répandus vers les côtés de la glande pinéale, où ils forment de petits amas particuliers. 3.° Souvent aussi ils sont irrégulièrement semés dans la substance de la glande elle-même.

Au-dessous de la commissure postérieure et de la glande pinéale, on remarque une production médullaire presque perpendiculaire, dont la face antérieure est confondue avec le pont de de *Varoli*, excepté dans sa partie moyenne, où elle concourt à la formation de l'aqueduc de *Sylvius*.

La face postérieure de cette production présente quatre tubercules auxquels on a donné autrefois le nom de *nates* et *testes*; mais que l'on connoît à présent sous celui de tubercules quadrijumeaux. Ces tubercules sont disposés par paires et situés les uns au-dessus des autres. Ils sont transversalement oblongs. Les supérieurs sont un peu plus arrondis et un peu plus larges que les inférieurs. La surface des tubercules quadrijumeaux est blanche; mais leur épaisseur est grisâtre.

La partie inférieure de la production médullaire qui porte en arrière les tubercules quadrijumeaux, est continue inférieurement avec deux espèces de colonnes médullaires qui viennent du cervelet, et avec la valvule de *Vieussens*. Sa partie supérieure est continue avec la partie postérieure et inférieure des couches des nerfs optiques, et avec la commissure postérieure.

Les couches des nerfs optiques adossées l'une à l'autre, et contiguës par leur côté interne, forment les parois d'une cavité que l'on appelle le troisième ventricule, et le ventricule antérieur ou inférieur. Ce ventricule se présente sous la forme d'une fente verticale, dont les parois, tapissées par une membrane très-fine, sont contiguës, et mouillées par une vapeur qui s'exhale de leur surface. La partie inférieure ou le fond de ce ventricule, présente une espèce de rigole qui résulte de la réunion des cuisses du cerveau, ou bras de la moëlle

Tome IV.   D

alongée. Il est caché en partie par la commissure molle des couches optiques.

La partie postérieure du troisième ventricule présente l'orifice supérieur et antérieur d'un canal que l'on nomme aqueduc de *Sylvius*. Ce canal est pratiqué entre la commissure postérieure, les tubercules quadrijumeaux, et la protubérance annulaire. Il descend obliquement de devant en arrière, et va s'ouvrir dans le quatrième ventricule.

La partie antérieure du troisième ventricule, plus basse que la postérieure, se prolonge en bas et en avant, au-dessous de la commissure antérieure et du pilier antérieur de la voûte, et s'y termine par une espèce de fosse dont l'ouverture évasée se rétrécit insensiblement, et que sa ressemblance avec un entonnoir aplati latéralement, a fait appeler l'*infundibulum*. On a cru autrefois que cette espèce de fosse se terminoit par un canal membraneux, qui aboutissoit au corps logé dans l'enfoncement que présente la face supérieure du corps du sphénoïde, et que l'on connoît sous le nom de glande pituitaire; mais l'on sait aujourd'hui que l'*infundibulum* se termine par une espèce de cylindre de deux ou trois lignes de longueur, que l'on appelle tige pituitaire, parce qu'il aboutit à la partie moyenne de la face supérieure de la glande du même nom.

La base de l'entonnoir, ou *infundibulum*, est formée d'une substance grise, qui se continue sur les parois du troisième ventricule, et qui s'étend sur les côtés des éminences mamillaires, lesquelles en sont comme enveloppées. Cette substance se porte jusqu'à l'angle que font en devant les deux cuisses du cerveau, ou bras de la moëlle alongée. La tige pituitaire est formée aussi d'une substance médullaire de couleur grise, recouverte par la pie-mère.

La glande pituitaire est un corps spongieux, situé dans la selle turcique, et qui en remplit exactement la cavité. Elle est enfermée entre les deux lames de la dure-mère; l'inférieure lui fournit des attaches assez solides; la supérieure est percée pour laisser passer la tige pituitaire qui est unie à la partie moyenne de la face supérieure de cette glande. Elle reçoit encore une enveloppe de la pie-mère, qui n'est que la continuité de celle qui embrasse la tige pituitaire. La figure de la glande pituitaire est semblable à celle d'une fève de haricot, placée transversalement, et de manière que son bord convexe est en devant, et son bord concave en arrière. La couleur en est jaunâtre extérieurement, et grise intérieurement, et la consistance molle et friable. Du reste, l'organisation n'en est pas connue, et l'on n'y voit rien qui permette d'assurer positivement que ce soit une glande. Elle reçoit des artérioles qui viennent des carotides internes. Ses veines se dégorgent dans les sinus caverneux. Ses usages ne sont pas connus.

Du Cervelet.

Le cervelet est logé dans les fosses postérieures et latérales de la base du crâne, au-dessous de la tente qui porte son nom. Son volume est beaucoup moins considérale que celui du cerveau. Sa figure est difficile à déterminer. Sa largeur est plus considérable d'un côté à l'autre, que de devant en arrière, et son épaisseur médiocre. On y considère deux faces, l'une supérieure, et l'autre inférieure ; deux bords, l'un postérieur, et l'autre antérieur.

La face supérieure du cervelet correspond à la face inférieure de la tente du même nom. On remarque à sa partie moyenne et antérieure une éminence que l'on nomme vermiculaire supérieure. Cette éminence remplit en partie l'ouverture que présente la partie antérieure de la tente du cervelet. Sa partie antérieure couvre la valvule de *Vieussens*, et les prolongemens médullaires entre lesquels cette valvule est située. L'éminence vermiculaire supérieure est recouverte d'un lacis vasculeux qui se continue avec le plexus choroïde. Les parties latérales de la face supérieure du cervelet sont légèrement concaves d'un côté à l'autre, et convexes de derrière en devant.

La face inférieure du cervelet est convexe ; on remarque à sa partie moyenne un sillon qui se porte de derrière en devant, et qui divise ce viscère en deux lobes, l'un à droite et l'autre à gauche. Ce sillon dont la profondeur est médiocre, reçoit en arrière la petite faux de la dure-mère, et en devant la queue de la moëlle alongée.

En écartant les lobes du cervelet, on remarque dans le fond du sillon qui les sépare, une espèce d'éminence cruciale, dont la branche transversale, assez grosse, a peu de longueur, et se continue avec la partie interne de ces lobes. La partie postérieure de la branche longitudinale de cette éminence est fort courte et peu saillante. Sa partie antérieure, plus longue, plus saillante, aplatie transversalement, correspond par son extrémité à la face postérieure

de la queue de la moëlle alongée, et à la partie inférieure de la face antérieure de la valvule de *Vieussens* : elle contribue à la formation du quatrième ventricule. L'éminence
cruciale dont on vient de parler, a été nommée
vermiculaire inférieure. L'extrémité antérieure
de sa branche longitudinale, n'est séparée de
l'éminence vermiculaire supérieure, que par
la valvule de *Vieussens*.

La face inférieure de chaque lobe du cervelet présente deux régions, une antérieure
presque plate qui correspond à la face postérieure du rocher, l'autre postérieure convexe
qui est logée dans la fosse occipitale inférieure.
On remarque sur cette face trois éminences ou
lobules que l'on peut distinguer en postérieur,
en moyen et en antérieur ; mais ces lobules ne
sont pas également distincts dans tous les sujets,
par leur convexité et par leurs bornes. Le
lobule postérieur se remarque sur la partie interne et antérieure de cette face, près le sillon
qui sépare les deux lobes du cervelet. La partie antérieure de ce lobule, légèrement concave, correspond à la face postérieure de la
queue de la moëlle alongée, et se termine par
un sommet arrondi qui contribue à la formation du quatrième ventricule. Le lobule moyen
est très-petit : il est situé immédiatement au-
devant du lobule postérieur, au-dessous de la
cuisse de la moëlle alongée, entre le nerf de
la huitième paire et celui de la septième. Le
lobule antérieur, oblong de devant en arrière
et de dedans en dehors, est situé au-dessous
de la partie antérieure de la cuisse de la moëlle
alongée. Il est séparé du reste de la face inférieure des lobes du cervelet, par un sillon au

fond duquel on voit la substance médullaire de cet organe.

Le bord postérieur du cervelet est convexe. On remarque à sa partie moyenne l'extrémité postérieure du sillon qui sépare les deux lobes de ce viscère.

Le bord antérieur s'étend depuis la base de l'apophyse pierreuse d'un côté, jusqu'à celle du côté opposé. Ses parties latérales, obliques de derrière en devant, et de dehors en dedans, correspondent à la portion de la circonférence de la tente, qui s'attache au bord supérieur des rochers. Sa partie moyenne présente une échancrure qui embrasse les tubercules quadrijumeaux, les prolongemens médullaires qui montent du cervelet à ces tubercules, et ceux que l'on nomme cuisses de la moëlle alongée. C'est de cette partie moyenne, au-dessous de l'échancrure dont il vient d'être parlé, que sortent ces prolongemens médullaires.

La surface du cervelet présente un grand nombre de circonvolutions, séparées par des sillons qui pénètrent fort profondément dans l'épaisseur de cet organe, mais qui ont une disposition et un arrangement tout-à-fait différens de ceux du cerveau. Ces sillons très-rapprochés les uns des autres et presque par-tout parallèles entre eux, font paroître le cervelet comme découpé par lames de peu d'épaisseur. Sur la face supérieure de cet organe, ils décrivent des courbes dont la convexité est en arrière, et la concavité en avant. Les sillons de la face inférieure, irrégulièrement sémi-circulaires, ne sont pas parallèles, et se coupent en plusieurs points. Parmi ces sillons on en apperçoit le plus souvent quelques-uns qui pénètrent plus profondément que les autres. Ceux de la partie postérieure du cervelet ne sont pas parallèles entre eux : ils se coupent en formant des angles très-aigus. Sur les lobules, ils ont une marche qui leur est particulière.

L'arachnoïde passe au-dessus des sillons du cervelet, et se porte d'une circonvolution à l'autre. La pie-mère forme des replis qui s'enfoncent dans chacun de ces sillons, et qui soutiennent les vaisseaux qui s'introduisent dans la substance de ce viscère. Les parois des sillons, ou anfractuosités du cervelet, au lieu d'être lisses, comme celles des anfractuosités du cerveau, présentent un grand nombre de sillons qui suivent la longueur de ces parois, et qui ne pénètrent guères qu'à une ligne de profondeur. La pie-mère s'enfonce aussi dans ces petits sillons et en tapisse les parois. Cette disposition donne à la surface du cervelet, et à la pie-mère qui la recouvre, une étendue très-considérable.

Le cervelet est formé, comme le cerveau, d'un mélange de substance grise et de substance blanche. La première en occupe l'extérieur et couvre la surface de toutes les circonvolutions et de tous les sillons dont il a été parlé; la seconde est située à l'intérieur. Leur proportion est telle que la substance grise est plus abondante que la substance blanche. Cette dernière forme au milieu de chaque lobe du cervelet un noyau ou centre médullaire qui est uni à celui du coté opposé, par une espèce de lame médullaire transversale, que l'on apperçoit lorsqu'on coupe le cervelet horizontalement à peu de profondeur.

Le centre ou noyau médullaire de chaque

lobe du cervelet envoie dans l'épaisseur de toutes les couches de ce viscère des lames minces qui sont recouvertes par la substance grise. Cette disposition des deux substances du cervelet fait que si l'on coupe cette partie de l'organe cérébral, par tranches à peu-près parallèles à la base du cerveau, on apperçoit des lames blanches, courbes, concentriques, entremêlées de lames grises; mais lorsqu'on coupe l'un des lobes du cervelet de haut en bas, la substance médullaire représente des espèces de branchages dépouillés de feuilles, dispersées dans l'épaisseur de la substance grise. C'est ce que l'on nomme *l'arbre de vie*.

Outre les lames minces que le centre médullaire de chaque lobe du cervelet envoie dans l'épaisseur des différentes couches, comme il vient d'être dit, le centre ou noyau médullaire fournit trois prolongemens ou colonnes médullaires continus par leurs bords voisins, mais très-distincts par leur terminaison et par des sillons qu'on remarque sur leur partie externe. Ces prolongemens peuvent être distingués en supérieurs, en moyens et en inférieurs.

Les prolongemens supérieurs ont été nommés par *Petit* de Namur, et depuis par *Haller, processus à cerebello ad testes*. Ils montent en devant et en dedans, couverts par l'éminence vermiculaire supérieure, et vont se confondre avec la partie inférieure des tubercules quadrijumeaux.

L'intervalle que ces deux colonnes médullaires laissent entre elles, plus large inférieurement que supérieurement, et dont la figure ressemble en quelque sorte à un triangle qui auroit son sommet tronqué, est rempli par une lame médullaire tirant un peu sur le gris, et fort mince, que l'on nomme la valvule de *Vieussens*, ou lame médullaire moyenne du cervelet. Cette lame est plus large dans sa partie inférieure, que dans la supérieure. Pour s'en former une idée exacte, il faut y considérer une face postérieure, une face antérieure, deux bords latéraux, un bord supérieur, et un bord inférieur. La face postérieure, légèrement inclinée en haut, est recouverte de plusieurs petits rubans de substance grisâtre dont la direction est horizontale : ils répondent aux sillons de l'appendice vermiculaire supérieure dont il faut lever le sommet pour les appercevoir. La face antérieure, légèrement inclinée en bas, est contiguë à la face postérieure de la queue de la moëlle alongée et à l'éminence vermiculaire inférieure : elle fait partie du quatrième ventricule. Les bords latéraux sont unis avec la partie interne des colonnes médullaires supérieures du cervelet. Le bord supérieur est continu avec la partie inférieure des tubercules quadrijumeaux. Le bord inférieur est confondu avec la lame blanche qui unit le centre médullaire du lobe droit du cervelet, avec celui du lobe gauche.

Les colonnes médullaires moyennes du cervelet, presque semblables aux supérieures, montent un peu en devant et en dedans, et vont se confondre avec les parties latérales et postérieures de la queue de la moëlle alongée.

Les colonnes médullaires inférieures, plus considérables que les précédentes, sont connues sous le nom de cuisses de la moëlle alongée ; nous en parlerons à l'occasion de cette dernière partie.

De la Moëlle alongée.

Nous comprenons sous le nom de moëlle alongée toutes les parties blanches ou médullaires qui se voient à la base du cerveau, lorsqu'on a renversé cet organe, et qu'on a enlevé la pie-mère et les artères vertébrales et carotides. Ces parties sont les cuisses du cerveau ou bras de la moëlle alongée, les tubercules mamillaires, la protubérance annulaire ou pont de *Varoli*, les cuisses de la moëlle alongée, et la queue ou tige de cette même moëlle alongée.

Les cuisses du cerveau ou les bras de la moëlle alongée sont deux grosses colonnes médullaires couchées presque horizontalement sous la base du cerveau, et qui s'étendent de la partie moyenne et antérieure de ses hémisphères, à la partie antérieure de la protubérance annulaire. Ces colonnes sont plus grosses et plus écartées l'une de l'autre antérieurement que postérieurement. Leur partie supérieure est confondue avec les couches des nerfs optiques et les corps cannelés. Leur partie inférieure, libre, arrondie et légèrement aplatie, est marquée par des sillons qui en suivent la longueur. Du côté interne, ces colonnes sont unies antérieurement aux éminences mamillaires : postérieurement dans l'angle qui résulte de leur rapprochement, à la partie antérieure de la protubérance annulaire, on trouve une substance d'un blanc mat, qui s'étend de l'une à l'autre, et qui sert en partie de base au troisième ventricule. Cette substance est percée d'un grand nombre de trous qui donnent passage à des vaisseaux artériels : elle est

comme sur-ajoutée aux bords internes des cuisses du cerveau ; mais elle n'est point fibreuse
comme la substance de ces péduncules ; et en
général elle n'offre à l'œil, ni la même couleur,
ni le même tissu que cette dernière. La partie
de ce bord qui est immédiatement au-dessous
de cette substance, donne naissance au nerf de
la troisième paire. Le bord externe des cuisses
du cerveau correspond au lobe moyen de cet
organe, et au nerf optique qui en reçoit un
prolongement. Leur extrémité antérieure est
confondue avec la partie antérieure et inférieure des corps cannelés. Leur extrémité postérieure se confond avec la partie antérieure
de la protubérance annulaire.

Les cuisses du cerveau sont composées d'une
substance blanche et fibreuse qui est une continuation de celle des hémisphères de cet organe.

Les éminences mamillaires sont deux petits
tubercules médullaires, situés entre les cuisses
du cerveau, derrière la tige pituitaire, et le
concours des nerfs optiques, au-devant de la
protubérance annulaire. Ces éminences sont
arrondies et assez semblables à un gros pois.
Leur partie inférieure est libre et couverte par
la pie-mère. Leur partie supérieure se continue avec les deux cordons médullaires qui forment le pilier antérieur de la voûte ; ce qui les a
fait nommer par *Santorini* les oignons, ou bulbes
des piliers antérieurs de la voûte : elle se continue aussi avec la bandelette sémi-circulaire
et le *tractus* médullaire qui forme le péduncule de la glande pinéale. La partie antérieure
de ces éminences est unie à la substance grise
qui forme la base de l'*infundibulum*. Leur
partie postérieure est libre inférieurement ;

supérieurement, elle est unie à la substance d'un blanc mat qui remplit l'angle de rapprochement des cuisses du cerveau. Les éminences mamillaires sont unies entre elles supérieurement par leur côté interne ; inférieurement, elles sont distinctes et séparées. Leur côté externe est confondu supérieurement avec le bord interne des cuisses du cerveau : inférieurement, il en est séparé par un sillon qui quelquefois est à peine sensible. Ces éminences sont blanches en dehors, et cendrées en dedans : les piliers antérieurs de la voûte qui sont blancs y aboutissent, comme il a été dit plus haut, et se confondent avec la substance de même nature qui forme l'écorce de ces éminences.

La protubérance annulaire a été nommée aussi le pont de *Varoli*, parce que *Varoli*, Anatomiste italien, l'a comparée à un pont sous lequel quatre bras de rivière viendroient se réunir : c'est un corps médullaire situé entre le cerveau et le cervelet. Cette protubérance est en quelque sorte demi-sphérique ; cependant un peu plus étendue de devant en arrière, que transversalement. On y considère une face inférieure, une face supérieure, un bord antérieur, un bord postérieur, et deux bords latéraux.

La face supérieure est inclinée en arrière. Sa partie moyenne correspond en avant au fond du troisième ventricule, et en arrière à l'aqueduc de *Sylvius*. Ses parties latérales sont confondues avec les couches des nerfs optiques et les tubercules quadrijumeaux.

La face inférieure, inclinée en avant, est convexe et correspond à la gouttière basilaire de l'occipital. On remarque à sa partie moyenne un enfoncement longitudinal peu profond, mais assez large, qui loge l'artère basilaire. Ses côtés présentent un grand nombre de petits sillons dont la direction est transversale, et qui logent des rameaux artériels.

Le bord antérieur est un peu tourné en haut. Il est confondu avec les cuisses du cerveau. Entre ces péduncules et la partie moyenne de ce bord, est une excavation que *Vicq-d'Azyr* appelle la fosse des nerfs occulo-musculaires. A la partie postérieure de cette fosse, immédiatement au-devant de la protubérance annulaire, est un enfoncement auquel le même Anatomiste a donné le nom de trou borgne antérieur.

Le bord postérieur est incliné en bas. Sa partie moyenne donne naissance à la queue de la moëlle alongée. Ses parties latérales sont confondues avec les jambes du cervelet.

Les bords latéraux sont arrondis, et n'offrent d'ailleurs rien de remarquable.

La protubérance annulaire est formée par le concours des bras et des cuisses de la moëlle alongée. Ces quatre prolongemens ressemblentassez bien à une croix de Saint-André, dont la protubérance fait la partie moyenne. Cette protubérance est composée de substance médullaire fibreuse, mêlée intérieurement de stries grisâtres ou cendrées. La substance des bras de la moëlle alongée se confond et s'entre-croise tellement dans cette protubérance, avec celles des péduncules du cervelet, qu'il est impossible d'en démêler l'intrication.

Les péduncules du cervelet, ou les cuisses de la moëlle alongée, sont deux grosses productions ou prolongemens médullaires, qui sor-

tent de la partie moyenne, inférieure et antérieure des lobes du cervelet , et vont se rendre
à la protubérance annulaire. Ces prolongemens sont écartes en arrière , en dehors et en
bas , et se rapprochent en devant , en dedans
et en haut. Leur partie supérieure est confondue avec les prolongemens moyens de la substance medullaire du cervelet. Leur partie
inférieure est arrondie , libre en avant , et
couverte en arrière par les circonvolutions de
la partie antérieure et inférieure du cervelet.
Leur extrémité postérieure, tournée en bas et
en dehors , se continue avec la substance mé-
. dullaire des lobes du cervelet. Leur extrémité
antérieure, tournée en haut et en dedans , se
confond avec la partie postérieure, inférieure
et latérale de la protubérance annulaire. Les
cuisses de la moëlle alongée sont entièrement
blanches : leur substançe est un prolongement
de la substance médullaire des lobes du cervelet, qui se confond dans la protubérance
annulaire avec celle du cerveau.

La tige ou queue de la moëlle alongée est
un prolongement médullaire, qui s'étend depuis
la partie postérieure de la protubérance annulaire, jusqu'au grand trou occipital où elle
prend le nom de moëlle de l'épine. Sa figure
est assez ressemblante à celle d'une pyramide
quadrangulaire, dont la base est tournée en
haut, et le sommet en bas. On y considère une
face antérieure, une face postérieure, deux
faces latérales, une base et un sommet.

La face antérieure, un peu inclinée en bas,
est logée dans la partie inférieure de la gouttière
basilaire de l'occipital. On remarque à sa partie moyenne un sillon longitudinal assez pro-

fond, qui la partage en deux parties égales, et la fait paroître composée de deux gros cordons médullaires adossés l'un à l'autre. En écartant les côtés de ce sillon, on y voit des filets qui paroissent s'entre-croiser et passer obliquement d'un côté à l'autre. *François Petit*, de l'académie des Sciences, a cru que ces filets donnoient naissance aux nerfs, et il a conclu de leur disposition, que ceux de ces organes, qui vont se distribuer à la partie droite du corps, naissent de la partie gauche du cerveau et réciproquement. Les faits pathologiques et les expériences faites sur les animaux vivans, montrent que les choses se passent ainsi; mais l'entre-croisement des fibres de la moëlle alongée ne peut être démontré en aucune manière, et n'est rien moins que prouvé par l'Anatomie. Au côté externe du sillon dont on vient de parler, est une éminence oblongue qu'on nomme olivaire; cette éminence est séparée d'une autre un peu moins longue, située plus en dehors, connue sous le nom de pyramidale, par un sillon longitudinal peu profond, qui donne naissance au nerf de la neuvième paire.

La face postérieure est un peu inclinée en haut. On remarque à sa partie moyenne un sillon longitudinal qui correspond à celui de la face antérieure, mais qui a moins de profondeur. En écartant ce sillon, on y trouve des fibres médullaires transversales, semblables à celles dont on a parlé à l'occasion du sillon de la face antérieure. Les bords de ce sillon sont élevés, arrondis, et forment deux saillies oblongues qui correspondent aux éminences olivaires. Cette face est lisse et forme la paroi antérieure du quatrième ventricule : elle est couverte en partie par l'extrémité du lobule postérieur de la face inférieure du cervelet , et par l'éminence vermiculaire inférieure.

Les faces latérales de la queue de la moëlle alongée , présentent un enfoncement longitudinal superficiel, de la partie supérieure duquel le nerf de la huitième paire tire son origine.

La base de la queue de la moëlle alongée , tournée en haut et un peu en avant, est continue avec la partie moyenne du bord postérieur de la protubérance annulaire. En arrière on ne voit aucune ligne de démarcation entre ces deux parties ; mais en devant elles sont séparées par un sillon transversal, d'où naissent les nerfs de la sixième paire. Dans l'endroit où ce sillon coupe à angle droit celui de la partie moyenne de la face antérieure de la queue de la moëlle alongée , on remarque un enfoncement auquel *Vicq-d'Azyr* a donné le nom de trou borgne postérieur.

Le sommet de la queue de la moëlle alongée , tourné en bas et un peu en arrière , se continue avec la moëlle de l'épine.

La queue de la moëlle alongée est formée de substance médullaire, mêlée intérieurement d'un peu de substance grise.

La face postérieure de la queue de la moëlle alongée , les prolongemens médullaires du cervelet, la partie antérieure de l'éminence vermiculaire inférieure et la valvule de *Vieussens* , forment les parois d'une cavité qu'on appelle quatrième ventricule où le *calamus scriptorius*. La figure rhomboïdale de ce ventricule permet d'y considérer une face antérieure

rieure, une face postérieure, et quatreangles, un supérieur, un inférieur et deux latéraux.

La face antérieure est un peu inclinée en haut : sa partie moyenne présente un sillon longitudinal, dont la partie inférieure ressemble assez bien au bec d'une plume à écrire. Sur les côtés de cette partie inférieure, on remarque quelques fibres médullaires, obliques de bas en haut et de dedans en dehors, dont les unes se continuent avec la portion molle de la septième paire de nerfs, et les autres s'étendent à droite et à gauche vers les lobes du cervelet. Cette face est formée par la partie postérieure de la queue de la moëlle alongée.

La face postérieure, un peu inclinée en bas, est formée par la valvule de *Vieussens*, par les prolongemens médullaires supérieurs du cervelet, et par l'éminence vermiculaire inférieure.

L'angle supérieur présente l'orifice inférieur de l'aqueduc de *Sylvius*, au moyen duquel le troisième ventricule communique avec le quatrième.

L'angle inférieur présente une espèce de cul-de-sac formé par l'adhérence de la partie inférieure et postérieure de la queue de la moëlle alongée avec les lobes du cervelet. Quelquefois cependant le quatrième ventricule se continue derrière la moëlle de l'épine, sous la forme d'un canal alongé, dans lequel on trouve une sérosité jaunâtre; mais cette disposition n'est pas encore prouvée par un assez grand nombre de faits, pour qu'on puisse la regarder comme constante, ainsi que l'ont fait plusieurs Anatomistes.

Tome IV.   E

Les angles latéraux sont obtus et n'offrent rien de remarquable.

Les parois du quatrième ventricule sont tapissées, comme celles des autres ventricules du cerveau, par une membrane extrêmement fine qui est une continuation de la pie-mère; elles sont contiguës l'une à l'autre et lubréfiées par une vapeur lymphatique qui s'exhale de leur surface.

Le cerveau, le cervelet et la moëlle alongée donnent naissance à neuf paires de nerfs dont l'origine et la distribution particulière ont été exposées dans la Névrologie.

Le cerveau est de tous les organes celui qui reçoit le plus d'artères relativement à son volume. Ces artères, qui ont été décrites dans l'Angéiologie, sous le nom de carotides internes et de vertébrales, ont leurs troncs placés sous la base de l'organe cérébral. Leurs principales branches sont logées dans les sillons qui séparent les différentes parties de la masse cérébrale. Les rameaux que ces branches fournissent, après avoir rampé sur la surface du cerveau, s'enfoncent dans ses anfractuosités et s'y divisent à l'infini, en sorte que la propre substance de ce viscère n'en reçoit que des ramifications extrêmement fines.

Les veines qui correspondent à ces artères naissent des différentes parties du cerveau, du cervelet et de la moëlle alongée, et se réunissent pour former des troncs assez gros, dépourvus de valvules, et dont les tuniques ont peu d'épaisseur. Ces troncs veineux rampent sur la surface du cerveau, particulièrement à sa partie supérieure, et vont s'ouvrir dans les sinus de la dure-mère. Les plus gros et les plus nombreux sont ceux qui se rendent dans le sinus longitudinal supérieur.

De la Moëlle de l'épine.

La moëlle de l'épine est un prolongement médullaire, renfermé dans le canal vertébral, et qui s'étend depuis la fin de la moëlle alongée dont elle est la continuation, jusqu'au bas de la première vertèbre des lombes. La moëlle de l'épine n'est pas seulement protégée par le canal vertébral et par les parties molles qui le recouvrent; elle est encore entourée de trois membranes qui sont une continuation des enveloppes du cerveau.

La première de ces membranes est la dure-mère; l'enveloppe qu'elle fournit à la moëlle de l'épine, se présente sous la forme d'un tuyau qui s'étend depuis le grand trou occipital, jusqu'à la partie inférieure du sacrum. Ce tuyau n'a pas la même largeur par-tout; à la partie supérieure du col, il est fort large et aplati de devant en arrière; il se rétrécit à la partie moyenne de cette région, pour s'élargir de nouveau à sa partie inférieure. Ensuite il se resserre jusque vers la partie inférieure du dos, où sa largeur augmente, ainsi qu'à la partie supérieure des lombes; après quoi il se rétrécit jusqu'à la partie inférieure du sacrum où il se termine en pointe. Dans certains sujets, sa largeur diminue depuis le grand trou de l'occipital, jusqu'à la quatrième vertèbre du dos; ensuite elle augmente jusqu'au sacrum, où il se rétrécit de nouveau. On considère à ce tuyau membraneux, une face externe, une face interne, une extrémité supérieure, et une extrémité inférieure.

La face externe correspond aux parois du canal vertébral : elle est fortement unie dans sa partie supérieure aux ligamens qui vont de la circonférence du grand trou de l'occipital à l'arc postérieur de la première vertèbre du cou et à la face postérieure du corps de la seconde : dans le reste de son étendue antérieurement et postérieurement, elle ne tient aux parois du canal vertébral et aux ligamens qui les tapissent, que par une substance celluleuse et graisseuse très-molle et très-lâche : sur les côtés, elle est fixée dans l'intervalle de chaque vertèbre, par l'espèce d'entonnoir que la lame externe de la dure-mère forme en se prolongeant sur les ganglions des nerfs que la moëlle de l'épine fournit, et sur le commencement de ces nerfs.

La face interne est lisse, contiguë à l'arachnoïde, et lubréfiée par une vapeur séreuse.

L'extrémité supérieure est continue à la dure-mère qui tapisse le crâne : elle est fortement unie à la circonférence du grand trou occipital.

L'extrémité inférieure représente le sommet d'un cône et forme un cul-de-sac : il s'en détache un grand nombre de filets celluleux qui l'unissent au périoste dont est tapissée la partie inférieure du canal sacré.

La dure-mère qui enveloppe la moëlle de l'épine, est plus forte que celle qui tapisse la cavité du crâne : elle est composée de deux lames étroitement collées ensemble. La lame interne est percée latéralement, pour le passage des filets nerveux qui forment les nerfs vertébraux. La lame externe se prolonge sur les ganglions et sur le commencement de ces nerfs, et leur sert de gaîne. Ses fibres sont pour la plupart longitudinales. Elle reçoit ses artères des vertébrales, des intercostales, des lombaires et des sacrées latérales. Ses veines s'ouvrent dans des sinus particuliers qu'on nomme vertébraux.

Ces sinus ressemblent beaucoup plus à des veines qu'aux sinus de la dure-mère ; ils se distinguent en longitudinaux et en transverses. Les premiers, au nombre de deux, sont situés sur les parties latérales et antérieures du canal vertébral, derrière le corps des vertèbres. Ils s'étendent depuis le grand trou occipital jusqu'à la partie inférieure de l'os sacrum. Leur calibre est considérable : ils communiquent ensemble par le moyen des transverses. Ceux-ci sont situés entre le ligament vertébral commun postérieur et le milieu de la hauteur du corps des vertèbres, dans l'épaisseur desquelles ils sont creusés. Le long du cou, ces sinus s'ouvrent dans les veines vertébrales ; au dos, ils communiquent avec les intercostales ; aux lombes, ils s'ouvrent dans les lombaires ; et plus bas, dans les veines sacrées.

La seconde enveloppe membraneuse de la moëlle de l'épine, est une production de l'arachnoïde. Cette membrane est ici beaucoup plus distincte et plus séparée de la pie-mère que sur le cerveau. Son étendue n'est pas bornée à celle de la moëlle de l'épine : elle se prolonge sur la queue de cheval, et fournit une enveloppe à chacun des nerfs que cette moëlle produit. La face externe de l'arachnoïde est contiguë à la face interne de la dure-mère. Sa face interne est unie à la pie-mère par des filets celluleux extrêmement fins et déliés ;

de sorte qu'en soufflant par un petit trou fait à l'arachnoïde, le vent la soulève d'un bout à l'autre, comme une espèce de tuyau transparent. Cette membrane est excessivement mince, et sans aucune organisation apparente. Cependant ses parties latérales sont un peu plus épaisses, plus fortes, d'une couleur resplendissante, en quelque sorte semblable à celle des tendons, et forment de chaque côté ce qu'on appelle le ligament dentelé. Ce ligament, moins large supérieurement qu'inférieurement, a été ainsi nommé, parce qu'il présente une suite de dentelures dont le nombre varie depuis vingt jusqu'à vingt-deux. Ces dentelures sont fixées à la face interne du tuyau formé par la dure-mère, entre le faisceau antérieur et le faisceau postérieur dont les nerfs vertébraux sont composés. La première de ces dentelures s'attache à la dure-mère qui couvre l'occipital, au-dessous de la sortie des nerfs de la neuvième paire. La dernière correspond ordinairement à la douzième vertèbre du dos. La figure de ces dentelures est, en général, triangulaire ; mais elles varient beaucoup par rapport à leur longueur et à leur largeur. Il n'est pas rare d'en voir qui sont partagées en deux filets, lesquels s'attachent séparément à la dure-mère. Il est à observer que ces dentelures existent à peine dans le rapport naturel des parties, et qu'elles sont le résultat du tiraillement de l'arachnoïde, lorsqu'on l'écarte de la dure-mère.

La pie-mère forme la troisième enveloppe de la moëlle de l'épine. La face externe de cette membrane correspond à l'arachnoïde, comme il a été dit plus haut. Sa face interne couvre immédiatement la moëlle de l'épine, et lui est

unie par du tissu cellulaire, et par des vaisseaux sanguins qu'elle entraîne lorsqu'on
l'enlève. Sur la face antérieure de la moëlle
épinière, elle présente une ligne resplendissante qui s'enfonce dans le sillon longitudinal
qu'on y remarque, et accompagne les vaisseaux
qui vont se distribuer à la substance cendrée
qu'on remarque dans l'épaisseur de la moëlle
de l'épine. Lorsque la pie-mère est arrivée à
l'extrémité de cette moëlle, elle dégénère en une
espèce de ligament assez mince, cylindrique,
qui renferme l'artère spinale antérieure. Ce
prolongement, semblable en quelque sorte à
un nerf, descend au milieu de ceux dont l'assemblage forme la queue de cheval, perce la dure-
mère au bas de l'os sacrum, et va s'implanter
à la face postérieure du coccix. La structure
de la pie-mère qui enveloppe la moëlle de
l'épine, est la même que celle de la pie-mère
qui recouvre le cerveau.

La grosseur de la moëlle de l'épine, proportionnée, en général, au diamètre du canal
osseux qui la renferme, varie dans différens
points de son étendue : elle est fort considérable
vis-à-vis la première vertèbre du cou ; ensuite
elle diminue jusqu'à la quatrième ; puis elle
augmente jusqu'à la première vertèbre du dos :
on la voit ensuite diminuer jusqu'à la neuvième
vertèbre dorsale ; puis augmenter jusqu'au
bord supérieur de la première vertèbre des
lombes, où elle se rétrécit de nouveau pour
former une pointe alongée en manière de
fuseau, de laquelle part le prolongement de la
pie-mère dont on a parlé plus haut.

La moëlle de l'épine est de forme à peu près
cylindrique, légèrement aplatie de devant en

arrière, mais moins dans la région dorsale que par-tout ailleurs. Elle affecte les mêmes courbures que le canal vertébral; en sorte qu'elle est recourbée en arrière au cou; en devant, à la partie moyenne du dos, et en arrière, à la partie inférieure de cette région et au commencement des lombes. On considère dans la moëlle de l'épine, une face antérieure, une face postérieure, deux faces latérales, une extrémité supérieure et une extrémité inférieure.

Les faces antérieure et postérieure présentent chacune un sillon longitudinal : ces sillons sont une suite de ceux qu'on remarque sur les faces antérieure et postérieure de la queue de la moëlle alongée, et font paroître la moëlle de l'épine comme formée de deux cordons médullaires adossés l'un à l'autre. Celui de la face antérieure est beaucoup plus marqué que celui de la face postérieure.

Les faces latérales, un peu moins aplaties que les précédentes, donnent naissance aux faisceaux de filets dont la réunion forme les nerfs vertébraux.

L'extrémité supérieure de la moëlle de l'épine est continue avec la queue de la moëlle alongée, sans qu'on puisse distinguer entre ces parties aucune ligne de séparation.

L'extrémité inférieure forme une pointe alongée en manière de fuseau, au milieu du faisceau de nerfs dont l'assemblage constitue la queue de cheval.

La moëlle de l'épine est beaucoup plus molle que le cerveau, et se convertit promptement, après la mort, en une espèce de bouillie qui s'échappe facilement, lorsque l'enveloppe plus solide qui la renferme est entamée. Elle est presqu'entièrement composée de substance médullaire ; cependant on remarque dans son intérieur un peu de substance grisâtre, disposée de manière que si l'on coupe en travers la moëlle de l'épine, elle représente une espèce de fer-à-cheval ou de croissant, dont la convexité est tournée en avant, et les extrémités en arrière.

Les vaisseaux de la moëlle de l'épine viennent des artères spinales antérieure et postérieure ; elle en reçoit aussi des vertébrales au cou, des dorsales au dos, et des lombaires aux lombes. Cette moëlle donne naissance à trente-une paires de nerfs, dont l'origine, le trajet et la distribution particulière ont été exposés dans la Névrologie. En outre, elle fournit les nerfs spinaux ou accessoires de *Willis*.

Le cerveau est l'organe principal du sentiment et du mouvement. Il communique ses influences à toutes les parties du corps, et reçoit celles que ces mêmes parties exercent sur lui, par le moyen des nerfs auxquels il donne naissance ; mais l'on ignore entièrement le mécanisme de son action. Peut-être est-il, comme on le dit, un organe sécrétoire dans lequel se sépare un fluide très-subtil, d'où dépendent le sentiment et le mouvement. Les raisons de la disposition de ses parties ne sont point encore connues ; et lorsque l'on veut déterminer l'utilité des tubercules, des cavités, des cannelures, etc. les difficultés se présentent de toutes parts. Peut-être, avec le temps, des expériences sur les animaux, des observations réfléchies sur les vices organiques du cerveau et sur ses maladies, nous conduiront à la connoissance du mécanisme des fonctions de cet organe, et des usages particuliers de ses différentes parties.

DES YEUX.

Les yeux sont les organes de la vue. Leur nombre est de deux. Placés dans les fosses orbitaires, ils sont protégés, non-seulement par les parois de ces cavités osseuses, mais encore par d'autres parties molles, dont quelques-unes sécrètent une humeur nécessaire à leur conservation. *Haller* a désigné sous le nom de *tutamina oculi*, cet ensemble de parties accessoires à l'organe de la vue, et que composent les sourcils, les paupières et les voies lacrymales.

Des Sourcils.

Les sourcils sont deux éminences arquées, recouvertes de poils, placées à la partie inférieure du front, au-dessus de la paupière supérieure, et qui s'étendent depuis les côtés de la racine du nez jusqu'aux tempes. Leur longueur, leur largeur et leur épaisseur offrent un grand nombre de différences, suivant les divers individus; on observe qu'ils sont plus marqués chez les vieillards, que sur les sujets moins avancés en âge. Les sourcils naissent des parties latérales de la racine du nez par une extrémité que l'on appelle tête du sourcil, et qui est plus ou moins distante de celle du côté opposé. Tantôt un intervalle d'un demi-pouce environ les sépare; assez souvent ils se touchent, et se trouvent réunis au-dessus de la racine du nez. Delà ils montent en dehors, puis descendent un peu, et décrivent ainsi une légère courbure dont la convexité est tournée en haut : enfin, ils se terminent près de la tempe par une extrémité pointue que l'on nomme queue du sourcil.

Des os, des ligamens, des muscles, des vaisseaux sanguins et lymphatiques, et des nerfs entrent dans la composition des sourcils : en outre, ils sont recouverts par une portion de peau dans laquelle leurs poils sont implantés. L'arcade surcilière du coronal forme une partie essentielle du sourcil, dont la saillie est toujours proportionnée à celle de cette arcade. Le ligament qui convertit en trou l'échancrure surcilière, doit être aussi compté au nombre des parties qui entrent dans la composition du sourcil. Lorsqu'au lieu d'échancrure, l'arcade orbitaire est percée d'un véritable trou, ce ligament n'existe pas : au reste, lorsqu'il existe, ses deux extrémités s'attachent aux deux côtés de l'échancrure. Le muscle orbiculaire des paupières et l'occipito-forontal envoient dans l'épaisseur des sourcils, plusieurs fibres qui s'entrelacent tellement avec celles du surcilier, qu'il est assez difficile d'en démêler l'intrication : ce dernier muscle, comme son nom l'indique, appartient plus spécialement au sourcil. Il s'attache à l'extrémité interne de l'arcade surciliaire, et delà se porte en dehors, en devenant plus mince, jusques vers la partie moyenne de l'arcade orbitaire du coronal où il se termine.

L'artère surciliaire, la frontale, des branches de l'ophthalmique, et même la branche antérieure de la temporale superficielle envoient de nombreux rameaux dans l'épaisseur des sourcils. Ils sont accompagnés par des veines qui portent le même nom, et suivent la même distribution.

Le rameau frontal du nerf ophthalmique de *Willis*, en montant derrière le sourcil, lui envoie plusieurs filets : il en reçoit encore du rameau lacrymal, du même nerf et de la portion dure de la septième paire. La peau des sourcils ne paroît pas beaucoup plus épaisse que celle du front ; elle est intimement unie aux fibres musculaires.

Les poils dont les sourcils sont recouverts, varient beaucoup, par rapport à leur longueur et à leur couleur. Ils sont plus nombreux et plus longs du côté du nez que du côté de la tempe. Leur couleur est le plus souvent la même que celle des cheveux ; cependant elle en diffère quelquefois. Ces poils sont couchés obliquement, de manière que leur racine est tournée vers le nez, et la pointe vers la tempe.

Les sourcils sont doués d'une sensibilité assez vive, et susceptibles de mouvemens très-variés. Le muscle occipito-frontal les élève et les écarte de la paupière supérieure. Le seul poids de cette paupière suffit pour déterminer leur descente, quand l'action de ce muscle cesse ; mais si l'orbiculaire des paupières se contracte, ils sont fortement abaissés. Les surciliers les portent en dedans et en avant, en fronçant la peau du front en long. Les mouvemens des sourcils ne contribuent pas moins que ceux des yeux et des autres parties du visage à exprimer les passions de l'ame.

Lorsque nous regardons un objet éloigné ou peu éclairé, nous élevons les sourcils ; nous les abaissons au contraire, quand l'objet est très-rapproché, qu'il est fortement éclairé, ou que la sensibilité de l'œil est trop grande. Ces mouvemens, que nous exécutons par une sorte d'instinct machinal, rendent les sourcils propres à écarter les rayons lumineux, et à préserver l'œil de l'impression d'une lumière trop vive. Outre cet usage des sourcils relatif à la vision, ils donnent de la grâce au visage, et empêchent que la sueur qui coule du front ne tombe sur les paupières et ne s'introduise entre elles.

Des Paupières.

Les paupières sont deux espèces de voiles mobiles, placés sur la partie antérieure du globe de l'œil. On les distingue en supérieure et en inférieure.

La paupière supérieure, plus large et plus mobile que l'inférieure, descend un peu au-dessous du diamètre transversal de l'œil. On considère dans chaque paupière une face antérieure, une face postérieure, un bord adhérent, un bord libre, et deux extrémités, une interne, et l'autre externe.

La face antérieure, convexe, présente des rides transversales, plus nombreuses et plus marquées à la paupière supérieure qu'à l'inférieure, et qui paroissent plus à un âge avancé que dans la première jeunesse. Ces rides sont courbes : à la paupière supérieure, leur convexité est tournée en haut, et à l'inférieure, en bas.

La face postérieure des paupières est lisse, concave, contiguë à la partie antérieure du globe de l'œil, et toujours mouillée par l'humeur lacrymale.

Le bord adhérent de la paupière supérieure

est tourné en haut, et continu avec le sourcil. Celui de l'inférieure est tourné en bas, et se continue avec la joue. Des enfoncemens plus ou moins profonds, suivant les sujets, distinguent les paupières des joues et des sourcils.

Le bord libre de la paupière supérieure est tourné en bas, et celui de l'inférieure en haut. Ce bord est droit, et arrondi dans l'étendue de deux ou trois lignes du côté du nez, où il correspond à la caroncule lacrymale. Dans le reste de son étendue qui correspond au globe de l'œil, il est légèrement concave, et présente une épaisseur assez grande, qui diminue du côté de la tempe. Il est légèrement arrondi, sur-tout vers le globe de l'œil; de manière que quand les bords libres des paupières se touchent, il reste entre eux et ce globe une espèce de canal triangulaire assez large du côté du nez, et qui se termine en pointe du côté de la tempe. À l'endroit où la portion droite et la portion courbe du bord libre des paupières se réunissent, on remarque un petit tubercule sur lequel est creusé le point lacrymal.

Les extrémités des paupières se joignent ensemble, en formant deux angles dont celui qui est du côté du nez est un peu arrondi, et se nomme interne, ou grand angle; et celui qui est du côté de la tempe est très-aigu, et s'appelle angle externe ou petit angle.

Les paupières sont formées de cartilages, de ligamens, de muscles, d'artères et de veines sanguines, de vaisseaux lymphatiques, de nerfs, de glandes, de membranes et de poils.

On trouve dans l'épaisseur du bord libre de chaque paupière, une lame cartilagineuse que l'on nomme cartilage tarse. Ces cartilages sont un peu moins longs que les paupières. Celui de la supérieure a environ six lignes de largeur, et celui de l'inférieure n'a qu'environ deux lignes. Ils sont plus larges à leur partie moyenne qu'à leurs extrémités, et en quelque sorte demi-circulaires. On considère dans chaque cartilage tarse, une face antérieure, une face postérieure, un bord adhérent, un bord libre ou ciliaire, et deux extrémités, une interne, et une externe. La face antérieure, convexe, est recouverte par le muscle orbiculaire des paupières. La face postérieure, concave, est tapissée par la conjonctive : elle présente des lignes jaunâtres, dont nous parlerons par la suite. Le bord adhérent, mince, convexe dans le cartilage tarse supérieur, et presque droit dans l'inférieur, tient au ligament palpébral. Le bord libre ou ciliaire est assez épais, arrondi, et recouvert par la conjonctive. L'extrémité externe est mince et pointue, l'interne est plus épaisse et arrondie.

Les cartilages tarses sont minces et flexibles. Leur couleur est jaunâtre. Ils ont pour usage de tenir les paupières étendues au-devant des yeux, et de les empêcher de se plisser, suivant leur largeur, lorsqu'elles se meuvent.

Les ligamens des paupières sont des productions membraneuses et celluleuses qui s'étendent depuis le contour de l'orbite jusqu'aux cartilages tarses. Le ligament de la paupière supérieure est placé entre le muscle orbiculaire et le releveur de cette paupière : celui de l'inférieur se trouve entre le muscle orbiculaire et la conjonctive. Ces ligamens sont assez épais vers le contour de l'orbite, où ils semblent se confondre avec la lame externe de la portion de la dure-mère qui tapisse cette fosse ; mais en s'éloignant de ce contour, leur épaisseur diminue, et avant d'arriver aux cartilages tarses, ils dégénèrent en tissu cellulaire. Ils sont percés en plusieurs endroits pour donner passage à des vaisseaux et à des nerfs.

Les muscles des paupières se distinguent en commun et en propre. Le premier est l'orbiculaire des paupières, muscle qui en occupe toute l'étendue, et qui, mince, ovalaire et fendu transversalement, s'étend du grand angle de l'œil à la partie antérieure de la tempe; le second se nomme releveur de la paupière supérieure, et s'étend du sommet de l'orbite au bord supérieur du cartilage tarse de cette paupière.

Les artères palpébrales viennent de l'optique, tantôt par un tronc commun, d'autres fois séparément : elles marchent de dedans en dehors, le long du bord adhérent du cartilage tarse de chaque paupière, et se terminent vers leur extrémité externe. Les paupières reçoivent aussi des rameaux de la labiale, de la sous-orbitaire, de la surciliaire et de la temporale superficielle. Les veines des paupières portent le même nom et suivent le même trajet que leurs artères. Les paupières ont un grand nombre de vaisseaux lymphatiques. Elles reçoivent beaucoup de filets nerveux venant de l'ophthalmique de *Willis*, du sous-orbitaire, et de la portion dure de la septième paire.

Les glandes des paupières, connues sous le nom de glandes de *Meibomius*, sont de petits follicules ronds, logés dans des sillons creusés sur la face postérieure des cartilages tarses.
Ces

Ces follicules sont rangés les uns au bout des autres, de manière qu'ils représentent des lignes jaunâtres dont la direction est en général transversale à la longueur des cartilages tarses. Ces lignes sont plus nombreuses à la paupière supérieure où l'on en compte de trente à quarante, qu'à la paupière inférieure où elles sont de vingt à trente. Leur longueur et leur largeur varient beaucoup : à la paupière supérieure, elles sont plus longues et moins larges qu'à l'inférieure. Celles qui correspondent à la partie moyenne des cartilages tarses, sont plus longues et moins larges, que celles qui se trouvent vers leurs extrémités ; mais leur longueur ne diminue pas toujours progressivement, et il n'est pas rare d'en voir d'assez courtes, placées entre d'autres beaucoup plus longues. Ces lignes sont parallèles, tantôt droites, tantôt flexueuses, et séparées par des intervalles plus grands à la paupière supérieure qu'à l'inférieure, et vers le bord adhérent des cartilages tarses, que vers leur bord libre. Il n'est pas rare de voir deux de ces lignes se réunir, et l'angle de leur union est tourné tantôt vers le bord libre ou ciliaire des cartilages tarses, et tantôt vers leur bord adhérent. Le nombre des follicules dont chacune de ces lignes est composée, n'est point connu. Leur forme est arrondie, et leur couleur jaunâtre. Ils communiquent les uns avec les autres, et ceux qui sont les plus près du bord libre des paupières, s'ouvrent sur la partie postérieure de ce bord par des ouvertures à peine visibles, qui forment une et quelquefois deux rangées. Ces follicules filtrent une humeur onctueuse, grasse et coulante pendant la vie; mais qui

Tome IV.   F

s'épaissit après la mort, et sort de leurs ouvertures sous la forme de vers, lorsqu'on les comprime. Cette humeur diminue les effets du frottement qui résulte du clignottement perpétuel des paupières, et empêche que l'humeur des larmes ne tombe sur la joue.

Les membranes des paupières sont la peau et la conjonctive. La peau des paupières est très-mince et très-fine; le tissu cellulaire qui l'unit au muscle orbiculaire, est assez lâche, et ne contient point de graisse.

La conjonctive est une membrane très-mince qui, après avoir tapissé la face postérieure des paupières, se réfléchit sur la face antérieure du globe de l'œil qu'elle recouvre en entier. Cette membrane paroît formée par la continuation des tégumens fort amincis. Elle présente deux faces, une externe et une interne. La face externe est lisse, et mouillée continuellement par l'humeur des larmes. La face interne est unie aux paupières et au globe de l'œil, par du tissu cellulaire. Ce tissu est très-serré sur les cartilages tarses, sur la face postérieure desquels la conjonctive est fortement tendue; mais sur le reste des paupières et sur la face antérieure de l'œil, jusqu'à la circonférence de la cornée, ce tissu cellulaire est fort lâche : il devient si serré sur la cornée, dont la conjonctive forme la lame la plus antérieure, qu'on ne peut l'en séparer au moyen du scalpel. La conjonctive est formée principalement de tissu cellulaire. Elle est parsemée d'un grand nombre de vaisseaux sanguins, sur-tout à la face postérieure des paupières. Elle reçoit beaucoup de filets nerveux qui lui communiquent la grande sensibilité dont elle jouit.

Cette membrane unit les paupières avec le globe de l'œil. La laxité de ses adhérences favorise les mouvemens de cet organe.

La conjonctive forme sur la partie interne de l'œil un repli semi-lunaire, en manière de croissant, semblable à la troisième paupière des oiseaux. Ce repli, plus grand lorsque l'œil est tourné du côté du nez, disparoît quand on tourne cet organe du côté de la tempe. Une de ses faces est tournée vers le globe de l'œil, et l'autre vers les paupières et la caroncule lacrymale. Son bord convexe est tourné en dedans, et son bord concave en dehors; une de ses extrémités est en haut, et l'autre en bas. L'usage de ce repli est difficile à déterminer, à moins qu'on ne dise qu'il facilite le mouvement du globe de l'œil en dehors.

Le bord libre des paupières est garni de poils qu'on nomme les cils. Ces poils forment deux, et quelquefois trois rangées. Ceux de la paupière supérieure sont plus nombreux et plus longs que ceux de la paupière inférieure. Ils sont aussi plus nombreux et plus longs vers le milieu du bord des paupières, que vers les extrémités, et il ne s'en trouve point sur la partie interne droite de ce bord. Leur direction est telle, qu'à la paupière supérieure, ils sont courbés de bas en haut; au lieu qu'à l'inférieure, ils le sont de haut en bas. La couleur des cils est différente suivant les sujets. Ils sont implantés dans la peau, et tirent, comme les autres poils, leur nourriture d'une espèce d'oignon ou bulbe. Les cils modèrent l'impression de la lumière, lorsqu'elle est trop vive : ils servent aussi à empêcher que les ordures ou les insectes qui voltigent dans l'air, ne s'introduisent entre les paupières et le globe de l'œil.

La paupière inférieure est peu mobile; mais la supérieure est douée d'une mobilité très-grande. Elle est élevée et abaissée alternativement par l'action de son muscle releveur, et de l'orbiculaire. Ces mouvemens qu'on nomme clignottement, se succèdent plus ou moins rapidement, suivant la sensibilité de l'œil et la vivacité de la lumière.

Les paupières mettent le globe de l'œil à l'abri d'une lumière trop vive : elles étendent les larmes uniformément sur sa surface. En le couvrant tout-à-fait dans le temps du sommeil, elles empêchent qu'il ne soit desséché par le contact de l'air, ou blessé par les agens extérieurs.

Des Voies lacrymales.

Les voies lacrymales comprennent la glande et la caroncule lacrymales, les points et les conduits lacrymaux, le sac lacrymal, et le canal nasal.

De la Glande lacrymale.

Cette humeur limpide connue sous le nom de larmes, qui mouille continuellement la surface antérieure du globe de l'œil et la face postérieure des paupières, n'est pas seulement fournie par les vaisseaux exhalans de la conjonctive. Sa source la plus abondante est la glande lacrymale. Cette glande, de l'espèce de celles que l'on nomme conglomérées, est située à la partie supérieure, antérieure et externe de l'orbite. Sa longueur est d'environ dix lignes, et sa largeur de quatre à cinq. Elle est par-

tagée en quelque sorte en deux lobes, un interne
et supérieur plus petit, et l'autre externe et
inférieur plus grand. Sa forme aplatie permet
d'y considérer deux faces, une supérieure et
externe, et l'autre inférieure et interne. La face
supérieure convexe correspond à la partie antérieure externe et supérieure de la voûte orbitaire, sur laquelle elle imprime un enfoncement proportionné à sa convexité. La face
inférieure concave correspond au globe de
l'œil et à ses muscles droits supérieur et externe,
auxquels elle est assez fortement unie par du
tissu cellulaire. De ses deux extrémités, l'une
est interne et supérieure, plus mince et plus
étroite, et l'autre est externe et inférieure,
plus large et plus épaisse. La glande lacrymale
est d'une couleur jaunâtre tirant un peu sur
le rouge. Elle est formée d'un assez grand
nombre de petits lobes unis ensemble par du
tissu cellulaire, et dans les intervalles desquels
rampent des vaisseaux et des nerfs. Ces petits
lobes sont eux - mêmes composés d'un grand
nombre de petits grains réunis par du tissu
cellulaire dense et serré, et dans lesquels péné-
trent des ramifications artérielles très-fines. La
structure intime de ces grains glanduleux,
n'est pas mieux connue que celle des petits
grains dont sont composées les autres glandes
conglomérées en général. La glande lacrymale
reçoit ses artères de la branche lacrymale de
l'ophthalmique. Ces artères pénètrent par son
bord postérieur : leurs rameaux rampent entre
ses lobes, et leurs ramifications pénètrent dans
les petits grains dont ces lobes sont composés.
Ses veines viennent de la branche lacrymale
de la veine ophthalmique. Les nerfs lui sont

fournis par la branche lacrymale de l'ophthalmique. Les conduits excréteurs de la glande lacrymale sont très-apparens sur les grands animaux, tels que le bœuf, le cheval, etc. ; mais il n'est pas également facile de les appercevoir dans l'homme. Cependant *Monro* fils et *Hunter* sont parvenus à les injecter avec du mercure. Leur nombre est de six ou sept. Ils sortent du bord antérieur de la glande, descendent dans l'épaisseur de la paupière supérieure, entre son ligament et la conjonctive, et vont s'ouvrir sur sa face postérieure du côté du petit angle, à quelques lignes au-dessus du cartilage tarse de cette paupière. Ces conduits n'ont aucune communication les uns avec les autres.

De la Caroncule lacrymale.

La caroncule lacrymale est un petit corps rougeâtre, situé entre l'angle interne des paupières, et la partie antérieure et interne du globe de l'œil. Sa grosseur varie suivant les sujets : elle est toujours plus apparente dans l'homme vivant que sur le cadavre. Sa forme est oblongue et conique. Elle à sa base tournée en arrière et en dedans, et son sommet en avant et en dehors. Ce sommet correspond à la partie du bord libre des paupières qui est plus en dedans que les points lacrymaux. La couleur rougeâtre de la caroncule lacrymale est susceptible de nuances très-variées depuis le rouge intense de la chair musculaire, jusqu'à la couleur blanchâtre et à peine rosacée qu'elle présente dans presque toutes les maladies chroniques.

La caroncule lacrymale est composée de la

réunion de plusieurs follicules sébacés , unis entre eux par du tissu cellulaire, et recouverts par la conjonctive. Chacun de ces follicules est percé d'une ouverture ronde, par laquelle on peut, en comprimant la caroncule, exprimer sous la forme de petits vers l'humeur sébacée qu'ils contiennent. Il sort de chacun de ces follicules des poils extrêmement fins et qui sont à peine visibles à l'œil simple. La caroncule lacrymale est parsemée de vaisseaux sanguins : elle reçoit quelques filets nerveux de la branche nasale de l'ophthalmique.

Les anciens ont cru que les larmes étoient fournies par la caroncule lacrymale ; mais on sait depuis long-temps qu'elle n'a aucun rapport à la sécrétion de cette humeur. Son principal usage est de tenir les paupières écartées l'une de l'autre, afin que les larmes puissent se ramasser vers leur grand angle, et y être plus aisément pompées par les points lacrymaux. L'humeur grasse et huileuse que versent les follicules dont elle est composée , lubréfie les paupières, et est propre à invisquer les corpuscules étrangers qui pourroient s'être engagés entre elles. Les poils dont elle est couverte paroissent destinés à retenir cette humeur.

Des Points et des Conduits lacrymaux.

Le tubercule qu'on remarque sur le bord libre de chaque paupière, à l'endroit où la portion droite de ce bord s'unit à la portion courbe, est percé d'une ouverture ronde connue sous le nom de point lacrymal. Cette ouverture, toujours béante dans l'état sain , et souvent plus visible dans les vivans que dans les morts, peut aisément recevoir une soie de cochon. Les points lacrymaux sont vis-à-vis l'un de l'autre, et dirigés de manière que l'inférieur est tourné en haut, en dehors et un peu en arrière ; et le supérieur en bas, en dehors et en arrière aussi. Il résulte delà, que quand l'œil est fermé, ils ne se touchent que du côté de la peau, et non pas du côté de cet organe. La circonférence des points lacrymaux est formée d'une substance blanchâtre, dure et celluleuse qui les tient toujours ouverts : elle est tapissée d'une membrane très-fine, qui n'est autre chose qu'un prolongement de la conjonctive.

Les points lacrymaux forment le commencement de deux petits canaux connus sous le nom de conduits lacrymaux, distingués en supérieur et en inférieur. Ces conduits, placés dans l'épaisseur de la partie interne des paupières, sont plus près de leur face postérieure que de l'antérieure où ils sont recouverts par le muscle orbiculaire. Ils sont un peu plus larges que les points lacrymaux, et le supérieur est un peu plus long que l'inférieur. Leur direction est différente : le conduit lacrymal supérieur monte d'abord presque perpendiculairement dans l'étendue d'une ligne environ ; ensuite il se recourbe à angle presque droit, et descend obliquement de dehors en dedans. Le conduit lacrymal inférieur se porte d'abord de haut en bas, puis il marche presque horizontalement de dehors en dedans ; je dis presque horizontalement ; car, en l'examinant avec attention, on observe qu'il va un peu en montant.

Lorsque les conduits lacrymaux sont parvenus au-delà de l'angle interne des paupières, ils s'unissent à angle aigu pour former un canal commun. Ce canal, long d'une ligne environ, marche de dehors en dedans, derrière le tendon du muscle orbiculaire des paupières, et va s'ouvrir dans la partie externe du sac lacrymal, un peu au-dessus du milieu de sa hauteur. Quelquefois ces conduits marchent l'un à coté de l'autre, séparés par une cloison très-mince, et s'ouvrent séparément dans le sac lacrymal. Cette disposition est peut-être même la plus ordinaire ; mais comme la cloison qui les sépare finit avant leur insertion dans le sac lacrymal, il en résulte qu'ils ont un orifice commun dans ce sac. Les conduits lacrymaux sont formés d'une membrane mince, blanchâtre et poreuse, continue d'un coté avec la conjonctive, et de l'autre, avec la membrane qui tapisse le sac lacrymal.

Du Sac lacrymal.

Le sac lacrymal est une petite poche membraneuse, située au grand angle de l'œil, et qui est logée dans une gouttière formée par l'os unguis et l'apophyse montante de l'os maxillaire. Ce sac est en quelque sorte ovale de haut en bas, un peu aplati transversalement. On peut y considérer un côté externe, un côté interne, une extrémité supérieure et une extrémité inférieure. Le côté externe presque plat, est recouvert dans sa partie antérieure par la peau, par le muscle orbiculaire des paupières, et par son tendon ; dans sa partie postérieure, il est recouvert par la caroncule lacrymale et par la conjonctive. Le côté interne, convexe, est logé dans la gouttière lacrymale, et fortement uni aux os qui la forment. L'extrémité supérieure est arrondie, et se prolonge un peu au-dessus du tendon du muscle orbiculaire des paupières. L'extrémité inférieure se continue avec le canal nasal.

Vu à l'intérieur, le sac lacrymal présente une espèce d'intestin aveugle qui s'ouvre inférieurement dans le canal nasal, et qui est fermé et arrondi supérieurement. On voit à sa partie externe et supérieure l'orifice des conduits lacrymaux.

Le côté externe du sac lacrymal est recouvert par une membrane aponévrotique qui s'attache à la circonférence de la gouttière lacrymale, et qui a de fortes connexions avec le tendon et les fibres charnues du muscle orbiculaire des paupières.

Les parois du sac lacrymal sont formées de deux membranes, une externe et l'autre interne. L'externe est blanche, dense, celluleuse, et en quelque sorte aponévrotique. L'interne est rougeâtre, molle, pulpeuse, et couverte de mucus, comme la membrane pituitaire dont elle est la continuation. Le sac lacrymal reçoit des vaisseaux et des filets nerveux. Les premiers lui sont fournis par les artères palpébrales; et les seconds par le rameau nasal de l'ophthalmique.

Du Canal nasal.

La partie inférieure du sac lacrymal se rétrécit et dégénère en un conduit qu'on appelle canal nasal. Ce canal s'étend depuis la partie inférieure du sac lacrymal jusques sous le cornet inférieur du nez. Il est logé dans un conduit osseux formé par la réunion de l'apophyse montante de l'os maxillaire, du bec qui termine inférieurement la gouttière de l'os unguis, et de la petite lame recourbée qui s'élève du bord supérieur du cornet inférieur du nez. Le canal nasal a quatre lignes environ de longueur. Son diamètre qui est d'une ligne environ varie suivant les sujets : il est un peu moins large à sa partie moyenne qu'à ses extrémités. Sa direction est un peu oblique de haut en bas, et de dedans en dehors ; il décrit une légère courbure dont la convexité est tournée en devant, et la concavité en arrière. L'extrémité supérieure du canal nasal s'ouvre dans le sac lacrymal par une ouverture circulaire qui n'est garnie d'aucune valvule. Son extrémité inférieure s'ouvre dans le méat inférieur de la fosse nasale, sous la partie moyenne antérieure du cornet inférieur du nez, par une ouverture coupée obliquement de haut en bas, et de dedans en dehors, et qui par conséquent regarde en dedans et en bas. Le côté interne de cette ouverture qui descend moins bas que l'externe, présente un repli semi-lunaire, qui a quelque ressemblance avec une valvule. L'orifice inférieur du canal nasal est plus ou moins grand suivant les sujets ; mais jamais égal à la capacité de la partie inférieure de ce canal.

Les parois du canal nasal sont une continuation de celles du sac lacrymal, et formées par conséquent de deux lames, une externe blanchâtre, serrée et fort adhérente aux os auxquels elle sert de périoste ; et l'autre interne muqueuse, et toute semblable à la membrane pituitaire qui paroît lui donner naissance.

Les larmes fournies par la glande lacrymale,

mêlées à la sérosité qui suinte par les vaisseaux exhalans de la conjonctive, sont étendues uniformément sur la surface antérieure du globe de l'œil, par les mouvemens alternatifs d'élévation et d'abaissement de la paupière supérieure. Ces mouvemens font couler les larmes de l'angle externe vers l'interne, le long du canal triangulaire formé par le rapprochement du bord libre des paupières. Elles y sont dirigées par la forme de ce canal qui s'élargit insensiblement du côté du nez, par la direction du bord libre des paupières qui est un peu oblique de dehors en dedans, et de haut en bas, et sur-tout par l'action du muscle orbiculaire que ses attaches fixes à l'apophyse montante de l'os maxillaire ramènent continuellement du côté du nez. Arrivées au grand angle de l'œil, les points lacrymaux qui sont toujours ouverts, et que leur petitesse permet de regarder comme des tuyaux capillaires, les pompent par une espèce d'absorption qui leur est propre et qui dépend de leur organisation particulière. Elles sont versées, par les conduits lacrymaux, dans le sac lacrymal, d'où elles sont conduites dans les fosses nasales au moyen du canal nasal.

Les larmes, dont la quantité est assez considérable, comme on peut en juger par celles qui coulent dans la tristesse, ou quand l'œil est irrité par une cause quelconque, humectent cet organe; empêchent son desséchement; entretiennent la souplesse des parties; préviennent les effets nuisibles du frottement continuel des paupières sur l'œil; entraînent les corps étrangers qui pourroient s'y introduire ou s'y arrêter; et ne permettent pas que les paupières contractent aucune adhérence avec cet organe.

Du Globe de l'œil.

L'œil est un organe très-composé, situé à la partie antérieure interne de l'orbite. La base de cette cavité osseuse étant coupée obliquement de dedans en dehors et de devant en arrière, le globe de l'œil dépasse la partie externe de cette base, et n'est soutenu en dehors que par les muscles obliques, et droit externe.

La partie antérieure du globe de l'œil est couverte par les paupières. Sa partie postérieure est appuyée sur une graisse mollasse qui remplit le fond de l'orbite, et environne les muscles de cet organe et le nerf optique.

La grosseur de l'œil varie suivant les sujets ; en général, dans l'adulte, son diamètre de devant en arrière a depuis dix jusqu'à onze lignes. Ses autres diamètres ont une ligne de moins. Dans la femme, l'œil est toujours un peu moins grand que dans l'homme. Le volume de cet organe, considéré dans ses rapports avec les autres parties du corps, est plus grand dans l'enfance que dans l'âge adulte.

La figure de l'œil est presque sphérique. Sa partie antérieure est surmontée par la cornée qui est comme un segment de sphère plus petite, ajouté à une sphère plus grande. Sa partie postérieure tient au fond de l'orbite par un pédicule cylindrique qui n'est autre chose que le nerf optique.

Le globe de l'œil est composé de membranes ou tuniques, et d'humeurs. Les membranes de l'œil sont la sclérotique, la choroïde, et la rétine ; les humeurs sont le corps vitré, le cristallin, et l'humeur aqueuse.

De la Sclérotique.

Cette membrane, ainsi nommée à cause de sa dureté, a reçu aussi le nom de cornée, et a été divisée en opaque qui est la sclérotique, et en transparente qui est la cornée proprement dite.

La sclérotique est la plus extérieure et la plus forte des membranes de l'œil. Elle s'étend depuis l'entrée du nerf optique jusqu'à la cornée. Cette membrane présente deux faces, une externe convexe, et l'autre interne concave. La face externe est recouverte par les muscles de l'œil et par le tissu cellulaire graisseux qui environne cet organe ; elle est recouverte aussi antérieurement par la conjonctive. Lorsque ces parties ont été enlevées, cette face paroît lisse. La face interne est appliquée sur la choroïde, et lui est unie par un tissu cellulaire très-fin et par des vaisseaux. Cette face présente un grand nombre de petites ouvertures qui transmettent les vaisseaux et les nerfs ciliaires : ces ouvertures sont plus nombreuses en arrière, près l'entrée du nerf optique, et en avant, près l'origine de la cornée que par-tout ailleurs. On y voit aussi de légers sillons qui logent les nerfs ciliaires. Elle est d'un blanc un peu terne tirant sur le brun.

La sclérotique présente antérieurement une ouverture circulaire dont le diamètre est d'environ six lignes, et qui reçoit la cornée. La circonférence de cette ouverture est coupée en biseau aux dépens de la face interne, et s'avance sur la face externe de la cornée. La partie postérieure de la sclérotique est percée d'un trou assez considérable qui transmet le nerf optique.

La sclérotique est d'une couleur blanche resplendissante, semblable à celle des aponévroses. Son épaisseur est d'un tiers de ligne environ; cette épaisseur est plus grande en arrière , vers l'entrée du nerf optique où elle a près d'une ligne; mais elle diminue de derrière en devant; de sorte que cette membrane est d'autant plus mince, qu'elle approche davantage de la cornée. Elle est aussi plus mince aux endroits qui répondent aux aponévroses des muscles droits de l'œil, que dans leurs intervalles. La sclérotique est dense, serrée, et ne présente au premier coup-d'œil aucune organisation ; mais lorsqu'on l'examine attentivement, et sur-tout lorsqu'on l'a soumise à la macération, on remarque qu'elle est composée d'un tissu cellulaire dont les filets et les petites lames s'entre-croisent diversement et sont tellement unis, qu'il est très-difficile de les séparer. Cette membrane reçoit quelques vaisseaux sanguins qui viennent des artères et des veines ciliaires.

Les anciens ont cru que la sclérotique étoit formée par l'épanouissement de la dure-mère qui enveloppe le nerf optique. Cette opinion a été adoptée par plusieurs Anatomistes modernes; mais on voit manifestement les fibres dont l'enveloppe du nerf optique est composée, se rassembler en plusieurs faisceaux solides et resplendissans , qui s'insèrent au bord du trou de la sclérotique, par lequel entre la substance médullaire de ce nerf.

La sclérotique est formée de deux lames, une externe fort épaisse, et l'autre interne très-mince. Dans l'âge adulte, ces deux lames sont tellement unies ensemble, qu'il est impossible de les séparer. Dans le fœtus et dans les enfans nouvellement nés, leur union est assez lâche pour qu'on puisse les séparer dans toute leur étendue. La lame externe de la sclérotique est une membrane particulière et indépendante, comme on vient de le dire, de la dure-mère qui enveloppe le nerf optique. Il n'en est pas de même de la lame interne : elle est évidemment une continuation de la pie-mère qui forme l'enveloppe intérieure de ce nerf.

La couleur blanche et brillante de la partie de la sclérotique qui est recouverte par la conjonctive, a été attribuée à une membrane particulière, à laquelle on a donné le nom de tunique albuginée; et on a cru que cette tunique étoit formée par la réunion des aponévroses qui terminent antérieurement les quatre muscles droits de l'œil; mais ces aponévroses ne sont pas assez larges pour s'unir par leurs bords voisins, et elles sont manifestement séparées par des intervalles où la sclérotique n'est pas moins blanche et moins brillante que dans les endroits qui sont recouverts par ces aponévroses.

La sclérotique est fort élastique, et c'est à cette élasticité qu'est due l'expulsion de l'humeur vitrée, et celle de la choroïde et de la rétine par une petite plaie faite à la sclérotique. Cette membrane forme une espèce de coque qui détermine la forme du globe de l'œil, contient les humeurs dont cet organe est rempli, et sert de soutien à ses autres membranes.

De la Cornée.

La cornée est une membrane transparente qui est enchâssée dans l'ouverture que présente la partie antérieure de la sclérotique. La cornée est circulaire, et forme, par sa convexité, la portion d'une sphère qui a sept lignes et demie environ de diamètre. La corde de ce segment de sphère mesurée par sa partie extérieure, a cinq lignes de diamètre; mais elle a cinq lignes et demie, mesurée par sa partie interne, à cause de la coupe oblique de sa circonférence. On distingue dans cette membrane une face antérieure, une face postérieure, et une circonférence.

La face antérieure de la cornée n'est pas parfaitement circulaire : son diamètre transversal a un peu plus d'étendue que le vertical, et elle est un peu plus large du côté du nez que du côté de la tempe. La convexité de cette face dépasse un peu celle de la sclérotique, en sorte que la cornée forme, comme il a été dit plus haut, un segment de sphère plus petite, ajouté à une sphère plus grande.

La face postérieure de la cornée est concave, et forme la paroi antérieure de la chambre antérieure de l'œil.

La circonférence de cette membrane est coupée en biseau aux dépens de la face antérieure : elle est reçue dans l'ouverture de la sclérotique qui est coupée en sens contraire, de sorte que ces deux membranes se rencontrent obliquement, et que la cornée anticipe un peu sur la face interne de la sclérotique, et celle-ci sur la face antérieure de la cornée. Il résulte de là que la circonférence de la cornée a un peu moins d'étendue extérieurement qu'intérieurement, où elle représente un cercle saillant qui dépasse un peu la surface de la sclérotique. La cornée et la sclérotique sont unies ensemble d'une manière si intime, et les fibres de l'une semblent se continuer tellement avec celle de l'autre, qu'on a regardé long-temps la cornée comme une continuation de la sclerotique; mais la forme particulière de ces membranes, leurs propriétés et leur organisation, montrent qu'elles sont très-différentes l'une de l'autre, et ne permettent pas de douter que la cornée ne soit une membrane particulière. D'ailleurs, si l'on fait macérer des yeux dans l'eau, qu'on les y laisse jusqu'à ce qu'ils commencent à se corrompre, et qu'ensuite on les plonge dans l'eau bouillante, on séparera très-aisément la sclérotique de la cornée, et l'on verra qu'elles ne sont unies que par du tissu cellulaire.

La cornée est plus épaisse que la sclérotique, sur-tout dans les enfans nouveau-nés, où sa face postérieure touche presque à l'iris et au cristallin. Elle est composée d'un grand nombre de lames concentriques, fortement unies par une substance cellulaire très-fine, dans les aréoles de laquelle il y a de la sérosité. Cette substance est moins serrée entre les lames antérieures qu'entre les postérieures. La face postérieure de la cornée est couverte par une pellicule très-mince, dont il sera parlé à l'occasion de l'humeur aqueuse. Sa face antérieure est recouverte par la conjonctive, comme il a été dit plus haut en parlant de cette membrane. La cornée reçoit des vaisseaux sanguins, puisqu'elle devient rouge dans les fortes inflammations; mais ces vaisseaux sont si fins, que l'injection ne peut y pénétrer et que la partie rouge du sang ne s'y introduit qu'en quelques circonstances. On n'a point encore découvert de nerfs dans cette membrane, aussi ne donne-t-elle aucune marque de sensibilité, du moins dans l'état naturel.

De la Choroïde.

La choroïde est la seconde des membranes de l'œil. Elle est située immédiatement au-dessous de la sclérotique, et s'étend depuis l'entrée du nerf optique jusqu'à la circonférence de la cornée. On y considère deux faces, une externe convexe, et l'autre interne concave. La face externe est appliquée contre la face interne de la sclérotique à laquelle elle est unie par un grand nombre de vaisseaux sanguins qui passent de l'une à l'autre, et par un tissu cellulaire très-fin, plus abondant chez les enfans que chez les adultes, et le long du trajet des gros vaisseaux et des nerfs ciliaires que par-tout ailleurs. Ce tissu est assez lâche pour que l'air poussé par une ouverture faite à la sclérotique, se glisse facilement entre elle et la choroïde. La face interne correspond à la rétine et lui est contiguë, de manière que nul intervalle ne sépare ces deux membranes, qui ne tiennent ensemble par aucun vaisseau, ni par aucune cellulosité.

La partie postérieure de la choroïde est percée d'une ouverture ronde, très-étroite, par laquelle passe la partie médullaire du nerf optique. Antérieurement cette membrane se termine de la manière suivante : à une ligne environ de la cornée, sa face externe se couvre d'une cellulosité blanche, courte, molle, abreuvée de sérosité, et qui représente un anneau blanchâtre auquel on a donné différens noms : on l'appelle communément le ligament ciliaire ;

plusieurs le nomment le cercle ciliaire, le cercle de la choroïde, et le plexus ciliaire. Ce cercle a une ligne de largeur ; sa partie antérieure est plus épaisse et plus dense que sa partie postérieure : elle adhère fortement à la face interne de la sclérotique, précisément à l'endroit où finit intérieurement la cornée. Cette adhérence est assez forte pour résister à l'impulsion de l'air introduit par une ouverture faite à la sclérotique, et l'empêcher de pénétrer dans la chambre antérieure ; elle est assez forte aussi pour qu'on ne puisse séparer, dans cet endroit, la choroïde de la sclérotique sans la déchirer. Plusieurs Anatomistes ont avancé qu'à l'endroit du ligament ciliaire, la lame externe de la choroïde se continue en devant pour former l'iris, et que sa lame interne se jette en arrière pour former les procès ciliaires ; mais l'iris paroît être une membrane particulière que le cercle ciliaire sépare de la choroïde, laquelle s'amincit et se continue au-dessous de ce cercle pour donner naissance aux procès ciliaires, comme nous le dirons plus bas.

La choroïde est très-mince, très-molle, et se déchire avec la plus grande facilité. Sa couleur est différente à ses deux faces ; l'externe est d'une couleur brune, obscure dans les adultes, et rougeâtre dans les enfans nouveau-nés. Cette couleur s'étend au tissu cellulaire qui unit la choroïde à la sclérotique, ainsi qu'à la face interne de cette dernière membrane. Elle est inhérente à la choroïde, et paroît dépendre de sa texture même ; car on ne peut l'enlever, en passant le doigt dessus, comme on le feroit, si elle dépendoit d'une humeur répandue sur cette membrane. D'ailleurs, elle ne se dissipe pas par la macération.

La face interne de la choroïde est couverte d'une mucosité noirâtre, plus épaisse, plus consistante et plus noire chez les enfans que chez les adultes. Cette mucosité, semblable en quelque sorte à une pâte molle, forme une couche plus épaisse à la partie antérieure de la choroïde qu'à sa partie postérieure, près l'entrée du nerf optique, où l'on voit un cercle blanchâtre, sur lequel on apperçoit à peine un peu de cette mucosité. Lorsqu'on a enlevé cette espèce de vernis de dessus la choroïde, et que cette membrane a été tenue en macération dans l'alkool, à sa place on trouve une sorte de duvet très-fin dont les flocons sont saillans, et qui a sans doute pour usage de filtrer la mucosité dont on vient de parler.

La choroïde est formée d'une quantité prodigieuse de vaisseaux, tant artériels que veineux, unis ensemble par du tissu cellulaire très-fin. L'arrangement particulier de ces vaisseaux est très-difficile à décrire : voici ce que l'inspection anatomique démontre à cet égard. Lorsqu'on a enlevé la sclérotique, si l'on examine attentivement la face externe de la choroïde, on apperçoit les nerfs ciliaires qui se présentent sous la forme de petits rubans, lesquels marchent de derrière en devant à travers le tissu cellulaire qui unit la choroïde à la sclérotique. On apperçoit aussi les deux artères ciliaires longues, une de chaque côté, qui se dirigent de derrière en devant, et se portent vers le ligament ciliaire dans lequel elles se plongent. Ces artères, presque toujours pleines de sang, ne donnent que des rameaux extrêmement fins à la choroïde. Au-dessous

G 3

de ces artères et des nerfs ciliaires, vers la partie moyenne de la choroïde, on apperçoit un autre ordre de vaisseaux, dont les ramifications nombreuses se contournent en manière de tourbillons, et à peu de distance de leur origine, marchent parallèlement entre elles les unes en avant, et les autres en arrière. Ces vaisseaux décrits par *Stenon*, sous le nom de *vasa vorticosa*, ont été regardés autrefois comme des artères; mais *Haller* a démontré que ce sont des veines. Dans un œil récent, ces vaisseaux sont toujours remplis de sang, et paroissent rougeâtres; mais lorsqu'on a fait macérer la choroïde dans l'alkool, ils prennent une couleur blanchâtre qui permet de les distinguer des autres vaisseaux qui se trouvent au-dessous. Les intervalles que ces vaisseaux laissent entre eux, sont remplis par les ramifications des artères ciliaires courtes ou postérieures. Ces artères percent la sclérotique tout près de l'entrée du nerf optique; elles sont d'abord placées sur la face externe de la choroïde; mais à mesure qu'elles se portent en avant, elles s'engagent sous les *vasa vorticosa*, et se rapprochent de la face interne de cette membrane. Les rameaux nombreux qu'elles fournissent, s'en séparent à angle très-aigu, marchent presque parallèlement d'arrière en avant, et forment sur la face interne de la choroïde un réseau si uniforme et si fin, qu'on n'en distingue les mailles qu'avec une forte loupe. Ces mailles ou aréoles sont quadrangulaires et rhomboïdales. Les vaisseaux de la choroïde sont unis entr'eux par une cellulosité très-fine, dont la couleur noirâtre résiste à la macération.

La disposition des vaisseaux de la choroïde

fait que cette membrane paroît être composée
de deux plans, un externe formé par les veines,
et un interne qui l'est par les artères. *Rhuysch*
étant parvenu à séparer quelques lambeaux
de cette membrane, en deux lames, a cru
qu'elle en avoit par-tout deux distinctes, et a
donné le nom de *Ruyschienne* à l'interne. Mais
cette division a été rejetée par les meilleurs
Anatomistes, qui se sont convaincus que s'il
est possible de partager quelques portions de
la choroïde en deux lames sur les animaux, cela
ne se pouvoit faire dans l'homme, à cause de
la ténuité et de la mollesse de cette membrane.

Des Procès et du Corps ciliaires.

On a donné le nom de procès ciliaires à des
petits replis de la choroïde qui sont disposés
en manière de rayons, autour du cristallin,
et logés dans des enfoncemens de la partie antérieure du corps vitré. Le nombre des procès
ciliaires varie depuis soixante jusqu'à quatre-
vingt. Leur longueur est d'une ligne et demie
environ ; mais elle n'est pas la même dans tous.
On remarque qu'ils sont alternativement plus
longs et plus courts. Chacun de ces replis ressemble assez bien à un triangle scalène très-
alongé, placé de champ, et présente trois bords
et trois angles. Des trois bords, l'un est postérieur, l'autre antérieur, et le troisième
interne. Le bord postérieur, concave est reçu
dans une cannelure du corps vitré. Le bord
antérieur, convexe, est continu avec la face
interne du ligament ciliaire et de la partie
voisine de la choroïde. Le bord interne, long
au plus d'une demi-ligne, mesure l'espace

compris entre la circonférence de l'iris, et celle du cristallin : il est légèrement dentelé. La suite de tous les bords internes des procès ciliaires forme la circonférence de la chambre postérieure de l'œil. Des trois angles des procès ciliaires, l'un correspond au cristallin, l'autre à l'iris, et le troisième à la choroïde. Celui qui répond au cristallin est arrondi, et anticipe un peu sur la partie antérieure de la capsule cristalline, sans contracter avec elle aucune adhérence. L'angle qui correspond à l'iris, tient à l'union de cette membrane avec la cornée et le ligament ciliaire par des filets celluleux et par des vaisseaux. Du point de réunion de cet angle avec l'iris, il part des lignes droites qui se prolongent sur la face postérieure de cette membrane vers la pupille. L'angle qui correspond à la choroïde est fort alongé, et se divise en deux ou trois lignes qui se perdent insensiblement sur la surface interne de cette membrane.

La surface des procès ciliaires est enduite d'une mucosité noirâtre, semblable à celle qui tapisse la face interne de la choroïde. Cette mucosité est plus épaisse sur les faces des procès ciliaires que sur leur bord postérieur. Elle est plus noire chez les enfans que chez les adultes. Lorsqu'on l'a enlevée, et qu'on examine les procès ciliaires à la loupe, on apperçoit qu'ils sont tapissés par un duvet semblable à celui dont la face interne de la choroïde est recouverte.

Les procès ciliaires ne sont autre chose que des replis de la choroïde, qui, appliquée à la sclérotique, ne peut l'abandonner, pour embrasser la partie antérieure du corps vitré, sans se froncer et sans former des plis. Suivant cette idée, chaque procès ciliaire est composé de deux lames adossées l'une à l'autre, et unies par une couche de tissu cellulaire très-fin. En examinant attentivement la choroïde, on voit les procès ciliaires naître de sa face interne à une ligne et demie environ de l'iris, par deux, trois ou quatre lignes presqu'imperceptibles qui se réunissent bientôt pour former un seul repli dont la largeur augmente à mesure qu'il s'approche du cristallin, sur la face antérieure duquel il anticipe, comme il a été dit plus haut.

La texture des procès ciliaires est vasculeuse, comme celle de la choroïde qui les forme ; leurs artères viennent des ciliaires courtes, qui, après avoir marché parallèlement les unes aux autres sur la face interne de cette membrane, se continuent dans chaque procès ciliaire au nombre de plus de vingt. Elles parcourent la longueur de ces replis en serpentant, et en donnant un grand nombre de rameaux qui, par leurs divisions multipliées et leurs fréquentes anastomoses, forment un réseau extrêmement fin. Lorsqu'elles sont parvenues à leur bord libre, elles se courbent les unes vers les autres et s'anastomosent pour former des arcades concentriques. Les veines des procès ciliaires viennent de celles de la choroïde qu'on a appelées *vasa vorticosa.*

Les procès ciliaires ne peuvent être bien apperçus que lorsqu'on a enlevé les membranes de l'œil de dessus le corps vitré et le cristallin, et qu'on a abstergé la mucosité noirâtre qui les enduit. On voit alors qu'ils sont vraiment la continuation de la choroïde, qui, après avoir été concentrique à la sclérotique, l'abandonne pour se jeter sur la partie antérieure du corps vitré et sur le cristallin. Si l'on plonge les membranes de l'œil dans l'eau, les procès ciliaires y flottent librement de côté et d'autre, et l'on remarque qu'ils n'ont entre eux aucune connexion latérale.

L'ensemble des procès ciliaires forme autour du cristallin, sur la partie antérieure du corps vitré, un anneau très-élégant, semblable au disque d'une fleur radiée, et qu'on nomme *corps ciliaire*. Cet anneau s'apperçoit très-bien à travers le corps vitré, lorsqu'on a enlevé un peu plus de la moitié postérieure des membranes de l'œil. Sa largeur est de deux lignes environ vers la tempe, et un peu moindre du côté du nez. Le corps ciliaire est terminé du côté de la choroïde par un bord dentelé et onduleux qui le distingue de cette membrane, et qui est également noir par-tout. Du côté du cristallin, il présente des lignes blanches séparées par des intervalles noirs, de sorte qu'il paroît formé de deux parties, une postérieure, plus grande et entièrement noire, et une antérieure, plus petite, formée de lignes alternativement noires et blanches. Les lignes blanches appartiennent aux procès ciliaires, et les noires à l'espèce de vernis dont ils sont enduits.

Le corps ciliaire n'appuie pas immédiatement sur le corps vitré ; il en est séparé par une production membraneuse qui couvre la partie antérieure de ce corps jusqu'au cristallin, et qui est bridée par quelques fibres transversales ; c'est la couronne ciliaire dont il sera parlé dans la suite.

Lorsque les membranes de l'œil ont été enlevées de dessus le corps vitré, ce qui se fait aisément sur les yeux qui sont un peu anciens, la plus grande partie du vernis noir qui enduit les procès ciliaires, et même la totalité de ce vernis chez les enfans reste sur la partie antérieure du corps vitré, et y forme un très-bel anneau noir, rayonné, de la même grandeur que le corps ciliaire.

De l'Iris.

L'iris a été ainsi nommée à cause de la variété des couleurs de sa face antérieure; c'est une membrane circulaire qui sous-tend le segment de sphère que représente la cornée, et qui, flottante dans l'humeur aqueuse, sépare la chambre antérieure de la chambre postérieure de l'œil. L'iris est percée dans sa partie moyenne d'une ouverture circulaire à laquelle on a donné le nom de pupille ou de prunelle. Cette ouverture n'occupe pas exactement la partie moyenne de l'iris. Elle est un peu plus près du nez que de la tempe, en sorte que l'iris est plus large en dehors qu'en dedans. La pupille a une ligne environ de diamètre ; mais sa grandeur varie dans les différens sujets, et dans le même individu, elle est plus ou moins grande, suivant diverses circonstances dont il sera parlé plus bas. On considère à l'iris une face antérieure, une face postérieure et une circonférence.

La face antérieure correspond à la face postérieure de la cornée dont elle est séparée par un espace qu'on appelle la chambre antérieure de l'œil, et qui contient la plus grande partie de l'humeur aqueuse. Cette face est plane ou presque plane, et diversement colorée dans les différens sujets;

mais quelle que soit sa couleur, elle présente toujours deux anneaux distincts, un externe plus large et d'une teinte plus claire, et l'autre interne plus étroit, dont les couleurs sont plus obscures. Cette face présente aussi un grand nombre de stries disposées en manières de rayons et simplement distinctes par leur couleur plutôt que par leur saillie. Ces lignes, droites lorsque l'iris est dilatée et la pupille rétrécie, sont flexueuses dans le cas contraire. Celles qui appartiennent au grand anneau dont il vient d'être parlé, sont plus longues et plus apparentes que celles qui appartiennent au petit.

La face postérieure de l'iris correspond à la partie antérieure du cristallin dont elle est séparée par un espace qu'on nomme la chambre postérieure de l'œil, et dans lequel se trouve une partie de l'humeur aqueuse. Cette face est couverte d'un enduit noir, tenace, semblable à celui qui tapisse la face interne de la choroïde, et qui lui a fait donner le nom d'uvée.

La circonférence de l'iris est unie au bord antérieur du ligament ciliaire, à l'un des angles des procès ciliaires et à la face interne de la sclérotique, précisément à l'endroit où finit intérieurement la circonférence de la cornée.

L'iris est composée de deux lames, l'une antérieure et l'autre postérieure. Ces deux lames sont adossées l'une à l'autre, et tellement unies qu'il est très-difficile de les séparer. Elles sont formées d'un grand nombre de fibres, de vaisseaux sanguins et de nerfs, unis ensemble par un tissu cellulaire très-fin.

En parlant de la face antérieure de l'iris,

nous avons dit qu'elle présente toujours deux anneaux très-distincts, un externe plus large, et un interne plus étroit. Si l'on considère cette face attentivement avec le secours d'une loupe, on voit que ces deux anneaux sont essentiellement composés d'une quantité prodigieuse de fibres entassées les unes sur les autres, et disposées de la manière suivante. Ces fibres, simplement distinctes par leur couleur qui est grisâtre, convergent de la circonférence de l'iris vers la pupille. Les unes sont plus longues et presque toujours blanches. Les autres sont plus courtes, plus déliées et d'une couleur plus foncée. Elles sont flexueuses quand la pupille est dilatée, et plus droites quand elle est resserrée. Lorsqu'elles sont arrivées à la circonférence du petit anneau, les plus grandes se divisent en deux branches qui se séparent sous un angle assez obtus, et s'inclinent vers des branches semblables avec lesquelles elles se joignent pour former un cercle onduleux et comme dentelé, qui sépare le grand anneau du petit. De ce cercle procède un grand nombre de fibres très-déliées, presque droites, qui convergent en manière de rayons vers la pupille, et forment le petit anneau dont cette ouverture est entourée. Cet appareil de fibres est recouvert d'une membrane mince, transparente, dont il sera parlé par la suite. C'est de l'entrelacement de ces fibres, des vaisseaux et des nerfs qui se ramifient dans l'iris, que paroissent résulter les couleurs variées de sa face antérieure; à quoi paroît contribuer aussi le vernis noir qui enduit sa face postérieure.

Lorsqu'on a enlevé le vernis noir qui couvre la face postérieure de l'iris, ce qui se fait toujours plus aisément sur les yeux qui ont été soumis à la macération et sur ceux qui sont un peu anciens, cette face paroît blanchâtre, et présente un grand nombre de lignes saillantes, droites, qui convergent de la circonférence de cette membrane vers la pupille, et paroissent être comme la continuation des procès ciliaires. Ces lignes entièrement différentes des fibres radiées et flexueuses de la face antérieure, deviennent plus saillantes, et forment des espèces de plis, lorsqu'on tend l'iris de manière à augmenter sa largeur. A mesure qu'elles s'approchent de la pupille, elles paroissent s'effacer en se confondant les unes avec les autres, et dégénérer en une espèce de zône membraneuse ; mais en les examinant avec beaucoup d'attention, au moyen d'une bonne loupe, on voit évidemment qu'elles se continuent jusqu'à cette ouverture. Outre les fibres rayonnées des deux faces de l'iris, plusieurs Anatomistes en ont admis de circulaires qui environnent la pupille en manière de sphincter ; mais avec quelque attention qu'on examine cette membrane, on n'y voit aucune fibre de cette espèce. La nature des fibres de l'iris n'est pas connue. La nécessité d'expliquer ses mouvemens, les a fait prendre pour des fibres musculeuses ; mais cette opinion a été rejetée par les plus habiles Anatomistes.

Les artères de l'iris viennent principalement des ciliaires longues. Ces artères, au nombre de deux, rampent entre la sclérotique et la choroïde jusqu'au ligament ciliaire. Lorsqu'elles y sont parvenues, elles se divisent en deux rameaux qui s'écartent à angle obtus, et s'avancent vers la circonférence de l'iris, où ceux de l'une s'anastomosent avec ceux de l'autre pour former un cercle artériel qui répond à cette circonférence. De ce cercle artériel fortifié par les artères ciliaires antérieures qui viennent s'y joindre, il part une quantité prodigieuse de rameaux en quelque sorte parallèles, rayonnés et flexueux, qui se dirigent vers la pupille. Lorsqu'ils y sont arrivés, ils se bifurquent : leurs branches s'écartent, s'anastomosent avec les branches voisines, et donnent naissance à un autre cercle vasculeux qui est voisin de la petite circonférence de l'iris, et duquel partent d'autres vaisseaux radiés qui vont à la pupille.

Les veines de l'iris sont moins bien connues que les artères. Elles sont fournies par celles de la choroïde qu'on nomme *vasa vorticosa*, et par les veines ciliaires longues.

Les nerfs de l'iris tirent leur origine des nerfs ciliaires. Ces nerfs, après avoir percé la partie postérieure de la sclérotique, s'avancent entre cette membrane et la choroïde jusqu'au ligament ciliaire, où ils se divisent chacun en deux filets qui traversent ce ligament pour gagner la face anterieure de l'iris, sur laquelle ils répandent un grand nombre de filamens; mais ces filamens sont si mous et si fins, qu'on ne peut pas les suivre bien loin et les distinguer des autres fibres blanchâtres de l'iris avec lesquelles ils se confondent.

L'iris a été regardée par la plupart des Anatomistes comme une continuation de la choroïde; quelques-uns admettant avec *Ruysch* deux lames dans cette dernière membrane, ont dit que l'externe se continuoit pour donner naissance à l'iris, pendant que l'interne se

réfléchit en arrière pour former les procès ciliaires; mais cette opinion peut d'autant moins
être admise, que l'iris a des mouvemens qui
lui sont particuliers; que sa structure est différente de celle de la choroïde; que ses vaisseaux ne sont pas continus avec ceux de cette
membrane, et qu'ils ont leur disposition propre. D'ailleurs, l'iris est séparée de la choroïde
par le ligament ciliaire.

Dans le fœtus, avant le septième mois, la
pupille est fermée par une membrane extrême-
mement mince, grisâtre, continue à l'iris,
et qu'on nomme membrane pupillaire. Cette
membrane est parsemée de vaisseaux sanguins
qui sont une continuation de ceux de l'iris.
Elle se déchire et disparoît avant la naissance,
et on n'en trouve plus de vestige dans l'enfant
nouveau-né. On a vu des sujets sur qui cette
membrane s'est conservée après la naissance,
et qu'elle a rendus aveugles.

L'iris est susceptible de se contracter et de se
relâcher. Lorsqu'elle se relâche, sa largeur
augmente et la pupille se rétrécit; quand elle
se contracte, sa largeur diminue, et la pupille
s'élargit. C'est à la faveur de ces mouvemens
que le diamètre de cette ouverture se propor-
tionne à l'intensité de l'impression produite par
la lumière. Il diminue si la lumière qui doit y
passer est vive; il augmente si elle est faible.
La même chose arrive lorsqu'on examine des
objets éloignés ou proches; et la pupille tour-
à-tour rétrécie ou dilatée, se refuse ou se prête
aux divers degrés de lumière convenables à la
netteté de la vision. Ces mouvemens, plus ra-
pides dans les jeunes sujets que dans les vieillards, sont involontaires, et dépendent uniquement des rayons lumineux qui tombent
sur

sur la rétine : une lumière qui ne tomberoit que sur l'iris elle-même, ne lui causeroit aucun mouvement ; aussi ces mouvemens s'affoiblissent-ils lorsque la sensibilité de la rétine diminue, et ils cessent entièrement, si cette membrane ne peut plus être affectée par l'impression de la lumière.

De la Rétine.

La rétine a été ainsi nommée, parce qu'elle est formée de l'entrelacement d'un réseau de vaisseaux sanguins et de fibres médullaires. C'est la troisième membrane ou tunique de l'œil ; elle est située entre la choroïde et le corps vitré qu'elle embrasse en manière de cupule, depuis l'entrée du nerf optique dans l'œil, jusqu'au bord postérieur du corps ciliaire. On considère dans la rétine, une face externe, une face interne, et un bord ou circonférence.

La face externe convexe est appliquée à la face interne de la choroïde, et lui est simplement contiguë sans aucune espèce d'adhérence.

La face interne concave couvre le corps vitré, et n'a avec lui d'autre adhérence que celle qui résulte de l'artère centrale de ce corps, laquelle pénètre par sa partie moyenne et postérieure.

Le bord de la rétine correspond à la grande circonférence du corps ciliaire où il forme une espèce de bourrelet circulaire au-delà duquel ce corps reste à nu. Cependant il semble se détacher de ce bourrelet une membrane extrêmement mince qui s'avance au-dessous du corps ciliaire, jusqu'au-devant de la capsule du cristallin, à laquelle elle est

unie. Cette membrane, plus facile à appercevoir dans les jeunes sujets que dans ceux qui
sont avancés en âge, est révoquée en doute
par plusieurs Anatomistes.

La rétine est d'un blanc tirant un peu sur
le gris, demi-transparente. Son épaisseur est
assez considérable ; mais elle est si molle
qu'elle se déchire avec la plus grande facilité,
et qu'elle perd sa forme lorsqu'elle cesse d'être
soutenue.

Cette membrane est formée essentiellement
par l'expansion de la partie médullaire du nerf
optique. Ce nerf, dont l'origine, le trajet et la
structure particulière ont été exposés dans la
Névrologie, pénètre dans le globe de l'œil par
sa partie postérieure, un peu plus en dedans
que l'endroit qui correspond au centre de la
pupille. En traversant la sclérotique, ce nerf
se rétrécit, et forme un cône tronqué, d'autant plus long que la sclérotique a plus d'épaisseur. Mais ce rétrécissement n'est pas le même
par-tout ; il est plus grand du côté de la tempe
que du côté du nez, en sorte que quand on le
divise verticalement, sa moitié interne est plus
épaisse que l'externe. Arrivé à la choroïde, le
sommet tronqué de ce cône rencontre une
ouverture ronde, garnie d'une petite membrane
percée d'une multitude de pores par lesquels
la substance médullaire dont le nerf optique
est rempli, semble s'écouler pour former la
rétine. Aussitôt que cette substance a traversé la
membrane criblée dont il vient d'être parlé, les
faisceaux qui la composent se réunissent et s'é-
panouissent pour former la partie médullaire de
la rétine, dans laquelle on ne voit point les fibres
radiées admises par plusieurs Anatomistes, et qui

se remarquent dans la rétine de certains animaux. Cependant, lorsqu'on examine attentivement cette membrane encore étendue sur le corps vitré, on observe plusieurs lignes transparentes, distribuées sans ordre, unies ensemble par d'autres lignes transversales entre lesquelles on remarque des aréoles un peu plus opaques; mais ces lignes ne sont autre chose que les ramifications des vaisseaux de la rétine, vues à travers sa partie médullaire. Outre l'épanouissement pulpeux et médullaire dont la rétine est composée, cette membrane présente un réseau vasculaire et filamenteux qui en occupe la face interne, et qui est formé par les ramifications de l'artère centrale du nerf optique, unies entre elles au moyen d'un tissu cellulaire très-fin. Ce réseau vasculaire et cellulaire soutient la partie médullaire de la rétine, de sorte que cette membrane simple paroît composée de deux lames distinctes, l'une nerveuse et l'autre vasculaire; mais il est impossible de les séparer, même à l'aide de la macération qui ne détache qu'une partie de sa mucosité. A la partie postérieure de la rétine, au côté externe de l'entrée du nerf optique, à peu-près au point qui répond à l'axe de l'œil, on remarque un petit pli qui forme une légère convexité, lorsqu'on a enlevé la choroïde. Au milieu de ce repli est un point transparent que l'on prend au premier coup-d'œil pour un trou. La circonférence de ce point est teinte en jaune dans les adultes, mais non dans les enfans nouveaux-nés. Ces objets, découverts par *Sœmmering* dans la rétine de l'homme, ne se retrouvent, suivant les observations du citoyen *Cuvier*, que dans l'œil des singes.

H 2

La rétine est l'organe immédiat de la vision. Seule elle peut recevoir l'impression de la lumière qui est ensuite transmise au *sensorium* par le moyen du nerf optique dont elle n'est que l'épanouissement.

Du Corps vitré.

Le corps vitré a tiré son nom de sa ressemblance avec du verre fondu. C'est une masse molle, en quelque sorte gélatineuse, transparente, qui s'étend depuis l'entrée du nerf optique jusqu'au cristallin, et occupe par conséquent un peu plus des trois quarts postérieurs de la cavité du globe de l'œil. Sa figure est sphérique ; il est creusé à sa partie antérieure et moyenne, par un enfoncement qui loge le cristallin. Sa surface est recouverte dans la plus grande partie de son étendue par la rétine avec laquelle elle n'est unie que par un rameau artériel qui pénètre dans la partie moyenne postérieure de ce corps, et qu'on appelle son artère centrale. Au-devant de la rétine, cette surface est recouverte par le corps ciliaire, et présente des cannelures qui logent les replis membraneux dont ce corps est composé.

Le corps vitré est d'une limpidité et d'une transparence qui ne changent point avec l'âge. Cependant il est rougeâtre dans le fœtus, ainsi que toutes les autres parties de l'œil, et paroît comme s'il avoit été injecté. Quoique ce corps paroisse inorganique au premier coup-d'œil, neanmoins il est de texture celluleuse, et rempli d'une liqueur limpide, qui est proprement l'humeur vitrée.

Le corps vitré est enveloppé d'une membrane qui lui sert de capsule, à laquelle on a donné le nom de membrane hyaloïde. Cette membrane excessivement mince et transparente jette intérieurement un grand nombre de prolongemens, qui, par leur entre-croisement varié, forment des cellules de figure et de grandeur différentes, mais qui communiquent toutes entre elles, comme le démontre l'écoulement lent et successif de toute l'humeur vitrée par une ouverture faite à cette membrane.

Plusieurs Anatomistes ont avancé que cette membrane est composée de deux lames, dont l'externe n'a d'étendue que ce qu'il lui en faut pour recouvrir le corps vitré, pendant que l'interne s'enfonce au-dedans de ce corps, et donne naissance aux prolongemens dont on vient de parler ; mais ces deux lames ne peuvent être apperçues nulle part ailleurs qu'à la partie antérieure du corps vitré. Vers le commencement du corps ciliaire, la membrane hyaloïde se divise en deux lames, dont l'interne continue de recouvrir le corps vitré, et passe derrière le cristallin, pendant que l'externe marchant sous le corps ciliaire, s'avance jusques à la circonférence du cristallin, et s'attache à la partie antérieure de la capsule dans laquelle il est renfermé. Ces deux lames contiguës l'une à l'autre, forment les parois d'une cavité triangulaire et curviligne, dont la base est appuyée sur la circonférence du cristallin, et à laquelle *François Petit* qui l'a décrite le premier, a donné le nom de canal goudronné.

Depuis son origine jusqu'au cristallin, la lame externe de ce canal est couverte de stries noirâtres et rayonnées dont on a parlé à l'occasion du corps ciliaire. Elle se trouve aussi traversée par un grand nombre de fibres également rayonnées, et qui n'ayant point une longueur égale à la largeur de cette membrane, la brident, et la contractent, pour ainsi dire, d'espace en espace. Aussi, lorsqu'on y fait une petite ouverture, et qu'on y pousse de l'air avec un tube, on voit que le canal goudronné qui environne le cristallin de toute part, est alternativement élevé et déprimé. Ce canal qui a la même étendue que le corps ciliaire, est un peu plus large du côté de la tempe que du côté du nez. Il n'a aucune communication avec la capsule du cristallin ; aussi l'air qu'on y pousse ne pénètre pas dans cette capsule, comme celui qu'on fait entrer dans cette dernière, ne pénètre jamais dans le canal.

Les cellules du corps vitré sont remplies par une liqueur limpide, qui est, à proprement parler, l'humeur vitrée. La quantité de cette humeur est proportionnée au volume de l'œil. *Petit* a trouvé que son poids étoit de 104 grains dans un œil qui en pesoit 142. Dans le fœtus, elle est un peu rougeâtre ; mais bientôt après la naissance, elle s'éclaircit, et prend une extrême limpidité qui se conserve jusqu'à l'âge le plus avancé. Elle est un peu plus pesante que l'eau commune, légèrement visqueuse, et à-peu-près semblable à de l'eau distillée dans laquelle on auroit fait dissoudre un peu de gomme.

Le corps vitré reçoit des artères qui viennent de celle qu'on nomme artère centrale de la rétine. Leur tronc principal est connu sous le nom d'artère centrale du corps vitré. Il pénètre

par sa partie postérieure et moyenne , et le
parcourt de derrière en devant , jusqu'à la
partie postérieure du cristallin dans la capsule
duquel il se perd par plusieurs rameaux. Dans
son trajet , il fournit des rameaux d'une ténuité excessive, dont les uns se ramifient sur la
membrane vitrée , et les autres sur les prolongemens qu'elle jette intérieurement.

La structure du corps vitré , telle qu'on vient
de la décrire , ne peut être bien apperçue que
sur des yeux soumis à la congélation. Au moyen
de ce procédé , on voit dans ce corps une quantité considérable de glaçons séparés les uns
des autres par des lames membraneuses d'une
ténuité excessive , et qu'il faut rompre pour
pouvoir les enlever. Ces glaçons représentent
des écailles dont les plus extérieures ont deux,
trois, et même quatre lignes de long , sur un
peu moins de large. Les postérieurs et ceux
qui sont à la circonférence sont les plusgrands.
Les antérieurs, ainsi que ceux qui sont les
plus près du centre du corps vitré, sont les plus
petits. Leur figure est assez semblable à celle
d'un coin dont la base est tournée en arrière ,
et le sommet en avant. Ils sont appliqués les
uns sur les autres , de manière que leur portion la plus épaisse regarde la circonférence du
corps vitré , et que la plus mince est tournée du
côté du cristallin.

Du Cristallin.

Le cristallin a été ainsi nommé, et mis au
nombre des humeurs de l'œil, à cause de sa
transparence , qui est à-peu-près semblable à
celle du cristal. C'est un corps lenticulaire,

situé à la partie antérieure du corps vitré, qui est creusé pour le recevoir, et renfermé dans une membrane particulière qu'on appelle sa capsule. Le cristallin se trouve à-peu-près à l'endroit où les trois quarts postérieurs de l'axe de l'œil se joignent au quart antérieur ; mais comme son axe est le même que celui de la pupille, et que l'iris a un peu moins de largeur du côté du nez que du côté de la tempe, il en résulte que le centre de ce corps est un peu plus en dedans que l'axe même de l'œil.

Le cristallin ressemble à une lentille. Son diamètre est de quatre lignes environ, et son épaisseur d'environ deux lignes. On y considère une face antérieure, une face postérieure, et une circonférence. La face antérieure correspond à l'iris dont elle est séparée par un espace qu'on nomme la chambre postérieure de l'œil, et qui contient une partie de l'humeur aqueuse. La face postérieure est logée dans l'enfoncement que présente la partie antérieure du corps vitré. La circonférence du cristallin correspond au canal goudronné et aux procès ciliaires qui s'avancent un peu sur sa face antérieure, et contribuent à le fixer dans sa position.

Les deux faces du cristallin ne sont pas également convexes ; l'antérieure l'est un peu moins que la postérieure. La première représente un segment de sphère dont le diamètre varie depuis six jusqu'à neuf lignes. La seconde forme un segment de sphère dont le diamètre est d'environ cinq lignes. Cependant cette disposition varie, et il y a des sujets sur lesquels les deux faces de ce corps n'ont rien qui puisse les faire distinguer l'une de l'autre. Dans le

fœtus, elles ont plus de convexité, et la forme
du cristallin approche en quelque sorte de la
sphérique.

Le cristallin est un peu rougeâtre dans le
fœtus; après la naissance, il prend une transparence parfaite, qu'il conserve jusqu'à l'âge
de vingt-cinq ou trente ans; mais alors il contracte insensiblement une opacité jaunâtre
qui gagne de son centre à sa circonférence,
et qui, dans la vieillesse, approche de celle
du succin ou de la topaze.

La consistance du cristallin varie, comme
sa transparence, suivant l'âge. Dans les enfans nouveaux-nés, il ressemble à de la bouillie
réfroidie. Cette grande mollesse diminuant toujours, le cristallin a dans toute sa substance,
vers l'âge de quinze ou vingt ans, une fermeté
assez égale; ensuite elle augmente encore, mais
inégalement; elle est plus grande vers le centre
que vers la circonférence, et quoiqu'elle continue d'augmenter encore avec l'âge, elle conserve toujours cette inégalité.

Le cristallin est d'une si belle transparence,
qu'il paroît inorganique au premier coup-d'œil;
mais lorsqu'on l'examine après l'avoir soumis
à l'ébullition ou à la macérattion, dans un
acide végétal très-mitigé, on voit qu'il est
formé de lames concentriques dont l'arrangement est assez semblable à celui que l'on remarque dans les oignons. Chacune de ses lames est
composée de fibres parallèles qui se dirigent de
la circonférence vers le centre du cristallin,
et qui sont unies entr'elles par des filets celluleux excessivementdéliés. Les lames concentriques du cristallin sont unies les unes aux
autres par une cellulosité très-fine, remplie,

d'une sérosité limpide, dont l'évaporation fait perdre au cristallin une partie de son poids, et le rend opaque.

Le cristallin est renfermé dans une petite poche membraneuse qu'on nomme capsule cristalline. La partie antérieure de la face externe de cette capsule forme la paroi postérieure de la chambre postérieure de l'œil, et est baignée par l'humeur aqueuse. La partie postérieure de cette face est appliquée contre la membrane vitrée, à laquelle elle est unie par un tissu cellulaire extrêmement fin. Dans sa circonférence, cette même face est unie à la zône membraneuse du canal goudronné, laquelle anticipe un peu sur sa face antérieure, qui en est peut-être recouverte dans toute son étendue. La face interne de la capsule cristalline n'a aucune adhérence avec le cristallin. On trouve entr'elle et la surface de ce corps une humeur très-limpide, plus abondante en devant qu'en arrière, et qui s'échappe aussitôt que la capsule est ouverte. Cette humeur, fournie par les vaisseaux exhalans de la capsule, empêche que le cristallin ne se dessèche et ne devienne adhérent à sa capsule; peut-être aussi sert-elle à la nourriture de ce corps.

La capsule du cristallin est d'une transparence parfaite, et qui ne peut être troublée que par l'immersion dans l'acide nitrique. La partie postérieure de cette capsule est extrêmement mince. Sa partie antérieure est un peu plus épaisse, et d'une solidité qui approche de celle d'une lame de corne extrêmement mince.

La texture de la capsule cristalline est peu connue. Elle reçoit des vaisseaux qui viennent de l'artère centrale du corps vitré. Ces vaisseaux se ramifient sur sa face postérieure, où ils forment un réseau très-compliqué dont les branches s'étendent sur sa face antérieure. Plusieurs Anatomistes croient que le cristallin en reçoit quelques branches ; mais ces vaisseaux sont révoqués en doute par d'autres Anatomistes qui pensent que le cristallin, privé de toute communication avec les parties voisines, se nourrit par imbibition.

De l'Humeur aqueuse.

L'humeur aqueuse est une liqueur limpide et transparente qui occupe l'espace compris entre la face postérieure de la cornée et la face antérieure du cristallin. L'iris divise cet espace en deux parties qu'on appelle les chambres de l'œil, et qu'on distingue en antérieure et en postérieure. Ces deux chambres communiquent ensemble par l'ouverture de l'iris. L'existence de la chambre postérieure a été niée par quelques Anatomistes qui pensent que l'iris est appliquée immédiatement sur le cristallin ; mais outre que l'on trouve une petite portion d'humeur aqueuse entre le cristallin et l'iris sur des yeux congelés, on y en rencontre aussi sur ceux dont l'iris n'est point percée. 'Dailleurs, l'existence de la chambre postérieure est prouvée par la mucosité noire qui enduit la face postérieure de l'iris. En effet, si cette face étoit appliquée immédiatement sur la face antérieure du cristallin, sa mucosité seroit abstergée dans les mouvemens que l'iris exécute, et communiqueroit à l'humeur aqueuse une teinte noire qui troubleroit nécessairement la vision.

On a beaucoup disputé sur la grandeur respective des deux chambres de l'œil ; mais l'on convient généralement aujourd'hui que l'antérieure est beaucoup plus grande que la postérieure. L'épaisseur ou la profondeur de la première est pour l'ordinaire d'une ligne et demie, et celle de la seconde d'environ un quart de ligne ; mais il y a beaucoup de variétés dans l'étendue de ces chambres, et il est impossible de la déterminer d'une manière rigoureuse.

La quantité de l'humeur aqueuse est en général d'environ cinq grains ; mais elle varie dans les différens sujets, suivant le volume de l'œil. Cette humeur un peu rougeâtre dans les enfans nouveaux-nés, prend bientôt une transparence semblable à celle de l'humeur dont les cellules du corps vitré sont remplies. Sa consistance approche aussi de celle de cette humeur, c'est-à-dire qu'elle a une sorte de viscosité qu'on pourroit comparer à celle de l'eau dans laquelle on auroit fait dissoudre un peu de gomme. L'humeur aqueuse exposée à la chaleur, s'évapore entièrement, sans laisser aucun sédiment. Elle n'est coagulable ni par l'action du feu, ni par l'alkool, ni par les acides. Ces derniers, et sur-tout l'acide nitrique, la troublent un peu. Abandonnée à elle-même, dans un petit vase, elle éprouve un mouvement spontanée de putréfaction qui la rend fétide. Cette humeur est fournie par les artères qui se distribuent aux parois des chambres de l'œil, et notamment par celles qui rampent à la face antérieure de l'iris, et par celles des procès ciliaires. Elle est continuellement reprise par des vaisseaux absorbans, comme le prouve la facilité avec laquelle se dissipent les humeurs étrangères qui se sont mêlées avec elles. L'humeur aqueuse se reproduit aisément, lorsqu'elle s'est échappée par une ouverture faite à la cornée, et l'œil qui étoit affaissé et flétri, reprend en peu de temps sa forme et son brillant ordinaires.

L'humeur aqueuse est renfermée dans une capsule qui lui est particulière, et que l'on peut en quelque façon comparer à celles qui renferment le cristallin et le corps vitré. C'est une membrane extrêmement mince, qui après avoir recouvert la face postérieure de la cornée, se réfléchit sur la face antérieure de l'iris, et se porte de la circonférence de cette partie à l'ouverture de la pupille. En s'avançant sur l'iris, cette membrane s'amincit tellement, qu'elle ne peut être suivie jusqu'à la prunelle. Quelques Anatomistes croient cependant qu'elle passe par cette ouverture, et qu'elle va tapisser les parois de la chambre postérieure; mais il ne m'a jamais été possible de la démontrer dans cette partie de l'espace qu'occupe l'humeur aqueuse.

La cavité osseuse dans laquelle l'œil est renfermé, les muscles qui meuvent cet organe, ses vaisseaux et ses nerfs ayant été décrits dans chacune des parties de l'anatomie à laquelle ces objets se rapportent, nous pensons qu'il seroit inutile d'en parler ici.

Les yeux sont les organes de la vue. Les rayons lumineux directs ou réfléchis qui partent d'un corps visible, et arrivent au globe de l'œil, forment différens cônes dont la pointe est à l'objet, et la base sur la cornée. Ceux qui tombent sur cette membrane, dans une direction oblique, et en faisant un angle considérablement ouvert, sont réfléchis, et ne la traversent point; mais tous les rayons tombant sous un angle de quarante-huit degrés, passent à travers la cornée, et subissent de sa part une réfraction qui les rapproche de la perpendiculaire; en sortant de la cornée, ces rayons entrent dans l'humeur aqueuse. Cette humeur, beaucoup moins dense que la cornée, leur fait subir une seconde réfraction qui les éloigne un peu de la perpendiculaire, et diminue la tendance qu'ils avoient à converger. Après avoir passé par la pupille, ils se présentent presque parallèles entr'eux sur le cristallin qu'ils traversent, en se rapprochant encore davantage de la perpendiculaire; ils s'écartent ensuite un peu en traversant le corps vitré moins dense que le cristallin; mais cependant ils sont encore assez rompus pour se rapprocher de la perpendiculaire, et se réunir en un seul point sur la rétine, qui reçoit l'image des objets que la lumière y grave, comme elle la trace dans les expériences de la chambre obscure. Cette image est transmise au *sensorium* par le moyen du nerf optique.

DE L'ORGANE DE L'OUIE.

LES OREILLES, au nombre de deux, sont l'organe de l'ouie. Elles sont situées sur les parties latérales et inférieures de la tête. On les divise en deux parties séparées par la membrane du tambour; l'une est l'oreille externe, et l'autre l'oreille interne.

De l'Oreille externe.

L'oreille externe comprend le pavillon de l'oreille et le conduit auditif.

Le pavillon de l'oreille est situé sur la partie latérale de la tête, au bas de la tempe, derrière l'articulation de la mâchoire inférieure, au-devant de l'apophyse mastoïde. Sa grandeur varie suivant les sujets. Il représente une espèce de cornet ovale et aplati, dont le grand diamètre s'étend de haut en bas, et la grosse extrémité est en haut. On y considère une face externe, une face interne, et une circonférence.

La face externe, plus ou moins tournée en avant, suivant les divers sujets, présente des éminences et des enfoncemens. Les éminences sont l'hélix, l'anthélix, le tragus et l'anti-tragus. Les enfoncemens sont la fosse naviculaire, la conque et la cavité de l'anthélix.

L'hélix ou le grand repli de l'oreille commence à la partie moyenne de la face externe du pavillon par une pointe assez aiguë ; delà cette éminence se porte en avant, et un peu en haut, et va gagner la circonférence du pavillon en passant au-dessus de l'orifice du conduit auditif externe, et du tragus dont elle est séparée par une petite échancrure ; ensuite elle monte verticalement, puis elle se courbe de devant en arrière et de haut en bas, et se termine pour ainsi dire en mourant, au-dessus du lobule, derrière l'anti-tragus. Cette éminence, peu saillante à ses extrémités, présente une largeur assez considérable à sa partie moyenne. Elle n'est autre chose qu'un repli du pavillon de l'oreille qui se recourbe sur lui-même de la face interne vers l'externe, et de haut en bas.

L'éminence anthélix occupe la partie moyenne de la face externe du pavillon de l'oreille. Plus épaisse, mais moins longue que l'hélix, elle décrit une courbe dont la concavité est tournée en avant et en bas, et la convexité en arrière et en haut. Son extrémité supérieure ou antérieure, tournée en avant, est divisée en deux parties qui s'écartent l'une de l'autre, et s'enfoncent sous la partie la plus large de l'hélix. De ces peux parties, la supérieure est plus large que l'inférieure, mais elle est moins saillante. L'extrémité postérieure ou inférieure de l'anthélix est simple, et se termine derrière et au-dessus de l'anti-tragus, dont elle est séparée par une légère échancrure.

L'éminence appelée tragus est située à la partie antérieure, moyenne et inférieure du pavillon de l'oreille, devant l'orifice du conduit auditif qu'elle couvre en grande partie. Sa forme est plate et en quelque sorte triangulaire; sa base est tournée en avant et en dedans, et son sommet en arrière et en dehors. Le bord supérieur de cette éminence est séparé de l'hélix par une légère échancrure. son bord inférieur est séparé de l'anti-tragus par une échancrure beaucoup plus profonde.

L'éminence anti-tragus est située au-dessous de l'anthélix, vis-à-vis le tragus, mais un peu plus bas que cette dernière éminence, dont elle est séparée par une échancrure profonde, comme il a été dit plus haut. L'anti-tragus est en quelque sorte conique; son sommet est tournéen haut et en avant, et sa base en bas et en arrière.

L'enfoncement

L'enfoncement qui sépare l'hélix d'avec l'anthélix, est ce que les uns nomment la fosse
naviculaire, et les autres la grande cavité de
l'hélix : cet enfoncement est plus large et plus
profond supérieurement qu'inférieurement.

La fosse naviculaire est ce grand enfoncement que circonscrivent l'anthélix, le tragus
et l'anti-tragus. Elle est divisée en deux parties par le commencement de l'hélix, une
supérieure plus étroite, et une inférieure plus
large qui se continue antérieurement dans le
conduit auditif.

L'enfoncement qui sépare les deux branches
de l'extrémité supérieure de l'anthélix, n'a pas
reçu de nom particulier. Il est oblong, plus
large et plus profond supérieurement qu'inférieurement.

La partie du pavillon de l'oreille qui se trouve
au-dessous des éminences et des enfoncemens
dont on vient de parler, est ce qu'on appelle
le lobule; elle est plus molle que le reste, et
n'est formée que par les tégumens et par un
tissu cellulaire graisseux. C'est cette partie
qu'on est dans l'usage de percer pour y suspendre des bijoux. Sa grandeur et sa figure varient
suivant les différens sujets.

La face interne du pavillon de l'oreille est
inclinée en arrière. Sa partie antérieure est unie
par du tissu cellulaire à la portion mastoïdienne
du temporal. Sa partie postérieure, séparée de
la tête par un intervalle plus ou moins grand,
suivant les divers sujets, présente des éminences et des enfoncemens qui correspondent à
ceux de la face externe.

La circonférence du pavillon de l'oreille est
unie antérieurement avec la tempe et la partie

Tome IV. I

postérieure de la joue. Elle est libre dans le reste de son étendue.

Les parties qui composent le pavillon de l'oreille, sont, un cartilage, des ligamens, des muscles, des artères, des veines, des vaisseaux lymphatiques, des nerfs et la peau qui recouvre toutes ces parties.

Le cartilage du pavillon de l'oreille a la même forme que cette partie; mais il est moins grand et ne s'étend point dans le lobule. Lorsque ce cartilage est dépouillé des parties qui l'environnent, on y voit les mêmes éminences et les mêmes enfoncemens que sur la totalité de l'oreille. On y remarque de plus une légère éminence sur la partie antérieure de l'hélix, au-dessus du tragus; et deux échancrures, dont l'une, plus petite, se trouve entre l'anthélix et l'anti-tragus et l'autre, plus grande, sépare l'hélix du tragus. Le cartilage de l'oreille est d'un blanc jaunâtre, très-flexible, quoique d'un tissu très-serré. Il est recouvert de son périchondre comme tous les autres cartilages, et il reçoit des artères dont quelques-unes passent d'une face à l'autre, à travers les ouvertures dont il est percé. Ce cartilage détermine la figure du pavillon de l'oreille, et lui donne la solidité et l'élasticité nécessaires à l'exercice de ses fonctions.

Le cartilage de l'oreille est fixé à la partie latérale de la tête par trois ligamens, un antérieur, un supérieur, et un postérieur. L'antérieur vient de l'apophyse zygomatique du temporal, au-dessus de l'articulation de cet os avec la mâchoire inférieure, et va se terminer à la base du tragus et à la partie voisine de la convexité de l'hélix. Le supérieur tire son origine de la partie inférieure de l'aponévrose externe du muscle crotaphyte ou temporal, et va se fixer à la partie supérieure de la convexité qui correspond à la conque. Le postérieur naît de la partie antérieure de l'apophyse mastoïde, et va s'attacher à la partie postérieure de la conque. Ces ligamens ne sont autre chose qu'un tissu cellulaire dense et serré.

Les muscles de l'oreille externe sont distingués en communs ou extrinsèques qui la meuvent en entier, et en propres ou intrinsèques qui n'agissent que sur diverses portions de son cartilage.

Les muscles communs sont au nombre de trois, le supérieur, l'antérieur et le postérieur. Ils ont été décrits dans la Myologie.

Les muscles propres ou intrinsèques du pavillon de l'oreille sont le grand et le petit muscles de l'hélix, le muscle du tragus, celui de l'anti-tragus et le transversal.

Le grand muscle de l'hélix, long et grêle, naît de l'éminence de l'hélix que l'on voit au-dessus du tragus ; il monte un peu en devant, en s'amincissant, et se termine sur la partie antérieure de l'hélix, après un trajet de trois ou quatre lignes.

Le petit muscle de l'hélix est très-mince et ne s'apperçoit pas dans tous les sujets. Il naît de la partie de l'hélix qui divise la conque en deux parties, et s'y termine presqu'aussitôt.

Le muscle du tragus est assez large et fort apparent. Placé sur la face externe de cette éminence qu'il recouvre presqu'entièrement, il naît de sa base et se termine à son sommet. Aponévrotique à ses extrémités, il est charnu à sa partie moyenne. La direction de ses fibres est transversale.

Le muscle de l'anti-tragus, moins large, mais un peu plus épais que le précédent, naît du bord postérieur de cette éminence, monte un peu obliquement de devant en arrière, et va se terminer à l'extrémité postérieure et inférieure de l'anthélix.

Le muscle transversal, situé sur la face interne du pavillon de l'oreille, n'est pas toujours également apparent. Il naît de la convexité de la conque, et va se terminer sur celle de la fosse naviculaire, et dans l'enfoncement qui correspond à l'anthélix.

Il seroit bien difficile d'assigner l'usage de ces petits muscles d'une manière bien positive; cependant ils paroissent propres à relâcher les cartilages de l'oreille, quand ils agissent seuls, et qu'ils ne sont pas contre-balancés par les muscles extrinsèques; et à le tendre lorsque leur action est simultanée avec celle de ces muscles.

Au reste, l'action des muscles intrinsèques de l'oreille, ainsi que celle des extrinsèques, est extrêmement bornée et à peine sensible sur le plus grand nombre des hommes; ce qui paroît venir spécialement de l'habitude où nous sommes, dès l'enfance, d'avoir les oreilles serrées contre la tête, pendant la nuit. Cependant on en trouve quelques-uns chez lesquels ils agissent d'une manière manifeste, et telle que les oreilles peuvent être portées en devant et en arrière, s'élever et s'abaisser à volonté.

Les artères de l'oreille externe viennent de l'auriculaire postérieure et de la temporale. Ces artères se distribuent à toutes les parties du pavillon de l'oreille. Elles sont accompagnées par des veines qui suivent la même marche et la même distribution. Les vaisseaux lymphatiques de l'oreille externe traversent les glandes lymphatiques superficielles de la partie latérale et supérieure du cou. Ses nerfs viennent de la portion dure de la septième paire et des branches supérieures du plexus cervical, formé par la seconde, la troisième et la quatrième paires cervicales.

La peau qui recouvre le pavillon de l'oreille est unie fort étroitement à son cartilage et à ses muscles intrinsèques par un tissu cellulaire serré, et qui ne contient presque pas de graisse, si ce n'est vers la partie inférieure où l'on en trouve quelquefois un peu. Elle est extrêmement mince, et parsemée de follicules qui fournissent une humeur sébacée, dont l'usage est d'entretenir la souplesse de cette partie. Sur la face interne du tragus et sur le sommet de cette éminence, la peau du pavillon de l'oreille est garnie de poils plus ou moins nombreux et plus ou moins longs, suivant les sujets, et qui paroissent propres à empêcher que les corpuscules qui voltigent dans l'air, ne s'introduisent dans le conduit auditif.

Le pavillon de l'oreille a pour usage de réfléchir les rayons sonores et de les diriger dans le conduit auditif. Cet usage est suffisamment prouvé par la diminution de l'ouïe dans ceux qui sont privés de l'oreille externe, par la facilité avec laquelle nous appercevons les sons, en plaçant la main derrière cette partie, et par le secours que les personnes qui ont l'ouïe dure tirent de l'usage des cornets acoustiques.

Du Conduit auditif.

Le conduit auditif s'étend depuis la conque

jusqu'à la caisse du tympan, dont il est séparé par la membrane du même nom. Sa longueur qui est d'environ dix à douze lignes, est toujours un peu plus grande inférieurement que supérieurement, à cause de la coupe oblique de son extrémite interne. Sa direction est oblique de dehors en dedans, et de derrière en devant; mais il est un peu courbé sur sa longueur, de manière que la convexite de sa courbure est tournée en haut et en arrière, et la concavité en bas et en devant. Il est plutôt ovale qu'arrondi, et sa partie moyenne est moins large que ses extrémites. Ce conduit est en partie osseux, et en partie cartilagineux et membraneux.

La partie osseuse du conduit auditif appartient au temporal, et a été décrite dans l'Ostéologie. Dans les adultes, elle est un peu plus longue que la cartilagineuse ; mais dans le fœtus, elle n'existe point encore. On trouve à sa place un cercle osseux, creusé intérieurement d'une rainure dans laquelle s'attache la membrane du tambour.

La partie cartilagineuse du conduit auditif, la seule qui existe dans le fœtus, est formée par une lame en quelque sorte triangulaire, dont la base est continue avec celle du tragus, et avec la partie antérieure et inférieure de la conque. Cette lame, recourbée sur elle-même de bas en haut et d'avant en arrière, ne fait pas un cercle entier : elle forme un tuyau interrompu dans sa partie supérieure et postérieure où l'on trouve une substance cellulaire, dense, serrée et comme membraneuse qui tient aux bords de l'interruption. Ce tuyau cartilagineux se termine par un bord oblique dont la partie inférieure forme une espèce de bec ou de pointe. Ce bord tient fortement, et comme par engrenure, aux aspérités qui se remarquent à la partie inférieure de l'orifice du conduit auditif osseux.

La lame recourbée qui forme la portion cartilagineuse du conduit auditif, présente diverses fentes ou interruptions que l'on nomme les incisures du conduit auditif. Ces fentes varient par rapport à leur nombre, à leur situation, à leur grandeur et à leur figure, suivant les différens sujets. Elles sont remplies par une substance celluleuse que recouvrent en dehors des fibres musculeuses, auxquelles *Santorini* a donné le nom de *musculus incisurae majoris*.

Le conduit auditif est tapissé intérieurement par un prolongement de la peau qui s'y insinue, et forme une espèce de tuyau dont l'épaisseur diminue d'autant plus qu'on approche de la membrane du tambour sur laquelle il se réfléchit en formant une espèce de cul-de-sac. Ce prolongement de la peau est uni aux parois du conduit auditif par un tissu cellulaire très-serré. Vers l'entrée de ce conduit, il est garni de poils très-fins, mais assez longs, qui empêchent que les corpuscules qui voltigent dans l'air et les insectes ne s'y introduisent.

Les mailles du tissu cellulaire qui unit la peau aux parois du conduit auditif, logent des corpuscules qui ne sont autre chose que des glandes du genre de celles que l'on nomme sébacées. Ces glandes dont la figure est ronde ou ovale, et la couleur jaune foncé, tirant sur le brun, ont chacune un conduit excréteur qui perce la peau, et laisse suinter au-dedans du conduit auditif une humeur que l'on nomme *cerumen.* Cette humeur est jaunâtre, amère, et semblable à une huile ténue; mais elle s'épaissit bientôt par l'action de l'air, et s'amasse quelquefois en assez grande quantité pour former une espèce de bouchon qui intercepte les rayons sonores et rend l'ouïe dure et difficile. La surdité produite par cette cause est assez commune chez les vieillards. On y remédie aisément en versant dans le conduit auditif de l'huile ou de l'eau de savon qui amollissent et détrempent l'humeur amassée, et en facilitent l'extraction. Le *cerumen* sert à lubréfier le conduit auditif, et à écarter les insectes qui voudroient y pénétrer.

Le conduit auditif reçoit des vaisseaux et des nerfs, lesquels viennent de ceux qui se distribuent au pavillon de l'oreille. Ce conduit est doué d'une sensibilité exquise. Ses usages sont de transmettre les rayons sonores jusqu'à la membrane du tambour, et d'augmenter la force du son en le condensant dans un espace étroit.

De l'Oreille interne.

L'oreille interne comprend plusieurs cavités creusées dans l'os temporal. Ces cavités sont la caisse du tambour, le vestibule, le limaçon, et les canaux demi-circulaires. Les trois dernières forment ce que l'on appelle le labyrinthe.

De la Caisse du Tambour.

La caisse du tambour a été ainsi nommée, par rapport à sa ressemblance avec une caisse militaire. Elle est située dans l'épaisseur de l'os temporal, entre le conduit auditif et le labyrinthe, au-dessous de l'union du rocher avec la portion écailleuse, au-dessus de la fosse jugulaire, au-devant de l'apophyse et des cellules mastoïdiennes, derrière la trompe d'*Eustache* et la fosse glénoïde. Sa figure ressemble assez bien à une portion de cylindre, placée de champ et un peu plus épaisse supérieurement qu'inférieurement. Son étendue est un peu plus grande de devant en arrière que de haut en bas. On y considère une paroi externe, une paroi interne, et une circonférence.

La paroi externe est un peu oblique de haut en bas, de dehors en dedans et de derrière en devant. Elle est osseuse supérieurement et postérieurement; mais dans le reste de son étendue, elle est formée par la membrane du tambour.

La membrane du tambour, ainsi nommée parce qu'elle est tendue sur la caisse du même nom, se trouve à l'extrémité du conduit auditif, et sépare l'oreille externe d'avec l'interne. Elle est située obliquement de haut en bas et de dehors en dedans, de manière qu'elle forme un angle aigu avec la partie inférieure du conduit auditif, et un angle obtus avec sa partie supérieure. La figure de la membrane du tambour est presque circulaire. Sa face externe forme le fond du conduit auditif, et présente un enfoncement dans sa partie moyenne. Sa face interne répond à la caisse, et présente dans sa partie moyenne une élévation qui correspond à l'enfoncement de la face externe. Cette élévation est produite par le manche du marteau qui est uni à cette face depuis sa partie moyenne jusqu'à sa partie supérieure.

La circonférence de la membrane du tambour est comme enchâssée dans la rainure dont est creusée l'extrémité interne du conduit auditif.

La membrane du tympan est sèche et presque transparente. Quoique très-mince, elle est cependant composée de quatre lames distinctes, appliquées les unes aux autres. Les deux plus extérieures sont la continuation de la peau et de l'épiderme qui tapissent le conduit auditif. Ces deux lames peuvent être séparées à l'aide de la macération. La troisième est une membrane propre, qui s'attache dans le fond de la rainure de l'extrémité interne du conduit auditif. La quatrième, qui est la plus intérieure, est une continuation du périoste de la caisse; le manche du marteau se trouve entre cette membrane et la troisième.

La membrane du tympan est parsemée d'un grand nombre de vaisseaux sanguins, lesquels viennent principalement de deux troncs qui accompagnent le manche du marteau, et se divisent au centre de cette membrane en un grand nombre de ramifications qui vont à sa circonférence. Ces vaisseaux, très-apparens dans le fœtus, disparoissent presqu'entièrement dans l'âge adulte. Les nerfs de la membrane du tympan ne peuvent pas être démontrés par la dissection; mais la sensibilité exquise dont cette membrane jouit, ne permet pas de douter de leur existence.

On a cru long-temps que la membrane du tympan étoit percée d'une ouverture au moyen de laquelle il y avoit une communication du conduit auditif avec la caisse du tambour; mais les recherches ultérieures des Anatomistes les plus exacts ne permettent pas même de soupçonner que cette ouverture existe dans l'état naturel.

La membrane du tympan ne sert pas seulement à garantir les parties contenues dans la caisse du tambour ; son principal usage est de transmettre les vibrations que ces sons excitent en elle à l'air contenu dans la caisse du tambour et aux osselets de l'ouïe. Mais pour que cette membrane s'acquitte convenablement de cette fonction, il faut que par les différens degrés de tension et de relâchement que lui impriment les muscles du marteau, elle devienne susceptible de répéter tous les sons qui la frappent, et de se mettre avec eux en rapports harmoniques. On pense communément qu'elle est tendue pour la perception des sons aigus, et relâchée pour celle des sons graves.

La paroi interne de la caisse du tambour est un peu inclinée en arrière, et plus éloignée de l'externe dans sa partie supérieure que dans l'inférieure. On remarque à sa partie antérieure et supérieure une petite lame osseuse, recourbée de bas en haut, formant un petit canal dans lequel est logé le tendon du muscle interne du marteau. Cette lame est ce qu'on appelle bec de cuiller.

Au-dessous de cette lame et un peu plus en arrière est une ouverture de communication entre la caisse et le vestibule. Cette ouverture est connue sous le nom de fenêtre ovale ; c'est un ovale dont un côté est un peu arrondi, et l'autre un peu aplati. Le côté arrondi est en haut, et le côté aplati est en bas. L'une de ses extrémités est en devant, et l'autre en arrière. Le contour de cette ouverture a du côté du vestibule un petit rebord plat, fort mince, qui la rend plus étroite du côté de cette cavité que du côté de la caisse. Dans l'état naturel, la fenêtre ovale est couverte par la base de l'étrier qui ne la remplit pas exactement, et qui est unie à sa circonférence au moyen d'une membrane très-mince qui n'est autre chose qu'une continuation du périoste de la caisse.

Au-dessus de la partie postérieure de la fenêtre ovale, on remarque une saillie qui en suit le contour, et qui est formée par l'aqueduc de *Fallope*.

Au-dessous de cette même fenêtre ovale est une éminence que l'on nomme le promontoire, et qui répond à la rampe externe du limaçon.

Au-dessous du promontoire, et un peu plus en arrière, est une ouverture arrondie, moins grande que la fenêtre ovale ; c'est la fenêtre ronde. Cette ouverture est oblique et regarde en dehors, en arrière et en bas. Elle communique dans la rampe interne du limaçon ; mais dans l'état naturel, elle est fermée par une membrane mince qui n'est autre chose qu'une production du périoste de la caisse.

Derrière la fenêtre ovale, au bas de la saillie formée par l'aqueduc de *Fallope*, est une petite éminence creuse qui renferme le muscle de l'étrier ; c'est la pyramide. La base de cette éminence est tournée en arrière et le sommet en avant. Celui-ci est percé d'une ouverture très-apparente, par laquelle sort le muscle dont on vient de parler. On remarque quelquefois un ou deux filets osseux qui s'étendent de la pyramide au promontoire, et qui les joignent l'un à l'autre.

La circonférence de la caisse du tambour est plus large dans sa partie supérieure que partout ailleurs. Cette partie correspond à la jonction de la portion écailleuse du temporal avec le rocher. Elle est fort mince et présente plusieurs petites ouvertures par lesquelles passent des rameaux de l'artère méningée moyenne qui pénètrent dans la caisse.

A la partie supérieure et postérieure de la circonférence de la caisse du tambour, on trouve une ouverture assez large et évasée, de forme triangulaire, qui communique dans les cellules mastoïdiennes. Ces cellules sont des cavités pratiquées dans l'épaisseur de l'apophyse mastoïde. On en trouve à peine quelque trace dans le fœtus; elles se développent avec l'âge. Leur nombre et leur figure varient; mais elles communiquent toutes ensemble, et leur surface est couverte par une espèce de périoste qui est continu à celui de la caisse du tambour. L'usage de ces cellules paroît être de réfléchir les sons et d'en augmenter la force.

Au-dessous de l'ouverture des cellules mastoïdiennes, la circonférence de la caisse du tambour est assez étroite, raboteuse, et présente la trace de l'aqueduc de *Fallope*. On y voit aussi une petite ouverture par laquelle passe la corde du tympan.

La partie antérieure et inférieure de cette même circonférence présente la fêlure de *Glaser* ou fente glénoïdale, qui donne passage à la corde du tympan, à des vaisseaux sanguins, au muscle antérieur du marteau, et quelquefois à l'apophyse grêle de cet os.

Au-dessus de la fente glénoïdale , on trouve deux ouvertures séparées par une petite lame osseuse qui , en se prolongeant en arrière , forme le bec de cuiller ; de ces deux ouvertures , l'une est inférieure , et l'autre supérieure ; la première est l'orifice postérieur de la trompe d'*Eustache*, et la seconde est un petit conduit qui loge le muscle interne du marteau.

La trompe d'*Eustache* est un conduit en partie osseux , et en partie cartilagineux et membraneux , qui s'étend depuis la caisse du tambour , jusqu'à la partie supérieure du pharynx, derrière l'ouverture postérieure de la fosse nàsale. Ce conduit est oblique de derrière en devant , de dehors en dedans et de haut en bas. Sa portion osseuse , située au-dessus du canal de la carotide , est creusée dans l'épaisseur du temporal , entre la partie pierreuse et la partie écailleuse de cet os. Elle commence à la partie supérieure et antérieure de la caisse par un orifice assez large ; après quoi elle se rétrécit , pour s'élargir de nouveau , et se terminer par une ouverture un peu évasée que complète en dehors l'apophyse épineuse du sphénoïde. Elle est un peu aplatie de dehors en dedans , de manière que la coupe en est ovale.

La portion cartilagineuse de la trompe d'*Eustache* ressemble assez bien à un cône aplati de dehors en dedans. Son sommet tourné en haut , en dehors et en arrière , se continue avec la portion osseuse. Sa base tournée en bas , en dedans et en devant , présente une espèce de pavillon évasé , aplati de dedans en dehors , dont le bord interne forme un bourrelet fort saillant , qui correspond à la partie externe de l'ouverture postérieure de la fosse nasale, vis-à-vis l'extrémité postérieure du cornet inférieur.

Cette portion de la trompe d'*Eustache* est essentiellement formée de deux cartilages, dont l'un est externe, et l'autre interne. L'externe, beaucoup plus petit que l'interne, se présente sous la forme d'une languette étroite et mince, en quelque sorte triangulaire, à laquelle on peut distinguer une face externe, une face interne, un bord supérieur, un bord inférieur, une base et un sommet. La face externe correspond au muscle ptérigoïdien-interne et au péristaphylin externe qui s'y attache. La face interne est couverte par la membrane interne de la trompe. Le bord supérieur est confondu avec celui du cartilage interne, et s'attache à la base du crâne. Le bord inférieur descend beaucoup moins bas que celui du cartilage interne, auquel il est uni par une membrane très-mince qui passe de l'un à l'autre. Le sommet s'implante au côté externe de l'orifice antérieur de la portion osseuse de la trompe. La base est attachée à la partie supérieure du bord postérieur de l'aile interne de l'apophyse ptérigoïde.

Le cartilage interne de la trompe d'*Eustache*, beaucoup plus grand que l'interne, ressemble assez bien à un triangle isocèle fort alongé. On y considère une face interne, une face externe, un bord supérieur, un bord inférieur, un sommet et une base. La face interne est recouverte par la membrane du pharynx. La face externe est tapissée par la membrane interne de la trompe. Le bord supérieur, confondu avec celui du cartilage externe, est attaché à la base du crâne. Le bord inférieur est côtoyé par le muscle péristaphylin interne qui s'attache à sa partie postérieure ; il est uni à celui du cartilage externe par une membrane très-mince qui forme la partie inférieure de la trompe. Le sommet s'implante à la partie interne de l'orifice de la portion osseuse de ce canal. La base, tournée en avant et en dedans, est libre et forme la partie interne saillante de l'orifice de la trompe.

La trompe d'*Eustache* est tapissée intérieurement par une membrane qui est une continuation de la membrane du pharynx et de celle qui revêt les fosses nasales. Cette membrane a une épaisseur considérable sur le bord saillant de l'orifice de la trompe où elle forme une espèce de bourrelet mollasse. A mesure qu'elle s'enfonce dans ce canal, son épaisseur diminue ; et en s'approchant de la caisse du tambour, elle prend une consistance plus ferme et plus approchante de celle du périoste qui tapisse cette cavité, avec lequel elle se continue. Cette membrane contient, dans les endroits où elle est plus épaisse, un grand nombre de glandes muqueuses.

La trompe d'*Eustache* reçoit des vaisseaux et des nerfs qui viennent de ceux qui se distribuent au pharynx et au voile du palais.

On croit que la trompe d'*Eustache* peut être élargie par l'action du muscle péristaphylin externe, et rétrécie par celle du péristaphylin interne ; mais cela ne paroît guère vraisemblable, lorsqu'on fait attention à la direction de ces muscles, et à leur connexion avec les cartilages de la trompe.

Cette trompe est ouverte dans presque tous les temps de la vie. Elle établit une communication libre entre l'air de l'atmosphère et celui qui est contenu dans la caisse du tambour. C'est par son moyen que ce dernier se renouvelle sans cesse, et conserve les qualités nécessaires à la transmission du son. L'étroitesse de la trompe d'*Eustache* et l'action du voile du palais qui se relève en arrière pour boucher l'ouverture postérieure des fosses nasales, pendant la déglutition, empêchent que les alimens ne puissent s'y introduire.

La caisse du tambour est traversée par un filet nerveux qu'on nomme la corde du tympan, et qui a été décrit dans la Névrologie. Elle renferme quatre petits os qu'on appelle les osselets de l'ouïe, et qui sont le marteau, l'enclume, l'os lenticulaire et l'étrier.

Le marteau est situé presque verticalement contre la paroi externe de la caisse. C'est le plus long de tous les osselets de l'ouïe. On le divise en tête, en col et en manche. La tête en forme la partie la plus élevée et la plus grosse. Sa forme est ovale et assez alongée : ses parties supérieure, interne et externe sont arrondies et lisses. L'antérieure est un peu concave. La postérieure présente deux légers enfoncemens séparés par une saillie, recouverts dans l'état frais d'une couche cartilagineuse excessivement mince, et qui s'articulent avec l'enclume. Le col du marteau est la partie étroite qui se trouve immédiatement au-dessous de sa tête. Il est fort court, mais assez épais. Sa partie antérieure porte une apophyse plus ou moins longue et d'une extrême ténuité, qui est nommée l'apophyse grêle du marteau, ou l'apophyse grêle de *Rau*. Cette apophyse est quelquefois assez longue pour s'engager dans la fente glé-

Tome IV.   K

noïdale. Sa grande fragilité fait qu'on la conserve rarement en son entier. Elle donne attache au tendon du muscle antérieur du marteau.

Le manche du marteau naît de la partie inférieure du col, avec lequel il forme un angle
obtus et saillant en devant et en dehors. Il est
assez long et en quelque sorte aplati sur deux
faces, l'une antérieure, et l'autre postérieure.
Sa base est assez large et légèrement recourbée en
dedans ; ensuite il se rétrécit, se courbe un peu
en dehors, et se termine par une pointe mousse
qui correspond au centre de la membrane du
tympan. De l'angle saillant formé par la base
du manche du marteau avec le col de cet os,
s'élève un tubercule gros et court qui se di-
rige dehors et un peu en arrière, et qu'on appelle
l'apophyse du manche du marteau.

Le marteau est compacte à l'extérieur, et
légèrement celluleux à l'intérieur. Sa grosseur
et sa forme sont presque les mêmes dans le
fœtus à terme que dans l'âge le plus avancé ;
mais il a beaucoup moins de consistance, et
quelquefois le manche et son apophyse sont
encore cartilagineux. La tête du marteau s'articule avec le corps de l'enclume auquel elle
est unie par une substance ligamenteuse qui
n'est autre chose que le périoste très-mince qui
passe de l'un à l'autre de ces os. Son manche
est collé à la face interne de la membrane du
tympan dont il fait un demi-diamètre, et qu'il
entraîne du côté de la caisse. Pour mettre le
marteau dans sa situation naturelle, et distinguer le gauche du droit, il faut placer sa tête
en haut, l'apophyse du col en avant, et celle
du manche en dehors.

L'enclume est située à la partie postérieure,

supérieure et externe de la caisse du tambour, derrière la tête du marteau, au devant de l'ouverture des cellules mastoïdiennes. Un peu plus grosse, mais moins longue que le marteau, elle ressemble assez bien à une dent molaire dont les racines seroient fort écartées. On la divise en corps et en deux branches, l'une supérieure ou courte, et l'autre inférieure ou longue.

Le corps de l'enclume en forme la partie antérieure. Il représente un ovale aplati transversalement, et dont le grand diamètre est vertical. Sa face interne est un peu concave. Sa face externe, légèrement convexe, est appliquée contre la paroi externe de la caisse ; sa partie antérieure présente deux éminences séparées par un enfoncement mitoyen, qui s'articulent avec la partie postérieure de la tête du marteau.

La branche supérieure de l'enclume naît de la partie postérieure et supérieure du corps, et se porte horizontalement en arrière, jusqu'à l'entrée des cellules mastoïdiennes. Elle est fort courte, mais assez épaisse. Sa figure ressemble à celle d'un cône aplati transversalement, dont la base est en devant, et le sommet en arrière.

La branche inférieure de l'enclume naît de la partie inférieure et postérieure du corps. Elle est un peu plus longue que la branche supérieure. Sa figure est arrondie, et sa direction un peu oblique de haut en bas et de derrière en devant. Sa partie inférieure est légèrement recourbée de dehors en dedans, et sa dernière extrémité est creusée pour recevoir l'os lenticulaire qui s'y soude ordinairement.

Placée plus en dedans et plus en arrière que le manche du marteau, la branche inférieure de l'enclume en est éloignée supérieurement et rapprochée inférieurement, où elle le touche presque, et forme avec lui un angle très-aigu.

La structure intérieure de l'enclume est la même que celle du marteau. Dans le fœtus à terme, cet os a déja acquis les dimensions qui lui sont propres, et ne diffère de l'état où on le trouve dans l'âge adulte, que par sa consistance qui est moins considérable. Il s'articule par la partie antérieure de son corps avec la tête du marteau, et avec l'os lenticulaire par l'extrémité de sa branche inférieure. Pour le mettre dans sa situation naturelle, et distinguer le côté auquel il appartient, on tourne son corps en devant, sa longue branche presque perpendiculairement en bas, et la concavité de la courbure de cette branche en dedans.

L'os lenticulaire est très-petit; il est situé entre l'extrémité de la branche inférieure de l'enclume et la tête de l'étrier. Il est presque orbiculaire et légèrement convexe sur ses deux faces, dont une est externe et l'autre interne. La première s'articule avec la tête de l'étrier; et la seconde avec l'extrémité de la longue branche de l'enclume à laquelle l'os lenticulaire reste presque toujours attaché.

L'étrier est le plus intérieur des osselets de l'ouïe. Il est situé transversalement entre l'extrémité de la longue branche de l'enclume et la paroi interne de la caisse. Sa figure est parfaitement semblable à celle de l'instrument dont il porte le nom. On le divise en base, en branches et en tête. La base en est la partie la plus interne et la plus large : c'est une lame très-mince dont le contour est convexe supérieurement, et presque droit inférieurement, comme la fenêtre ovale que cette base recouvre, et à la circonférence de laquelle elle est unie par une membrane très-mince.

Des deux branches de l'étrier, l'une est antérieure et l'autre postérieure. Elles sont courbées l'une vers l'autre ; mais l'antérieure est plus longue, plus mince et moins courbe que la postérieure. Le côté concave de chacune de ces branches présente une cannelure qui se continue sur la face externe de la base, et dans laquelle s'attache la circonférence d'une membrane très-mince qui remplit l'intervalle qu'elles laissent entr'elles.

La tête de l'étrier est placée à l'extrémité d'un col très-court, formé par la réunion des deux branches. Elle est concave à son sommet, pour recevoir la face interne de l'os lenticulaire.

L'étrier est entièrement formé de substance compacte. Dans le fœtus, il ne diffère en rien de ce qu'il est dans l'âge adulte. Il s'articule avec l'os lenticulaire, et, par le moyen de cet os, avec la longue branche de l'enclume. Le pourtour de sa base tient, comme il a été dit, à la circonférence de la fenêtre ovale, par une production membraneuse qui n'est autre chose qu'une continuation du périoste de la caisse. Pour mettre cet os dans sa situation naturelle, et distinguer le gauche du droit, il faut mettre sa tête en dehors, le bord convexe de sa base en haut, et la branche la plus longue et la moins courbe en avant.

Les osselets de l'ouïe sont recouverts d'un

périoste très-fin qui est une continuation de celui qui tapisse les parois de la caisse du tambour. En passant de l'un à l'autre de ces os, ce périoste en affermit les articulations, et leur tient lieu de ligamens. Dans le fœtus, il est parsemé d'un grand nombre de vaisseaux sanguins qui disparoissent avec l'âge.

Les osselets de l'ouïe sont mus par des muscles qui appartiennent au marteau et à l'étrier. Les muscles du marteau sont au nombre de deux, distingués en interne et en antérieur ; l'étrier n'en a qu'un.

Le muscle interne du marteau est situé dans un canal osseux pratiqué dans l'épaisseur du rocher, au-dessus de la portion osseuse de la trompe d'*Eustache*. Il naît, par des fibres tendineuses, de la partie cartilagineuse de cette trompe, et de la partie de la face inférieure du rocher qui est au-devant de l'orifice inférieur du canal carotidien. Ce muscle devient bientôt charnu, et marche de devant en arrière, de dedans en dehors et de bas en haut, environné par une membrane très-forte, et renfermé dans le canal osseux dont il a été parlé plus haut. Arrivé à l'extrémité postérieure de ce canal, il dégénère en un tendon qui, après s'être contourné sur le bec de cuiller, traverse la caisse du tambour de dedans en dehors, un peu de haut en bas, et de devant en arrière, et va s'implanter à la partie inférieure et interne du manche du marteau, au-dessous de l'apophyse grêle. L'usage de ce muscle est d'entraîner le marteau en dedans, et par conséquent de tendre la membrane du tambour à laquelle cet osselet est attaché.

Le muscle antérieur du marteau est beaucoup plus petit que le précédent. Il naît de l'apophyse épineuse du sphénoïde et du cartilage externe de la trompe d'*Eustache*, par des fibres tendineuses très-courtes. Devenu charnu, il monte en dehors et en arrière, et s'engage dans la fêlure glénoïdale par laquelle il pénètre dans la caisse du tambour. Avant d'y arriver, il se termine par un tendon qui va s'attacher à l'extrémité de l'apophyse grêle du marteau. Les fibres charnues du muscle antérieur du marteau sont si peu apparentes, que plusieurs Anatomistes doutent de leur existence. Ce muscle est propre à relâcher un peu la membrane du tympan, en tirant le marteau en dehors et en avant.

Outre les deux muscles dont on vient de parler, la plupart des Anatomistes en décrivent un troisième auquel ils donnent le nom d'externe. Il est placé à la partie interne, supérieure et postérieure du conduit auditif, entre le périoste et les tégumens. Il est assez large en dehors, mais ses fibres se rassemblent bientôt pour former un tendon qui se porte en dedans et en devant, et qui pénétrant dans la caisse du tambour, par le défaut de la rainure circulaire à laquelle est attachée la membrane du tympan, va s'implanter à la partie externe du col du marteau, près la base de sa grosse apophyse. Les fibres charnues de ce muscle sont encore plus obscures que celles du muscle antérieur ; aussi de très-habiles Anatomistes le regardent-ils comme un ligament. Si c'est un muscle, il relâche la membrane du tympan qu'il entraîne en dehors.

Le muscle de l'étrier est le plus petit de tous ceux qui se rencontrent dans le corps humain.

Il naît du fond de la cavité de la pyramide, et se termine presqu'aussitôt par un tendon grêle qui sort de cette cavité par un petit trou dont la pointe de la pyramide est percée. Ce tendon se porte en devant, et après avoir fait environ une ligne de chemin, se fixe à la partie postérieure du col de l'étrier. Ce muscle imprime à cet os un mouvement de bascule, en vertu duquel la partie postérieure de sa base s'enfonce du côté du vestibule, en se portant en dedans; et l'antérieure s'en éloigne, en se portant en dehors.

Les parois de la caisse du tambour sont tapissées par un périoste très-mince qui s'enfonce dans les cellules mastoïdiennes, et recouvre la surface de leurs parois. Il se continue avec la membrane interne de la trompe d'*Eustache*. Celui qui couvre les osselets de l'ouïe et les unit l'un à l'autre, en est une continuation, aussi bien que la lame interne de la membrane du tympan, la membrane qui couvre la fenêtre ronde et celle qui unit la base de l'étrier à la circonférence de la fenêtre ovale. Dans le fœtus et dans les enfans, ce périoste est parsemé d'un grand nombre de vaisseaux sanguins, et couvert d'une humeur légèrement muqueuse qui exsude de tous les points de sa surface; mais dans un âge avancé, ces vaisseaux disparoissent, et il s'amincit et se dessèche au point qu'on a de la peine à le reconnaître.

Dans le fœtus, la caisse du tambour contient une sérosité rougeâtre, un peu visqueuse; après la naissance, l'air s'y introduit par la trompe d'*Eustache*, et elle continue à en être remplie pendant toute la vie.

Du Labyrinthe.

Le labyrinthe est composé de plusieurs cavités qui communiquent ensemble, et qui sont creusées dans l'épaisseur de la portion pierreuse du temporal. Ces cavités sont le vestibule, le limaçon et les canaux demi-circulaires.

Du Vestibule.

Le vestibule forme la partie moyenne du labyrinthe. Il est situé derrière le limaçon, devant les canaux demi-circulaires, entre la caisse du tambour et le fond du conduit auditif interne. Il représente une cavité presque ovale, augmentée par deux enfoncemens, l'un hémisphérique, situé dans la partie antérieure et un peu interne de cette cavité, du côté du limaçon ; l'autre demi-elliptique, placé dans la partie postérieure et interne, du côté des canaux demi-circulaires. Ces deux enfoncemens sont séparés par une épine osseuse qui s'élève de la partie inférieure du vestibule, se porte en dehors et un peu en devant, et se termine au-devant et au-dessus de la fenêtre ovale par une pyramide fort petite dont le sommet est aplati et garni de quelques aspérités.

On remarque dans le vestibule sept grandes ouvertures, dont une est la fenêtre ovale, une seconde l'orifice de la rampe externe du limaçon, et les cinq autres appartiennent aux canaux demi-circulaires. La fenêtre ovale occupe la partie externe du vestibule. L'orifice de la rampe externe du limaçon se trouve un peu plus bas et un peu plus en avant. Les ouvertures des canaux demi-circulaires se remarquent dans l'enfoncement demi-elliptique de la partie postérieure du vestibule. Outre les grandes ouvertures dont on vient de parler, on remarque dans le vestibule l'orifice extrê-mement petit de son aqueduc, et un assez grand nombre de petits trous qui donnent passage à des vaisseaux sanguins et à des filets de la portion molle de la septième paire de nerfs. Le vestibule est tapissé d'un périoste très-fin, qui se continue avec celui de la rampe externe du limaçon, et dans lequel se ramifient les vaisseaux sanguins dont on vient de parler. Il contient aussi d'autres parties molles dont il sera fait mention plus bas.

Du Limaçon.

Le limaçon forme la partie antérieure du labyrinthe. C'est une cavité qui représente une espèce de cornet spiral double, creusé dans la partie antérieure du rocher, à peu-près comme la cavité d'une coquille de limaçon. La forme du limaçon de l'oreille droite est semblable à celles de toutes les coquilles ; celle du limaçon gauche est à contre-sens, et n'a que peu de semblables dans la nature. À cette marque, il est facile de les distinguer l'un de l'autre.

On considère dans le limaçon une base et un sommet. La base est tournée en dedans, en arrière et en haut, vers le fond du conduit auditif-interne ou acoustique ; elle est percée de plusieurs trous qui communiquent au dedans de la cavité du limaçon. Le sommet est tourné en dehors, en devant et un peu en bas, du côté de la trompe d'*Eustache*.

Le limaçon est formé d'un noyau commun, d'un cornet spiral qu'on peut appeler la lame des contours, et d'une lame spirale ou demi-cloison osseuse.

Le noyau commun du limaçon en forme le centre. Il a la figure d'un cône fort court, dont la direction est oblique de derrière en devant, de dedans en dehors, et un peu de haut en bas. Sa base qui est assez large répond au fond du conduit acoustique, et fait le milieu de la base du limaçon. Son sommet se termine vers le milieu de l'axe du limaçon, en formant une espèce de cône concave auquel on a donné le nom d'entonnoir. La surface du noyau commun est taillée en vis par une double rainure, et percée d'un grand nombre de trous disposés sur deux lignes : ces trous sont plus nombreux dans celle de ces rainures qui répond à la rampe interne du limaçon, que dans celle qui répond à la rampe externe.

Le cornet spiral du limaçon est formé par une lame osseuse, mince, qu'on peut appeler la lame des contours. Cette lame, semblable à un triangle isocèle fort alongé, est recourbée sur elle-même suivant sa largeur, et forme une espèce de demi-canal dont les bords plus épais que le reste sont étroitement unis à la surface du noyau. Elle tourne en spirale, d'abord autour de ce noyau, ensuite autour de l'entonnoir qui le termine, et fait deux tours et demi ; mais la spirale diminue rapidement, en sorte que le limaçon approche en total de la forme globuleuse. Ces tours sont étroitement unis ensemble, le long de leur rencontre, et forment par leur adossement une cloison osseuse entière, que l'on nomme la cloison des contours, pour la distinguer d'une autre cloison en partie osseuse, en partie membraneuse, qui sépare les deux rampes du limaçon, et que l'on nomme la demi-cloison. La face interne ou concave du cornet spiral du limaçon forme la plus grande partie des parois de cette cavité. Sa face externe ou convexe est entourée, dans le fœtus, d'une substance spongieuse que l'on peut enlever facilement ; mais dans l'adulte, elle est confondue avec la substance compacte du rocher.

La cavité du limaçon est divisée, dans toute sa longueur, en deux parties, par une cloison qui est osseuse du côté du noyau commun, et membraneuse du côté de la paroi opposée de la cavité. La partie osseuse de cette cloison est ce qu'on nomme la lame spirale. Cette lame plus large vers la base du limaçon, que vers son sommet, est disposée en manière de spirale autour du noyau commun ; mais elle finit vers le milieu du second contour, par une espèce de bec, où commence la pointe de l'entonnoir du limaçon. Elle présente deux faces et deux bords ; des deux faces, l'une répond à la rampe interne du limaçon, et l'autre à la rampe externe. La première présente des lignes saillantes, disposées en manière de rayons ; la seconde est inégale et pleine d'aspérités. Des deux bords, l'un est extrêmement mince, en quelque sorte dentelé, et donne attache à la portion membraneuse de la cloison ; l'autre est plus épais, et tient au noyau commun. Cette lame est composée de deux plans qui laissent un interstice occupé par une série de petits canaux osseux.

La portion membraneuse de la cloison du

limaçon tient par un de ses bords à la portion osseuse, et par l'autre, à la face interne de la lame qui forme le cornet spiral. Cette portion est extrêmement mince, et formée par l'adossement des deux lames du périoste qui couvrent la portion osseuse. Vers le milieu du second contour, cette portion osseuse disparoît, comme il vient d'être dit, en sorte que la cloison est totalement membraneuse à sa dernière extrémité où se voit une ouverture par laquelle les deux rampes du limaçon communiquent ensemble.

La cloison spirale dont on vient de parler, sépare la cavité du limaçon en deux parties que l'on nomme les rampes du limaçon, et qui sont distinguées en interne ou rampe du tympan, et en externe ou rampe du vestibule. La rampe interne plus large, mais plus courte, est proche de la base du limaçon, et commence à la fenêtre ronde. La rampe externe, plus étroite et plus longue, est voisine du sommet du limaçon, et commence à la partie antérieure, inférieure et externe du vestibule, par un orifice plus ample que la fenêtre ronde. Assez larges dans leur origine, ces deux rampes se rétrécissent en s'avançant vers le sommet du limaçon, où elles communiquent ensemble par l'ouverture dont le sommet de la cloison spirale est percé. Il résulte de cette communication, qu'une liqueur qui seroit versée dans la caisse du tambour, pourroit pénétrer de la base au sommet du limaçon, par sa rampe interne, si elle n'en étoit empêchée par la membrane qui bouche la fenêtre ronde, et retourneroit à contre-sens du sommet vers sa base, par sa rampe externe, pour s'épancher dans le vestibule.

Les parois des deux rampes du limaçon sont tapissées par un périoste très-fin, qui se continue avec celui du vestibule.

Des Canaux demi-circulaires.

Les canaux demi-circulaires tirent leur nom de la forme de leur courbure, quoique chacun d'eux excède un demi-ovale. Ce sont des conduits qui partent du vestibule, et y rentrent après avoir parcouru un certain espace de chemin dans l'épaisseur du rocher. Ils sont au nombre de trois : on les distingue en supérieur, en postérieur et en externe ou horizontal.

Le canal demi-circulaire supérieur, un peu moins grand que le postérieur, mais plus grand que l'externe, est disposé de manière que la convexité de sa courbure est tournée en haut, et la concavité en bas. Un de ses côtés est antérieur, et l'autre postérieur. Ses deux extrémités sont inférieures, l'une en dehors, l'autre en dedans. La première s'ouvre dans la partie supérieure et externe du vestibule, au-dessus de l'extrémité externe du canal demi-circulaire horizontal, par un orifice évasé, et de forme elliptique. La seconde se réunit avec l'extrémité supérieure du canal demi-circulaire postérieur, et forme avec elle un conduit commun, long d'environ deux lignes, qui s'ouvre dans la partie interne et supérieure du vestibule, au-dessus de l'extrémité interne du canal demi-circulaire externe, par un orifice arrondi.

Le canal demi-circulaire postérieur est un peu plus grand que le supérieur. Sa convexité est tournée en arrière, et sa concavité en avant.

Un de ses côtés est en dehors, et l'autre en dedans. Ses deux extrémités sont tournées en avant, l'une en haut, et l'autre en bas. La première est unie, comme il a été dit plus haut, avec l'extrémité interne du canal demi-circulaire supérieur. La seconde s'ouvre dans la partie inférieure interne du vestibule, un peu plus bas et plus en dedans que l'extrémité interne du canal demi-circulaire externe, par un orifice évasé, tantôt orbiculaire, et tantôt elliptique.

Le canal demi-circulaire externe ou horizontal, le plus petit des trois, est situé entre le supérieur et le postérieur. Sa convexité est tournée en arrière, et sa concavité en avant ; un de ses côtés est en haut, et l'autre en bas. Ses deux extrémités, tournées en avant et assez près l'une de l'autre, se distinguent en externe et en interne. La première s'ouvre dans la partie externe supérieure et postérieure du vestibule, entre la fenêtre ovale et l'orifice externe du canal demi-circulaire supérieur, par un orifice infundibuliforme. La seconde s'ouvre dans la partie interne du vestibule, entre l'orifice commun aux canaux demi-circulaires supérieur et postérieur, et l'orifice inférieur de ce dernier, par une ouverture assez étroite et arrondie.

Les canaux demi-circulaires sont tapissés par un périoste très-fin qui se continue avec celui du vestibule, et dans lequel se ramifient des vaisseaux sanguins.

Dans le fœtus et dans les enfans nouveaux-nés, on peut débarrasser le labyrinthe de la substance qui l'enveloppe, et qui n'a point alors acquis la même dureté que la lame osseuse qui en forme les parois ; mais dans l'âge adulte, ces parois sont tellement confondues avec la substance du rocher, qu'on ne peut point les distinguer du reste de l'os ; et les cavités qui composent cette partie de l'organe de l'ouïe, ne sont que comme des conduits et des enfoncemens qui seroient pratiqués dans un morceau d'ivoire.

Des parties molles du Labyrinthe.

Ce que l'on savoit des parties molles du labyrinthe, rouloit sur le périoste qui le tapisse, les vaisseaux sanguins qui s'y distribuent, les cordons ou filamens des canaux demi-circulaires et du limaçon, la cloison nerveuse du vestibule, etc.; mais les Anatomistes étoient si divisés sur l'organisation de ces parties, que la plus grande obscurité enveloppoit encore ce point d'anatomie. Nous devons aux recherches laborieuses de *Scarpa*, professeur d'anatomie et de chirurgie clinique à l'Université de Pavie, la connoissance des objets suivans. « Les canaux demi-circulaires osseux renferment autant de tuyaux membraneux d'un diamètre beaucoup plus petit, attachés à la paroi interne des premiers, par un tissu cellulaire très-fin, et presque muqueux. Chacun de ces tuyaux membraneux commence dans le vestibule par une ampoule, laquelle dégénère en un tuyau cylindrique qui parcourt tout le trajet du canal osseux, et va s'implanter dans un sac commun, où aboutissent également les trois ampoules. Avant de s'ouvrir dans ce sac, les conduits membraneux supérieur et postérieur se réunissent pour former un canal commun. Le conduit membraneux externe s'y ouvre séparément.

Ces

» Ces tuyaux membraneux ne sont, comme *Scarpa* le présume, autre chose que les conduits nerveux de *Duverney* et de *Vieussens*, les cordes sonores de *Valsalva*, les ligamens solides de *Cassebohm*, les fils transparens de *Morgagni*, etc.

» L'ampoule du tuyau membraneux supérieur est situé dans l'évasement elliptique de l'orifice externe du canal osseux correspondant ; celle du postérieur, dans l'évasement orbiculaire de l'extrémité inférieure du canal demi-circulaire postérieur ; celle de l'externe, dans l'évasement infundibuliforme de l'extrémité externe du canal osseux correspondant ; et le sac commun, dans l'enfoncement demi-elliptique du vestibule. Ces parties ont entr'elles une communication directe, de manière que si on injecte avec la seringue d'*Anel* un de ces tuyaux, la liqueur pénètre dans les deux autres, dans les ampoules, et dans le sac commun. Elles sont remplies d'une humeur qui donne au sac commun l'apparence d'une bulle d'air, et aux tuyaux membraneux celle de vaisseaux lymphatiques. Ces tuyaux, de même que les ampoules et le sac commun, flottent en outre dans l'eau du labyrinthe.

» L'enfoncement hémisphérique du vestibule renferme, dans son fond, la moitié d'un autre sac sphérique transparent, qui est si fortement attaché à ses parois, qu'on ne peut l'en séparer sans le déchirer. L'autre moitié de ce petit sac, contenue dans la cavité du vestibule, est contiguë au sac commun des tuyaux membraneux, sans cependant communiquer avec lui. Ce petit sac, rempli d'une humeur propre, est composé de tuniques si fortes et si épaisses,

Tome IV.   L

que, quoique percées par un instrument tranchant, et laissant échapper par cette ouverture le fluide qu'elles contiennent, il conserve toujours sa première forme sphérique. On remarque dans son fond une tache oblongue, qui n'est autre chose que l'expansion du nerf qui s'y distribue.

» La partie molle de la cloison spirale du limaçon est formée de deux substances, l'une coriace, dont la consistance est moyenne entre celle des cartilages et celle des membranes, et l'autre membraneuse et presque muqueuse. La coriace tient fortement au bord libre de la lame spirale au-delà de laquelle elle se prolonge autour de l'entonnoir jusqu'au sommet du limaçon. Le côté de cette partie coriace qui répond à la lame spirale, est percé de petits trous correspondans aux *canelets* placés dans l'interstice de cette lame. Examinée au microscope, cette partie paroît une aggrégation de petites cellules remplies d'une humeur limpide, et de la portion pulpeuse des nerfs qui s'y distribuent. Ces cellules sont plus nombreuses et plus grandes dans la partie coriace qui aboutit à l'entonnoir.

» La portion membraneuse de la cloison molle du limaçon n'est autre chose qu'une duplicature du périoste, renfermant la lame spirale osseuse et la substance coriace, remplissant en outre l'espace qui est entre le bord de cette dernière et la paroi correspondante du limaçon. Ce prolongement du périoste devient plus considérable à mesure qu'il s'approche de l'entonnoir. »

L'oreille interne reçoit un grand nombre d'artères qui procèdent de l'auriculaire postérieure, de la méningée, de l'occipitale, de la stylo-mastoïdienne, de la pharyngienne supérieure, de la carotide interne, de l'externe, et du tronc basilaire ou commun des artères vertébrales. Les rameaux de ces artères, difficiles à suivre, à cause de leur petitesse et de la dureté de l'os qu'elles traversent, se distribuent au périoste de la caisse, à celui du vestibule, du limaçon et des canaux demi-circulaires.

Les veines de l'oreille interne ne sont pas aussi connues ; on sait cependant que le vestibule et le limaçon en ont chacun une qui leur est propre.

La veine du vestibule vient du golfe de la veine jugulaire. Elle traverse la substance du rocher, pénètre dans le vestibule par un petit trou qui est voisin de l'orifice de son aqueduc, et répand ses rameaux sur le périoste de cette cavité, et sur celui des canaux demi-circulaires.

La veine du limaçon vient du sinus latéral, traverse la substance de la partie inférieure du rocher, et pénètre dans la rampe interne par un trou qui lui est propre, et qui est voisin de l'orifice de l'aqueduc du limaçon. Ses rameaux se répandent sur le périoste des deux rampes et sur la cloison spirale.

Les nerfs de l'oreille interne et les petits trous qui leur donnent passage, ont été supérieurement décrits par *Scarpa* ; c'est d'après cet Anatomiste que nous allons en faire l'exposition.

« Le fond du conduit auditif interne ou acoustique présente deux fossettes distinctes et inégales, l'une supérieure plus petite, l'autre inférieure plus grande. Cette dernière est encore subdivisée en deux enfoncemens, dont l'un correspond à la paroi interne du vestibule, et l'autre, plus profond et en forme d'entonnoir, à la base du noyau du limaçon. La petite fossette, et les deux enfoncemens de la grande sont percés d'une infinité de petits trous qu'on peut diviser en deux ordres ; les uns donnent passage au nerf du vestibule et des canaux demi-circulaires , et les autres à celui du limaçon. Les trous du premier ordre sont également placés dans la petite fossette, dans la grande et dans l'espace intermédiaire ; ceux du second ordre seulement dans la grande.

» Les trous de la petite fossette sont le commencement de petits canaux qui se portent dans le vestibule, où ils se divisent encore en d'autres plus petits; les uns se dirigeant vers la pyramide osseuse , les autres en plus grand nombre , vers les évasemens elliptiques des canaux demi-circulaires supérieur et extérieur, où ils forment des espèces de taches ou points cribleux qu'on peut appercevoir dans le fœtus , comme dans l'adulte , même sans microscope. Le trou de la petite fossette qui a fixé l'attention de *Morgagni* , sans qu'il en ait connu le véritable usage , est l'orifice d'un canelet nerveux qui forme , près l'évasement orbiculaire du canal demi-circulaire postérieur , une autre tache ou point cribleux , moindre que le premier.

» Les trous pratiqués dans la partie intermédiaire des deux fossettes répondent à de petits canaux qui se terminent , par d'autres points cribleux , dans l'enfoncement hémisphérique du vestibule. Il est à remarquer que ces taches ou points cribleux sont en proportion des nerfs auxquels ils donnent passage , et qu'ils sont situés près les évasemens des canaux osseux dans lesquels sont logées les ampoules des tuyaux membraneux.

» Les trous du second ordre, qui donnent passage aux nerfs du limaçon, pratiqués dans la grande fossette du conduit auditif interne, sont le commencement d'une infinité de petits canaux qui parcourent les différentes circonvolutions du limaçon, plus longs et plus grands vers sa base, diminuant à mesure qu'ils s'approchent de son sommet. Ces petits canaux aboutissent au noyau osseux, et sont parallèles entr'eux, jusqu'à la racine de la lame spirale ; ensuite ils s'écartent du noyau, et marchent à travers les deux plans de cette lame dont ils remplissent l'interstice par une nouvelle subdivision. Il résulte de cette structure, que si l'on coupe verticalement le noyau du limaçon en deux parties, il paroît composé de deux substances, l'une tubuleuse et friable, l'autre compacte et solide ; toutes les deux se recouvrent alternativement.

» Le nerf acoustique ou la portion molle de la septième paire est dans le conduit auditif interne, comme entortillé et roulé en différens plis qui le rendent très-propre à gagner les divers trous à travers lesquels il doit se rendre dans le labyrinthe. Le commencement de cet entortillement forme une espèce de renflement gangliforme, d'où partent trois rameaux inégaux. Le plus grand, arrivé aux trous de la petite fossette du conduit auditif interne, se dépouille de ses enveloppes, et se sépare en petits filamens qui pénètrent dans le vestibule par les points cribleux situés près les évasemens elliptiques des canaux demi-circulaires supérieur et externe, où ils forment une substance pulpeuse qui donne origine à deux autres branches nerveuses, lesquelles se distribuent, en forme d'éventail, dans les ampoules des tuyaux membraneux supérieur et extérieur.

» Le second rameau est le plus petit des trois; il traverse le trou remarquable de *Morgagni*, situé dans la grande fossette du conduit auditif interne, se porte dans le vestibule par les points cribleux placés près l'évasement orbiculaire du canal demi-circulaire postérieur, et se distribue dans l'ampoule du tuyau membraneux correspondant.

» Le troisième rameau qui est le moyen en grandeur, parvient par les trous cribleux de l'enfoncement hémi-sphérique du vestibule, dans le petit sac sphérique, où il forme une substance pulpeuse qui en occupe la cavité, et principalement le fond.

» Les tuyaux membraneux ne reçoivent de nerfs que dans les ampoules et le sac commun. Ces nerfs s'y terminent par une substance pulpeuse, formant dans cette partie une espèce de demi-cloison qui avoit été décrite par plusieurs Anatomistes, sans qu'ils sussent quelle étoit sa liaison et son usage.

» Le nerf acoustique, après avoir donné ces trois rameaux, se porte, conservant toujours ses replis, dans le limaçon, où il se divise en une infinité de filamens qui se distribuent dans les différens petits canaux qui entrent dans la composition de cette partie du labyrinthe. L'arrangement de ces nerfs dans ces petits canaux forme un coup d'œil tout-à-fait curieux, dont on peut jouir au moyen d'un microscope, tant dans l'adulte, que dans le fœtus, sur-tout si

on fait macérer pendant quelque temps le limaçon dans un mélange d'esprit-de-vin et d'acide
nitrique affoibli. »

Dans l'état naturel, le limaçon et les trois
canaux demi-circulaires sont remplis d'une
sérosité limpide qui est sans doute fournie par
l'extrémité des artères, et qui transmet aux
nerfs les ébranlemens qui lui ont été commu-
niqués par la membrane qui bouche la fenêtre
ronde, et sur-tout par la base de l'étrier qui
couvre la fenêtre ovale. Lorsque cette sérosité
devient trop abondante, elle s'échappe par
deux conduits ou aqueducs, dont l'un appartient au limaçon, et l'autre au vestibule.

L'aqueduc du limaçon est un canal osseux
très-étroit, creusé dans l'épaisseur du rocher. Il
commence à la partie inférieure de la rampe
interne, tout près de la fenêtre ronde, par un
orifice excessivement délié ; delà il descend en
dedans et en devant, et après un trajet de trois
ou quatre lignes, vient se terminer au-dedans
du crâne, vers le milieu du bord inférieur du
rocher, par une ouverture triangulaire un peu
aplatie et assez évasée. Ce canal est tapissé par
un prolongement de la dure-mère, qui est
continu avec le périoste de la rampe interne du
limaçon. Dans l'état frais, le côté interne de
son orifice inférieur représente une espèce
d'arcade sous la partie antérieure de laquelle
passe la branche glosso-pharyngienne de la
huitième paire. La sérosité qui s'écoule du
limaçon par cet aqueduc, est versée dans la
cavité du crâne où elle est bientôt résorbée,
comme celle qui suinte de la surface interne
de la dure-mère.

L'aqueduc du vestibule commence à la

partie postérieure, interne et supérieure de cette cavité, au-dessus et au côté interne de l'ouverture commune au canal demi-circulaire supérieur et au postérieur, par un orifice triangulaire dont le sommet est tourné en haut. Delà cet aqueduc monte un peu obliquement de devant en arrière dans l'épaisseur du rocher, en passant derrière le canal commun. Lorsqu'il a parcouru environ une ligne de chemin, il se courbe en arrière et en bas, et va se terminer à la face postérieure du rocher, au-dessous de la partie moyenne de son bord supérieur, par une fente dont il a été parlé dans l'Ostéologie. L'aqueduc du vestibule décroît depuis son origine, jusqu'au lieu de sa courbure, ensuite il s'élargit beaucoup, et représente en quelque sorte le pavillon d'une trompe qui seroit aplatie. Il est tapissé par un prolongement de la lame externe de la dure-mère, qui se continue avec le périoste du vestibule. A l'endroit où il se termine sur la face supérieure du rocher, les deux lames de la dure-mère sont écartées l'une de l'autre, et il se trouve entr'elles une petite cavité triangulaire remplie de sérosité, et que l'on nomme le réceptacle de *Cotunni*.

Lorsqu'on a ouvert cette cavité en coupant la lame interne de la dure-mère, on y introduit facilement une soie, et on la pousse dans le vestibule ; ou si on la porte par l'orifice qui se trouve dans cette cavité, on la fait pénétrer dans le crâne ; mais pour que cette introduction réussisse, il faut employer, non une soie de porc, mais une de celles que les renards ou les chats portent au museau. On peut aussi injecter du mercure dans cet aqueduc, soit du côté du crâne, soit du côté du vestibule, à l'aide de la seringue d'*Anel* dont les siphons sont capillaires.

Lorsqu'on a rempli le réceptacle de *Cotunni*, en poussant l'injection par le vestibule, si l'on appuie le doigt sur le réceptacle, et qu'on presse de haut en bas, on voit entrer le mercure dans des petits vaisseaux qui rampent dans l'épaisseur de la dure-mère, et qui vont s'ouvrir dans le sinus latéral ; de sorte qu'il paroît vraisemblable que la liqueur du vestibule est versée dans ce sinus.

Les oreilles sont les organes de l'ouïe : les rayons sonores qui viennent frapper la surface externe de leur pavillon, sont réfléchis par les éminences et les enfoncemens de cette partie, et dirigés pour la plupart vers le conduit auditif externe qui les condense et en augmente la force. Arrivés au fond de ce conduit, ils frappent la membrane du tambour, qui est tendue ou relâchée par l'action des muscles du marteau, suivant que le son est plus grave ou plus aigu. L'ébranlement occasionné par les rayons sonores se transmet, avec les vibrations qu'il excite, de la membrane du tympan à l'air qui remplit la caisse, et aux osselets de l'ouïe ; et par le moyen de l'étrier, qui est le dernier de ces osselets, et de la membrane qui bouche la fenêtre ronde à la liqueur qui remplit le labyrinthe. Les agitations de cette liqueur sont transmises au siége immédiat de l'ouïe, c'est-à-dire, aux ramifications que le nerf acoustique distribue dans les différentes parties de cette cavité. Ce nerf porte au sensorium l'impression du son.

DE L'ORGANE DE L'ODORAT.

L'ORGANE de l'odorat a son siège dans le nez et dans les fosses nasales.

Du Nez.

Le nez est cette éminence qu'on remarque au milieu du visage, et qui couvre l'ouverture antérieure des fosses nasales, en forme de chapiteau. La grandeur très-variable du nez et sa figure pyramidale sont trop connues pour qu'il soit nécessaire d'en offrir ici une description détaillée. On y distingue deux faces latérales, un bord antérieur, un sommet et une base.

Les faces latérales du nez, moins larges supérieurement qu'inférieurement, sont un peu inclinées en avant et en haut. On remarque vers leur partie inférieure une espèce de gouttière courbe dont la concavité est tournée en bas. Cette gouttière se continue en arrière et en bas, et sépare la base du nez d'avec la joue. La partie qui est au-dessous de cette gouttière se nomme l'aile du nez. Le bord antérieur du nez se nomme aussi le dos du nez. Il est oblique de haut en bas et de derrière en devant, arrondi, et plus ou moins épais suivant les sujets. Il se termine inférieurement par une partie globuleuse qu'on nomme le lobe ou le bout du nez. Le sommet du nez, que l'on nomme communément la racine du nez, correspond à la partie moyenne inférieure du front, entre les sourcils. La base du nez est percée de deux ouvertures oblongues de derrière en devant, qui communiquent dans les fosses nasales, et qu'on nomme les narines. Ces ouvertures sont séparées par une partie qu'on appelle la sous-cloison. Le côté externe des narines est formé par le bord inférieur des ailes du nez.

Le nez est composé d'os, de cartilages, de muscles, de vaisseaux, de nerfs et de membranes.

Les os propres du nez, l'apophyse montante des os maxillaires, et l'épine nasale antérieure de ces os sont les parties osseuses qui entrent dans sa composition. Ces parties ont été décrites dans l'Ostéologie.

Les cartilages du nez sont au nombre de cinq; savoir, un grand impair qu'on appelle le cartilage de la cloison, et quatre autres petits, deux de chaque côté, dont l'un est le cartilage de l'aile du nez, et l'autre son cartilage latéral.

En parlant des fosses nasales dans l'Ostéologie, nous avons dit que la partie antérieure de la cloison qui les sépare, présente une grande échancrure. Cette échancrure est remplie, dans l'état frais, par un cartilage qui se continue jusqu'à la base du nez, et qu'on nomme le cartilage de la cloison. Ce cartilage, d'autant plus grand proportionnément, que les sujets sont plus jeunes, est de forme triangulaire. On y considère deux faces latérales et trois bords, un supérieur, un inférieur, et un antérieur. Les faces latérales correspondent aux fosses nasales, et sont tapissées par la membrane pituitaire. Le bord supérieur est uni avec la partie antérieure du bord inférieur de la lame perpendiculaire de l'ethmoïde. Le bord inférieur est fortement uni, dans sa partie postérieure, avec la partie inférieure du bord antérieur du vomer : sa partie antérieure se trouve dans l'épaisseur de la sous-cloison, et correspond à la partie antérieure des cartilages des ailes du nez. Le bord antérieur est uni aux cartilages latéraux ; dans les enfans, il correspond aussi aux os propres du nez, et monte même jusqu'à l'épine nasale de l'os frontal. Le cartilage de la cloison est plus épais que les autres cartilages du nez. Sa consistance est plus grande aussi, et dans les sujets avancés en âge, il n'est pas rare d'y rencontrer quelques germes d'ossification.

Les cartilages latéraux du nez sont situés sur les parties latérales, moyennes et inférieures de cet organe, entre le bord inférieur de ses os propres, et les cartilages de ses ailes. Leur figure est triangulaire. On y distingue une face externe, une face interne, un bord supérieur, un bord inférieur, et un bord antérieur.

La face externe est recouverte par la peau, et par les muscles pyramidal et transversal du nez. La face interne est tapissée par la membrane pituitaire. Le bord supérieur est uni au bord inférieur de l'os propre du nez par une substance celluleuse dense et serrée, que traverse le filet ethmoïde de la branche nasale du nerf ophtalmique. Le bord inférieur est uni par du tissu cellulaire assez dense au bord supérieur du cartilage de l'aile du nez. Le bord antérieur est uni avec le cartilage de la cloison, et avec le bord antérieur du cartilage latéral du côté opposé, de manière que ces trois cartilages paroissent n'en former qu'un seul. Dans l'adulte, les cartilages latéraux sont confondus ordinairement par leurs bords voisins ; dans certains sujets, une substance moins dense et moins épaisse que leur substance propre, les unit ensemble. On remarque tout le long de leur adossement, sur le bord antérieur du cartilage de la cloison, une cannelure très-superficielle qui se termine en bas par une crête.

L'angle arrondi, formé par la réunion des bords supérieur et inférieur de ces cartilages, est uni à l'os maxillaire au moyen d'un tissu cellulaire dense et serré.

Les cartilages des ailes du nez commencent à l'endroit où ces ailes se joignent avec les joues. Delà ils s'avancent jusqu'au bout du nez, et lorsqu'ils y sont parvenus, ils se replient sur eux-mêmes de devant en arrière, s'adossent l'un à l'autre, et se prolongent jusqu'à la partie postérieure de la sous-cloison où ils se terminent. Ces cartilages sont plus larges dans leur partie moyenne qu'à leurs extrémités. On y considère une face externe, une face interne, un bord supérieur, un bord inférieur et deux extrémités, l'une postérieure et l'autre antérieure. La face externe est recouverte postérieurement par le muscle élévateur commun de l'aile du nez et de la lèvre supérieure, et par les tégumens; antérieurement elle est adossée à celle du cartilage opposé, et lui est unie par du tissu cellulaire. La face interne est tapissée par la membrane pituitaire. Le bord supérieur est uni dans sa partie postérieure avec le bord inférieur du cartilage latéral; dans sa partie antérieure, il correspond à la partie antérieure du bord inférieur du cartilage de la cloison, et lui est uni par un tissu cellulaire assez lâche. Le bord inférieur est recouvert par la peau. L'extrémité postérieure tient à l'os maxillaire par un tissu cellulaire membraneux. L'antérieure est unie par une substance semblable au bord inférieur du cartilage de la cloison.

Les cartilages des ailes du nez sont moins épais, moins denses, plus souples et plus mobiles que les cartilages latéraux. Ils sont quelquefois divisés en plusieurs segmens qui n'ont rien de régulier : cette division a sur-tout lieu dans leur partie postérieure.

Les cartilages du nez ont pour usage de donner aux narines la fermeté et la mobilité nécessaires au passage de l'air, et à l'excrétion des mucosités nasales. Si le nez eût été composé de parties molles, leur affaissement se fût opposé à l'entrée et à la sortie de l'air, dans les mouvemens de la respiration ; s'il eût été, au contraire, entièrement osseux, on n'eût pas pu rapprocher ses ailes de la sous-cloison, et fermer les narines, comme on le fait, lorsque, par de fortes expirations, on veut déterminer la sortie des mucosités nasales.

Les muscles du nez sont au nombre de quatre de chaque côté ; savoir, le pyramidal, le transversal, l'abaisseur de l'aile du nez, et l'élévateur de cette aile et de la lèvre supérieure. Les trois premiers lui appartiennent en propre, le dernier lui est commun avec la lèvre supérieure. Ces muscles ont été décrits dans la Myologie.

Les artères du nez viennent de la labiale, de la sous-orbitaire, et du rameau nasal de l'ophtalmique.

Les veines qui correspondent à ces artères ont à-peu-près la même marche. Elles s'ouvrent dans le tronc de la veine ophtalmique, et dans celui de la veine faciale.

Les nerfs du nez lui sont fournis par la portion dure de la septième paire, par le nerf sous-orbitaire, et par la branche nasale de l'ophtalmique.

Les membranes du nez sont la peau et la membrane pituitaire. La peau qui recouvre le nez est fort tendue, et unie aux parties sous-jacentes par du tissu cellulaire dense, compacte et qui ne contient que très-peu de graisse; elle est plus mince sur la racine du nez et sur son dos, que sur son lobe et sur ses ailes. On trouve dans son épaisseur beaucoup de glandes séba-cées qui versent continuellement sur cette partie une humeur grasse et onctueuse, propre à la lubréfier. Arrivée aux narines, la peau du nez s'amincit, se réfléchit sur le bord de ces ouver-tures, et s'enfonce dans les fosses nasales, où elle prend le nom de membrane pituitaire. La par-tie de cette membrane qui tapisse l'intérieur du nez, est moins épaisse, moins rouge et moins pulpeuse que celle qui revêt le reste des fosses nasales. A l'entrée des narines, elle est garnie d'une quantité plus ou moins grande de poils qui deviennent assez longs chez quelques sujets, et dont l'usage paroît être d'empêcher que les corpuscules qui voltigent dans l'atmosphère ne s'introduisent dans les fosses nasales.

De toutes les parties du nez, les ailes sont les seules mobiles : elles peuvent être portées alternativement en dehors et en haut, et en dedans et en bas. Dans le premier cas, l'ouver-ture des narines est aggrandie, et dans le second, elle est retrécie. Ces mouvemens sont sur-tout remarquables lorsque la res-piration est difficile et laborieuse.

Le nez ne sert pas seulement à l'ornement du visage; il forme une espèce de chapiteau qui couvre les fosses nasales, et empêche que le contact trop multiplié de l'air ne dessèche la membrane muqueuse dont elles sont tapissées.

Des Fosses nasales.

Les fosses nasales sont deux grandes cavités situées dans l'épaisseur de la face, au-dessous de la base du crâne, au-dessus de la bouche, devant le pharynx, derrière le nez, entre les orbites et les fosses zygomatiques. Très-petites dans les enfans elles augmentent avec l'âge, et deviennent très-grandes dans les vieillards. Cette augmentation dépend non-seulement de l'accroissement des os qui en forment les parois, mais encore du développement des différens sinus qui s'y ouvrent.

Les fosses nasales sont séparées l'une de l'autre par une cloison que forment la lame perpendiculaire de l'ethmoïde, le vomer, et le cartilage triangulaire dont on a parlé plus haut. On considère à chaque fosse nasale une voûte, un plancher, une paroi interne, une paroi externe, et deux ouvertures, une antérieure et l'autre postérieure.

La voûte présente trois parties ; une moyenne très-étroite, horizontale, formée par la lame criblée de l'ethmoïde ; une antérieure un peu plus large, oblique de haut en bas, et de derrière en devant, qui correspond au dos du nez ; et une postérieure assez large, mais fort courte, dont la direction est presque vertitale, et qui correspond au corps du sphénoïde. C'est un peu au-dessus du milieu de cette partie que se trouve l'ouverture du sinus sphénoïdal.

Le plancher des fosses nasales se présente sous la forme d'une large gouttière qui s'étend horizontalement de devant en arrière ; c'est la partie la plus large des fosses nasales, et celle dans laquelle il faut porter les instrumens convenables, soit pour opérer sur les fosses nasales mêmes, soit pour les conduire dans le pharynx.

La paroi interne est verticale, lisse et sans aspérités, comme la cloison osseuse et cartilagineuse qui la forme.

La paroi externe est oblique de haut en bas et de dedans en dehors, en sorte qu'elle est beaucoup plus rapprochée de la cloison dans sa partie supérieure que dans l'inférieure. Cette paroi présente trois cornets que l'on distingue en supérieur, en moyen et en inférieur ; et trois gouttières qu'on appelle les méats des fosses nasales, et que l'on distingue aussi en supérieur, en moyen et en inférieur.

Le méat supérieur, le plus petit des trois, est placé entre le cornet supérieur et le moyen. On remarque à sa partie moyenne une petite ouverture qui communique dans les cellules postérieures de l'ethmoïde.

Le méat moyen, beaucoup plus grand, se trouve entre le cornet moyen et l'inférieur ; lorsque le premier de ces cornets est enlevé, on voit à la partie moyenne et antérieure de ce méat une gouttière étroite qui monte de derrière en devant, et va communiquer dans les cellules antérieures de l'ethmoïde, et par le moyen de celles-ci dans le sinus frontal. Derrière cette gouttière est une ouverture ronde, d'une ligne environ de diamètre, qui communique dans le sinus maxillaire. Cette ouverture est quelquefois double. Sa situation et sa grandeur varient suivant les sujets.

Le méat inférieur, beaucoup plus grand que

Tome IV. M

le moyen, est situé entre le plancher et le cornet inférieur. On remarque à sa partie antérieure l'orifice inférieur du canal nasal. Cet orifice ne peut être apperçu que lorsqu'on a enlevé le cornet inférieur.

L'ouverture antérieure de chaque fosse nasale se remarque à la base du nez, et a été décrite à l'occasion de cet organe. L'ouverture postérieure est large, évasée, oblongue de haut en bas, et s'ouvre dans le pharynx.

Les fosses nasales sont formées par la rencontre des os maxillaires, de ceux du palais, des os propres du nez, des os unguis, des cornets inférieurs, de l'ethmoïde, du sphénoïde et du vomer. Elles sont tapissées par une membrane muqueuse qu'on nomme pituitaire, à cause de la mucosité dont elle est toujours enduite, et membrane de *Schneider*, du nom de l'Anatomiste qui en a donné la meilleure description.

La membrane pituitaire, continue antérieurement avec la peau du nez et de la lèvre supérieure, et postérieurement avec la membrane du pharynx, ne recouvre pas seulement les fosses nasales; elle s'étend jusqu'à diverses cavités qui communiquent dans ces fosses, telles que les sinus frontaux, sphénoïdaux, et maxillaires, et les cellules ethmoïdales. Outre les prolongemens que la membrane pituitaire envoie dans ces cavités, elle en a encore d'autres qui s'enfoncent de chaque côté dans la trompe d'*Eustache*, dans le canal nasal, et dans le conduit palatin antérieur.

On considère dans la membrane pituitaire deux faces, une externe et l'autre interne. La face externe est lisse, toujours mouillée par une humeur muqueuse, et percée d'un grand nombre d'ouvertures qui ne sont autre chose que les orifices des follicules qui fournissent cette humeur. La face interne est fortement attachée aux os et aux cartilages qui forment les parois des fosses nasales, et confondue avec leur périoste et leur périchondre.

La couleur de la membrane pituitaire est d'un gris rougeâtre. Son épaisseur et sa consistance varient dans les différens points de son étendue. Elle est plus épaisse et plus mollasse sur les cornets, et à la partie postérieure des fosses nasales que par-tout ailleurs ; elle est beaucoup moins épaisse, moins pulpeuse et moins rouge vers les narines, et sa ressemblance, dans cet endroit, avec les tégumens communs est si remarquable, que l'on peut dire que toute la membrane en est en quelque sorte la continuation ; mais cette membrane n'est nulle part aussi mince que dans les cellules ethmoïdales, et dans les sinus frontaux, sphénoïdaux et maxillaires. Les prolongemens membraneux qui tapissent ces sinus ne ressemblent presqu'en rien au reste de la membrane pituitaire; aussi ces cavités ne diffèrent de l'état où elles se trouvent dans les os secs, qu'en ce que les ouvertures en sont plus étroites et plus difficiles à appercevoir.

L'organisation de la membrane pituitaire n'est pas bien connue ; en l'examinant à la vue simple et à la loupe, on voit qu'elle est molle et fongueuse à l'extérieur, comme la membrane interne de l'estomac et des intestins, et d'un tissu fort serré et blanchâtre à l'intérieur, c'est-à-dire du côté de sa face adhérente. Cette membrane renferme dans son épaisseur un grand nombre de follicules ou sinus muqueux qui fournissent le mucus nasal ou la *morve*. Ces follicules muqueux, très-différens de ce qu'on appelle proprement des glandes, s'ouvrent sur la surface de la membrane pituitaire par des orifices très-étroits qui se remarquent principalement sur le plancher des fosses nasales, sur les côtés de la cloison, sur les cornets inférieur et moyen, et sur-tout en arrière vers le pharynx.

Les artères et les veines de la membrane pituitaire ont été décrites dans l'Angéiologie; elles sont fournies par les ethmoïdales antérieure et postérieure, par la sphéno-palatine, par la dentaire supérieure et postérieure, par la palatine et par la sous-orbitaire.

Les nerfs de cette membrane sont de deux sortes; les uns lui donnent la sensibilité générale qu'elle partage avec toutes les parties du corps; les autres la douent d'un mode particulier de sensibilité qui la rend propre à recevoir l'impression des odeurs. Les premiers sont le nerf sphéno-palatin, branche du maxillaire supérieur, et le rameau ethmoïdal de la branche nasale de l'ophtalmique. Les seconds sont les nerfs olfactifs, ou la première paire cérébrale.

L'usage principal des fosses nasales est de renfermer l'organe de l'odorat. Cet organe réside exclusivement dans les filets de la première paire de nerfs ou nerfs olfactifs, lesquels se répandent sur la portion de la membrane pituitaire qui tapisse la voûte des fosses nasales, et sur celle qui couvre la partie supérieure de la cloison et de la paroi externe de ces fosses.

L'air est le véhicule des odeurs, et il porte sur la membrane pituitaire, pendant l'inspiration seulement, les molécules très-fines, invisibles et volatiles dont il est chargé. Les odeurs les plus fortes ne font aucune impression sur l'odorat, si, après la section de la trachée-artère, un animal respire par la blessure; et on observe que quand on veut distinguer exactement les odeurs, on fait des inspirations fortes et fréquentes, afin qu'il y ait moins de distance entre chaque impression, et que par ce moyen elle soit, pour ainsi dire, toujours présente; en même temps on ferme la bouche, afin que l'air qui est attiré dans les poumons, passe entièrement par les fosses nasales. On suspend au contraire la respiration momentanément, ou bien on respire par la bouche, quand on veut éviter l'impression d'une odeur désagréable.

L'humeur muqueuse qui mouille continuellement la membrane pituitaire, empêche que cettte membrane ne soit desséchée par le passage continuel de l'air, et la préserve de l'impression trop forte des odeurs.

Les fosses nasales n'ont pas seulement pour usage de renfermer l'organe de l'odorat; elles servent encore au retentissement de la voix, et procurent à l'air qui les traverse dans la respiration, un degré de chaleur et d'humidité, sans lequel il feroit sur les poumons une impression trop forte et trop vive.

DE LA BOUCHE.

LE mot bouche a plusieurs acceptions; on s'en sert communément pour désigner l'ouverture transversale qui est au-dessous du nez, entre les lèvres; on l'emploie aussi pour désigner la cavité à laquelle cette ouverture conduit.

La bouche, prise dans ce dernier sens, est la cavité comprise entre les deux mâchoires, et qui est interceptée latéralement par les joues, et antérieurement par les lèvres. Sa grandeur varie suivant les différens sujets, et sa figure ne peut guères être déterminée. On y considère six parois, une antérieure, une postérieure, une supérieure, une inférieure, et deux latérales.

La paroi antérieure est formée par les lèvres distinguées en supérieure et en inférieure, et que sépare une fente transversale à laquelle on donne communément le nom de bouche; mais qui est mieux désignée par celui d'ouverture de la bouche. L'étendue de cette fente varie suivant les différens sujets. Elle est en général proportionnément plus grande dans le fœtus et dans les enfans, que dans les adultes et dans les vieillards. Les deux lèvres ont à-peu-près la même grandeur; lorsque le contraire a lieu, il en résulte une difformité assez désagréable. Leur figure est demi-circulaire; on considère dans chacune d'elles une face antérieure, une face postérieure, un bord libre, un bord adhérent et deux extrémités.

La face antérieure de la lèvre supérieure est convexe ; on remarque à sa partie moyenne une gouttière longitudinale assez large, mais peu profonde, dont la partie supérieure aboutit à la sous-cloison du nez.

La face postérieure, concave et lisse, est contiguë aux gencives et aux dents. Dans sa partie moyenne et supérieure, elle tient aux gencives par un repli de la membrane interne de la bouche, auquel on a donné le nom de frein de la lèvre supérieure.

Le bord libre de cette lèvre est tourné en bas, arrondi et couvert d'une pellicule rouge, très-mince, qui n'est autre chose qu'une continuation de la peau. On remarque à sa partie moyenne une légère saillie, et sur ses parties latérales, deux enfoncemens plus ou moins marqués, suivant les différens sujets.

Le bord adhérent de la lèvre supérieure est tourné en haut ; vu intérieurement, c'est-à-dire du côté de la bouche, on remarque qu'il est attaché à la partie moyenne de la mâchoire supérieure, au-dessus de son bord alvéolaire. Extérieurement, il est confondu dans sa partie moyenne avec la base du nez, et dans ses parties latérales avec les joues. Les extrémités de la lèvre supérieure sont unies avec celles de la lèvre inférieure, et forment avec elles les angles ou les commissures.

La face antérieure de la lèvre inférieure est un peu concave de haut en bas et convexe transversalement. Sa face postérieure, concave et lisse, est contiguë aux gencives et aux dents. Dans sa partie moyenne et inférieure, elle est unie aux gencives par un repli de la membrane interne de la bouche, semblable au frein de la lèvre supérieure, mais un peu moins grand.

Le bord libre de la lèvre inférieure, tourné en haut, est couvert d'une pellicule semblable à celle du bord libre de la lèvre supérieure. On remarque à sa partie moyenne un léger enfoncement, et sur ses parties latérales deux légères saillies.

Le bord adhérent, tourné en bas, est attaché intérieurement à la mâchoire inférieure. Extérieurement, il est confondu dans sa partie moyenne avec le menton, et dans ses parties latérales avec les joues. On remarque entre ce bord et le menton une rainure transversale plus ou moins profonde suivant les sujets. Les extrémités de la lèvre inférieure sont unies, comme il a été dit plus haut, avec celles de la lèvre supérieure.

Les lèvres sont composées de muscles, d'artères, de veines, de nerfs, de membranes et de glandes.

Les muscles des lèvres se divisent en propres et en communs. Les muscles propres appartiennent à chaque lèvre en particulier, et les communs les meuvent toutes deux. Les muscles propres à la lèvre supérieure sont les releveurs de l'aile du nez et de la lèvre supérieure, les incisifs ou les releveurs de cette lèvre, et les petits zygomatiques. Les muscles propres à la lèvre inférieure sont les carrés et les houppes du menton. Les muscles communs aux deux lèvres sont les grands zygomatiques, les canins, les triangulaires, les buccinateurs et l'orbiculaire. Tous ces muscles ayant été décrits dans la Myologie, il seroit inutile d'en présenter ici l'exposition.

Les lèvres reçoivent leurs artères de la labiale ou maxillaire externe , de la submentale, de la dentaire ou maxillaire inférieure, de la buccale, de la sous-orbitaire, de l'alvéolaire , et de la transversale de la face. Les veines qui répondent à ces artères portent les mêmes noms et suivent la même marche. Elles vont toutes s'ouvrir dans la veine jugulaire externe, ou dans l'interne. Les vaisseaux absorbans des lèvres sont très-nombreux , et traversent les glandes lymphatiques qui sont situées au-dessous du menton, dans le trajet de l'artère submentale.

Les nerfs des lèvres viennent du maxillaire inférieur , du sous-orbitaire , et de la portion dure de la septième paire.

Les membranes des lèvres sont la peau et leur membrane interne. La peau qui recouvre les lèvres ne diffère en rien de celle qui se rencontre sur les autres parties du corps , si ce n'est que le tissu cellulaire qui l'unit aux parties sous-jacentes, ne contient presque point de graisse , et qu'elle est garnie dans l'homme , à l'âge de puberté, d'un grand nombre de poils qui forment la barbe. Arrivée au bord libre des lèvres, la peau s'amincit et dégénère en une membrane rougeâtre très-fine , qui, après avoir recouvert ce bord , se réfléchit sur la face interne ou postérieure des lèvres qu'elle recouvre, et va se continuer avec la membrane qui tapisse l'intérieur de la bouche. Quelques-uns ont cru que cette membrane couvroit un tissu particulier, susceptible de s'étendre et de se relâcher, à-peu-près comme le tissu caverneux de la verge ; mais ce tissu n'existe pas.

Au-dessous de la membrane interne , de

lèvres, on trouve beaucoup de petits corps arrondis, connus sous le nom de glandes labiales. Ces glandes, isolées pour la plupart, ont chacune un conduit excréteur, au moyen duquel elles versent sur la surface interne des lèvres une salive gluante et visqueuse, propre à la lubréfier.

Les lèvres sont douées d'une sensibilité très-grande et proportionnée à la quantité de nerfs qu'elles reçoivent. Elles exécutent des mouvemens extrêmement variés, qui dépendent de l'action simple ou combinée des différens muscles qui entrent dans leur composition. Leurs usages sont de servir à l'articulation des sons, et de retenir la salive et les alimens durant la mastication : ce dernier usage appartient surtout à la lèvre inférieure.

La paroi postérieure de la bouche est formée, dans sa partie supérieure, par le voile du palais, cloison mobile qui est commune à la bouche et au pharynx, et dont nous parlerons par la suite. Au-dessous du voile du palais, cette paroi présente une ouverture qui communique dans le pharynx, et qu'on nomme l'isthme du gosier. Cette ouverture est terminée supérieurement par le voile du palais ; inférieurement par la base de la langue ; et latéralement par les glandes amygdales et par les piliers du voile du palais. Elle est plus ou moins grande, suivant que la base de la langue et le voile du palais se rapprochent ou s'éloignent l'un de l'autre.

La paroi supérieure de la bouche est connue sous le nom de palais. Cette paroi concave, de figure demi-ovale, est circonscrite par l'arcade dentaire supérieure. On voit à sa partie moyenne une ligne blanchâtre, légèrement enfoncée, qui la traverse de devant en arrière, et la divise en deux parties latérales. A l'extrémité antérieure de cette ligne, entre les deux dents incisives moyennes, est un tubercule peu saillant, qui correspond à l'orifice inférieur des conduits palatins antérieurs, dont il a été parlé dans l'Ostéologie. Dans l'état frais, ces conduits sont remplis par une substance membraneuse solide, en sorte qu'il n'y a aucune communication de la bouche dans les fosses nasales : seulement ils donnent passage à un rameau de l'artère palatine. La partie antérieure du palais présente des rugosités transversales, dont le nombre et la grandeur varient suivant les sujets. Dans le reste de son étendue, il est lisse, et présente un grand nombre de petits trous, qui ne sont autre chose que les orifices des glandes palatines. Parmi ces trous, il en est deux plus considérables, situés à la partie postérieure du palais, sur les côtés de la ligne qui le partage suivant sa longueur, auxquels viennent aboutir les tuyaux excréteurs de quelques-unes de ces glandes.

La paroi supérieure de la bouche est formée d'os et de membranes. Les os sont les dents, l'arcade alvéolaire supérieure, l'apophyse palatine des os maxillaires, et la portion carrée ou horizontale des os du palais. Les membranes sont les gencives et la membrane palatine.

On appelle gencives un tissu rougeâtre, ferme et solide, qui couvre les deux faces du bord alvéolaire de l'une et l'autre mâchoire, se continue entre toutes les dents, environne le collet de chaque dent en particulier, et s'y attache fort étroitement, de sorte que les gencives externes et les gencives internes ne sont qu'une même continuité, et forment ensemble autant de trous qu'il y a de dents.

Les gencives se continuent antérieurement avec la membrane interne des lèvres et des joues, et postérieurement avec la membrane palatine. La nature des gencives est peu connue : on sait seulement que leur tissu est confondu avec le périoste, et qu'il reçoit un grand nombre de vaisseaux sanguins et de nerfs. Ses artères viennent des alvéolaires, de la maxillaire inférieure, de la submentale, de la sousorbitaire, de la labiale et de la buccale. Ses veines se rendent dans la jugulaire externe et dans l'interne. Il reçoit ses nerfs de la portion dure de la septième paire, du sous-orbitaire et du maxillaire inférieur. Les gencives ont pour usage d'affermir les dents dans leurs alvéoles.

La voûte osseuse du palais est couverte par une membrane qu'on nomme palatine. Cette membrane, continue en avant avec les gencives, et en arrière avec celle qui couvre la face antérieure du voile du palais, est fortement unie à la voûte palatine, et confondue avec le périoste des os qui forment cette voûte. La membrane palatine est fort épaisse, et de couleur blanche tirant un peu sur le rouge. Son tissu ressemble assez à celui des gencives; cependant il ne reçoit pas un si grand nombre de vaisseaux sanguins. Ses artères viennent des palatines supérieures. Ses veines se rendent dans la veine maxillaire interne. Ses nerfs sont fournis par le rameau palatin du maxillaire supérieur. Cette membrane renferme dans son épaisseur beaucoup de glandes dont les conduits excréteurs s'ouvrent à sa surface. Ces glandes, connues sous le nom de palatines, sont isolées et moins nombreuses à la partie moyenne du palais, rassemblées et plus nombreuses à sa partie postérieure.

La paroi inférieure de la bouche est semi-ovale comme l'arcade dentaire et le bord alvéolaire inférieurs qui en forment la circonférence. La partie postérieure la plus large de cette paroi sert d'attache à la langue, corps mollasse et charnu qui remplit toute l'arcade alvéolaire de la mâchoire inférieure et l'intervalle des dents de cette mâchoire, et qui s'étend en arrière jusqu'à la partie moyenne antérieure du pharynx.

La grandeur de la langue, différente suivant les sujets, est en général proportionnée à la grandeur de l'espace circonscrit par l'arcade alvéolaire inférieure, lequel est comme le moule et la mesure de la longueur et de la largeur de cet organe. Son épaisseur et sa figure correspondent à la profondeur et à la forme de cet espace. On divise la langue en face supérieure, en face inférieure, en deux bords latéraux, en base et en pointe.

La face supérieure, presque plate, est divisée également en deux moitiés latérales par une ligne enfoncée, très-superficielle, appelée ligne médiane de la langue. A l'extrémité postérieure de cette ligne, près la base de la langue, est une ouverture assez considérable que *Morgagni* a nommée le trou aveugle de la langue, *foramen cœcum linguae*. C'est dans ce trou, dont la profondeur varie suivant les sujets, que les conduits excréteurs des glandes muqueuses, situées dans le voisinage, versent l'humeur visqueuse filtrée par ces glandes. On distingue sur cette face un grand nombre de tubercules, qu'on nomme les mamelons ou les papilles de la langue, et que les Anatomistes rangent sous trois classes différentes : savoir, les papilles boutonnées ou à tête, les papilles lenticulaires, et les papilles coniques.

Les papilles boutonnées ou à tête sont situées vers la base de la langue, et placées plus ou moins régulièrement sur deux lignes, qui, rapprochées l'une de l'autre en arrière vers le trou aveugle, et écartées en avant, ressemblent assez bien à un V dont la pointe correspond souvent au trou aveugle. Le nombre de ces papilles varie beaucoup, et lorsqu'elles sont nombreuses, on en voit qui sont répandues çà et là, hors des deux lignes dont on vient de parler. Leur grosseur est assez considérable ; mais elle n'est pas la même dans toutes. Leur figure est celle d'un cône tronqué. Leur sommet, tourné vers la langue, est uni au fond d'une fossette, dans laquelle les papilles sont comme nichées : quelquefois on rencontre deux ou trois de ces papilles qui sont logées dans le même enfoncement. Leur base, libre et tournée en haut, présente un enfoncement infundibuliforme plus ou moins marqué. Ces papilles sont assez dures et paroissent formées de vaisseaux sanguins et de nerfs unis ensemble par un tissu cellulaire dense et serré.

Les papilles lenticulaires occupent toute la partie postérieure de la langue. Ce sont de petites éminences orbiculaires d'une convexité aplatie, dont le bord circulaire, un peu moins large que le reste, n'est pas séparé de la surface de la langue, comme le pédicule des papilles boutonnées. Elles sont percées à leur milieu d'une ouverture qui conduit à un follicule muqueux, pratiqué dans leur épaisseur. Ces papilles paroissent n'être autre chose que des glandes que l'on peut appeler linguales, et qui séparent une salive visqueuse qui lubréfie la surface de la langue. Elles perdent facilement leur consistance après la mort, de sorte qu'en les frottant plusieurs fois, on peut les alonger, et les rendre comme de petites pyramides mollasses et couchées sur le côté.

Les papilles coniques sont les plus petites de toutes et les plus nombreuses. Elles couvrent toute la face supérieure de la langue, même dans les intervalles des autres papilles; mais on les trouve en plus grand nombre vers la pointe de cet organe que par-tout ailleurs. Elles ressemblent à de petits cônes qui tiennent par leur base à la langue, et dont le sommet est libre. Les postérieures sont plus grosses, et leur direction est perpendiculaire; les antérieures plus minces, sont un peu inclinées, et leur sommet est plus mobile. Ces papilles sont formées par l'épanouissement des filets nerveux de la branche linguale du nerf maxillaire inférieur, qui s'élèvent sur la surface de la langue, pour être l'organe immédiat du goût. Ces filets nerveux sont environnés d'un lascis de vaisseaux sanguins qui leur est uni au moyen d'un tissu cellulaire très-fin, mais assez serré.

La face inférieure de la langue est unie dans sa moitié postérieure à la paroi inférieure de la bouche, au moyen des muscles que cet organe reçoit des parties voisines, et qui vont se perdre dans son intérieur. Dans sa moitié antérieure, cette face est lisse et contiguë à la paroi inférieure de la bouche. On remarque à sa partie moyenne un sillon longitudinal qui sépare deux saillies oblongues formées par les muscles linguaux, et qui correspond à la ligne médiane de la face supérieure. Dans sa partie postérieure et moyenne, cette face tient à la paroi inférieure de la bouche par une espèce de ligament, qu'on nomme le filet ou le frein de la langue. Ce ligament qui devient très-saillant, et prend une forme triangulaire pour peu qu'on élève la pointe de la langue en ouvrant la bouche, n'est autre chose que la continuation, et comme une duplicature lâche de la membrane qui tapisse la paroi inférieure de la bouche.

Les bords de la langue, plus épais dans leur partie postérieure, que dans l'antérieure, sont arrondis, lisses et peu remarquables d'ailleurs. La pointe de cet organe est assez mince, et plus ou moins arrondie, suivant les sujets.

La base de la langue est unie à l'épiglotte et aux piliers antérieurs du voile du palais.

La langue est composée de fibres charnues, de vaisseaux sanguins, de vaisseaux lymphatiques, de nerfs et d'une membrane qui couvre toutes ces parties.

Les fibres charnues de la langue en forment la plus grande partie. On en distingue de deux sortes; les unes sont bornées à la langue même au-delà de laquelle elles ne s'étendent pas; les autres sont la continuité des muscles que cet organe reçoit des parties voisines. Les faisceaux que forment les premières, ont été nommés muscles intrinsèques, et les autres muscles de la la langue en sont les muscles extrinsèques.

Les muscles intrinsèques sont connus sous le nom de linguaux ; les extrinsèques sont les stylo-glosses, les hyo-glosses, et les génio-glosses. Tous ces muscles ont été décrits dans la Myologie.

Les fibres de ces différens muscles, en s'enfonçant dans le corps de la langue, dont elles forment la plus grande partie, se confondent tellement les unes avec les autres, qu'il est impossible d'en démêler l'intrication, et de retrouver leur direction primitive. Elles sont unies par un tissu cellulaire très fin et très-serré, dans lequel il ne s'amasse jamais de graisse.

Les artères de la langue lui sont principalement fournies par celles que l'on nomme linguales, et qui viennent de la carotide externe. Sa base en reçoit encore quelques autres peu considérables qui viennent des rameaux palatins et tonsillaires de la labiale. Ses veines, moins constantes, sont la veine superficielle de la langue, la ranine, la linguale, la submentale et quelques autres qui n'ont pas reçu de nom particulier, et qui vont s'ouvrir dans celles du pharynx et du larynx. Ses vaisseaux lymphatiques se rendent dans les glandes jugulaires supérieures.

Les nerfs de la langue viennent de la neuvième paire, de la branche glosso-pharyngienne, de la huitième, et de la branche linguale du nerf maxillaire inférieur. Les filets qu'elle reçoit de la neuvième et de la huitième paires se distribuent principalement à ses muscles. Ceux que la cinquième paire lui donne vont à la membrane qui couvre sa face supérieure, et forment , comme il a été dit plus haut, les papilles dont elle est garnie.

La langue est recouverte d'une membrane qui est une continuation de celle qui tapisse la bouche, et par conséquent des tégumens communs. Cette membrane, unie aux fibres charnues de la langue par un tissu cellulaire très-fin et très-court, est beaucoup plus mince sur sa face inférieure que sur la supérieure, où elle présente les trois espèces de papilles dont on a parlé plus haut. Cette membrane, dont la nature est la même que celle de la peau, présente d'abord une espèce d'épiderme qui embrasse exactement toutes ces papilles, en leur fournissant des gaînes proportionnées à leur volume. Cet épiderme est dépourvu de vaisseaux comme celui du reste du corps, et ne présente aucune ouverture , si ce n'est lorsqu'on l'a déchiré en le séparant des papilles , ce qui arrive facilement , parce qu'il leur est fortement uni. Au-dessous de l'épiderme se trouve le corps muqueux, dont l'épaisseur est d'autant plus considérable , qu'il est plus humecté que par-tout ailleurs.

Au-dessous de la membrane qui couvre la face supérieure de la langue, vers la base de cet organe, on trouve un nombre considérable de petites glandes simples, rondes ou oblongues , percées d'un ou de plusieurs trous qui versent une liqueur salivaire , onctueuse, propre à maintenir la langue dans un état de souplesse et d'humidité favorable à la mastication et au goût.

La langue est le principal organe du goût. Elle sert encore à la prononciation , à la mastication , à la déglutition , et à l'expulsion des crachats. Cependant des observations authentiques prouvent qu'elle peut être détruite ou manquer en grande partie, sans que ces fonctions cessent entièrement.

La paroi inférieure de la bouche, dans l'endroit où elle correspond à la partie libre de la face inférieure de la langue, est lisse et contiguë à cette face. On remarque sur ses parties latérales deux espèces de crêtes plus ou moins saillantes, un peu obliques de devant en arrière et de dedans en dehors, et qui sont formées par les glandes sublinguales. On voit aussi à sa partie moyenne et postérieure, sur les côtés du filet de la langue, les orifices des conduits excréteurs des glandes maxillaires.

Cette partie de la paroi inférieure de la bouche est formée de muscles, d'artères, de veines, de vaisseaux lymphatiques, de nerfs, de membranes et de glandes. Les muscles sont les peauciers, les digastriques, les mylo-hyoïdiens, les génio-hyoïdiens et les génio-glosse. Les artères viennent de la labiale. Les veines sont fournies par la jugulaire interne et par l'externe. Les vaisseaux lymphatiques sont ceux qui viennent des parties voisines, et qui passent dans les glandes dont l'artère submentale est environnée. Les nerfs sont des filets du maxillaire inférieur et de la portion dure de la septième paire. Les membranes sont la peau extérieurement, et intérieurement une membrane très-fine et très-mince qui est continue antérieurement avec les gencives, et postérieurement avec la membrane qui couvre la face inférieure de la langue. Les glandes sont, outre les lymphatiques dont on vient de parler, les glandes maxillaires et les sublinguales.

La glande maxillaire est située au côté interne de l'angle et de la branche de la mâchoire inférieure. Elle est beaucoup moins volumineuse que la parotide. Sa figure est en quelque sorte prismatique et triangulaire. On y considère une face inférieure, une face externe et une face interne ; deux extrémités, une postérieure, et l'autre antérieure.

La face inférieure est couverte par la peau, par le muscle peaucier et par quelques glandes lymphatiques. La face externe correspond au muscle ptérigoïdien interne et à la partie postérieure et inférieure de la face interne du corps de la mâchoire inférieure qui présente un enfoncement pour la recevoir. La face interne correspond au muscle digastrique, au stylo-hyoïdien, à l'hyo-glosse et au nerf de la neuvième paire. L'extrémité postérieure est unie par du tissu cellulaire lâche à la partie inférieure de la glande parotide. L'extrémité antérieure est divisée en deux parties par un sillon dans lequel s'enfonce le bord postérieur du muscle mylo-hyoïdien. De ces deux parties, l'inférieure qui est assez volumineuse et arrondie, est située au-dessous de ce muscle ; la supérieure passe au-dessus, entoure le conduit excréteur de cette glande, et va s'unir ordinairement à la glande sublinguale.

La glande maxillaire est d'un blanc rougeâtre, comme la parotide ; mais elle a beaucoup moins de consistance que cette glande, et ses lobes sont plus gros. Il n'est pas rare de voir à sa partie moyenne un sillon profond qui la divise en deux parties, l'une antérieure et l'autre postérieure. Du reste, les lobes de cette glande, comme ceux de la parotide, sont

formés d'un grand nombre de grains glanduleux, unis ensemble par du tissu cellulaire, et
par des vaisseaux qui passent de l'un à l'autre.

La glande maxillaire reçoit un grand nombre
d'artères qui viennent de la sublinguale, de la
submentale, et de la labiale qui est reçue
dans un sillon de cette glande. Ses veines se
rendent dans des troncs correspondans, tels
que la labiale et la linguale. Ses nerfs viennent
du rameau lingual du maxillaire inférieur.

Le conduit excréteur de la glande maxillaire est connu sous le nom de conduit salivaire inférieur, ou de conduit de *Warthon*.
Ce canal, beaucoup moins grand que celui de
la glande parotide, est formé d'un grand nombre de ramuscules qui viennent de chacun des
grains glanduleux dont la glande maxillaire
est composée. Il sort de la partie antérieure et
supérieure de cette glande, se porte de derrière en devant, et un peu de bas en haut, entre
le muscle mylo-hyoïdien et le génio-glosse, le
long du côté interne de la glande sublinguale,
et va percer la membrane interne de la bouche,
à côté du frein de la langue. Son orifice fort
étroit est tourné en avant et un peu en haut,
et placé au sommet d'une espèce de mamelon.
Ce conduit est entouré par des parties graisseuses, et par un prolongement de la glande
maxillaire qui l'accompagne jusqu'à la glande
sublinguale, et se confond souvent avec elle.
Les parois du conduit de *Warthon* sont fort
minces, d'un blanc rougeâtre, et formées de
tissu cellulaire que parcourent beaucoup de
vaisseaux sanguins. Il est tapissé intérieurement par une membrane très-mince, continue
avec la membrane de la bouche.

N 3

La glande sublinguale est située dans l'épaisseur de la paroi inférieure de la bouche, sous la partie antérieure de la langue, derrière le milieu du corps de la mâchoire inférieure. Elle est oblongue de derrière en devant, aplatie transversalement, et assez semblable à une amande dépouillée de son écorce ligneuse. Sa face externe correspond à un enfoncement qu'on remarque sur la face interne du corps de la mâchoire inférieure. Sa face interne est appuyée sur le muscle génio-glosse. Son bord supérieur est recouvert par la membrane interne de la bouche. Son extrémité antérieure est logée entre le corps de la mâchoire et le muscle génio-hyoïdien. Son extrémité postérieure est unie ordinairement avec le prolongement glanduleux qui entoure le conduit de la glande maxillaire. La glande sublinguale est lobuleuse; mais ses lobes et ses lobules sont moins grands que ceux de la glande maxillaire. Ses artères viennent de la labiale et de la sublinguale. Ses nerfs procèdent de la branche linguale du maxillaire inférieur. Cette glande présente des conduits excréteurs, très-difficiles à appercevoir, à cause de leur petitesse, et dont le nombre est souvent de vingt. Parmi ces conduits, les uns s'ouvrent dans le conduit de *Warthon*, et les autres dans la cavité de la bouche, au-dessous de la langue, entre cet organe et les gencives.

Les parois latérales de la bouche se nomment les joues. Leur figure quadrilatère permet d'y considérer une face externe, une face interne, quatre bords, un supérieur, un inférieur, un antérieur et un postérieur.

La face externe est convexe dans les personnes

qui ont de l'embonpoint ; plate , et même con-cave dans celles qui sont maigres , sur-tout lorsqu'elles ont perdu leurs dents molaires.

La face interne est concave, lisse et con-tiguë aux gencives et aux dents. On remarque à sa partie supérieure , vis-à-vis la troisième dent molaire , l'orifice du conduit excréteur de la glande parotide.

Le bord supérieur, vu extérieurement , se continue antérieurement avec la paupière in-férieure, et postérieurement avec la tempe. Vu intérieurement, c'est-à-dire du côté de la bouche , il s'attache à l'os maxillaire supé-rieur, un peu au dessus de son bord alvéo-laire.

Le bord inférieur correspond à la base de la mâchoire inférieure , et s'attache à la face externe du corps de cet os , au-dessous de son bord alvéolaire.

Le bord antérieur est confondu avec les lèvres.

Le bord postérieur est continu extérieurement avec l'oreille et la partie supérieure et latérale du cou ; intérieurement il s'attache au bord antérieur de la branche de la mâchoire infé-rieure qui forme une saillie par laquelle la joue est séparée de l'isthme du gosier.

Les joues sont composées de muscles , de vaisseaux sanguins , de vaisseaux lymphati-ques , de nerfs , de membranes et de glandes.

Les muscles qui se trouvent dans l'épaisseur des joues, sont le buccinateur , le masseter , le gland et le petit zygomatiques , et une por-tion du peaucier. Les artères des joues viennent de la labiale , de la transversale de la face, de la buccale , de l'alvéolaire supérieure et de la sous-orbitaire. Les veines qui répondent à ces artères portent le même nom, et suivent la même marche; elles vont s'ouvrir dans la jugulaire externe et dans l'interne.

Les vaisseaux lymphatiques des joues se rendent dans les glandes jugulaires supérieures. Leurs nerfs viennent du maxillaire supérieur, du maxillaire inférieur, du sous-orbitaire, et sur-tout de la portion dure de la septième paire.

Les membranes des joues sont la peau et leur membrane interne. La peau qui couvre les joues ne diffère en rien de celles qui se trouvent par-tout ailleurs, si ce n'est qu'elle est très fine, et qu'elle est garnie dans l'homme, à l'âge de puberté, d'un nombre plus ou moins considérable de poils qui forment la barbe. Elle est séparée ordinairement du muscle buccinateur, par une quantité considérable de graisse. Dans les jeunes sujets, elle est très-lisse; mais dans les vieillards, elle présente des rides dont le nombre et la direction varient beaucoup, suivant les sujets. La membrane interne des joues est une continuation de celle des lèvres dont elle ne diffère en rien.

Les glandes des joues sont les buccales, les molaires et la parotide.

Les glandes buccales sont situées entre le muscle buccinateur et la membrane interne de la bouche. Leur nombre est assez considérable; elles ressemblent aux glandes labiales, et présentent, comme elles, un conduit excréteur qui s'ouvre sur la surface interne de la joue.

Les glandes molaires, au nombre de deux, ont été ainsi nommées, parce qu'elles sont situées vis a-vis la dernière dent molaire, entre le mas-

seter et le buccinateur. Ces glandes sont formées de l'assemblage de plusieurs corps glanduleux, semblables aux glandes buccales et
aux glandes labiales. Leurs conduits excréteurs
percent le muscle buccinateur, et s'ouvrent
sur la surface interne de la joue, vers sa partie
postérieure.

La parotide est une glande conglomérée, située à la partie postérieure de la joue, dans
l'espace compris entre le bord postérieur de
la branche de la mâchoire inférieure, le conduit auditif externe et l'apophyse mastoïde du
temporal. Cette glande est la plus considérable
de toutes celles qui servent à la sécrétion de la
salive. Elle s'étend depuis l'arcade zygomatique jusqu'à l'angle de la mâchoire. Sa figure
est en quelque sorte prismatique et triangulaire. On y considère trois faces, une externe
et deux internes, dont l'une est antérieure et
l'autre postérieure; trois bords, un antérieur,
un postérieur et un interne ; et deux extrémités, une supérieure et une inférieure. La face
externe, légèrement convexe, est couverte par
la peau, par quelques fibres du peaucier, et
par une membrane celluleuse, blanchâtre et
comme aponévrotique. La face interne et antérieure recouvre antérieurement le muscle
masseter auquel elle est unie par un tissu cellulaire assez serré ; postérieurement, elle présente un enfoncement qui correspond en haut
à l'articulation de la mâchoire inférieure, et
dans le reste de son étendue, au bord postérieur de la branche de cet os, et à celui du
muscle ptérigoïdien interne. La face interne et
postérieure est unie par du tissu cellulaire assez
serré au conduit auditif externe, à l'apophyse

mastoïde, au bord antérieur du muscle sterno-cleïdo-mastoïdien, au ventre postérieur du digastrique, à l'apophyse styloïde, et aux trois muscles qui s'attachent à cette apophyse. Elle présente des enfoncemens qui correspondent aux saillies formées par ces différentes parties, et des éminences ou prolongemens qui en remplissent les intervalles.

Le bord antérieur est couché sur le muscle masseter ; c'est de sa partie supérieure que sort le conduit excréteur de cette glande, lequel est entouré d'un prolongement glanduleux qui l'accompagne assez loin sur le masseter.

Le bord postérieur, un peu plus épais que l'antérieur, est couché sur le conduit auditif externe, sur l'apophyse mastoïde, et sur le muscle sterno-cleï do-mastoïdien.

Le bord interne s'enfonce profondément entre le ptérigoïdien interne, le ventre postérieur du digastrique, et les muscles qui s'attachent à l'apophyse styloïde. Il est côtoyé par l'artère carotide externe que la substance de la parotide environne. L'extrémité supérieure de cette glande correspond à la base de l'apophyse zygomatique du temporal, entre le conduit auditif externe et l'articulation de la mâchoire inférieure. L'extrémite inférieure, plus mince que la supérieure, se trouve derrière l'angle de la mâchoire, et est unie par du tissu cellulaire à la glande maxillaire et à quelques glandes lymphatiques voisines.

La glande parotide est d'une consistance assez considérable, et d'un blanc tirant un peu sur le rouge. Elle est formée d'un grand nombre de petits grains glanduleux dont la structure intime est inconnue, et qui sont

unis ensemble par un tissu cellulaire très-fin ,
et par des vaisseaux qui passent de l'un à l'autre.
Elle reçoit un grand nombre d'artères qui
viennent de la carotide externe et de la transversale de la face. Ses veines viennent de la jugulaire interne et de l'externe, et correspondent
à ses artères. La parotide est traversée par la
portion dure de la septième paire de nerfs , et
par le rameau temporal superficiel du maxillaire inférieur , qui vraisemblablement laissent quelques filets dans sa substance ; mais
ces filets sont si fins, qu'il n'est pas facile de les
appercevoir.

Les grains glanduleux dont la parotide est
composée , fournissent chacun un conduit excréteur extrêmement fin. Ces conduits dont le
nombre est prodigieux , se réunissent à la
manière des veines , pour former des rameaux plus grands, lesquels se joignent à
leur tour pour former un tronc commun
qu'on nomme conduit excréteur de la glande
parotide, ou conduit salivaire supérieur ,
pour le distinguer de celui de la glande
maxillaire ; on le nomme aussi conduit salivaire
de *Sténon* , du nom de l'Anatomiste qui l'a
découvert. Ce conduit sort de la partie supérieure du bord antérieur de cette glande , et se
porte horizontalement de derrière en devant
sur le muscle masseter, accompagné d'un prolongement glanduleux qui le suit assez loin.
Arrivé au bord antérieur de ce muscle, le conduit de *Sténon* se courbe un peu de dehors en
dedans, et s'enfonce dans la graisse de la joue
qu'il traverse obliquement de derrière en devant,
de dehors en dedans , et un peu de haut en
bas, pour aller percer le buccinateur et la mem-

brane interne de la bouche, vis-à-vis l'intervalle de la seconde et de la troisième dent molaire d'en haut, (en comptant par celles du fond) à trois lignes ou environ de l'angle que fait la joue avec la gencive de la mâchoire supérieure. Ce conduit ne passe pas obliquement entre les fibres du muscle buccinateur : il y passe directement en se repliant en dedans, et il fait ensuite un petit chemin oblique en devant, dans l'épaisseur de la membrane interne de la bouche ; en sorte que quand on tire ce conduit dans la direction qu'il tient entre les fibres du buccinateur, son orifice se trouve antérieurement à côté de l'enfoncement qu'on fait faire à la membrane interne de la bouche par cette traction. Cet orifice, dont le diamètre est moins grand que celui du canal, est coupé obliquement de derrière en devant, et de dedans en dehors. Le conduit de *Sténon*, a environ une ligne de diamètre, mais sa cavité est très-étroite : il est légèrement aplati, de couleur blanchâtre, composé d'un tissu cellulaire très-serré, et parsemé d'un grand nombre de vaisseaux. Il est tapissé intérieurement d'une membrane très-fine qui se continue avec la membrane interne de la bouche. Vis-à-vis le bord antérieur du masseter, ce conduit en reçoit un et quelquefois deux autres très-petits qui viennent d'un ou de deux corps glanduleux de peu de volume, couchés le long de son bord supérieur, et qui sont ordinairement distincts du reste de la parotide.

Les joues retiennent la salive et les alimens ; elles servent à la mastication de ceux-ci, en les repoussant sous les arcades dentaires, lorsqu'ils se sont accumulés entre leur face interne et ces

arcades. Ce dernier usage dépend sur-tout de
la contraction du buccinateur qui est le muscle
principal des joues.

Les parois de la bouche sont continuellement
mouillées par la salive, humeur limpide, légèrement visqueuse, sans odeur, sans saveur,
formée d'environ quatre parties d'eau, et d'une
partie d'albumine, dans laquelle sont dissous
des phosphates de soude, de chaux et d'ammo-
niac, ainsi qu'une petite quantité de muriate
de soude.

La salive, telle qu'elle vient d'être caracté-
risée, résulte du mélange de plusieurs liqueurs;
savoir, de l'humeur visqueuse que donnent les
glandes labiales, buccales, molaires, palatines
et linguales; de l'humeur plus coulante et
plus ténue, qui est fournie par les glandes parotides, maxillaires et sublinguales, et de l'humeur
qui s'exhale de la surface de la bouche. La
première et la dernière de ces humeurs sont
versées continuellement dans la bouche par
une quantité prodigieuse d'orifices, et paroissent destinées à l'humecter et à entretenir ses
différentes parties dans l'état de fraîcheur et
de souplesse qui leur est nécessaire. Quant à la
seconde, elle ne paroît avoir d'autre usage
que de se mêler avec les alimens dans le temps
de la mastication, de les imbiber, de les pénétrer et de les disposer à être plus facilement
digérés dans l'estomac : aussi ne se porte-t-elle
dans la bouche, au moins en grande quantité,
que pendant le temps de la mastication. Sa sécrétion, abondante alors, est déterminée, non-
seulement par l'irritation que la présence ou
le désir des alimens occasionne sur les nerfs des
glandes salivaires, mais encore par la com-

pression que les parties osseuses et les muscles du voisinage exercent sur ces glandes.

La bouche est la voie par laquelle nous prenons les alimens ; elle sert à la mastication, à la déglutition et à l'articulation des sons : elle renferme le sens du goût, dont la langue est l'organe principal, comme il a été dit plus haut.

Du Pharynx, ou Arrière-bouche, et du Voile du Palais.

Le pharynx ou l'arrière-bouche porte aussi le nom de gosier. C'est une espèce de sac musculeux dont le fond est en haut, et qui s'étend depuis la base du crâne, jusques vers la partie inférieure du cou. Le pharynx est situé devant la colonne vertébrale, derrière les fosses nasales, la bouche et le larynx, entre la carotide et la veine jugulaire internes d'un côté, et celles du côté opposé. La cavité du pharynx est étroite à sa partie supérieure, s'élargit à sa partie moyenne, et se rétrécit de nouveau à sa partie inférieure. Cette cavité servant au passage de l'air dans la respiration, ses parois sont constamment écartées depuis la base du crâne, jusqu'au dessous de l'entrée du larynx ; pendant que dans le reste de leur étendue elles se touchent, excepté au moment de la déglutition, où elles sont écartées par le bol alimentaire. On considère dans le pharynx une face externe, une face interne, une extrémité supérieure, et une extrémité inférieure.

La face externe ne peut être bien apperçue que lorsqu'après avoir détaché le pharynx de la colonne vertébrale, on l'enlève avec la face, par une coupe verticale de la tête, qui passe immédiatement devant les condyles de l'occipital. La partie moyenne de cette face est plate, et tient à la partie antérieure des vertèbres cervicales, et aux muscles grands droits antérieurs de la tête, et longs du cou, par un tissu cellulaire assez lâche, dans lequel il ne s'amasse jamais de graisse. Ses parties latérales sont convexes, et correspondent aux artères carotides internes, aux veines jugulaires internes, aux nerfs de la huitième paire, et aux grands sympathiques.

La face interne du pharynx présente une paroi postérieure, une paroi antérieure, et deux parois latérales. La paroi postérieure est plate, et n'offre d'ailleurs rien de remarquable. La partie de cette paroi qui se trouve vis-à-vis l'isthme du gosier, peut être aisément apperçue lorsqu'on regarde dans le fond de la bouche d'une personne qui se prête à cet examen.

La paroi antérieure ne peut être apperçue que lorsqu'on a fendu la partie postérieure et moyenne du pharynx dans toute sa longueur. On remarque à sa partie supérieure, les ouvertures postérieures des fosses nasales, oblongues de haut en bas, et séparées l'une de l'autre par le bord postérieur de la cloison de ces fosses. Au-dessous de ces ouvertures, cette paroi est formée par le voile du palais, cloison mobile qui sépare la bouche du pharynx, et dont il sera parlé plus bas. Au-dessous du voile du palais, est l'isthme du gosier, ouverture par laquelle la bouche et le pharynx communiquent ensemble. Plus bas se remarque la base de la langue ; ensuite, l'épiglotte, cartilage mobile dont il sera parlé par la suite. Derrière l'épiglotte, et un peu plus bas, on remarque l'entrée du larynx, oblongue de devant en arrière et de haut en bas, et qui doit être distinguée de la glotte, comme nous le dirons plus loin. Le reste de cette paroi est formé par la face postérieure du larynx.

Les parois latérales ont peu de largeur. On remarque à leur partie supérieure et antérieure, l'ouverture de la trompe d'*Eustache*.

Ces ouvertures, remarquables par leur figure évasée en manière de trompette, et par le bourrelet cartilagineux qui les forme en partie, sont tournées en avant et un peu en dedans, et semblent s'ouvrir plutôt dans la partie postérieure des fosses nasales, que dans le pharynx même. Dans le reste de leur étendue, ces parois n'offrent rien de remarquable.

L'extrémité supérieure du pharynx représente le fond de l'espèce de sac auquel le pharynx peut être comparé : elle occupe l'espace compris entre l'ouverture postérieure des fosses nasales et les condyles de l'occipital, et recouvre la face inférieure de l'apophyse basilaire de cet os.

L'extrémité inférieure s'ouvre dans la partie supérieure de l'œsophage qui peut être regardé comme la continuation du pharynx.

Le pharynx est composé de muscles, d'artères, de veines, de vaisseaux lymphatiques, de nerfs, et de membranes.

Les muscles du pharynx sont au nombre de quatre de chaque côté; savoir, le stylo-pharyngien, le constricteur supérieur, le constricteur moyen, et le constricteur inférieur; à ces muscles on peut ajouter le pharyngo-staphylin, dont la plus grande partie se trouve

dans

dans les parois du pharynx. Ces muscles ayant été décrits dans la Myologie, il seroit inutile d'y revenir.

Les artères du pharynx sont connues sous les noms de pharyngienne inférieure ou ascendante, et de pharyngienne supérieure ou descendante. La première, plus grosse, est une branche particulière de la carotide externe. La seconde, très-petite, est un rameau de la maxillaire interne. Les ramifications de ces artères, jointes à d'autres qui viennent de la palatine inférieure et des thyroïdiennes supérieure et inférieure, forment sur la membrane interne du pharynx, un réseau très-fin qui donne à cette membrane la couleur rougeâtre qu'elle présente.

Les veines du pharynx viennent de la veine jugulaire interne, de la thyroïdienne supérieure, et de la labiale. Les ramifications de ces veines se répandent sur sa surface postérieure où elles forment un réseau assez remarquable.

Les vaisseaux lymphatiques du pharynx se portent dans les glandes jugulaires supérieures. Ses nerfs viennent de la branche de la huitième paire, qui est connue sous le nom de nerf glosso-pharyngien, du tronc même de la huitième paire, et de son rameau laryngé; il reçoit aussi quelques filets très-mous et très-déliés du ganglion cervical supérieur du grand sympathique.

Le pharynx est couvert extérieurement par une couche de tissu cellulaire, qui l'unit aux parties voisines, et qui forme une espèce de membrane très-mince, semblable à celle dont tous les muscles sont recouverts.

Tome IV.

O

La surface intérieure du pharynx est tapissée par une membrane qui se continue en haut, avec la membrane des fosses nasales et de la bouche ; et en bas, avec celle du larynx et de l'œsophage. Cette membrane est beaucoup plus épaisse à la partie supérieure du pharynx qu'à l'inférieure, où elle revêt aussi la face postérieure du larynx, et où elle est mince, fort lâche et inégalement plissée, suivant la longueur du pharynx. Elle est recouverte d'un épiderme très-mince, parsemée d'une quantité prodigieuse de vaisseaux, et garnie d'un grand nombre de glandes muqueuses ovales, situées à sa face externe, et percées chacune d'un orifice propre qui s'ouvre dans la cavité du pharynx. Ces glandes, plus nombreuses à la partie supérieure de cet organe, que dans le reste de son étendue, fournissent une humeur muqueuse, propre à le lubréfier, et à faciliter la déglutition.

Le voile du palais est une espèce de valvule ou de cloison mobile, qui descend du bord postérieur de la voûte du palais jusqu'auprès de la base de la langue, et qui sépare la cavité de la bouche, de celle du pharynx.

La figure quadrilatère du voile du palais permet d'y considérer une face postérieure, une face antérieure, un bord supérieur, deux bords latéraux et un bord inférieur.

La face postérieure est inclinée en haut, et l'antérieure en bas. L'une et l'autre sont lisses, et n'offrent d'ailleurs rien de remarquable. La direction de ces faces peut changer, suivant les mouvemens du voile du palais, au point que la postérieure devient supérieure, et l'antérieure inférieure.

Le bord supérieur est incliné en avant, et s'attache au bord postérieur de la voûte osseuse du palais. Les bords latéraux font une continuation avec les côtés du pharynx.

Le bord inférieur incliné en arrière, est libre et flottant au-dessus de la base de la langue. Sa partie moyenne présente une espèce d'appendice ou de prolongement, que l'on appelle la luette. Ce prolongement de forme conique est plus ou moins gros, et descend plus ou moins bas, suivant les individus. Il est fort sujet à se tuméfier et à s'engorger : dans cet état, il cause un sentiment incommode dans le gosier, et détermine le malade à exercer continuellement des mouvemens semblables à ceux de la déglutition. La même chose a lieu lorsque la luette s'alonge sans devenir plus grosse. Vu par l'ouverture de la bouche, le bord inférieur du voile du palais représente une arcade qui est partagée en deux par la luette, et dont les piliers sont doubles de chaque côté. De ces quatre piliers, deux sont antérieurs, plus minces, et les deux autres postérieurs un peu plus gros. L'antérieur et le postérieur, de chaque côté, sont écartés en bas, et se rapprochent en haut, de sorte qu'ils laissent entr'eux un intervalle triangulaire dont le sommet est à côté de la base de la luette. C'est dans cet espace qu'est logée la glande amygdale dont il sera parlé plus bas. Les deux piliers d'un côté par leur rencontre avec les piliers du côté opposé, forment l'arcade entière du bord libre du voile du palais; mais les deux piliers postérieurs portent leurs extrémités supérieures plus directement vers la base de la luette, que les deux piliers antérieurs. Les extrémités inférieures des piliers antérieurs se continuent avec les côtés de la base de la langue ; et celles des piliers postérieurs en font de même avec les côtés du pharynx. Ces piliers sont formés par la saillie de quelques faisceaux de fibres musculeuses, que couvre la membrane interne de la bouche. On trouve dans l'épaisseur des piliers antérieurs, les muscles glosso-staphylins, et dans celle des postérieurs, les pharyngo-staphylins.

Le voile du palais est composé de muscles, d'artères, de veines, de nerfs, de membranes et de glandes.

Les muscles du voile du palais sont au nombre de dix, cinq de chaque côté ; savoir, le péristaphylin interne ou supérieur, le péristaphylin externe ou inférieur, le glosso-staphylin, le pharyngo-staphylin et le palato-staphylin, ou *azygos uvulae*. Ces muscles ont été décrits dans la Myologie, avec assez d'exactitude pour qu'il ne soit plus nécessaire d'y revenir.

Les artères du voile du palais sont la palatine supérieure, branche de la maxillaire interne, la palatine inférieure, branche de la labiale, et quelques rameaux de la pharyngienne supérieure. Ses veines dont la marche est moins constante que celle des artères, se réunissent avec celles de la langue et du pharynx, pour s'ouvrir dans la jugulaire interne. Le voile du palais reçoit ses nerfs du rameau palatin, fourni par le ganglion sphéno-palatin du maxillaire supérieur.

Les muscles du voile du palais sont enfermés entre deux feuillets membraneux, un postérieur ou supérieur, qui est une continuation de la membrane pituitaire, et un antérieur et inférieur, venant de la membrane glanduleuse qui tapisse la voûte du palais. Ces deux feuillets se réunissent au bord libre du voile du palais, où ils se prolongent pour former la luette qui est toute membraneuse. Au-dessous des feuillets membraneux qui couvrent le voile du palais, on trouve un grand nombre de follicules ou cryptes muqueux, qui versent une humeur visqueuse et tenace, propre à lubréfier la surface de ce voile. Ces follicules sont très-nombreux dans la luette dont ils forment presque toute l'épaisseur.

La glande amygdale, ainsi nommée à cause de sa ressemblance avec une amande couverte de son enveloppe ligneuse, peut être considérée comme faisant partie du voile du palais. Elle est située de chaque côté entre le pilier antérieur et le pilier postérieur de ce voile. Le volume de cette glande varie dans les différens sujets. Elle est oblongue de haut en bas, un peu plus grosse supérieurement qu'inférieurement. Sa face externe est adhérente au muscle constricteur supérieur du pharynx. Sa face interne convexe et libre, forme sur les côtés de l'isthme du gosier, entre les deux piliers du voile du palais, une saillie plus ou moins considérable, suivant les sujets. Cette face présente des ouvertures dont le nombre s'élève quelquefois jusqu'à quinze, et qui répondent à des sinuosités ou cavités irrégulières, remplies le plus souvent d'une humeur plus ou moins visqueuse. Dans le fond de ces cavités sinueuses, parmi lesquelles il y en a deux ou trois plus considérables que les autres, on voit un assez grand nombre de petites ouvertures, qui ne sont autre chose que les orifices des follicules muqueux qui fournissent cette humeur.

Le bord antérieur de la glande amygdale répond au pilier antérieur du voile du palais, et le postérieur au pilier postérieur. Son extrémité supérieure est logée dans l'angle de séparation de ces deux piliers. L'inférieure correspond aux côtés de la base de la langue.

La glande amygdale est rougeâtre. Son tissu qui est celluleux renferme les follicules ou sinus muqueux dont on a parlé plus haut. Cette glande reçoit ses artères de la labiale et de la maxillaire interne. Ses nerfs viennent du rameau lingual du maxillaire inférieur. L'amygdale répand sur les parties qui l'avoisinent une humeur visqueuse propre à les lubréfier.

Le pharynx et le voile du palais sont les principaux organes de la déglutition. Cette fonction par laquelle les alimens sont portés de la bouche dans l'estomac, s'exécute de la manière suivante. Lorsque les alimens sont suffisamment mâchés, et pénétrés par la salive, la langue, en promenant sa pointe dans les différentes parties de la bouche dont elle parcourt tous les recoins, les ramasse, et en forme une espèce de bol, qui est porté sur sa face supérieure rendue un peu concave, suivant sa longueur, par l'action des muscles stylo glosses qui en relèvent les bords; en même temps la bouche est exactement fermée par le rapprochement des deux mâchoires, et par l'application des lèvres et des joues contre les dents. Les choses étant ainsi disposées, la langue relevée et portée un peu en arrière par l'action des muscles stylo-glosses, s'applique contre la voûte palatine, presse les alimens de devant en arrière, et les précipite dans le pharynx, en leur faisant franchir l'isthme du gosier. Mais le pharynx n'est pas la seule cavité dans laquelle les alimens poussés en arrière par l'application de la langue contre le palais, peuvent s'introduire ; le larynx dont l'entrée est toujours béante dans la partie inférieure du pharynx, derrière et au-dessous de la base de la langue, et les fosses nasales, dont les ouvertures se remarquent à la partie supérieure et antérieure du pharynx, au-dessus du voile du palais, pourroient aussi les recevoir. Or, pour prévenir cette déviation des alimens, qui, dans le premier cas, pourroit être funeste, et dans le second, seroit très-incommode, la nature a employé le mécanisme suivant. En même temps que la langue, en se relevant, et en portant sa pointe en arrière, pousse les alimens à travers l'isthme du gosier, le pharynx et le larynx sont élevés, et portés en avant par l'action des génio-hyoïdiens, mylo-hyoïdiens, hyo-thyroïdiens, et par les ventres antérieurs des digastriques, de sorte que le larynx se cache, pour ainsi dire, sous l'épiglotte, qui, poussée en arrière et en bas par la base de la langue, et par le bol alimentaire, ferme exactement l'entrée du larynx, et forme un plan incliné, sur lequel les alimens descendent pour pénétrer dans le pharynx. Mais pour que les muscles qui élèvent le larynx, en le portant en avant, agissent plus efficacement, il faut que la mâchoire inférieure soit fixée contre la supérieure ; aussi remarque-t-on que la déglutition ne s'exécute jamais mieux que quand la bouche est fermée : cependant on

peut avaler les liquides, la bouche étant
ouverte ; mais alors la déglutition est pénible
et difficile, et encore est-il nécessaire que la
mâchoire inférieure soit retenue par ses muscles élévateurs, pour qu'elle devienne le point
fixe des muscles qui élèvent le larynx, et le
portent en avant. Pendant que l'épiglotte couvre
exactement l'ouverture du larynx, et en défend
l'entrée aux alimens, le voile du palais relevé
par l'action des muscles péristaphylins internes,
étendu transversalement par celle des péristaphylins externes, applique son bord libre
contre la paroi postérieure du pharynx, et
empêche les alimens d'entrer dans les fosses
nasales, comme cela arrive, lorsque le voile
du palais est détruit en totalité, ou en grande
partie, ou lorsque pendant l'acte de la déglutition, nous voulons parler ou rire. Alors l'air,
chassé avec plus ou moins de force des poumons, s'échappe en relevant l'épiglotte, et
repousse les alimens dans les narines postérieures. Aussitôt que les alimens sont parvenus
dans le pharynx, la contraction des muscles
qui avoient élevé le larynx en le portant en
avant, cesse. Cet organe descend et se porte
en arrière, entraîné par son propre poids et
par la contraction des muscles sterno-hyoïdiens,
sterno - thyroïdiens et omo - plathyoïdiens.
L'épiglotte se relève, et le passage de l'air, qui
avoit été intercepté dans ce premier temps de
la déglutition, se rétablit. Le pharynx stimulé
par la présence des alimens se contracte successivement de haut en bas, et les pousse dans
l'œsophage, conduit musculo - membraneux
qui les porte dans l'estomac. Le poids des alimens ne contribue en rien à la déglutition,

comme on peut s'en convaincre par la facilité avec laquelle cette fonction s'exécute dans les personnes qui ont la tête en bas et les pieds en haut, et par l'impossibilité d'avaler lorsque le pharynx est paralysé.

Les mucosités qui lubréfient l'isthme du gosier et le pharynx, facilitent singulièrement le passage des alimens. On voit par ce que nous venons de dire touchant le mécanisme de la déglutition, combien cette action coûte à la nature, et combien de différens organes et de mouvemens divers doivent nécessairement concourir pour son libre exercice. Il n'est donc pas surprenant que la déglutition soit si souvent lésée, et de tant de manières.

Le voile du palais ne sert pas seulement à la déglutition; il porte encore dans le pharynx les mucosités nasales, et contribue aux modifications de la voix.

DU LARYNX.

Le larynx est une espèce de boîte cartilagineuse, située à la partie supérieure et antérieure du cou, au-dessous de la trachée-artère dont il forme, pour ainsi dire, la tête, au-dessous de l'os hyoïde et de la base de la langue, et à la partie inférieure et antérieure du pharynx. Le larynx n'étant pas du nombre des parties qui appartiennent à la tête, on sera peut-être surpris d'en trouver ici la description; mais nous avons pensé que sa communication avec l'arrière-bouche, ou le pharynx, et ses connexions avec la langue, exigeoient qu'on en joignît la description à celle de ces parties.

Le larynx est beaucoup plus grand dans l'homme que dans la femme ; mais dans l'un et l'autre sexe, sa grandeur varie suivant les individus. Il ressemble en quelque sorte à un cône tronqué, dont la base est tournée en haut et le sommet en bas ; on peut le diviser en face externe, en face interne, en base et en sommet.

La face externe présente deux régions, une antérieure, et l'autre postérieure. La région antérieure est couverte par la peau, par les muscles peauciers, par les sterno-hyoïdiens, par les sterno-thyroïdiens, et par les thyro-hyoïdiens. On remarque à sa partie moyenne une saillie longitudinale, qui en occupe les deux tiers supérieurs, et qui est plus marquée dans l'homme que dans la femme. Cette saillie sépare deux surfaces plates, obliques de dedans en dehors, et de devant en arrière. Au-dessous de la saillie dont on vient de parler, on remarque un enfoncement qui répond à l'intervalle des cartilages thyroïde et cricoïde. Le reste de cette région est convexe, et n'offre rien de remarquable.

La région postérieure de la face externe du larynx, forme la partie inférieure de la paroi antérieure du pharynx ; elle est séparée de la région antérieure par deux saillies que recouvre en dehors le pharynx, et qui ne sont autre chose que les bords latéraux du cartilage thyroïde. On remarque à la partie moyenne de cette région, une saillie longitudinale, et sur les côtés deux gouttières plus profondes supérieurement qu'intérieurement, et dans les-quelles coulent les liquides que nous avalons.

La face interne du larynx présente les parois d'un canal plus large supérieurement qu'infé-rieurement, et dont la partie inférieure est circulaire, pendant que la supérieure a plus d'étendue de devant en arrière que transver-salement. Au-dessus de la partie moyenne de ce canal, on remarque un appareil ligamen-teux dont nous parlerons plus bas, et de la disposition duquel résulte une ouverture oblon-gue de derrière en devant, que l'on nomme la glotte.

La base du larynx se voit dans la partie infé-rieure et antérieure du pharynx. Elle présente une ouverture fort alongée et fort oblique de haut en bas et de devant en arrière.

Cette ouverture qui forme l'entrée du larynx, ne doit pas être confondue avec la glotte qui est située plus bas. Sa circonférence est formée en avant par l'épiglotte, en arrière, par les cartilages aryténoïdes, et sur les côtés, par deux replis membraneux qui s'étendent de ces cartilages à l'épiglotte.

Le sommet du larynx est uni à la partie supérieure de la trachée-artère, par une subs-tance membraneuse.

Le larynx est composé de cartilages, de liga-mens, de muscles, de vaisseaux, de nerfs, de membranes et de glandes.

Les cartilages du larynx sont au nombre de cinq; savoir, le cricoïde, le thyroïde, les deux aryténoïdes et l'épiglotte.

Le cartilage cricoïde ou annulaire est situé à la partie inférieure du larynx. Il forme une espèce d'anneau beaucoup plus large à sa partie postérieure qu'à l'antérieure ; on y considère une face externe, une face interne, un bord supérieur, et un bord inférieur.

La face externe présente à sa partie postérieure qui est fort large, une saillie longitudinale qui sépare deux enfoncemens, dans lesquels s'attachent les muscles crico-aryténoïdiens postérieurs ; ses parties latérales, moins larges, présentent dans leur partie supérieure une éminence de forme ronde, convexe, et polie à son sommet, qui s'articule avec l'extrémité des petites cornes, ou cornes inférieures du cartilage thyroïde ; sa partie antérieure, qui est fort étroite, donne attache aux muscles crico-thyroïdiens.

La face interne est tapissée par la membrane du larynx, et ne présente d'ailleurs rien de remarquable.

Le bord supérieur, dans son quart postérieur, ou environ, est horizontal, et présente deux facettes convexes, lisses, inclinées en arrière et en dehors, qui s'articulent avec la base des cartilages aryténoïdes. Dans le reste de son étendue, il est coupé obliquement de derrière en devant, et de haut en bas ; ses parties latérales donnent attache aux muscles cricora-yténoïdiens latéraux : sa partie antérieure légèrement concave, donne attache au ligament crico-thyroïdien.

Le bord inférieur est coupé horizontalement, et d'une manière assez régulière : il est uni à la partie supérieure de la trachée-artère, par une substance membraneuse.

Le cartilage thyroïde, ou scutiforme, a été ainsi nommé, parce qu'il ressemble, dit-on, à une espèce de bouclier en usage parmi les anciens. C'est le plus grand des cartilages du larynx; il occupe la partie antérieure et supérieure de cet organe, où il forme une saillie plus grande dans l'homme que dans la femme. Il est quadrilatère, aplati de devant en arrière, et replié sur lui-même dans le même sens, de manière qu'il paroît formé de deux parties latérales, parallélogrames, et unies à son milieu par un angle aigu. On y considère une face antérieure, une face postérieure, un bord supérieur, un bord inférieur, deux bords latéraux et postérieurs, et quatre angles, deux supérieurs, et deux inférieurs.

La face antérieure présente à sa partie moyenne une saillie longitudinale, plus marquée supérieurement qu'inférieurement, qui la divise en deux parties latérales, obliques de dedans en dehors et de devant en arrière. Chacune de ces parties est traversée obliquement de haut en bas, et de derrière en devant par une ligne légèrement saillante, qui donne attache au muscle thyro - hyoïdien, et au sterno-thyroïdien; quelquefois aussi on y voit un trou qui donne passage à des vaisseaux sanguins.

La face postérieure est partagée aussi en deux parties latérales, par un enfoncement longitudinal qui répond à la saillie mitoyenne de la face antérieure. Elle n'offre d'ailleurs rien de remarquable.

Le bord supérieur, plus long que l'inférieur, présente trois échancrures, une moyenne plus profonde et plus étendue, et deux latérales et postérieures, plus superficielles et moins grandes. Ce bord donne attache au ligament thyro-hyoïdien.

Le bord inférieur a de même trois échancrures, une moyenne plus grande, et deux latérales plus petites : celles-ci sont séparées de la première par une éminence plus ou moins marquée suivant les sujets. Ce bord donne attache, dans sa partie moyenne, au ligament crico-thyroïdien, et sur ses parties latérales aux muscles du même nom.

Les bords latéraux et postérieurs sont droits, arrondis, assez épais, et n'offrent d'ailleurs rien de remarquable. Ils donnent attache à quelques fibres des muscles stylo-pharyngiens et pharyngo-staphylins.

Les angles supérieurs du cartilage thyroïde présentent chacun un prolongement qu'on nomme les cornes supérieures ou les grandes cornes de ce cartilage. Ces prolongemens sont assez longs, minces, cylindriques, légèrement courbés en dedans et en arrière, et terminés par une extrémité arrondie comme une petite tête, à laquelle s'attache un ligament rond qui se porte à l'extrémité de la grande corne de l'os hyoïde.

Les angles inférieurs présentent aussi chacun un prolongement qu'on appelle les cornes inférieures, ou les petites cornes du cartilage thyroïde. Ces prolongemens beaucoup moins longs que les supérieurs, sont assez épais, arrondis, légèrement courbés en dedans, et terminés par une extrémité obtuse, sur le côté interne de laquelle est une petite facette lisse, un peu concave, qui s'articule avec celle qu'on remarque sur la partie latérale postérieure du cartilage cricoïde.

Cette articulation qui est une espèce d'arthrodie, est entourée d'un ligament capsulaire très-mince, qui retient la synovie dont elle est arrosée. Elle est affermie par deux ligamens fibreux, un postérieur et supérieur, et l'autre antérieur et inférieur. Ces ligamens se portent de l'extrémité de la corne du cartilage thyroïde, à une ou deux lignes de distance sur le cricoïde. Le premier est oblique de bas en haut et de devant en arrière, et le second de haut en bas et d'arrière en avant. Cette articulation permet de légers mouvemens de bascule, au moyen desquels le cartilage thyroïde se balance sur le cricoïde, de devant en arrière et de derrière en devant, pour le raccourcissement et l'alongement de la glotte.

Les cartilages arythénoïdes ont été ainsi nommés, parce qu'ils représentent assez bien un bec d'aiguière. Ils sont situés à la partie supérieure et postérieure du larynx, au-dessus du cartilage cricoïde. Chacun d'eux a la forme d'une pyramide triangulaire, courbée de devant en arrière sur sa longueur. On y considère une face postérieure, une face antérieure, une face interne, une base et un sommet. La face postérieure concave est recouverte par le muscle aryténoïdien. La face antérieure, un peu concave inférieurement, et convexe dans le reste de son étendue, est marquée de quelques sillons qui logent des portions de la glande aryténoïde : sa partie inférieure donne attache au muscle tyro-aryténoïdien et aux ligamens de la glotte. La face interne, étroite, plate, regarde celle du cartilage opposé, et est recouverte par la membrane interne du larynx, qui passe d'un cartilage aryténoïde à l'autre, et les unit ensemble. La base est légèrement concave, lisse, et s'articule avec la facette qui se remarque sur la partie postérieure du bord supérieur du cartilage cricoïde. Sa partie externe présente un tubercule assez saillant, qui donne attache en avant au muscle crico-aryténoïdien latéral, et en arrière, au crico-aryténoïdien postérieur. Le sommet est mince, et courbé non-seulement en arrière, mais encore en dedans, de sorte que les deux cartilages aryténoïdes se croisent ordinairement par leur partie supérieure. Ce sommet est formé par une petite portion cartilagineuse, ovale, qui n'est unie au reste du cartilage que par une substance membraneuse, et qui a par conséquent beaucoup de mobilité. Cette portion cartilagineuse est ce qu'on nomme l'appendice ou la tête du cartilage aryténoïde : on l'apelle aussi le petit cartilage aryténoïde.

L'articulation des cartilages aryténoïdes avec le cricoïde, est une espèce d'arthrodie. Elle est environnée d'une capsule, ou plutôt d'un ligament orbiculaire assez lâche, qui permet à ces cartilages des mouvemens en arrière, en avant, en dedans et en dehors, au moyen desquels les ligamens de la glotte sont tendus ou relâchés, et cette ouverture diminuée ou agrandie.

La structure intérieure des cartilages dont on vient de parler est la même dans tous. Dans les enfans, ils sont blancs, peu durs, et leur substance qui se coupe avec facilité, ne présente aucun arrangement de parties. Avec le temps, ils prennent une couleur jaunâtre, deviennent plus durs, et s'ossifient en différens points chez les personnes avancées en âge. Alors ils offrent au dehors une couche de substance

tance compacte, qui est analogue à celle qui fait la partie extérieure des os larges, et au dedans une substance cellulaire semblable à celle qui forme la partie spongieuse des os, et remplie, comme elle, d'un suc médullaire rougeâtre. L'ossification du cartilage thyroïde et du cricoïde arrive beaucoup plutôt que celle des cartilages aryténoïdes.

L'épiglotte ainsi nommée parce qu'elle couvre la glotte, est une lame cartilagineuse située à la partie supérieure du larynx, derrière la base de la langue et un peu au-dessous. Sa forme est à peu près semblable à celle d'une feuille de pourpier; on y considère une face antérieure, une face postérieure, deux bords latéraux, une extrémité supérieure et une extrémité inférieure. La face antérieure, inclinée en haut, est unie dans sa partie inférieure à l'os hyoïde et à la base de la langue : dans le reste de son étendue, elle est libre, concave de haut en bas, et convexe transversalement. On remarque à sa partie moyenne une ligne peu saillante, qui la divise suivant sa longueur en deux parties latérales. La face postérieure inclinée en bas, est concave d'un côté à l'autre dans toute son étendue, et légèrement convexe de haut en bas dans sa partie supérieure. Les bords latéraux libres dans leur moitié supérieure, sont unis, dans l'inférieure, à une production membraneuse qui vient des cartilages aryténoïdes, et qui forme les côtés de l'entrée du larynx. L'extrémité supérieure, plus large et plus mince que l'inférieure, est arrondie, légèrement échancrée et recourbée en avant. L'extrémité inférieure, beaucoup plus épaisse, mais moins large, est attachée

Tome IV.   P

à l'échancrure mitoyenne du bord supérieur du cartilage thyroïde, par une substance ligamenteuse, jaunâtre, très-serrée. La substance de l'épiglotte ne ressemble point à celle des autres cartilages du larynx : elle est jaunâtre, souple, mais fort élastique, et en quelque sorte fibreuse. L'épiglotte est d'ailleurs percée d'un grand nombre de trous de grandeurs différentes, qui la font paroître comme criblée, et qui sont remplis par des prolongemens de la substance glanduleuse dont ses deux faces sont recouvertes.

L'épiglotte ne tient pas seulement au supérieur du cartilage thyroïde, par la substance ligamenteuse dont il a été parlé plus haut ; elle est unie à la face postérieure du corps de l'os hyoïde, et au ligament thyro-hyoïdien, au moyen d'un tissu cellulaire jaunâtre, dense et serré : elle a aussi des connexions avec la base de la langue, par trois ligamens, un moyen, plus grand, et deux latéraux, plus petits, qui ne sont autre chose que des replis de la membrane qui se prolonge de la face supérieure de cet organe, sur la face antérieure de l'épiglotte ; enfin, ce cartilage tient aux cartilages aryténoïdes par deux productions membraneuses qui forment les côtés de l'entrée du larynx. L'épiglotte est très-mobile : ses liaisons intimes avec la base de la langue, rendent ses mouvemens dépendans de ceux de cet organe, qui, dans la déglutition, pousse ce cartilage en arrière sur l'ouverture du larynx, pour empêcher que les alimens ne s'y introduisent.

Les ligamens du larynx sont les thyro-hyoïdiens, le crico-thyroïdien, et ceux de la glotte. A ces ligamens on peut ajouter ceux qui environnent les articulations des cartilages qui composent le larynx, et dont il a été parlé plus haut.

Les ligamens thyro-hyoïdiens sont au nombre de trois, un moyen et deux latéraux. Le moyen est fort large et s'étend depuis le bord supérieur du cartilage thyroïde jusqu'à l'os hyoïde. Sa figure est quadrilatère : on y considère une face antérieure, une face postérieure, un bord supérieur, un bord inférieur, et deux bords latéraux. La face antérieure est couverte par les muscles thyro-hyoïdiens, sterno-hyoïdiens et omoplat-hyoïdiens. La face postérieure est unie, dans sa partie moyenne, avec la partie inférieure et antérieure de l'épiglotte : ses parties latérales sont recouvertes par la membrane interne du pharynx. Le bord supérieur s'attache à la face postérieure du corps et des grandes cornes de l'os hyoïde. Le bord inférieur est attaché à toute la longueur du bord supérieur du cartilage thyroïde. Les bords latéraux s'attachent inférieurement aux grandes cornes de ce cartilage : dans le reste de leur étendue, ils sont unis aux ligamens thyro-hyoïdiens latéraux. Ce ligament est jaunâtre, beaucoup plus épais à sa partie moyenne que sur ses parties latérales, et formé de lames de tissu cellulaire, appliquées les unes aux autres.

Les ligamens thyro-hyoïdiens latéraux s'étendent depuis l'extrémité des cornes supérieures du cartilage thyroïde, jusqu'à l'extrémité des grandes cornes de l'os hyoïde. Ces ligamens, longs d'environ un pouce, se présentent sous la forme de deux cordons arrondis, fibreux, dans l'épaisseur desquels on remarque toujours

P 2

un et quelquefois même deux ou trois grains cartilagineux ou osseux.

Le ligament crico-thyroïdien est situé entre la partie moyenne antérieure du bord supérieur du cartilage cricoïde, et le bord inférieur du cartilage thyroïde. Sa face antérieure est couverte par les muscles sterno-hyoïdiens et crico-thyroïdiens. Sa face postérieure est tapissée par la membrane interne du larynx. Son bord supérieur est attaché à l'échancrure moyenne du bord inférieur du cartilage thyroïde. Son bord inférieur s'attache à la partie antérieure du bord supérieur du cartilage cricoïde. Le ligament crico-thyroïdien est fort épais, sur-tout à sa partie moyenne, jaunâtre, et composé de tissu cellulaire : il est percé de plusieurs petites ouvertures qui donnent passage à des vaisseaux sanguins.

Les ligamens de la glotte sont situés dans l'intérieur du larynx, et s'étendent depuis la partie moyenne de la face postérieure du cartilage thyroïde, jusqu'à la partie antérieure des cartilages arythénoïdes : ils sont au nombre de quatre, deux de chaque côté, distingués en supérieurs et en inférieurs.

Les ligamens inférieurs, larges d'environ deux lignes, présentent chacun une face supérieure, une face inférieure, un bord externe, un bord interne, une extrémité postérieure et une extrémité antérieure. La face supérieure, légèrement inclinée en dehors, forme la paroi inférieure d'un enfoncement qu'on nomme ventricule ou sinus du larynx. La face inférieure, un peu inclinée en dedans, n'offre d'ailleurs rien de remarquable. Le bord externe est adhérent et correspond à la face interne du cartilage thyroïde. Le bord interne est libre et forme un des côtés de la glotte. L'extrémité postérieure est attachée à la partie antérieure et inférieure du cartilage arythénoïde. L'extrémité antérieure s'attache à la partie moyenne de l'enfoncement longitudinal qu'on remarque sur la face postérieure du cartilage thyroïde. Ces ligamens, plus épais à leur bord interne que dans le reste de leur largeur, sont composés de fibres élastiques, renfermées dans une duplicature de la membrane interne du larynx.

Les ligamens supérieurs de la glotte, un peu moins larges que les inférieurs, leur ressemblent d'ailleurs beaucoup. Leurs faces supérieure et inférieure, ainsi que leur bord interne, sont libres. Leur bord externe est adhérent et correspond à la production membraneuse qui du cartilage arythénoïde va au cartilage thyroïde. Leur extrémité postérieure est attachée à la face antérieure du cartilage arythénoïde, un peu au-dessus de sa partie moyenne. Leur extrémité antérieure s'attache à la partie moyenne supérieure de la face postérieure du cartilage thyroïde. Ces ligamens sont beaucoup moins fibreux et moins élastiques que les inférieurs, et renfermés, comme eux, dans une duplicature de la membrane interne du larynx.

Les ligamens supérieur et inférieur d'un côté laissent entr'eux et ceux du côté opposé une ouverture par laquelle l'air s'introduit dans le larynx et dans la trachée-artère, et qu'on nomme la glotte. Cette ouverture, oblongue de derrière en devant, a dix à onze lignes de longueur dans un homme adulte ; sa largeur est de deux à trois lignes en arrière ; mais elle se rétrécit antérieurement, où les ligamens qui la forment, se rencontrent à angle très-aigu. La longueur et la largeur de la glotte, un peu moins considérables chez la femme que chez l'homme, et différentes suivant les sujets, peuvent être augmentées et diminuées par les mouvemens des cartilages arythénoïdes.

On voit de chaque côté de la glotte, entre le ligament supérieur et l'inférieur, un enfoncement qu'on nomme ventricule ou sinus du larynx. La profondeur de ces ventricules varie suivant les sujets ; leur figure est oblongue de derrière en devant ; leur ouverture, toujours béante, de forme elliptique et plus large que le fond, est tournée en dedans et un peu en haut, et s'étend du cartilage thyroïde aux cartilages arythénoïdes. Leur fond, tourné en dehors et un peu en bas, correspond au cartilage thyroïde, et est couvert par le muscle thyro-arythénoïdien. Les ventricules du larynx sont tapissés par la membrane interne de cet organe qui, en s'enfonçant entre le ligament supérieur et le ligament inférieur de la glotte, forme une espèce de petite poche.

Les muscles du larynx sont distingués en communs et en propres : les premiers le meuvent en totalité, et les seconds n'agissent que sur les divers cartilages dont il est composé. Les muscles communs sont les sterno et les hyo-thyroïdiens : les muscles propres sont les crico-thyroïdiens, les crico-arythénoïdiens postérieurs, les crico-arythénoïdiens latéraux, les thyro-arythénoïdiens et l'arythénoïdien. Tous ces muscles ont été décrits dans la Myologie.

Les artères et les veines qui se distribuent aux différentes parties du larynx, viennent des thyroïdiennes supérieures et inférieures. Ses vaisseaux lymphatiques se portent dans les glandes jugulaires inférieures. Ses nerfs, au nombre de deux de chaque côté, viennent de la huitième paire : l'un est connu sous le nom de nerf laryngé, et l'autre sous celui de récurrent. Le premier se distribue principalement à sa membrane interne, et le second à ses muscles propres.

L'intérieur du larynx est tapissé par une membrane qui se continue supérieurement avec celle de la bouche et du pharynx, et inférieurement avec celle de la trachée-artère. Cette membrane, qui peut être regardée comme une continuation de la peau, est parsemée d'une quantité prodigieuse de vaisseaux sanguins qui la font paroître rouge, et d'un grand nombre de filets nerveux qui lui donnent la sensibilité exquise dont elle jouit. Elle renferme, dans son épaisseur, un grand nombre de follicules glanduleux qui versent, par des orifices très-étroits, une humeur muqueuse sur toutes les parties du larynx, et principalement sur les parois de ses ventricules.

Outre ces follicules, le larynx a des glandes qui lui sont particulières ; savoir : le corps glanduleux de l'épiglotte ou le *péri-glottis*, et les glandes arythénoïdes, auxquelles on peut joindre la glande thyroïde.

Le corps glanduleux de l'épiglotte couvre les deux faces de ce cartilage, mais il a beaucoup moins d'épaisseur sur la postérieure que sur l'antérieure ; il est aussi moins épais vers son extrémité supérieure que vers l'inférieure. Les deux couches qu'il forme communiquent ensemble par des prolongemens qui remplissent les trous dont l'épiglotte est percée. Ce corps est formé par la réunion d'un grand nombre de follicules glanduleux, unis entr'eux par du tissu cellulaire, dans les cellules duquel se trouve un peu de graisse. Plusieurs de ces follicules sont isolés vers l'extrémité inférieure de l'épi-glotte : ils fournissent une humeur muqueuse qui lubréfie les deux faces de ce cartilage.

Les glandes arythénoïdes ont été ainsi nommées, parce qu'elles sont situées au-devant des cartilages dont elles portent le nom. Elles ont la forme d'un L, dont la branche horizontale est logée dans l'épaisseur de la partie postérieure du ligament supérieur de la glotte, et la verticale couvre la face antérieure du cartilage arythénoïde, et remplit l'enfoncement qu'on remarque à sa partie inférieure. La couleur de ces glandes est blanchâtre. Elles sont formées d'un grand nombre de petites glandes unies ensemble par un tissu cellulaire dense et serré, et dont les conduits excréteurs percent la membrane interne du larynx, et versent sur sa surface l'humeur muqueuse qu'elles fournissent.

La glande thyroïde est située à la partie inférieure et antérieure du larynx, et à la partie supérieure et antérieure de la trachée-artère. Elle est plus grosse dans l'enfance que dans l'âge adulte, et dans la femme que dans l'homme. Elle est formée de deux parties latérales fort grosses, réunies par une portion moyenne fort étroite, et qui fait une espèce d'isthme. Quelquefois cette partie moyenne manque entièrement, et alors la glande thyroïde est partagée en deux portions, une à droite et l'autre à gauche. La forme de cette glande est en quelque sorte semblable à un croissant dont la concavité est en haut, et la convexité en bas. Pour s'en former une idée exacte, il faut considérer séparément sa partie moyenne et ses parties latérales.

La partie moyenne ou l'isthme de la glande thyroïde est plus ou moins large et plus ou moins longue suivant les sujets. Sa face antérieure est couverte par les muscles sterno - thyroïdiens et hyoïdiens. Sa face postérieure couvre le cartilage cricoïde, les muscles crico-thyroïdiens, et les deux premiers anneaux cartilagineux de la trachée-artère, auxquels elle est unie par un tissu cellulaire assez serré. Son bord inférieur est légèrement échancré. Son bord supérieur donne souvent naissance à un prolongement dont la longueur et la grosseur varient suivant les sujets, mais qui est toujours plus large dans sa partie inférieure que dans la supérieure, où il se termine en pointe. Dans certains sujets, ce prolongement monte jusqu'à l'os hyoïde ; dans d'autres, il finit sur le ligament crico-thyroïdien : quelquefois il procède de l'une des portions latérales de la glande thyroïde. Les extrémités de cette portion moyenne sont confondues avec la partie interne et inférieure des portions latérales.

Les parties latérales de la glande thyroïde sont oblongues de haut en bas, plus épaisses inférieurement que supérieurement, et en quelque sorte prismatiques et triangulaires. On considère dans chacune d'elles une face antérieure, une face postérieure, une face interne, une extrémité supérieure, et une extrémité inférieure. La face antérieure est couverte par les muscles sterno-hyoïdien, omoplat-hyoïdien et sterno-cléido-mastoïdien. La face postérieure couvre l'artère carotide, la veine jugulaire interne, le nerf de la huitième paire et le grand sympathique. La face interne couvre la trachée-artère, le cartilage cricoïde, le thyroïde, le muscle crico-thyroïdien, le constricteur inférieur du pharynx, et l'hyo-thyroïdien. L'extrémité supérieure, assez mince et arrondie, est logée entre la partie latérale du cartilage thyroïde et l'artère carotide. L'extrémité inférieure, obtuse, descend plus ou moins au-dessous du bord inférieur de la portion moyenne de la glande, et se loge entre l'artère carotide et la trachée-artère. C'est par cette extrémité que pénètrent les vaisseaux thyroïdiens inférieurs.

La glande thyroïde est d'un rouge brun plus foncé dans les enfans que dans les adultes, et chez les femmes que chez les hommes. Elle est mollasse, et formée de l'assemblage de plusieurs lobes, qui sont eux-mêmes formés de la réunion de grains glanduleux moins faciles à distinguer que dans les autres glandes. Sa substance est remplie d'une liqueur jaunâtre, onctueuse et en quelque sorte huileuse, qui paroît plutôt infiltrée dans une espèce de tissu cellulaire, que renfermée dans des vésicules particulières. Cette glande reçoit ses artères et ses veines, qui sont très-grosses et très-nombreuses, des thyroïdiennes supérieures et inférieures. Elle a des vaisseaux lymphatiques qui se portent aux glandes jugulaires ; et quelques filets nerveux qui viennent du nerf récurrent et du grand sympathique.

Les usages de la glande thyroïde ne sont

point connus : celui qu'on lui a assigné le plus généralement est de fournir une humeur propre à lubréfier le larynx , le pharynx ou l'œsophage ; mais cet usage peut d'autant moins lui être attribué , qu'on n'a découvert encore aucune voie de communication entre ces cavités et la glande thyroïde , qui est essentiellement dépourvue de conduits excréteurs. Quoi qu'il en soit de l'utilité de cette glande , elle doit être plus grande dans le fœtus que dans l'adulte , et proportionnée au nombre et à la grosseur des vaisseaux qu'elle reçoit.

Le larynx ne donne pas seulement passage à l'air qui entre dans les poumons lors de l'inspiration , et en sort pendant l'expiration ; il est encore le principal organe de la voix, laquelle résulte des vibrations que l'air chassé des poumons éprouve en traversant la glotte. Cette ouverture est le véritable instrument de la voix ; mais l'on ne connoît point encore le mécanisme suivant lequel elle produit la diversité des sons qui la constituent.

DE LA POITRINE.

La poitrine, ou le thorax, est une grande cavité qui forme la partie supérieure du tronc, et dans laquelle sont renfermés les principaux organes de la respiration et de la circulation. La grandeur de la poitrine varie beaucoup suivant les sujets : elle est en général moins considérable dans la femme que dans l'homme ; elle est aussi moins grande proportionnément au reste du corps dans les enfans que dans les adultes. Sa forme, comme il a été dit dans l'Ostéologie, est celle d'un cône aplati de devant en arrière, dont la base est en bas et le sommet en haut. Lorsqu'on l'examine sur un sujet entier, cette forme est toute différente : vue sur les côtés, elle est large en bas, et étroite en haut : vue par devant et par derrière, elle paroît étroite en bas, et large en haut. On considère dans la poitrine ses parois, sa cavité, et les viscères qui remplissent cette cavité.

L'extérieur des parois du thorax se divise en partie antérieure, nommée particulièrement poitrine ; en partie postérieure, connue sous le nom de dos ; en parties latérales, appelées simplement côtés, et distingués en côté droit, et en côté gauche. Chacun de ces côtés aboutit supérieurement à un enfoncement qu'on nomme l'aisselle, et qui est borné en devant par le muscle grand pectoral, et en arrière par le grand dorsal et le grand rond.

Les parois de la poitrine sont composées d'os, de cartilages, de muscles, d'artères, de veines, de vaisseaux lymphatiques, de nerfs, de membranes et de glandes.

Les os qui forment les parois de la poitrine sont en devant le sternum, en arrière les vertèbres dorsales, et sur les parties latérales les côtes; à ces os on peut ajouter les omoplates et les clavicules. Les cartilages qui se trouvent dans ces parois, sont ceux qui terminent les côtes antérieurement, et ceux qui appartiennent aux articulations de ces os avec les vertèbres du dos, et à celles de ces vertèbres entr'elles.

Les muscles qui entrent essentiellement dans la composition des parois de la poitrine, sont le diaphragme, les muscles intercostaux, externes et internes, et les triangulaires du sternum. A ces muscles on peut ajouter ceux qui couvrent extérieurement la poitrine, et qui sont antérieurement les grands et petits pectoraux, les sous-claviers, la partie inférieure des peauciers et des sterno-cléido-mastoïdiens, et la partie supérieure des muscles droits de l'abdomen; postérieurement, les trapèzes, les rhomboïdes, les dentelés postérieurs et supérieurs, les grands dorsaux, les dentelés postérieurs et inférieurs, l'extrémité inférieure des splenius et des grands complexus, les sacro-lombaires, les longs dorsaux, les transversaires épineux, et les muscles qui couvrent les omoplates, tels que les sus-épineux, les sous-épineux, les grands et petits ronds, et les sous-scapulaires; latéralement, le grand dentelé, et le grand oblique de l'abdomen.

Les artères qui se trouvent dans les parois de la poitrine, sont les intercostales, les mammaires internes, les diaphragmatiques, les thorachiques et les scapulaires. Les veines portent le même nom, suivent la même marche, et la même distribution. Les vaisseaux lymphatiques sont très-nombreux, et accompagnent les artères et les veines.

Les nerfs qui se rencontrent dans ces parois, sont les dorsaux, les thorachiques, venant du plexus brachial, et quelques filets peu considérables, fournis par les branches inférieures du plexus cervical.

Les parois de la poitrine sont recouvertes extérieurement par les tégumens communs, lesquels ne diffèrent en rien de ceux des autres parties du corps; intérieurement elles sont tapissées par une membrane qu'on nomme la plèvre. Outre les parties dont on vient de parler, on trouve encore dans les parois du thorax un assez grand nombre de glandes lymphatiques, et deux organes glanduleux particuliers, qui en occupent la partie antérieure et supérieure, et qu'on nomme les mamelles.

Des Mamelles.

Les mamelles, au nombre de deux, sont des organes glanduleux, situés à la partie antérieure et supérieure de la poitrine. Leur volume est très-petit chez les hommes; il n'est pas plus considérable chez les petites filles; mais au temps de la puberté elles s'élèvent, deviennent demi-sphériques, et acquièrent une fermeté et une consistance assez considérables, qui disparaissent dans celles qui ont eu commerce avec les hommes; l'allaitement les alonge, et les rend lâches et pendantes.

La peau qui couvre les mamelles est tendre,

douce au toucher, et blanche, excepté au sommet de l'hémisphère. Sur ce sommet il y a une aréole circulaire de couleur rouge chez les filles, obscure chez les femmes, et sur laquelle on apperçoit la plupart du temps de petits tubercules semblables à des verrues, accumulés sans ordre et sans nombre. Ces tubercules sont percés à leur pointe, et tout remplis de grains sébacés qui séparent une espèce de cire propre à défendre l'aréole, car la fonction de la mamelle la met dans la nécessité d'être humectée par la bouche de l'enfant et par le lait qui s'écoule, et on sait que quand la peau est humectée, elle s'excorie facilement et devient douloureuse ; il croît quelquefois, mais fort rarement, des poils sur ces tubercules.

Du milieu de cette aréole s'élève une éminence qu'on appelle la papille, ou le mamelon. Cette papille, rouge ou brune, plus ou moins grande, suivant les différentes femmes, est cylindrique et couverte d'une peau tendre, mais rugueuse, et crevassée. Le mamelon est peu saillant dans l'état de tranquillité ; il l'est davantage quand il est irrité : alors il s'alonge, se durcit, et entre pour ainsi dire en érection. Il y a quelques poils très-fins sur toute la peau de la mamelle, même sur l'aréole.

Les mamelles sont composées d'une substance glanduleuse, de tissu cellulaire, de vaisseaux sanguins, de vaisseaux lymphatiques et de nerfs.

La substance glanduleuse des mamelles forme une glande unique du genre des conglomérées, et qui occupe le centre de ces organes. Le volume de cette glande n'est pas toujours relatif à celui de la mamelle dont la grosseur dépend principalement de la graisse, comme nous le dirons plus bas. Elle est plus grosse dans les nouveaux-nés, que dans les enfans d'un an ; c'est qu'alors elle est plus pleine de sucs et plus molle. On remarque qu'elle est plus grande dans les petites filles, que dans les petits garçons. La glande mammaire est enveloppée, dans toute son étendue, d'un tissu cellulaire ferme, blanc, et feuilleté. Elle est composée de gros monceaux de figure à-peu-près ronde, et séparés les uns des autres par de la graisse et du tissu cellulaire ; chaque peloton se subdivise en d'autres grains plus petits, mais que l'on ne peut facilement séparer les uns des autres. Ces grains ne sont pas creux, et conséquemment du genre des cryptes.

Il y a une pareille glande dans les mamelles des hommes ; mais elle est très-petite, moins divisée en pelotons, et plus aisée à séparer des parties voisines, parce qu'elle a moins de graisse.

Dans une femme qui meurt en allaitant, ou étant grosse, ou en couches, ou peu de temps après être accouchée, on trouve dans le corps glanduleux des mamelles, un nombre prodigieux de tuyaux excréteurs, blancs, délicats, presque transparens, très-dilatables, et d'une grosseur fort variable, depuis une ligne jusqu'à deux et même trois quand ils sont pleins. Ces tuyaux qui représentent assez bien des amas d'intestins repliés les uns sur les autres, sont plus étroits chez les femmes qui n'allaitent point, ou qui ne sont point accouchées depuis peu ; ils sont encore plus étroits dans les hommes et les vieilles femmes.

Les tuyaux excréteurs de la glande mammaire

maire, ou conduits lactifères naissent de l'extrémité des artères qui se distribuent dans la substance de cette glande, et quoique l'injection poussée dans ces artères ne pénètre pas dans les conduits, l'analogie des autres sécrétions du corps humain, ne permet pas de douter qu'il n'y ait une communication directe des artères dans les conduits laiteux. Mais ces conduits ne viennent pas seulement de la glande mammaire; ils prennent racine aussi dans la graisse qui se trouve autour de sa base, de façon qu'on peut les suivre dans cette graisse, et on les y trouve ramifiés. Les radicules des conduits lactifères se réunissent et forment des troncs comme les veines; mais au lieu de devenir plus gros, ils se rétrécissent en se portant du côté de l'aréole; quand ils y sont parvenus, ils y forment une espèce de cercle, et sont rangés si près les uns des autres, qu'ils ne laissent presque aucun espace entr'eux.

Ils passent de l'aréole dans le mamelon; ils sont très-étroits dans le trajet qu'ils font dans sa substance, et ils sont repliés tant que ce mamelon est affaissé et ridé; mais dès qu'il est relevé, ils sont droits. Ils s'ouvrent sur le sommet du mamelon, par des orifices très-étroits, qui sont cachés entre ses rides, et qui laissent échapper l'humeur qu'ils contiennent quand on les exprime, et sans expression, même assez souvent ils laissent couler cette humeur, soit que le mamelon soit irrité, soit qu'il ne l'ait pas été. Quand ces tuyaux ne sont pas étendus, les rides du mamelon font qu'à peine on peut y introduire une soie.

Tome IV.   Q

Les conduits lactifères réunis dans le mamelon, au nombre de quinze ou vingt, sont environnés d'une toile cellulaire feuilletée, mince et resplendissante, et recouverts par un prolongement de la peau qui s'étend sur ce mamelon.

L'espèce d'érection dans laquelle entre la papille, lorsqu'on l'irrite, a fait croire qu'elle renfermait dans son épaisseur une substance semblable à celle du corps caverneux de la verge; mais on n'y remarque rien de semblable. La peau du mamelon est garnie, comme celle de l'aréole, d'un grand nombre de follicules sébacés, desquels sort une humeur propre à le lubréfier et à le défendre de l'impression des lèvres de l'enfant.

Les tuyaux excréteurs de la glande de la mamelle communiquent avec les veines de cette partie, et sur-tout avec ses vaisseaux lymphatiques. Cette communication est prouvée par les injections : si on pousse du mercure dans ces conduits, par celle de leurs extrémités qui se termine au mamelon, après avoir pris la précaution de suspendre la mamelle avec un fil, non-seulement il pénètre dans la glande de cette partie, mais se glisse encore très-promptement dans ses veines, et de là dans les veines axillaires. Il s'introduit aussi dans ses vaisseaux lymphatiques, et par leur moyen, jusques dans les glandes de l'aisselle.

Les conduits lactifères communiquent aussi entr'eux. *Meckel*, en les injectant sur une mamelle détachée dont il avoit lié toutes les veines qui se trouvent à la base, vit d'abord le mercure pénétrer dans toute sa masse; et en continuant de le pousser, il le vit s'échapper par quelqu'autre tuyau lactifère de la papille : il

observa même que, quand on fait une ligature aux tuyaux par où le mercure s'écoule,
et qu'on continue d'en faire passer dans les
premiers, il sort de nouveau par d'autres
tuyaux qui n'avaient pas été remplis. Enfin il
remarqua que si on lie tous les tuyaux de la
papille, et qu'on renverse la mamelle, ces
tuyaux, au nombre de quinze, sont tous remplis,
quoique le mercure n'ait été poussé que dans
quatre ou cinq.

La glande mammaire est environnée de
toutes parts d'un tissu cellulaire graisseux qui
l'unit aux parties voisines. Entre cette glande
et le muscle grand pectoral, ce tissu cellulaire
est peu fourni de graisse ; mais au-dessous de
la peau, il en contient ordinairement une
grande quantité. C'est cette graisse qui fait
principalement le volume des mamelles ; c'est
pourquoi, avant sa formation, elles ont si peu
de saillie chez les enfans et les petites filles qui
n'ont pas atteint l'âge de puberté, et à mesure
que croît cette graisse, elles prennent aussi de
l'accroissement; au contraire, les maladies,
la vieillesse la consument, et les font enfin
disparoître presqu'entièrement.

Cette graisse ramassée en pelotons et en
petites masses divisées par les lames celluleuses
qui se détachent de la face interne de la peau,
s'enfonce entre les lobes dont la glande mammaire est composée. Il y a cependant fort peu
de graisse sous les mamelons, et dans cet
endroit, la glande est presque immédiatement
derrière la peau et le tissu cellulaire.

Les artères des mamelles sont peu grosses,
mais très-nombreuses. Elles viennent des mammaires internes, des thorachiques, et des

intercostales. Ces artères se distribuent à la glande mammaire, au tissu cellulaire et à la peau. Les veines des mamelles, moins connues que les artères, portent le même nom, et affectent à peu-près la même distribution. Elles forment des cercles plus remarquables autour de l'aréole et au sommet des mamelles, que par-tout ailleurs. Celles qui rampent sous la peau sont marquées par des lignes bleuâtres, très apparentes dans les femmes qui ont la peau fort blanche.

Les mamelles ont une quantité prodigieuse de vaisseaux lymphatiques qui naissent du tissu cellulaire et des conduits lactifères. Ces vaisseaux, dont quelques-uns traversent les glandes lymphatiques qui se trouvent entre le côté externe de la base de la mamelle et le muscle grand pectoral, se dirigent tous vers les glandes de l'aisselle, dans lesquelles ils se ramifient avant d'arriver au canal thorachique. Les nerfs des mamelles viennent des nerfs dorsaux. Leurs tégumens en reçoivent aussi quelques-uns des branches inférieures du plexus cervical. Ces nerfs sont très-petits et très-difficiles à suivre dans le tissu des mamelles, quoique ces organes jouissent d'une grande sensibilité.

On connaît assez l'usage des mamelles chez les femmes; mais on ignore à quoi elles peuvent être utiles chez les hommes. On en a vu plusieurs rendre par le mamelon une humeur séreuse et semblable à du lait; cependant on ne peut pas dire que leurs mamelles soient destinées à la sécrétion de cette liqueur, comme celle des femmes.

De la Plèvre et du Médiastin.

La plèvre est une membrane celluleuse, mince, transparente, qui tapisse l'intérieur de la poitrine, et se réfléchit sur les poumons, auxquels elle fournit une enveloppe extérieure ; mais cette membrane forme deux sacs, ou plutôt il y a deux plèvres, une droite et l'autre gauche. Pour s'en former une idée exacte, il faut les considérer comme deux poches membraneuses sans ouverture, adossées l'une à l'autre, et formant par cet adossement une cloison qui partage la cavité de la poitrine en partie droite et partie gauche, et dans l'épaisseur de laquelle se trouvent plusieurs des organes qui sont contenus dans cette cavité. En outre, chaque plèvre recouvre le poumon correspondant, sans le contenir dans sa propre cavité. Elle revêt toute l'étendue de la surface de cet organe, à l'exception de l'endroit par lequel les vaisseaux y pénètrent, et que l'on nomme sa racine.

Pour comprendre comment les plèvres se comportent à l'égard des poumons et des autres organes thorachiques, imaginons qu'une de ces poches membraneuses commence à la partie postérieure du sternum ; delà elle se porte en dehors, adhérant aux côtes, à leurs cartilages et aux muscles intercostaux internes, tapissant par conséquent les parois du thorax. Arrivée à la partie postérieure de cette cavité, sur la colonne vertébrale, au lieu de passer de droite à gauche, au devant de cette colonne, elle se porte d'arrière en avant, sur les côtés de l'aorte et de l'œsophage, au-devant duquel elle s'applique contre celle du côté opposé, pour former la partie postérieure du médiastin. Elle continueroit à se porter ainsi jusqu'à la face postérieure du sternum où nous l'avons supposé commencer, si elle ne rencontroit les vaisseaux de toute espèce dont le faisceau pénètre le poumon par sa racine. Ces vaisseaux arrêtent en quelque sorte sa marche, s'il est permis de s'exprimer ainsi, et la forcent de se réfléchir sur le poumon, dont elle revêt toute la surface, en s'unissant fortement à sa substance, et formant sa membrane externe. Arrivée à la partie antérieure de la racine de cet organe, elle passe au-devant des vaisseaux pulmonaires, et se réfléchit de derrière en devant, sur le péricarde; ensuite elle s'applique à la poche du côté opposé, pour former la partie antérieure du médiastin, et va se terminer vers le milieu de la face postérieure du sternum, où nous l'avons supposé commencer. On voit par là que la plèvre fournit une enveloppe particulière au poumon, sans néanmoins contenir cet organe dans sa propre cavité.

Mais afin de rendre plus précises encore les idées qu'on doit avoir des plèvres, il faut considérer dans chacune de ces poches membraneuses, une face externe et une face interne.

La face externe est unie aux vertèbres, aux côtes, à leurs cartilages, au sternum et aux muscles inter-costaux, par un tissu cellulaire qui se continue inférieurement avec celui des parois de l'abdomen, supérieurement avec celui du cou et des extrémités supérieures, et dans toute l'étendue de la poitrine, avec celui qui remplit l'interstice des muscles qui forment l'enceinte de cette cavité. Ce tissu cellulaire est plus abondant au voisinage des vertèbres, et dans les intervalles des côtes, sur les muscles inter-costaux, que par-tout ailleurs. On trouve assez souvent un peu de graisse dans son épaisseur, principalement aux endroits dont on vient de parler.

La face interne de la plèvre, contiguë de toute part à la surface du poumon, est mouillée continuellement, ainsi que cette surface, par une humeur séreuse qui prévient leur adhérence : mais il est si rare de trouver un corps où l'inflammation n'ait causé quelqu'adhérence entre la plèvre et la surface du poumon, que les anciens Anatomistes, faute d'observations assez répétées, avoient regardé ces adhérences comme une disposition naturelle, et les nommoient les ligamens des poumons.

La plèvre est mince et transparente, un peu plus épaisse à la partie postérieure de la poitrine, qu'à l'antérieure. Elle est formée d'un tissu cellulaire dont les lames sont plus rapprochées les unes des autres vers la face interne que vers l'externe. Il entre aussi dans sa texture, beaucoup de vaisseaux sanguins qui viennent des inter-costaux, des mammaires internes, et des diaphragmatiques, et une quantité prodigieuse de vaisseaux absorbans ou lymphatiques. La dissection ne démontre point de nerfs dans cette membrane, mais la sensibilité qu'elle acquiert dans ses maladies, ne permet point de douter de leur existence.

La plèvre a plusieurs usages ; elle tapisse la cavité de la poitrine, et lui sert de tégumens intérieurs ; elle fournit une enveloppe aux poumons. La sérosité qui s'exhale continuellement de sa surface, prévient les adhérences que ces organes pourroient contracter avec elle, et facilite leur jeu dans les mouvemens de la respiration ; enfin l'adossement des deux sacs dont elle est formée, donne naissance à une cloison qu'on nomme médiastin, et qui sépare la cavité du thorax en partie droite et gauche.

Le médiastin est une cloison membraneuse, formée par l'adossement des deux plèvres, et qui divise la poitrine en partie droite et gauche ; cette cloison s'étend depuis la colonne vertébrale, jusqu'au sternum. On y considère deux faces latérales, un bord postérieur, un bord antérieur, une base et un sommet.

Les faces du médiastin sont lisses et contiguës à la face interne des poumons, excepté à l'endroit par où les vaisseaux s'introduisent dans ces organes.

Le bord postérieur tient à la partie antérieure de la colonne dorsale dont il suit exactement la direction.

Le bord antérieur est attaché tout le long de la face postérieure du sternum ; mais il ne correspond pas directement à la partie moyenne de cette face ; on remarque qu'il décline insensiblement du côté gauche, depuis la partie supérieure du sternum, jusqu'à l'articulation de cet os, avec le cartilage de la septième des vraies côtes ; de sorte que si l'on perce le sternum à sa partie moyenne, principalement vers son extrémité inférieure, l'instrument pénètre dans la cavité droite de la poitrine, sans toucher le médiastin. Cependant cette disposition n'est pas générale : dans certains sujets, le médiastin descend le long de la partie moyenne du sternum ; dans d'autres , rares à la vérité , il s'incline de gauche à droite, de manière que la cavité droite de la poitrine est moins large que la gauche. Quelquefois aussi, la lame droite du médiastin tient à la partie moyenne du sternum, pendant que la gauche est fixée à cet os, vis-à-vis son articulation avec les cartilages des côtes. Il y a alors entre elles un écartement plus grand inférieurement que supérieurement, qui ne renferme que du tissu graisseux. Cet espace est celui dans lequel on voit quelquefois se former des inflammations et des abcès qui ne communiquent pas avec les cavités gauche et droite de la poitrine.

La base du médiastin tient à la face supérieure du diaphragme , et présente un grand écartement dans lequel le péricarde et le cœur sont logés. Le sommet correspond à celui de la poitrine. Il renferme la trachée - artère , l'œsophage , les vaisseaux et les nerfs qui entrent dans la poitrine ou qui en sortent.

Le médiastin est formé par l'adossement des deux plèvres ; mais ces deux sacs membraneux ne se touchent point dans toute l'étendue de cette cloison. Ils sont écartés en haut et en avant pour loger le thymus ; en bas et en avant pour recevoir le péricarde , le cœur , et les gros vaisseaux qui partent de sa base et ceux qui s'y rendent ; et en arrière pour loger l'œsophage et l'aorte. Les deux lames de la plèvre qui forment le médiastin , ne sont véritablement adossées l'une à l'autre , qu'au-devant du péricarde , entre la partie inférieure du thymus et le diaphragme , et derrière le péricarde , au-devant de l'œsophage , depuis la première vertèbre du dos jusqu'à l'ouverture du diaphragme qui donne passage à ce canal. Cette disposition a donné lieu de diviser le médiastin en partie antérieure et en partie postérieure, ou plutôt en médiastin antérieur, et en médiastin postérieur. Le premier est le plus large et le moins long des deux.

Les lames du médiastin sont beaucoup plus minces que celle du reste de la plèvre ; elles sont unies ensemble, et aux différentes parties renfermées dans cette cloison, par un tissu cellulaire qui est une continuation de celui qui couvre la face externe des deux plèvres. Ce tissu cellulaire ne les attache pas fortement l'une à l'autre. Il est assez abondant, mais il a plus ou moins de volume en certains endroits ; cela étoit nécessaire, suivant les écartemens de ces deux lames, ou suivant les enveloppes qu'elles doivent prêter aux diverses parties qui sont logées dans le médiastin.

La lame droite est plus tendue que la gauche ; car celle-ci forme une bosse, pour recevoir le cœur, ou plutôt pour revêtir le péricarde, Il s'ensuit de là que le diaphragme n'est pas suspendu par la lame gauche du médiastin ; mais la lame droite l'attache à un point fixe au-dessous duquel il ne peut s'abaisser que très-peu, même dans les efforts qu'il fait.

Le médiastin a ses vaisseaux particuliers. Sa partie antérieure reçoit ses artères de la mammaire interne, et de la compagne du nerf diaphragmatique. Les artères de sa partie postérieure naissent de la thyroïdienne inférieure, des inter-costales supérieures, des péricardines, des œsophagiennes et des bronchiales. Les veines du médiastin correspondent à ses artères, portent le même nom, et suivent la même marche.

Le médiastin partage la cavité de la poitrine en deux parties, sépare les loges dans lesquelles les poumons sont renfermés, et rend l'action de l'un indépendante de celle de l'autre. Il empêche que l'un de ces organes ne pèse sur l'autre, lorsqu'on est couché de côté. Il s'oppose aussi au passage de matières épanchées d'une des cavités de la poitrine dans l'autre. Il forme aussi des loges au cœur, à l'œsophage, etc.

La cavité de la poitrine a la forme d'un cône aplati de devant en arrière, et dont la base est en bas, et le sommet en haut. Elle est comme interrompue en arrière par la saillie que forment les vertèbres du dos; elle est en outre séparée, comme il a été dit plus haut, en partie droite et gauche, par le médiastin. La cavité droite de la poitrine est plus large, mais moins longue que la gauche, de manière cependant que la première est en général plus grande que la dernière.

DES ORGANES CONTENUS DANS LA POITRINE.

LE s organes contenus dans la poitrine se distinguent en ceux qui occupent les sacs des plèvres, et en ceux que renferme le médiastin. Les premiers sont les poumons, les seconds sont le thymus, le cœur et l'œsophage.

Des Poumons.

Les poumons, au nombre de deux, sont des viscères mous, spongieux, qui occupent les cavités droite et gauche de la poitrine, et qui sont séparées par le médiastin et par le cœur.

Les poumons sont d'autant plus volumineux, que la poitrine est plus ample. Comme les parois de cette cavité sont susceptibles de s'écarter en différens sens, et que dans l'état naturel, les poumons restent constamment appliqués à ces parois, il en résulte que leur volume, comme la grandeur de la cavité qui les renferme, varie à chaque instant. Les deux poumons n'ont point un volume égal. Celui du côté gauche est moins grand que celui du côté droit. On trouve la raison de cette différence dans la situation du cœur qui occupe une plus grande partie de la cavité gauche de la poitrine, et dans l'obliquité de la partie antérieure du médiastin. A la vérité, la cavité droite de la poitrine est diminuée par la saillie que forme le diaphragme refoulé en haut par le foie ; mais cette diminution de la cavité droite dans son diamètre vertical, n'équivaut pas à celle de la gauche, par les causes dont on vient de parler, et dans l'état naturel, le poumon gauche a toujours un peu moins de volume que le droit.

La figure des poumons est très-difficile à déterminer. Les uns les ont comparés à un pied de bœuf dont la face antérieure seroit tournée vers le dos, la postérieure vers le sternum, et l'inférieure vers le diaphragme. Les autres, à un cône irrégulier dont la base est tournée en bas, et le sommet en haut. Quoi qu'il en soit, on considère dans chaque poumon, une face externe, une face interne, un bord antérieur, un bord postérieur, une base et un sommet.

La face externe est convexe, mais sa convexité n'est pas la même par-tout; elle est beaucoup plus grande postérieurement que dans le milieu, et sur-tout qu'à la partie antérieure, où cette face est presque plate. La face externe du poumon gauche présente une fente qui descend obliquement du bord postérieur à l'antérieur, et divise cet organe en deux lobes, un supérieur et antérieur plus petit, et l'autre inférieur et postérieur plus grand. Cette fente pénètre presque toute l'épaisseur du poumon, et s'étend jusques vers sa racine; quelquefois le poumon gauche a un troisième lobe. La face externe du poumon droit présente une fente analogue; mais avant d'arriver au bord antérieur, elle se divise en deux autres, et partage ainsi cet organe en trois lobes d'inégale grandeur; l'inférieure est le plus volumineux, le moyen est le plus petit, le supérieur tient le milieu pour la grandeur.

La face interne des poumons, légèrement concave pour s'accommoder à la convexité du cœur, est contiguë au médiastin. Elle tient à cette cloison par sa partie moyenne supérieure et postérieure. Cette adhérence à laquelle on a donné le nom de racine des poumons, est formée de la manière suivante : les bronches, les vaisseaux pulmonaires, et les nerfs qui les accompagnent, renfermés dans le médiastin, en sortent pour pénétrer dans le poumon; la plèvre se réfléchit autour du faisceau que for-

ment ces parties réunies, le recouvre et se continue ensuite sur le poumon dont elle forme
la membrane externe.

Le bord antérieur des poumons est mince,
et s'avance sur le péricarde jusqu'au médiastin, lorsque ces organes sont gonflés par l'air,
durant l'inspiration. Celui du poumon gauche
présente vers sa partie inférieure une échancrure qui correspond à la pointe du cœur,
de sorte qu'il ne couvre jamais cette pointe,
même dans la plus forte inspiration. Le bord
postérieur épais et arrondi, est logé dans l'enfoncement qui se remarque à la partie postérieure de la poitrine, sur les côtés de la colonne vertébrale.

La base des poumons coupée obliquement
de haut en bas, de devant en arrière et de dedans en dehors, est concave pour s'accommoder
à la convexité de la face supérieure du diaphragme, à laquelle elle est contiguë. Cette
base est terminée par un bord dont la partie
externe et la postérieure sont plus aiguës, et
descendent beaucoup plus bas que l'antérieure
et l'interne.

Le sommet des poumons est obtus, et surmonte un peu le niveau de la première côte.

Les poumons sont libres dans la cavité de la
poitrine. Ils ne sont retenus que par les bronches et les gros vaisseaux qui s'y introduisent,
comme nous l'avons dit plus haut. Leur surface est lisse, contiguë à la plèvre, et mouillée
continuellement par de la sérosité ; mais elle
adhère si facilement à cette membrane, qu'il
est assez rare de rencontrer des sujets un peu
avancés en âge, chez lesquels il n'y ait point

des adhérences plus ou moins considérables des poumons avec la plèvre.

Dans un enfant nouveau-né qui a respiré, les poumons sont d'une couleur rose vermeille; à mesure qu'on avance en âge, cette couleur passe au gris mêlé d'une légère teinte de rose pâle. Dans l'adulte, la surface de ces organes se couvre de taches bleuâtres, qui la font paraître comme marbrée. Ces taches deviennent plus nombreuses et plus larges chez les vieillards, dont les poumons offrent une couleur bleuâtre et livide, qu'il ne faut pas regarder comme le résultat d'une altération organique.

Dans l'état naturel, les poumons toujours remplis par une certaine quantité d'air qu'on ne peut expulser entièrement de leurs cellules, sont mous, crépitans, et d'une pesanteur spécifique moindre que celle de l'eau, de sorte qu'ils surnagent lorsqu'on les plonge dans ce liquide.

Dans le fœtus et dans l'enfant nouveau-né qui n'a point encore respiré, les poumons sont compactes, livides et d'une pesanteur telle, que si on les coupe par morceaux, et qu'on plonge ces morceaux dans l'eau, ils vont au fond, pendant que ceux d'un enfant qui a respiré, surnagent à l'eau. On a cru long-temps que cette dernière circonstance pouvoit faire connoître si un enfant trouvé mort, a respiré ou non, ou ce qui revient au même, s'il est né vivant ou mort; mais on sait aujourd'hui que l'expérience par laquelle on pourroit connoître si un enfant a vécu ou non, en plongeant ses poumons dans l'eau, ne peut en donner de connoissance positive, à moins qu'on n'y joigne d'autres indices qni lui donnent une nouvelle force.

Les poumons sont composés de vaisseaux sanguins artériels et veineux, de vaisseaux et de glandes lymphatiques, de nerfs, de conduits aériens, et d'un tissu particulier, dont les cellules sont destinées à recevoir l'air qui entre dans ces organes. Toutes ces parties sont réunies par un tissu cellulaire semblable à celui qui se trouve dans le reste du corps, et recouvertes par la plèvre qui, prolongée sur les poumons, forme leur membrane externe.

Les artères des poumons sont les pulmonaires et les bronchiques. Les artères pulmonaires viennent du ventricule droit, par un tronc commun qui sort de la partie supérieure, antérieure et gauche de la base de ce ventricule. La droite, plus grosse que la gauche, se porte presque transversalement derrière l'aorte, et va gagner le poumon de son côté. La gauche, moins grosse et plus longue, se porte dans la direction du tronc qui leur est commun, au-dessous de la crosse de l'aorte, et va de même au poumon gauche. Arrivée à la racine des poumons, chacune de ces artères forme une arcade qui embrasse la bronche, et de laquelle partent un grand nombre de branches qui pénètrent dans ces organes. De ces branches naissent des rameaux qui se répandent dans toute la substance des poumons où ils se ramifient à l'infini, jusqu'à devenir capillaires. Les branches, les rameaux et les ramifications des artères pulmonaires, joints à ceux des veines du même nom, accompagnent les bronches, imitent leur distribution, et se répandent sur

les

les lobes, sur les lobules, et sur tous les points de la substance cellulaire.

Les dernières ramifications des artères pulmonaires donnent naissance aux premiers rameaux des veines pulmonaires, lesquels se réunissent les uns aux autres, pour former des branches : ces branches se réunissent à leur tour, et ne forment plus que deux troncs de chaque côté, qui sortent des poumons pour aller s'ouvrir dans l'oreillette gauche. Ces troncs veineux sont situés au-devant des artères pulmonaires auxquelles ils répondent. Les supérieurs, plus gros, descendent un peu, et les inférieurs montent. Les veines pulmonaires semblent avoir moins de capacité que les artères du même nom ; en quoi les poumons diffèrent des autres parties du corps, où la capacité des veines excède en général celle des artères.

Les artères bronchiales nées de l'aorte, pénètrent dans les poumons par leur racine, et se divisent dans leur substance. Elles accompagnent par-tout les ramifications des vaisseaux pulmonaires, et se continuent avec les premiers rameaux des veines bronchiales. Celles-ci sortent des poumons en même nombre que les artères concomitantes, et vont s'ouvrir dans la veine azygos. Ces vaisseaux communiquent avec les artères et les veines pulmonaires en beaucoup d'endroits, et d'une manière telle, que l'eau poussée dans les uns, revient dans les autres.

Les vaisseaux lymphatiques des poumons sont très-nombreux, et forment deux plans, un superficiel et l'autre profond. Ceux du poumon droit vont se rendre dans le tronc commun des vaisseaux lymphatiques de l'extrémité supérieure droite. Ceux du poumon gauche se portent au canal thorachique ; mais les uns et les autres, avant d'y arriver, traversent les glandes lymphatiques noirâtres qui se trouvent à la racine des poumons, et qu'on nomme bronchiques.

Les nerfs des poumons viennent de la huitième paire et du grand sympathique. Les rameaux mêlés de ces nerfs forment derrière la racine de chaque poumon, un plexus considérable dont les filets accompagnent les ramifications des bronches et celles des vaisseaux pulmonaires.

Les conduits aériens des poumons sont la trachée-artère, les bronches et leurs ramifications.

La trachée-artère est un tuyau cartilagineux et membraneux, qui s'étend depuis la partie inférieure du larynx jusqu'à la seconde ou à la troisième vertèbre du dos, où il se partage en deux branches que l'on nomme les bronches. La trachée-artère occupe la partie antérieure et inférieure du cou, ainsi que la partie supérieure et postérieure du médiastin. Sa longueur, relative à celle du cou, varie suivant les sujets. Son diamètre qui, en général, est de huit à dix lignes, varie aussi dans les divers individus, et est un peu plus grand à l'endroit où la trachée-artère se divise que dans le reste de son étendue. La figure de ce conduit est semblable à celle d'un cylindre dont on auroit retranché environ le quart postérieur. Afin d'en mieux assigner les rapports avec les parties environnantes, nous y considérons une face antérieure, une face postérieure, deux faces latérales, une extrémité supérieure et une extrémité inférieure.

La face antérieure, convexe, est couverte en haut par la glande thyroïde, par les veines thyroïdiennes inférieures, et par les muscles sterno-hyoïdiens et thyroïdiens ; en bas, par le thymus, par la veine sous-clavière gauche, par l'artère sous-clavière droite, et par la crosse de l'aorte. Les faces latérales, convexes aussi, correspondent aux artères carotides primitives, et supérieurement aux portions latérales de la glande thyroïde. La face postérieure, plane, couvre l'œsophage qui, du côté gauche, dépasse un peu la trachée-artère ; ces deux conduits sont unis ensemble par une couche mince de tissu cellulaire. L'extremité supérieure tient au bord inférieur du cartilage cricoïde par une substance ligamenteuse. L'extrémité inférieure, placée à la droite de l'aorte descendante, se bifurque pour donner naissance aux bronches.

La trachée-artère est couverte d'une couche assez épaisse de tissu cellulaire qui l'unit aux parties voisines, sans la gêner en rien dans ses mouvemens. Elle est formée de cartilages, de membranes, d'artères, de veines, de vaisseaux lymphatiques et de nerfs.

Les cartilages de la trachée-artère forment des petits cerceaux dont le nombre varie depuis seize jusqu'à vingt. Souvent on en voit deux unis à leur partie moyenne, et séparés à leurs extrémités, et d'autres qui sont unis par leurs extrémités et séparés à leur partie moyenne ; ce qui fait qu'il est difficile d'en assigner le nombre d'une manière bien positive. Ces cerceaux forment environ les trois-quarts d'un cercle ; ils ont une ligne et plus de largeur, et environ un quart de ligne d'épaisseur. Les supérieurs, et particulièrement celui qui tient au bord inférieur du cartilage cricoïde, sont plus larges que ceux qui les suivent : ils sont plus épais à leur partie moyenne qu'à leurs extrémités qui sont minces et arrondies. Ces cerceaux cartilagineux, posés de champ les uns au-dessus des autres sans se toucher, présentent chacun une face antérieure, une face postérieure, un bord supérieur, un bord inférieur, et deux extrémités. La face antérieure est convexe, et recouverte par les parties derrière lesquelles la trachée-artère est située. La face interne concave est tapissée par la membrane interne de ce conduit. Les bords supérieur et inférieur tiennent à ceux des cartilages voisins par des bandes ligamenteuses remplissant les intervalles qui séparent ces cartilages. Les extrémités donnent attache à la membrane qui forme la partie postérieure de la trachée-artère. La couleur et la consistance de ces cartilages sont les mêmes que dans les autres substances de même nature : ils s'ossifient rarement, même dans l'âge le plus avancé.

Les intervalles qui séparent les cerceaux cartilagineux de la trachée-artère sont remplis par des espèces de bandes membraneuses et comme ligamenteuses, qui s'attachent à leurs bords supérieur et inférieur, et se continuent en arrière avec la substance membraneuse qui forme la partie postérieure de ce canal. Ces bandes membraneuses, très-fortes et élastiques, sont formées par le péricondre qui descend du premier de ces cerceaux cartilagineux au dernier, tant sur leur face convexe, que sur leur face concave. Il résulte de cette disposition, 1.º que chaque bande membraneuse est composée de deux lames unies ensemble par une substance celluleuse rougeâtre ; 2.º que toutes ces bandes semblent ne former qu'une seule membrane qui règne dans toute la longueur de la trachée-artère, et dans l'épaisseur de laquelle les cerceaux cartilagineux se trouvent placés. Quelques-uns regardent cette membrane comme musculeuse, et propre à opérer le rapprochement de ces cerceaux, et le raccourcissement de la trachée-artère ; mais elle ne paroît différer en rien des autres membranes fibreuses et celluleuses, et son élasticité suffit pour opérer ce raccourcissement.

La partie postérieure plane de la trachée-artère est entièrement formée par une membrane, dont les bords s'attachent aux extrémités des cerceaux cartilagineux, et à celles des bandes ligamenteuses qui remplissent les intervalles que ces cerceaux laissent entr'eux. Cette partie membraneuse de la trachée-artère n'est pas formée seulement par du tissu cellulaire dense et serré, on y voit encore des fibres rouges, transversales, qui tiennent aux extrémités des cerceaux, et qui paroissent musculeuses. La structure membrano-musculeuse de la partie postérieure de la trachée-artère, la rend propre à se rétrécir ou à se dilater, suivant que les fibres dont on vient de parler sont dans la contraction ou dans le relâchement.

L'intérieur de la trachée-artère est tapissé par une membrane muqueuse, qui se continue supérieurement avec celle du larynx, et inférieurement avec celle des bronches. Cette membrane mince, rougeâtre, et plissée sur sa longueur, sur-tout en arrière, est unie aux parois de la trachée-artère par un tissu cellulaire peu abondant, mais assez serré. Elle est percée d'un grand nombre de petits trous, parmi lesquels ceux qui répondent à la partie postérieure et membraneuse de la trachée-artère sont plus grands que les autres. Ce sont les orifices des conduits excréteurs de beaucoup de glandes destinées à la sécrétion d'une humeur muqueuse qui lubréfie cette membrane, prévient son desséchement par le passage continuel de l'air, et la maintient dans l'état d'humidité et de souplesse nécessaire à l'exercice de ses fonctions. La plupart de ces glandes sont isolées et dispersées dans l'épaisseur de la membrane. Les autres, un peu plus volumineuses, sont rassemblées en grappes; celles-ci sont situées principalement sur la face externe de la portion membraneuse postérieure de la trachée-artère, de sorte que leurs conduits excréteurs traversent cette portion membraneuse, pour aller s'ouvrir dans l'intérieur de ce conduit.

Les vaisseaux sanguins de la trachée-artère viennent des thyroïdiens supérieurs et inférieurs. Ses vaisseaux lymphatiques se portent dans les glandes jugulaires inférieures. Ses nerfs procèdent du rameau récurrent de la huitième paire : leurs filets se distribuent principalement à la membrane qui tapisse l'intérieur de ce canal, et lui donnent la sensibilité exquise dont elle jouit.

Les bronches sont deux conduits de même nature que la trachée-artère, et qui résultent de la division de son extrémité inférieure; on les distingue en droite et en gauche. La première, plus courte, plus large, descend obliquement, de dedans en dehors, et va gagner la racine du poumon droit. La seconde moins grosse, mais plus longue, descend un peu plus obliquement de dedans en dehors jusqu'à la racine du poumon gauche. Les bronches s'enfoncent dans les poumons, en passant au-dessous de l'arcade formée par les artères pulmonaires. En y pénétrant, elles se divisent et se subdivisent en une multitude de ramifications continuellement décroissantes, jusqu'à ce qu'elles aient pénétré les moindres parties de la substance pulmonaire, où leur excessive ténuité ne permet pas de les suivre. Ces ramifications sont constamment accompagnées par celles des vaisseaux pulmonaires, et leur sont unies par du tissu cellulaire qui forme une espèce de gaîne commune.

La structure des bronches est la même que celle de la trachée-artère. Elles sont cartilagineuses en devant et sur les côtés, et membraneuses en arrière; mais à mesure que leur grosseur diminue, les cerceaux cartilagineux qui les forment, ont une figure peu régulière, et sont composés de plusieurs pièces. A la fin ces cerceaux disparoissent tout-à-fait, et les dernières ramifications des bronches sont purement membraneuses. L'intérieur des bronches est tapissé par une membrane muqueuse qui est une continuation de celle de la trachée-artère, et dont l'épaisseur diminue en raison du décroissement des tuyaux bronchiques.

Les dernières extrémités des bronches s'ouvrent dans des cellules membraneuses très-fines, de grandeur différente, de figure incertaine, et qui communiquent les unes avec les autres.

Plusieurs de ces cellules bronchiques ou aériennes réunies forment des lobules : ces lobules
se réunissent pour former des lobes, et de
l'assemblage de ceux-ci, résulte la masse des
poumons. Les cellules dont chaque lobule est
composé, s'ouvrent les unes dans les autres,
mais il n'y a point de communication d'un
lobule à l'autre. Les vaisseaux pulmonaires
recouvrent de leurs nombreuses ramifications
ces petites cellules dans lesquelles l'air est
continuellement porté par les extrémités des
bronches. Les lobules faciles à distinguer
dans le fétus et dans les sujets peu avancés
en âge, sont unis ensemble par un tissu
cellulaire qu'on nomme inter-lobulaire, et
dont les lames très-minces forment des cellules
irrégulières plus lâches et plus larges que les
cellules bronchiques. Ce tissu cellulaire est une
continuation de celui par lequel les plèvres sont
unies aux parties qui forment les parois de la
poitrine. Il s'introduit dans les poumons avec
les vaisseaux pulmonaires, accompagne par-tout
leurs ramifications, se glisse dans les interstices
des lobules, et pénètre jusques sous la membrane externe de ces organes.

La substance des poumons est donc éminemment celluleuse et vasculeuse; mais le tissu
cellulaire qui entre dans sa composition est de
deux sortes, comme il a été dit plus haut;
savoir, le tissu lobulaire ou bronchique dans
les cellules duquel l'air est déposé, par les
extrémités des bronches; et le tissu inter-
lobulaire qui n'est autre chose qu'un prolongement de celui qui recouvre la face externe de
la plèvre, et dont les cellules ne communiquent
point avec celles du tissu lobulaire. L'air poussé

dans le tissu inter-lobulaire , le distend sans augmenter bien sensiblement le volume des poumons ; il soulève leur membrane extérieure, et la rend comme emphysémateuse ; au lieu que celui que l'on fait entrer dans les bronches par la trachée-artère, en remplit les lobules, les gonfle beaucoup, et augmente considérablement le volume de ces organes, sans les rendre emphysémateux, à moins qu'il n'ait été poussé avec trop de force , et que le tissu lobulaire ne soit rompu , comme cela arrive presque toujours sur les poumons des jeunes sujets, et sur ceux des animaux foibles et délicats.

Les poumons sont recouverts par une membrane très-mince, qui n'est autre chose qu'une continuation des lames de la plèvre, qui par leur adossement forment le médiastin. La face externe de cette membrane, est lisse, continuellement humectée par de la sérosité , et contiguë à la plèvre. Sa face interne est fortement unie à la substance pulmonaire , au moyen du tissu cellulaire qui s'introduit dans les poumons, en accompagnant les vaisseaux pulmonaires et les bronches.

Les poumons sont les principaux organes de la respiration : cette fonction par laquelle l'air entre dans la poitrine et en sort ensuite, est composée de deux mouvemens opposés ; l'un pendant lequel la poitrine dilatée reçoit l'air , est nommé inspiration ; l'autre pendant lequel la poitrine resserrée chasse l'air au dehors , est connu sous le nom d'expiration. Cette fonction dure autant que la vie , et elle ne peut être suspendue entièrement pendant un certain temps, sans causer un dérangement notable , et même la mort. Pour donner une idée de la respiration, on a comparé la poitrine à un soufflet dans l'intérieur duquel seroit une vessie, qui communiqueroit avec l'air extérieur, et qui ne permettroit pas à ce fluide de s'introduire entre elle et le soufflet. Si on élève les parois du soufflet, l'air entre dans la vessie, et la distend; c'est l'image de l'inspiration; si ces parois s'abaissent d'elles-mêmes, l'air est chassé, la vessie est resserrée, et c'est l'expiration. La comparaison est parfaite, quant à l'effet, puisque l'air, en entrant dans le poumon, le dilate; mais il y a une cause qui met le soufflet en mouvement, et il faut de même dans la poitrine une cause capable de produire régulièrement ses différens mouvemens. Or, voici comment ces mouvemens s'exécutent. Dans l'inspiration, la contraction du diaphragme change la ligne courbe de ses fibres en une ligne droite, l'applanit, et le fait descendre profondément dans la cavité du bas-ventre. Dans cet état, les viscères abdominaux sont refoulés en bas et en devant, la paroi antérieure du bas-ventre est soulevée, le diamètre vertical de la poitrine augmente d'une quantité considérable, et les poumons trouvent un plus grand espace pour se dilater. D'un autre côté, les muscles intercostaux, tant externes qu'internes, élèvent les côtes, les éloignent les unes des autres en leur imprimant une espèce de torsion qui se passe dans leur portion cartilagineuse, écartent leurs extrémités antérieures et le sternum qui leur sert d'appui de la colonne vertébrale, les portent en même temps en dehors, et les éloignent de celles du côté opposé. Il résulte delà que la poitrine agrandie dans ses diamètres antéro - posté-

rieur et transversal, augmente de largeur
autant que de profondeur ; mais l'agrandissement du thorax, procuré par l'action
des muscles inter - costaux, est très - peu
considérable dans l'état naturel, au moins
chez les hommes, car il est plus sensible,
mieux marqué chez les femmes. L'action de
ces muscles est sur-tout remarquable, lorsque
des circonstances maladives ou accidentelles
rendent la respiration laborieuse et difficile.
Alors non-seulement les intercostaux agissent
avec énergie pour dilater la poitrine, mais
encore plusieurs autres muscles auxiliaires,
tels que les pectoraux, les scalènes, les sous-
claviers, les grands dentelés, les dentelés
postérieurs et supérieurs, et les grands dorsaux, en se contractant, élèvent les côtes,
et concourent à l'agrandissement du thorax.
Comme les poumons touchent par-tout à la
plèvre, et qu'il n'y a point d'air entre leur
surface et celle de cette membrane, lorsque la poitrine s'agrandit, ces organes se dilatent en suivant les parois de cette cavité.
Les poumons ne peuvent se développer et
s'amplifier, sans que l'air intérieur contenu
dans les cellules de leur tissu lobulaire ou
bronchique n'occupe un plus grand espace.
Il est raréfié, affoibli, et dès-lors sa résistance devenue moindre, il ne peut plus être
en équilibre avec celui de l'atmosphère, qui
prenant sur lui un excès de force et de pression, se précipite dans les poumons avec une
vîtesse proportionnelle à la différence de leur
densité. Alors les vésicules bronchiques se développent, leurs sinuosités s'étendent, leurs
flexions s'effacent, les lobules des poumons

se dilatent, s'écartent, les plus petites parties de ces organes sont distendues, et par toutes ces raisons, le passage du sang à travers leur substance, est plus libre et plus facile. Tel est le premier acte de la respiration qui en est aussi le plus pénible.

Cependant l'air qui s'est introduit dans les poumons, perd bientôt les qualités qui le rendent propre à distendre les tuyaux et les vésicules bronchiques, et le sang trouvant dans les vaisseaux pulmonaires une résistance insurmontable, nous sommes obligés de faire succéder l'expiration à l'inspiration, pour expulser des poumons un air qui ne peut plus que nous être nuisible.

L'expiration qui est le second acte de la respiration, est en même temps le plus facile, et celui par lequel la vie finit. Elle s'exécute de la manière suivante : lorsque l'action des puissances inspiratrices cesse, la réaction des muscles de l'abdomen, la pression de l'air sur le bas-ventre, et l'élasticité des bronches et des vésicules aériennes qui, forcées par l'action de l'air, tendent à recevoir sur elles-mêmes, font remonter le diaphragme, et le portent vers la cavité de la poitrine, dans laquelle il forme une espèce de voûte, et dont l'étendue de haut en bas diminue d'une quantité proportionelle à l'augmentation qu'elle avoit éprouvée par la contraction de ce muscle. Il est à remarquer que la réaction des muscles abdominaux qu'on a regardée comme la principale et même la seule cause de l'ascension du diaphragme, n'est pas nécessaire à cet effet, puisqu'on voit ce muscle s'abaisser et s'élever alternativement dans les animaux vivans sur lesquels on a coupé les muscles de l'abdomen. La réaction des cartilages élastiques qui entrent dans la composition des parois de la poitrine, contribue aussi au resserrement de cette cavité. Dans tout effort expiratoire, comme la toux, les vomissemens, les muscles abdominaux réagissent, non-seulement en vertu de leur élasticité ; ils se contractent encore et abaissent les côtes en même temps qu'ils refoulent les viscères du bas-ventre vers la poitrine. Dans ces mêmes circonstances, les triangulaires du sternum, les dentelés postérieurs et inférieurs, et les sous-costaux joignent leur contraction à celle des muscles abdominaux, et deviennent ainsi des puissances auxiliaires de l'expiration.

Les effets de l'expiration sont, la compression des poumons, la sortie de l'air par la trachée-artère et par la glotte, le rétrécissement des vaisseaux pulmonaires, et l'accélération du sang qui est contenu dans les veines, lequel est transmis à l'oreillette gauche du cœur. Mais si l'expiration dure trop longtemps, le sang ne peut traverser les artères pulmonaires, les cavités gauches du cœur en manquent, la circulation languit, ce qui fait qu'on est obligé d'inspirer de nouveau.

On voit par ce qui vient d'être dit, qu'un des usages de la respiration est de faciliter le cours du sang à travers les poumons ; mais pour quelle raison ce fluide ne peut-il être transmis de la partie droite du cœur à la partie gauche, que lorsqu'il a traversé les vaisseaux de ces organes ? Il n'entre pas dans notre plan d'exposer les sentimens des physiologistes sur ce point important de l'économie animale ; nous dirons seulement qu'après avoir long-temps cherché la manière dont l'air agit sur le sang dans la respiration, et ce qui rend cette fonction d'une nécessité si immédiate à la vie, les chimistes modernes sont parvenus à des résultats non moins certains qu'intéressans sur cet objet. On peut consulter sur la théorie de la respiration, *les Principes de Physiologie du C. Dumas*, *les nouveaux Elémens de Physiologie du C. Richerand*, et sur-tout *le Systême des connoissances chimiques du C. Fourcroy*.

La respiration n'est pas seulement nécessaire au maintien de la vie ; elle contribue encore à la digestion, à la circulation du chyle, au mouvement du sang dans le bas-ventre, particulièrement du sang veineux, aux sécrétions, à l'expulsion des excrémens, à l'accouchement, en produisant une compression douce, et quelquefois forte sur les viscères abdominaux. La respiration augmente beaucoup la force des muscles, lorsqu'on la suspend pour quelques momens. L'inspiration conduit dans les narines une quantité suffisante de particules odorantes, pour y exciter la sensation de l'odorat. L'expiration procure l'expulsion des crachats, et de la mucosité qui s'amasse dans les anfractuosités des fosses nasales ; elle sert aussi pour produire la voix et la parole.

Du Thymus.

Le thymus est un corps glanduleux, situé dans la partie antérieure et supérieure du médiastin, derrière le sternum. Dans le fœtus, le thymus est très-volumineux, et s'étend par en haut le long du cou au-devant de la trachée-artère, jusqu'au bas du larynx, et par en bas jusqu'au près du diaphragme. Il décroît sensiblement dans l'enfance, et plus encore dans l'âge adulte. Chez les vieillards, on le trouve à peine au milieu du tissu graisseux qui l'environne. On considère dans le thymus une face antérieure, une face postérieure, deux bords latéraux, et deux extrémités, une supérieure et l'autre inférieure. La face antérieure correspond au sternum dans presque toute son étendue : dans le fœtus et dans les enfans, la portion de cette face qui s'élève au-dessus de cet os, est recouverte par les muscles sterno-hyoïdiens et sterno-thyroïdiens. La face postérieure couvre le péricarde, la veine sous-clavière gauche et la trachée-artère. Les bords sont recouverts par les lames du médiastin. L'extrémité supérieure dépasse à peine le sternum dans l'adulte ; mais dans le fœtus, elle monte jusqu'à la partie inférieure du larynx. Elle présente une échancrure qui la divise en deux portions ou cornes, dont la droite est ordinairement plus grosse et plus longue que la gauche. L'extrémité inférieure, bornée dans l'adulte à la partie moyenne supérieure du péricarde, descend dans le fœtus, le long de ce sac membraneux, jusqu'auprès du diaphragme. Elle est divisée également en deux cornes, plus grosses que celles de l'extrémité supérieure, et dont la droite est presque toujours plus longue que la gauche. Les échancrures qui séparent les cornes des extrémités du thymus, se continuent le long de sa partie moyenne, et le divisent en deux parties dans toute sa longueur, de sorte que l'on pourroit dire qu'il y deux thymus situés l'un à côté de l'autre.

Le thymus est rougeâtre et très-mou dans le fœtus ; avec l'âge, il prend une couleur jaunâtre, et acquiert plus de consistance. Il est composé d'un grand nombre de lobules, renfermés chacun dans une membrane très-mince, unis ensemble par du tissu cellulaire, et cependant fort distincts les uns des autres. Dans le fœtus, et dans la tendre enfance, si l'on fait une ouverture dans une partie quelconque du thymus, il en sort une grande quantité de suc laiteux, souvent teint de sang ; et coagulable par l'alcool. Lorsqu'on presse cette glande, ce suc se rend de toutes parts vers l'ouverture. Si l'on pousse de l'air dans cette ouverture, il pénètre dans toutes les parties du thymus, et en remplit la masse cellulaire, comme il feroit celle du poumon : d'où l'on peut conclure que les lobules dont ce corps est composé, sont creux, et que leurs cavités communiquent les unes avec les autres.

Le thymus reçoit un grand nombre de petites artères qui viennent de la thyroïdienne inférieure, de la mammaire interne, des péricardines et des médiastines. Ses veines sont produites par les troncs veineux du voisinage. Il reçoit un grand nombre de vaisseaux lymphatiques. Ses nerfs qui sont excessivement déliés et très-difficiles à démontrer, viennent du nerf diaphragmatique, et peut-être aussi du grand sympathique. On a cru voir sortir du thymus un conduit excréteur, que les uns ont dit aller se rendre dans l'œsophage, les autres dans le péricarde et dans la trachée-artère, et même dans la glande maxillaire ; mais ce conduit n'a jamais été démontré, et il est certain que le thymus est une glande aveugle, d'où il ne sort rien lorsqu'on la presse, sans l'avoir ouverte. On peut donc le considérer comme une glande conglobée ordinaire, mais d'une texture plus molle. Sa diminution, après la naissance, dépend en partie d'une propriété qui lui est commune avec les autres glandes conglobées, et en partie de la compression qu'il éprouve de la part des poumons. Cette compression devient très-manifeste, lorsqu'on pousse de l'air dans les poumons.

Les usages du thymus ne sont point connus; mais son utilité, quelle qu'elle soit, est plus grande dans le fœtus et dans les enfans, que dans les adultes et les vieillards.

Du Péricarde.

Le péricarde est une poche membraneuse qui renferme le cœur et le commencement des gros vaisseaux. Cette poche est logée dans l'écartement de la partie antérieure du médiastin, au-dessus du diaphragme, à la face supérieure duquel elle est fortement unie, comme nous le dirons plus bas. La grandeur du péricarde est proportionnée, dans l'état naturel, au volume du cœur et de la partie des gros vaisseaux qu'il renferme, et sur lesquels il est appliqué immédiatement. Si dans les corps le péricarde paroît beaucoup plus grand qu'il ne faut pour contenir le cœur, c'est qu'alors les cavités de cet organe sont presque vides. La figure du péricarde est celle d'un cône dont le sommet est très-arrondi, et dont la base qui correspond à celle du cœur, a un alongement particulier qui environne les gros vaisseaux. On considère dans cette poche une face externe et une face interne.

Tome IV. S

La face externe présente une région anté-rieure , une région postérieure, deux régions latérales , et une région inférieure.

La région antérieure est couverte par la plèvre, excepté dans sa partie moyenne , à l'endroit où les deux lames du médiastin se rapprochent l'une de l'autre. Elle correspond à la face postérieure du sternum et aux carti-lages des dernieres vraies côtes gauches , dont elle est séparée, sur ses parties latérales , par la partie antérieure des poumons.

La région postérieure a très-peu d'étendue , et correspond immédiatement à la partie an-térieure de l'œsophage.

Les régions latérales sont recouvertes par la plèvre , par les nerfs diaphragmatiques , et correspondent à la face interne des poumons.

La région inférieure qui correspond à la face plate du cœur , est plus large en arrière et à droite, qu'en avant et à gauche ; elle est ap-pliquée à la face supérieure du centre aponé-vrotique du diaphragme , et lui est unie par du tissu cellulaire ; cependant cette région n'est pas toute sur le centre aponévrotique, elle s'étend un peu antérieurement et à gauche , sur la subs-tance musculaire à laquelle elle est aussi atta-chée. L'adhérence du péricarde au diaphragme, est très-lâche dans le fœtus ; avec l'âge elle de-vient plus serrée , et dans l'adulte elle est si in-time , qu'il est difficile de la détruire sans inté-resser l'une ou l'autre de ces parties. Quoique très-intime, cette adhérence est uniquement produite par du tissu cellulaire , et l'on ne voit aucune continuation entre les fibres aponévro-tiques du diaphragme et celles du péricarde.

La face interne de cette poche est lisse, con-

tignë au cœur et aux gros vaisseaux , et continuellement mouillée par une vapeur séreuse que
fournissent les vaisseaux exhalans du péricarde
et ceux de la membrane qui couvre la surface
du cœur. La sérosité du péricarde , semblable
à celle qui suinte des membranes qui tapissent
les grandes cavités du corps , est sans cesse
repompée par les vaisseaux lymphatiques qui
la portent dans le torrent de la circulation. Les
proportions de cette sérosité varient dans le
cadavre , d'après l'âge de l'individu et le genre
de mort auquel il a succombé. Elle a pour
usage d'humecter le cœur et de lui conserver
la souplesse nécessaire pour la liberté de ses
mouvemens. Lorsqu'elle vient à s'épaissir , cet
organe contracte des adhérences vicieuses avec
le péricarde , qui ont pu faire croire que ce
sac membraneux manquait entièrement.

Le péricarde est percé, a-t-on dit, de neuf
ouvertures qui donnent passage aux vaisseaux
qui partent du cœur et à ceux qui s'y rendent.
De ces neuf ouvertures , deux sont destinées
pour les deux veines caves , quatre pour les
veines pulmonaires , une pour l'aorte , et deux
pour les artères pulmonaires. Mais le péricarde
n'est nullement percé, il ne fait que se replier
ou se réfléchir , pour aller recouvrir les vaisseaux , les oreillettes et les ventricules du cœur.
Il est vrai qu'il donne des espèces de fourreaux
à toutes ces parties , mais c'est en les environ-
nant par ses replis. Son tissu n'est ouvert dans
aucun endroit. Suivant cette idée, si l'on pou-
vait enlever de dessus les gros vaisseaux et le
cœur, la portion amincie du péricarde qui les
recouvre, on aurait un grand sac membraneux,

sans ouverture, hors duquel ces parties se trou-
veroient.

Le péricarde est, après la dure-mère, la
membrane la plus épaisse et la plus ferme du
corps. Sa couleur est blanchâtre. Il est, dit-on,
composé de deux lames unies par du tissu
cellulaire ; celle qui est extérieure, est épaisse,
tendineuse en quelques endroits, et n'a pas
plus d'étendue que ce sac membraneux ; l'intérieure, qu'on appelle membrane capsulaire du
péricarde, est très-mince. Après avoir tapissé
l'intérieur de cette poche, elle se réfléchit sur
le commencement des gros vaisseaux et sur le
cœur, dont elle forme la membrane externe.
Mais ces deux lames du péricarde ne peuvent
point être séparées l'une de l'autre ; et lorsqu'on
examine ce sac avec attention, après avoir enlevé les deux lames du médiastin, on voit qu'il
est formé, comme la plèvre et le péritoine,
par du tissu cellulaire dont les fibres qui s'entrecroisent dans toutes les directions, sont
plus serrées les unes contre les autres vers sa
face interne que vers l'externe.

Le péricarde reçoit un grand nombre d'artères qui viennent des mammaires internes,
des médiastines, des compagnes des nerfs diaphragmatiques, des œsophagiennes, des coronaires et quelquefois même de l'aorte. Ses
veines se rendent à celle qui accompagne le
nerf diaphragmatique, aux médiastines, aux
bronchiales, aux inter-costales supérieures, et
aux rameaux de l'azygos qui appartiennent au
médiastin et à l'œsophage. Ses vaisseaux absorbans se rendent dans les glandes lymphatiques
voisines. Le péricarde reçoit sans doute aussi
des filets nerveux qui viennent de ceux qui

vont au cœur, lesquels passent entre l'aorte et la pulmonaire, derrière la portion de ce sac qui se réfléchit sur ces artères ; mais ces filets sont si fins et si déliés qu'on ne peut pas les appercevoir.

L'usage du péricarde est d'envelopper, de contenir et de suspendre le cœur, sans le gêner dans l'exercice de ses fonctions. La sérosité qui mouille sa surface intérieure l'empêche de contracter des adhérences vicieuses avec cet organe.

Du Cœur.

Le cœur est le principal organe de la circulation. C'est un muscle creux, dont la contraction pousse le sang dans toutes les artères du corps. Il est situé dans l'écartement des deux lames du médiastin, et renfermé dans le péricarde, avec une partie des troncs des gros vaisseaux qui en partent, ou qui viennent s'y rendre. Le cœur est placé derrière le sternum et les cartilages des dernières vraies côtes gauches; au-devant de l'œsophage, de l'aorte descendante et de la colonne vertébrale ; au-dessus du diaphragme; au-dessous des artères aorte et pulmonaire ; et entre les poumons qui l'embrassent presqu'entièrement. Cet organe est fixé dans le lieu qu'il occupe, par le péricarde et par les gros vaisseaux sur lesquels ce sac membraneux se réfléchit. Cependant sa position peut éprouver des changemens. Appuyé sur la portion aponévrotique du diaphragme qui lui forme une espèce de plancher, le cœur suit les mouvemens de ce muscle. Il se porte en bas et un peu en arrière, pendant l'inspiration; et remonte en se portant un peu en devant, à l'instant de l'expiration. Cet organe obéissant à sa pesanteur, se porte en arrière, et retombe, pour ainsi dire, sur l'aorte lorsqu'on est couché horizontalement sur le dos ; revient vers le sternum lorsqu'on est couché sur le ventre ; et se porte à droite ou à gauche lorsqu'on se couche sur le côté. Il est aisé de s'en convaincre, en plaçant la main sur l'intervalle des cartilages de la sixième et de la septième des vraies côtes gauches, près le sternum où les battemens du cœur se font sentir ; car ces battemens diminuent, augmentent ou changent de place suivant que l'on prend l'une ou l'autre de ces positions. Cependant il est à observer que les changemens produits dans la situation de cet organe par sa seule pesanteur, sont très-bornés; et quand ses battemens se font sentir dans une très-grande étendue, ou dans un lieu autre que celui dont on vient de parler, cela dépend presque toujours de quelque maladie. On a vu des sujets en qui le cœur, ainsi que les autres organes renfermés dans la poitrine et dans le ventre, avoient une situation renversée, de sorte que sa base étoit à gauche et sa pointe à droite ; mais le cas est fort rare.

Le volume du cœur, considéré dans les sujets du même âge, présente des variétés si nombreuses, qu'il ne peut être déterminé avec exactitude. Sa masse, comparée à la masse du corps, est en général fort petite ; mais on observe qu'elle est d'autant plus grande que les sujets sont plus jeunes. Dans les adultes, les efforts du sang donnent quelquefois au cœur un volume monstrueux.

Le cœur a en quelque manière la figure d'un cône aplati par deux côtes, arrondi à la pointe,

et sur la base duquel sont placés deux sacs musculeux et membraneux adossés l'un à l'autre,
et dont la forme n'est rien moins que régulière.
Ce cône est couché obliquement sur le diaphragme, de manière que sa base est tournée
en arrière, en haut et un peu à droite, et sa
pointe en devant, en bas et à gauche.

On considère dans le cœur, une face supérieure, une face inférieure, un bord droit, un
bord gauche, une base et une pointe.

La face supérieure inclinée en avant et à
droite, est légèrement convexe. La partie de
cette face qui appartient au ventricule droit,
beaucoup plus large que celle qui appartient au
ventricule gauche, en est séparée par un sillon
longitudinal qui correspond au bord supérieur
de la cloison des ventricules, et dans lequel
est logée une branche de l'artère coronaire
gauche.

La face inférieure, plate, horizontale, porte
sur la partie du péricarde qui tient au diaphragme. La portion de cette face qui appartient au ventricule gauche, plus large et moins
plate que celle qui appartient au ventricule
droit, en est séparée par un sillon qui s'étend
de la base à la pointe du cœur, où il se rencontre avec celui de la face supérieure. Ce
sillon loge l'artère coronaire droite.

Le bord droit, un peu plus long que le
gauche, est fort aigu, et incliné en avant et
en bas. Le bord gauche est fort épais, et tourné
un peu en arrière.

La base du cœur tournée en arrière, en haut
et à droite, est adhérente au péricarde, par
le moyen des artères qui en partent et des veines
qui s'y rendent.

S 4

La pointe tournée en devant, en bas et à gauche, est obtuse, sur-tout dans le fœtus, dont les deux ventricules ont une longueur presqu'égale, pendant que dans l'adulte, le gauche est plus long que le droit. Cette pointe est presque toujours divisée en deux parties par la rencontre des sillons qui se remarquent sur les faces supérieure et inférieure. De ces deux parties, l'antérieure qui appartient au ventricule droit, est plus mince et moins longue que la postérieure qui est formée par le ventricule gauche ; mais pour que ces espèces de monticules paroissent, il faut les dépouiller de leur graisse.

Le cœur renferme quatre cavités que l'on nomme les ventricules et les oreillettes. Les ventricules forment la plus grande partie de cet organe, et lui appartiennent plus que les oreillettes qui ne paroissent que comme deux appendices ajoutées à sa base. Il y a une oreillette et un ventricule de chaque côté. C'est pourquoi on les distingue en droits et en gauches. Mais comme le cœur est posé obliquement, le ventricule et l'oreillette droits regardent en même temps vers la partie droite et la partie antérieure de la poitrine ; le ventricule et l'oreillette gauches sont tournés de même vers la partie latérale gauche et postérieure de la poitrine. C'est sur cette disposition que des anatomistes modernes se sont fondés pour changer les noms des ventricules qu'ils distinguent en antérieur et en postérieur. Mais comme l'idée générale qu'on se forme de la position des cavités du cœur, en les désignant par les noms de droites et de gauches ne sauroit conduire à aucune erreur, pourquoi changer des noms reçus , et pourquoi brouiller les idées par de nouveaux termes?

Les oreillettes communiquent avec les ventricules par des orifices dont nous décrirons ailleurs la grandeur , la forme et la structure. Les oreillettes reçoivent le sang qui revient des différentes parties du corps par les veines; les ventricules le renvoient par le moyen des artères. L'oreillette droite répond aux deux veines caves ; la gauche aux quatre veines pulmonaires. Le ventricule droit fournit l'artère pulmonaire, et le gauche l'artère aorte.

L'oreillette droite est située à la base du ventricule du même côté , et adossée à l'oreillette gauche, dont elle n'est séparée que par une cloison d'une épaisseur médiocre. L'oreillette droite est plus large, plus grande que la gauche; mais l'inégalité de grandeur des oreillettes , assez marquée dans les adultes , est à peine sensible dans le fœtus et dans les enfans nouveaux-nés. L'oreillette droite est oblongue de haut en bas , et lorsqu'elle est distendue par l'injection , sa figure est en quelque sorte semblable à un quart d'ovale. On y considère un côté externe, un côté interne , un côté antérieur, une extrémité supérieure et une extrémité inférieure,

Le côté externe , convexe et lisse , est contigu au péricarde. L'interne est confondu avec l'oreillette gauche. L'antérieur est uni à la base du ventricule droit.

L'extrémité supérieure reçoit postérieurement la veine cave supérieure qui parcourt un chemin assez long dans le péricarde , et descend un peu obliquement de droite à gauche et de derrière en devant. Antérieurement, cette extré mité présente un prolongement ou appendice étroit, aplati, terminé en pointe, et dont les bords sont dentelés d'une façon très-irrégulière. Ce prolongement qui a quelque ressemblance avec l'oreille d'un chien, est placé presque en travers, entre l'artère aorte et le ventricule droit.

L'extrémité inférieure reçoit dans sa partie postérieure et interne la veine cave inférieure. Cette veine, beaucoup plus grosse que la supérieure, a fort peu de longueur dans le péricarde, et vient se rendre dans l'oreillette, sitôt qu'elle a traversé le diaphragme. Sa direction est un peu oblique de droite à gauche et de devant en arrière.

Vue intérieurement, l'oreillette droite présente aussi un côté externe, un côté interne, un côté antérieur, une extrémité supérieure et une extrémité inférieure.

Le côté externe présente un grand nombre de saillies, formées par des faisceaux musculeux, qui laissent entr'eux des intervalles dont la largeur et la profondeur varient. Ces saillies dont la plupart sont parallèles et dirigées de derrière en devant, communiquent entr'elles par d'autres plus petites, disposées très-obliquement dans leurs intervalles.

Le côté interne est formé par la cloison qui sépare les deux oreillettes. Dans l'adulte, il présente au dessous de sa partie moyenne un enfoncement que l'on nomme la fosse ovale, quoique la forme en soit à peu-près circulaire. Cet enfoncement est assez profond supérieurement, mais sa profondeur diminue insensiblement de haut en bas, et il disparaît inférieurement en se continuant avec la veine cave inférieure : on remarque presque toujours à sa partie supérieure un trou plus ou moins grand par lequel les deux oreillettes communiquent ensemble ; la surface de cette fosse est tantôt lisse, et tantôt inégale et comme réticulaire. La fosse ovale est circonscrite par un arc musculeux que l'on nomme le rebord ou l'anneau de cette fosse. Cet arc assez épais dans sa partie moyenne, diminue à un tel point vers ses extrémités, qu'il s'efface enfin tout-à-fait. Ces extrémités tournées en bas, et séparées l'une de l'autre par un léger intervalle, se distinguent en antérieure et en postérieure. L'antérieure qui est tournée à droite, est plus épaisse que la postérieure, et sépare la fossse ovale de l'orifice de la veine coronaire. La postérieure tournée à gauche, est beaucoup moins marquée que la précédente.

Dans le fœtus, la cloison qui sépare les oreillettes, au lieu de la fosse ovale, présente une large ouverture de même forme qu'on nomme le trou ovale, ou le trou de *Botal*, parce qu'on en attribue la découverte à cet Anatomiste, quoiqu'il fût connu long-temps avant lui. Ce trou est garni du côté de l'oreillette gauche par une valvule à peu-près semi-lunaire, dont le bord convexe et fixe est tourné en bas, et le bord concave et libre est en haut. Les cornes qui résultent de la réunion de ces deux bords sont attachées aux deux côtés du trou, et distantes l'une de l'autre, dans le fœtus à terme, d'environ quatre lignes. La valvule du trou ovale est mince, transparente et formée par l'adossement des membranes qui tapissent les oreillettes. Dans la duplicature de ces deux membranes il y a des fibres véritablement musculeuses; mais elle ne sont pas également apparentes dans tous les fœtus. Cette valvule permet au sang de passer de droite à gauche, pendant qu'elle s'opposeroit à son passage dans un sens contraire.

Pendant tout le temps qui s'écoule depuis la formation du fœtus jusqu'à sa naissance, le bord de la valvule n'est pas à la même hauteur. Dans les premiers temps elle n'existe pas, ou il n'y a que des traces insensibles. Dans les fœtus de deux mois, les premiers rudimens de cette soupape existent; mais son bord est peu élevé. Peu-à-peu elle croît, son bord s'approche du bord supérieur du trou ovale, et le couvre enfin entièrement; quand elle est un peu tendue dans le fœtus à terme, elle va jusqu'au haut du trou ovale; mais elle ne déborde point, ou du moins elle s'élève très-peu au-dessus du trou : mais quand elle est abandonnée à elle-même elle laisse toujours un espace elliptique entre elle et le trou. Après la naissance, l'oreillette gauche recevant une plus grande quantité de sang des veines pulmonaires, la valvule est appliquée contre le bord du trou, s'y colle, et ce trou s'efface successivement; mais son oblitération n'est presque jamais entière, quoique dans l'âge adulte le sang ne puisse plus traverser de l'oreillette droite à la gauche.

Tous les Anatomistes ont cru que le trou ovale laissait passer une partie du sang de l'oreillette droite dans la gauche ; mais M. *Sabatier* a démontré que le véritable usage de ce trou est de transmettre à l'oreillette gauche tout le sang qui arrive par la veine cave inférieure, pendant que celui qui vient par la supérieure est versé en entier dans l'oreillette droite. Cet usage est prouvé par la situation du trou ovale à la partie inférieure de la cloison qui sépare les deux oreillettes; par celle de cette cloison qui est moins interposée entre les oreillettes, qu'entre l'union des deux veines caves et l'oreillette gauche; par la disposition de la valvule d'*Eustache*, dont la partie postérieure a plus de largeur que l'antérieure; par l'épaisseur du bord supérieur du trou ovale qui doit repousser le sang de la veine cave supérieure, et l'empêcher de se porter vers cette ouverture; enfin, par la direction des deux veines caves qui sont toutes deux inclinées de droite à gauche, et dont la supérieure descend de derrière en devant, pendant que l'inférieure monte de devant en arrière. A ces preuves on peut ajouter la direction du trou ovale, qui, suivant *Nicolaï*, est la même que celle de la veine cave inférieure; ce qui fait, dit-il, qu'une portion du sang passe de la veine ombilicale dans l'oreillette gauche.

Le côté antérieur de la surface intérieure de l'oreille droite présente une large ouverture qui communique dans le ventricule droit. Cette ouverture, circulaire lorsque le cœur est rempli, paraît elliptique lorsqu'il est affaissé. Elle est bordée d'une espèce de zone blanchâtre, que l'on a regardé comme un des tendons du cœur; mais qui est formée par des fibres charnues plus rapprochées que par-tout ailleurs. Cette ouverture est l'endroit du cœur où l'on rencontre quelquefois des concrétions osseuses assez volumineuses, non-seulement chez les animaux, mais encore chez l'homme. Du côté du ventricule, elle est garnie d'une valvule circulaire dont il sera parlé plus bas.

L'extrémité supérieure présente dans sa partie antérieure interne l'entrée du prolongement ou appendice auriculaire dont il a été parlé plus haut. Sa partie postérieure externe offre l'orifice de la veine cave supérieure. La cavité de l'appendice présente des colonnes diversement entrelacées, inégalement grosses, courbées, et qui tiennent dans toute leur longueur au tissu des parois. L'orifice de la veine cave supérieure, beaucoup moins grand que celui de l'inférieure, est situé perpendiculairement au-dessus de lui. Ces deux orifices sont si près l'un de l'autre, que les deux veines caves ont été regardées par plusieurs Anatomistes comme un tuyau continu, qui s'ouvre, a-t-on dit, par une échancrure dans l'oreillette droite; mais une apparence grossière en a imposé aux yeux; les orifices des veines caves sont bordés de fibres particulières, ou de divers segmens qui viennent des colonnes qui sont aux environs. C'est sur-tout dans le fœtus qu'on les apperçoit bien clairement. L'entre-deux qui paroît continu, est le vrai tissu de l'oreillette; il passe sur cet intervalle intérieurement un faisceau musculeux assez gros: ses fibres ne sont pas une suite des fibres des vaisseaux veineux; ces deux espèces de fibres n'ont pas la même direction.

Le faisceau musculeux qui sépare les troncs des veines caves est dans l'endroit où *Lower* a cru appercevoir son tubercule; ce faisceau peut être élevé par la graisse ou par son volume; c'est ce qui a persuadé à quelques Anatomistes que ce tubercule existoit réellement; mais c'est en vain qu'on le chercheroit; l'imagination seule peut le trouver.

L'extrémité inférieure de l'oreillette droite présente l'orifice de la veine cave inférieure, et celui de la grande veine coronaire. L'orifice de la veine cave inférieure est garni dans sa partie antérieure gauche d'un repli membraneux qui porte le nom de valvule d'*Eustache*. La grandeur de cette valvule varie suivant les sujets ; mais elle n'a jamais assez d'étendue pour couvrir entièrement l'ouverture de la veine cave inférieure. Elle est ordinairement plus grande dans le fœtus que dans l'adulte ; à mesure qu'on avance en âge, non-seulement elle perd de ses dimensions, mais elle devient souvent réticulaire vers son bord flottant. Dans certains sujets, elle est si petite qu'on croiroit qu'elle manque entièrement. Elle est posée presque verticalement. Sa figure est assez semblable à celle d'un croissant ; cependant elle est plus large dans sa moitié postérieure et gauche que dans l'antérieure et droite. On y distingue deux faces, deux bords, et deux extrémités ou cornes ; de ses deux faces, l'une est tournée en arrière et à droite, et correspond à l'orifice de la veine cave ; l'autre, dirigée en avant et à gauche, correspond aux parois de l'oreillette. Des deux bords l'un est adhérent, et l'autre libre. Le premier tourné en bas et un peu en avant, tient à la partie antérieure gauche de l'orifice de la veine cave inférieure. Le second dirigé en haut et en arrière, est extrêmement mince, et plus ou moins concave suivant les sujets. Des deux extrémités de la valvule d'*Eustache*, l'une est tournée à gauche, et un peu en arrière et en haut ; et l'autre à droite, en avant et un peu en bas. La première est attachée à la partie moyenne supérieure du pilier antérieur de la fosse ovale ; et la seconde à la partie antérieure de l'orifice de la veine cave inférieure. La valvule d'*Eustache* est formée par une duplicature de la membrane qui tapisse l'intérieur de l'oreillette droite ; mais elle n'est pas entièrement membraneuse chez tous les sujets ; on en trouve beaucoup chez qui son bord flottant forme une espèce de réseau.

Dans l'adulte, la valvule d'*Eustache* empêche que le sang de l'oreillette ne reflue en grande quantité dans la veine cave inférieure, dans le temps où cette poche se contracte. Dans le fœtus, la fonction principale de cette valvule est d'empêcher que le sang qui est contenu dans la veine cave inférieure entre dans l'oreillette droite, et de le diriger en totalité vers le trou ovale qui le transmet dans l'oreillette gauche.

L'orifice de la grande veine coronaire est situé entre celui de la veine cave inférieure, et l'ouverture qui communique de l'oreillette dans le ventricule, tout près de la cloison qui sépare les deux oreillettes. Cet orifice est garni d'une valvule qui est assez large pour le couvrir entièrement. Cette valvule a, comme toutes les autres, la forme d'un croissant dont le bord convexe est adhérent, et le bord concave libre et flottant. On la trouve souvent percée à jour et formant une espèce de réseau vers son bord concave. Elle a pour usage d'empêcher que le sang ne reflue de l'oreillette dans la veine coronaire. Outre l'orifice de la grande veine coronaire on voit dans la cavité de l'oreillette droite un assez grand nombre d'autres orifices veineux beaucoup plus petits, et qui ne sont point garnis de valvules.

L'oreillette gauche, moins grande que la droite, a en quelque sorte la figure d'un cube. On y considère six côtés, un antérieur, un postérieur, un supérieur, un inférieur, un interne et un externe. Le côté antérieur est uni à la base du ventricule gauche. Le côté interne est confondu avec l'oreillette droite. Les côtés postérieur, supérieur et externe sont lisses et contigus au péricarde. Il s'élève de la partie interne du côté supérieur un prolongement ou appendice qu'on nomme auriculaire. Ce prolongement beaucoup moins grand que celui de l'oreillette droite, se porte en devant et un peu à droite, sur le ventricule gauche, au côté gauche de l'origine de l'artère pulmonaire. Sa figure est en quelque sorte celle d'un triangle dont les bords dentelés se réunissent à une pointe aiguë, et qui est recourbé sur lui-même en deux sens opposés. Mais cette figure n'est pas à beaucoup près la même dans tous les sujets.

L'oreillette gauche reçoit les veines pulmonaires. Ces veines sont au nombre de quatre, deux de chaque côté ; elles se rendent à la partie supérieure et postérieure de l'oreillette. Celles du côté gauche sont les seules que l'on aperçoive aisément dans le péricarde. Les veines pulmonaires droites sont cachées par la veine cave supérieure, et par la partie voisine de l'oreillette droite, en sorte que l'on ne peut les mettre à découvert que par une dissection assez difficile.

Vue intérieurement, l'oreillette gauche présente aussi six côtés, un antérieur, un postérieur, un supérieur, un inférieur, un interne et un externe. Le côté antérieur offre une

Tome IV.   T

ouverture circulaire qui communique dans le ventricule gauche. Cette ouverture, beaucoup moins grande que celle qui communique de l'oreillette droite dans le ventricule droit, est bordée comme elle d'un cercle blanchâtre que l'on a regardé comme le tendon du ventricule gauche, mais dans laquelle on ne voit rien de tendinéux. Cette ouverture est garnie du côté du ventricule, d'une valvule dont il sera parlé plus bas. Le côté postérieur offre dans sa partie supérieure les orifices des quatre veines pulmonaires. Ceux des veines pulmonaires gauches sont plus écartés l'un de l'autre que ceux des droites qui paroissent se confondre. Le côté interne formé par la cloison qui sépare les deux oreillettes, présente dans le fœtus l'orifice du trou ovale, mais dans l'adulte on ne voit aucun vestige de ce trou. Le côté supérieur présente l'orifice de la cavité de l'appendice auriculaire dont la surface est garnie de colonnes qui varient beaucoup par rapport à leur nombre, à leur grosseur et à leur direction. Ces colonnes sont moins nombreuses et moins considérables que celles de l'appendice auriculaire droite. Les côtés inférieur et externe sont lisses et sans colonnes, ainsi que le reste de la surface intérieure de l'oreillette gauche.

Les parois des oreillettes ont très-peu d'épaisseur. Celles de l'oreillette droite, moins épaisses que celles de la gauche, sont transparentes, et paroissent purement membraneuses dans bien des endroits. Ces parois sont formées par des fibres charnues, placées entre deux membranes, dont l'externe est une continuation de la lame interne du péricarde, et l'interne est une suite de la membrane interne des veines, et de celle qui tapisse les ventricules. Ces fibres qui se déchirent pres que toujours lorsqu'on veut les séparer des membranes entre lesquelles elles sont situées, s'entrecroisent tellement quil est impossible d'en démêler l'intrication, et d'en donner une description qui puisse faire naître l'idée de leur arrangement.

Le ventricule droit, plus large et plus ample que le gauche, ressemble assez bien à une pyramide triangulaire. On y considère une face supérieure, une face inférieure, une face gauche, une base et un sommet. La face supérieure, beaucoup plus large que l'inférieure, est inclinée en avant et à droite, lisse et contiguë au péricarde. La face inférieure, lisse et contiguë au péricarde, fait partie de la face plate du cœur. La face gauche n'existe pas réellement ; elle est confondue avec le ventricule gauche dans une cloison commune dont nous parlerons plus bas. La base est adossée à l'oreillette droite. Sa partie supérieure et gauche donne naissance à l'artère pulmonaire. Cette artère qui a été décrite dans l'Angéiologie, monte obliquement de droite à gauche et de devant en arrière, et se partage bientôt en deux branches dont l'une se porte au poumon droit, et l'autre au poumon gauche. Le sommet du ventricule droit s'étend moins loin sur la pointe du cœur que celui du ventricule gauche : il n'offre d'ailleurs rien de remarquable.

L'intérieur du ventricule droit présente aussi une face supérieure, une face inférieure, une face gauche, une base et un sommet. La face gauche est formée par la cloison qui sépare les deux ventricules, et qui résulte de leur adossement. Cette cloison, plus épaisse vers la base que vers la pointe du cœur, n'est percée d'aucune ouverture. Les faces supérieure et inférieure correspondent aux mêmes régions de l'extérieur du ventricule. Ces trois faces sont assez lisses vers la base ; mais dans le reste de leur étendue, elles présentent un grand nombre de colonnes charnues formées par les fibres les plus intérieures du ventricule, et qui varient beaucoup par rapport à leur grosseur, à leur longueur et à leur direction.

L'arrangement particulier de ces colonnes permet de les distinguer en trois espèces. Celles de la première espèce tiennent par une de leurs extrémités aux parois du ventricule, et par l'autre au bord libre de la valvule *tricuspide*, au moyen de petits filets tendineux. Les colonnes de la seconde espèce sont attachées par leurs deux extrémités aux parois du ventricule. Celles de la troisième espèce tiennent aux parois du ventricule dans toute leur longueur.

Le nombre des colonnes de la première espèce varie tellement suivant les individus, qu'il est impossible de le déterminer. On en trouve souvent huit ou neuf. Leur grosseur et leur longueur ne présentent pas moins de variétés. Il y en a de si courtes, qu'elles ressemblent à des mamelons ; les autres plus longues sont communément cylindriques, arrondies par le bout ou pyramidales ; on en voit qui sont entassées et unies ensemble par un contact immédiat, ou par des colonnes transversales. Toutes ces colonnes sont dirigées de la pointe vers la base du cœur. Leur base est attachée aux parois du ventricule, plus ou moins loin de sa pointe. Leur sommet bifurqué dans quelques-unes , et dans d'autres divisé en trois parties , donne naissance à un plus ou moins grand nombre de filets tendineux qui divergent comme les branches d'un éventail , et dont la plupart s'attachent à la valvule tricuspide , et les autres se terminent aux parois du ventricule ; quelques-uns de ces cordages tendineux communiquent entr'eux : on en trouve quelquefois qui vont d'une colonne à l'autre. Parmi ces filets , les uns se portent jusqu'à la valvule sans se diviser ; les autres se divisent, avant d'y arriver , en d'autres filets plus fins. Les plus courts se terminent au bord libre de cette valvule. Les plus longs marchent sur celle de ses faces qui regarde les parois du ventricule , et s'y terminent en s'élargissant, à une distance plus ou moins grande de son bord libre.

Les colonnes de la seconde espèce occupent particulièrement le tiers antérieur ou inférieur du ventricule. Leur nombre est assez considérable. Elles n'ont rien de constant dans leur longueur, leur grosseur et leur direction. En s'étendant d'une paroi du ventricule à l'autre , elles s'entre-croisent de diverses manières , et forment une espèce de réseau.

Les colonnes de la troisième espèce , qui , en manière de pilastres , tiennent dans toute leur longueur aux parois du ventricule , sont les plus nombreuses. Leur longueur et leur grosseur varient beaucoup. Elles affectent toutes sortes de directions, et forment , par leur entrelacement , des espèces de nattes qui tapissent la cavité du ventricule. Elles laissent entr'elles des enfoncemens plus ou moins profonds, dont la figure est très-variée. Il résulte de la disposition des colonnes du ventricule droit, que ce ventricule est moins une cavité qu'un assemblage de cavités, ou plutôt de compartimens formés par l'entrelacement de ces colonnes, dont le nombre est extraordinaire.

La base du ventricule droit a deux orifices; l'un fort large, s'ouvre dans l'oreillette droite, et s'appelle auriculaire; l'autre, moins ample, pénètre dans l'artère pulmonaire, et se nomme artériel.

L'orifice auriculaire, situé plus bas que l'orifice artériel, en est séparé par un intervalle d'environ un pouce. Il est garni d'une valvule annulaire ou circulaire, à laquelle on a donné le nom de *triglochine*, ou tricuspide, parce que son bord libre est découpé en plusieurs languettes, parmi lesquelles il y en a trois plus considérables que les autres, qui ont été prises pour trois valvules distinctes et séparées. Cette valvule présente deux faces et deux bords, l'un adhérent, et l'autre libre et mobile. Des deux faces, l'une est tournée vers les parois du ventricule, et l'autre vers l'orifice auriculaire. Le bord adhérent est attaché à la circonférence de cet orifice qu'il environne sans interruption. Le bord libre et mobile tient aux colonnes charnues de la première espèce, au moyen des filets tendineux dont il a été parlé plus haut. Ce bord est fort irrégulier, et présente de grandes variétés dans ses découpures; mais quel que soit le nombre de ses languettes, il y en a presque toujours trois plus considérables que les autres. Parmi ces trois languettes, on en remarque une beaucoup plus large et plus longue que les autres, laquelle est tournée en haut et en devant, du côté de l'orifice de l'artère pulmonaire qu'elle couvre en grande partie, lorsqu'elle s'applique contre les parois du ventricule. C'est cette portion que *Lieutaud* nomme cloison valvulaire, et qu'il dit séparer le ventricule en deux cavités, l'une qui répond à l'oreillette et qu'il appelle auriculaire; et l'autre qui correspond à l'artère pulmonaire, et qu'il nomme artérielle. Des deux autres languettes de la valvule triglochine, l'une est tournée en bas et en avant, vers la face inférieure et le bord aigu du ventricule, et l'autre en arrière et à gauche, du côté de la cloison; mais quelle que soit la grandeur et la disposition des différentes languettes de la valvule tricuspide, on observe que leurs bases toujours continues, forment sans interruption un anneau complet. Cette valvule est composée de deux lames membraneuses; l'une est une continuation de la membrane interne de l'oreillette droite; l'autre est une suite de la membrane qui revêt la cavité du ventricule. Ces deux lames sont unies par une couche de tissu cellulaire, et fortifiées par l'expansion des filets tendineux dont il a été parlé plus haut. La valvule *triglochine* empêche que le sang ne retourne dans l'oreillette, lorsque le ventricule est en contraction.

L'orifice artériel du ventricule droit communique dans l'artère pulmonaire. Cet orifice, beaucoup moins grand que l'auriculaire, est marqué, comme ce dernier, par un anneau calleux, qui en terminant la partie charnue du cœur, fixe le principe de l'artère; mais cet anneau ne se remarque qu'à l'intérieur; extérieurement, les fibres charnues du ventricule forment un cercle qui monte sur l'artère dans l'étendue d'une demi-ligne environ, et lui est uni par du tissu cellulaire très-court. L'orifice de l'artère pulmonaire est garni de trois valvules connues sous le nom de sigmoïdes ou semi-lunaires. Elles ont la forme d'un croissant, lorsqu'elles sont appliquées aux parois de l'artère ; mais elles ressemblent à des paniers de pigeon, lorsqu'elles sont abaissées. On distingue dans chacune de ces valvules deux faces et deux bords. Des deux faces, l'une est tournée vers l'axe de l'artère pulmonaire, et l'autre vers ses parois. Des deux bords, l'un est tourné en bas du côté du ventricule, et l'autre en haut du côté de l'artère pulmonaire. Le premier est convexe, un peu moins que demi-circulaire, et s'attache à l'orifice artériel, en s'adossant par ses extrémités avec celui des valvules correspondantes. Le second est concave, libre, flottant, et un peu plus épais que le reste de la valvule. On remarque sur sa partie moyenne un tubercule qui le partage en deux parties égales, semblables à deux arcs ou à deux petits croissans. Ce tubercule n'est pas toujours également apparent : il manque même assez souvent. Les valvules sigmoïdes sont très-minces. Elles sont formées par l'adossement de deux lames, dont l'une est la continuation de la membrane qui tapisse le ventricule, et l'autre une suite de la membrane interne de l'artère pulmonaire. Ces deux lames sont unies par une couche de tissu cellulaire excessivement mince. Dans les adultes, elles sont fortifiées par des fibres blanchâtres, resplendissantes, qui, partant des extrémités du bord convexe, descendent un peu, et se perdent dans la largeur de la vulve. On en trouve quelquefois qui parcourent toute cette largeur, et s'étendent jusqu'à l'extrémité opposée du bord convexe. Quelques-unes se recourbent de bas en haut, et vont se terminer au tubercule du bord libre. L'usage des valvules sigmoïdes est évidemment d'empêcher le sang qui est contenu dans l'artère pulmonaire, de retourner dans le ventricule droit.

Le ventricule gauche est un peu moins large que le droit, mais il est plus long et s'étend davantage sur la pointe du cœur. Sa figure est celle d'un cône un peu aplati du côté par lequel il est uni au ventricule droit. On y considère une face droite, une face gauche, un sommet et une base.

La face droite est confondue avec le ventricule droit. La face gauche contiguë au péricarde, fait partie des faces supérieure et inférieure du cœur. Le sommet est obtus et forme principalement la pointe du cœur. La base est unie à la partie antérieure de l'oreillette gauche. Sa partie supérieure et droite donne naissance à l'artère aorte.

La cavité du ventricule gauche présente les trois espèces de colonnes charnues dont il a été parlé à l'occasion du ventricule droit. Les colonnes de la première espèce sont plus grosses, mais moins nombreuses que dans le ventricule droit. Leur sommet est plus constamment bifurqué, ou même divisé en trois portions. Les filets tendineux qui en partent sont très-nombreux, et ont une grosseur proportionnée à celle des colonnes. Ils divergent en manière d'éventails, jusqu'à la valvule mitrale. Le plus grand nombre s'insère à son bord libre ; quelques-uns marchent sur la face de cette valvule qui regarde les parois du ventricule, et s'y terminent plus ou moins près de son bord adhérent. Mais tous ces filets n'atteignent pas à la valvule mitrale ; plusieurs se jettent sur les parois du ventricule, et se trouvent ordinairement en plus grand nombre dans la partie opposée à la cloison. Parmi les filets qui s'attachent à la valvule, il y en a qui, depuis leur origine jusqu'à leur insertion, n'éprouvent aucun changement; d'autres se divisent avant d'y arriver en plusieurs branches ; quelques-uns enfin, communiquant ensemble, forment une espèce de réseau dont les mailles sont plus ou moins grandes. La longueur de ces filets n'est pas la même : il y en a de plus d'un pouce, pendant que d'autres n'ont que deux ou trois lignes.

Les colonnes de la seconde et de la troisième espèces sont beaucoup moins nombreuses et moins grosses que dans le ventricule droit. Elles manquent entièrement près l'orifice de l'aorte, où la surface du ventricule est lisse.

La base du ventricule gauche, de même que celle du ventricule droit, a deux orifices; l'un fort large, s'ouvre dans l'oreillette gauche, et s'appelle auriculaire ; l'autre, moins grand, forme l'embouchure de l'artère aorte, et se nomme artériel.

L'orifice auriculaire, moins grand que celui du ventricule droit, est bordé, comme lui, d'une espèce de zône blanchâtre, et garni d'un anneau membraneux auquel on donne le nom de valvule mitrale, parce que son bord libre est découpé en deux languettes. Cette valvule présente deux faces et deux bords. Des deux faces, l'une est tournée vers les parois du ventricule, et l'autre vers l'orifice auriculaire. Des deux bords, l'un est adhérent à la circonfé-

rence de cet orifice qu'il environne sans interruption, et l'autre, libre et mobile, tient
aux parois du ventricule, au moyen des filets
tendineux qui viennent du sommet des colonnes
de la première espèce. Ce bord est constamment divisé en deux portions, une inférieure
plus petite, et l'autre supérieure plus grande,
qui correspond à l'embouchure de l'aorte
qu'elle couvre presqu'entièrement, lorsque le
ventricule est dilaté. C'est cette portion que
Lieutaud nomme cloison valvulaire, et qu'il
dit partager le ventricule en deux cavités, dont
l'une correspond à l'embouchure de l'oreillette
et l'autre à celle de l'aorte. Entre ces deux portions, la valvule mitrale n'a guères qu'une
ligne ou deux de largeur. Cette valvule, beaucoup plus épaisse que la valvule *triglochine*,
est souvent garnie de petits tubercules durs,
calleux, semblables en quelque sorte à des
ganglions charnus. Elle est formée par l'adossement de deux lames dont l'une est une continuation de la membrane qui tapisse l'oreillette gauche, et l'autre une suite de la
membrane qui revêt la surface du ventricule.
Ces deux lames sont unies par une couche de
tissu cellulaire, et fortifiées par l'expansion des
cordages tendineux qui viennent des colonnes
de la première espèce. C'est dans ce tissu cellulaire que se fait l'épanchement de la matière
qui donne souvent la consistance cartilagineuse
et quelquefois même osseuse à la valvule mitrale. Cette valvule a les mêmes usages que la
valvule triglochine, c'est-à-dire qu'elle empêche
que le sang qui est entré dans le ventricule
gauche ne retourne dans l'oreillette.

L'orifice de l'aorte n'est séparé de l'orifice

auriculaire que par l'attache de la grande portion de la valvule mitrale, et de celui de l'artère pulmonaire que par l'épaisseur de la cloison des ventricules. Cet orifice est marqué par
un anneau calleux, qui distingue la substance
de l'aorte de celle du ventricule. Il est garni
de trois valvules qu'on nomme sigmoïdes ou
semi-lunaires, et dont la figure et la disposition sont les mêmes que celles des valvules semi-lunaires de l'artère pulmonaire. Elles en
diffèrent en ce qu'elles sont plus larges, plus
épaisses, et que le tubercule qui se trouve à
la partie moyenne de leur bord libre est plus
gros. Ces valvules empêchent que le sang qui
est entré dans l'aorte, ne retourne dans le
ventricule gauche. Elles s'acquittent de cette
fonction avec d'autant plus d'exactitude, que
l'interstice qu'elles laissent entr'elles, lorsqu'elles sont écartées des parois de l'artère par
l'effort rétrograde du sang, est exactement
rempli par le petit tubercule qui se remarque
sur leur bord libre. Les parois de l'aorte, dans
les endroits qui correspondent aux valvules
sigmoïdes, sont écartées de leur axe, de manière que cette artère présente en dehors trois
bosselures, et en dedans trois enfoncemens
auxquels on donne le nom de petits sinus de
l'aorte. Ces sinus qui n'existent point dans les
enfans nouveaux-nés, paroissent dépendre de
l'effort du sang sur les parois de cette artère.

Les parois du ventricule droit sont assez
minces : celles du ventricule gauche sont fort
épaisses, et n'ont guères moins de huit à dix
lignes dans les sujets moyens. Leur épaisseur
répond à la force avec laquelle le sang doit
être chassé par ce ventricule, pour parvenir

jusqu'aux extrémités les plus reculées du systême artériel. Ces parois sont composées de
fibres charnues, d'artères, de veines, de vaisseaux lymphatiques, de nerfs et de membranes.

Les fibres charnues des ventricules sont
extrêmement nombreuses; et l'on peut dire,
avec vérité, que le cœur est de tous les organes
musculeux, celui qui, à volume égal, contient le plus de fibres. La direction et l'arrangement particulier des fibres charnues des
ventricules, sont très-difficiles à décrire; la
difficulté vient de ce que ces fibres s'entrelacent d'une manière inextricable; qu'elles ne
forment point de faisceaux distincts par du
tissu cellulaire, comme dans les autres muscles; et de ce que le tissu cellulaire qui les
unit est extrêmement court. Toutes ces fibres
sont plus ou moins obliques, de manière cependant que la plupart ont une direction qui approche davantage de la transversale que de la
longitudinale; et l'on n'en voit aucune qui
s'étende directement de la base vers la pointe
du cœur.

L'origine des fibres des ventricules ne saurait être fixée; elles ne sont pas continues
dans leur marche depuis la base jusqu'à la
pointe du cœur. Elles naissent, au contraire,
de divers points de la surface des ventricules:
leur insertion n'est pas moins difficile à déterminer, puisqu'elles se rendent à tous les points
du tissu de ces ventricules. A parler même
exactement, il n'y a dans les fibres interrompues ni origine, ni insertion, car elles sont
charnues par-tout. Dans la cloison, les fibres
du ventricule droit s'entre-croisent avec celles
du ventricule gauche, en formant des angles

fort aigus. Vers l'intérieur des ventricules, un grand nombre de fibres se détachent de celles qui composent les parois, et vont former les colonnes dont il a été parlé précédemment. Les fibres charnues des ventricules sont tellement unies entr'elles par un tissu cellulaire fin et délié, qu'on ne peut séparer et découvrir les différens plans qu'elles forment, sans déchirer un plus ou moins grand nombre de ces fibres.

Les artères du cœur, connues sous le nom de coronaires, naissent de l'aorte immédiatement au-dessus du bord libre des valvules semi-lunaires. Le trajet de ces artères et leur distribution dans les parois des ventricules et des oreillettes, ont été exposés dans l'Angéiologie. Les veines du cœur connues aussi sous le nom de coronaires, vont toutes se dégorger dans l'oreillette droite. Le cœur a beaucoup de vaisseaux lymphatiques qui naissent de sa surface extérieure, de l'épaisseur de ses parois, et probablement aussi de la surface de ses cavités. Les nerfs du cœur viennent du grand sympathique et de la huitième paire.

La surface du cœur est recouverte d'une membrane qui n'est autre chose qu'une continuation du péricarde extrêmement aminci. La face externe de cette membrane est lisse, continuellement mouillée par de la sérosité, et contiguë au péricarde. Sa face interne est unie à la substance des ventricules et à celle des oreillettes, par un tissu cellulaire très-fin, dans lequel il s'amasse de la graisse. Cette graisse, dont la quantité varie dans les différens sujets, est plus abondante à la base et à la pointe du cœur, et dans le trajet des artères coronaires, que par-tout ailleurs. Le cœur du fœtus n'en a presque point; on n'y en voit que quelques petits pelotons à la base, encore même ne sont-ils pas fort sensibles. Quelquefois dans les enfans de trois ou quatre ans, les ventricules sont dénués de cette matière huileuse; avec l'âge, elle se dépose dans les cellules adipeuses, et chez les vieillards on en trouve souvent une quantité considérable.

Les cavités du cœur sont tapissées par une membrane très-fine, qui se continue avec celle qui revêt l'intérieur des artères et des veines. Cette membrane est unie à la substance des ventricules et des oreillettes par un tissu cellulaire très-délié qui se glisse entre les fibres charnues, et dans lequel il ne s'amasse jamais de graisse. L'étendue de cette membrane est très-considérable; car non-seulement elle revêt les cavités du cœur, mais elle suit tous les détours des colonnes qui s'élèvent des parois des ventricules, et des enfoncemens qui sont creusés sur ces mêmes parois et sur celles des oreillettes. Elle se replie aussi pour former les différentes valvules dont il a été parlé précédemment.

Le cœur est très-irritable et sa contractilité est telle qu'il la conserve étant séparé du corps, étant divisé par morceaux, et même quelque temps après la mort. Les ventricules et les oreillettes du cœur ont chacun deux mouvemens, l'un que l'on nomme systole, et l'autre diastole. Dans le premier, ils se contractent et se resserrent; dans le second, ils se relâchent et se dilatent. Mais ces mouvemens n'ont pas lieu en même temps dans toutes ces parties : ils se succèdent de la manière suivante. Les deux oreillettes se contractent simultanément et d'un seul coup, pendant que les ventricules sont dilatés. Ensuite les oreillettes se dilatent; alors les ventricules sont contractés, et ils le sont de même que les oreillettes, par un mouvement commun. Les ventricules et les oreillettes agissent donc alternativemement, et en raison inverse les uns des autres. La contraction des premiers coïncide toujours avec la dilatation des secondes, et réciproquement. La même chose arrive à l'aorte et à l'artère pulmonaire; elles se dilatent dans le temps où les ventricules se contractent. Les veines caves et les veines pulmonaires offrent les mêmes alternatives de systole et de diastole. Leur dilatation arrive lors de la contraction des oreillettes; d'où il résulte que les veines se dilatent et se contractent, en même temps que les ventricules; et les artères, au contraire, en même temps que les oreillettes.

Le cœur est le principal organe de la circulation. On appelle circulation, ce mouvement non-interrompu par lequel le sang est porté du cœur aux extrémités, par le moyen des artères, et ramené des extrémités au cœur, par le moyen des veines. Ce passage successif du sang des artères dans les veines, est ce qui forme, à proprement parler, la grande circulation, dont *Harvée* rassembla les preuves les plus fortes et les plus convaincantes, et à laquelle on laisse encore le nom de circulation harveïenne; mais comme le sang passe nécessairement à travers les poumons avant que de se distribuer à toutes les parties, il éprouve d'abord une circulation plus bornée, et qui le fait marcher du ventricule droit à l'artère et aux veines pulmonaires,

naires, pour le verser dans l'oreillette et le ventricule gauches. C'est ce mouvement partiel auquel on a donné le nom de petite circulation, ou circulation pulmonaire.

Pour bien concevoir le mécanisme de cette dernière circulation, supposons que toutes les parties du cœur sont absolument vides, et que les deux veines caves seules sont remplies du sang qui leur arrive de toutes les parties du corps. Ces deux veines excitées par la présence du sang qu'elles contiennent, se resserrent, et le versent dans l'oreillette droite où elles aboutissent. Irritée par la présence du sang, l'oreillette se contracte à son tour; et comme les veines caves se remplissent sur-le-champ, il faut que ce fluide passe dans le ventricule droit. Pendant la contraction de l'oreillette, le sang agité et comprimé tend à refluer dans les veines caves, dont la supérieure est entièrement dénuée de valvules, et l'inférieure n'est couverte que très-imparfaitement par la valvule d'*Eustache*. Ce reflux a lieu effectivement sur les animaux qu'on ouvre vivans, et souvent on peut en suivre les effets dans des veines très-éloignées; mais dans un animal sain et vigoureux, il doit être empêché par le sang qui aborde continuellement de toutes les parties vers les veines caves. Cependant toutes les fois que, par une cause quelconque, ce liquide trouve de la difficulté à passer de l'oreillette dans le ventricule, ou de celui-ci dans l'artère pulmonaire et dans ses ramifications, il rétrograde en plus ou moins grande quantité de l'oreillette dans les veines caves.

Distendu et irrité par le sang qui vient de l'oreillette, le ventricule droit se contracte,

comprime ce fluide et cherche à s'en débarrasser, en le poussant d'une part vers l'oreillette, et de l'autre dans l'artère pulmonaire.
Le reflux du sang dans l'oreillette est empêché
par la valvule tricuspide dont est garnie l'orifice auriculaire du ventricule. En entrant de
l'oreillette dans le ventricule, le sang abaisse
les trois portions de cette valvule, et les applique contre les parois du ventricule ; mais dès
que celui-ci entre en contraction, les valvules
s'élèvent, couvrent l'ouverture auriculaire, et
la ferment exactement : elles résistent d'autant
mieux à l'effort rétrograde du sang qui tend
à les renverser du côté de l'oreillette, qu'elles
sont retenues par la contraction des colonnes
charnues, dont les filets tendineux s'attachent
à leur bord libre. Cependant tout reflux du
sang vers l'oreillette n'est point empêché par la
valvule tricuspide. Les trois portions de cette
valvule, appliquées contre les parois du ventricule par le sang qui vient de l'oreillette,
interceptent un espace conique, dont la base
correspond à l'orifice auriculaire et le sommet
tronqué au bord libre de la valvule même ; or,
la portion de sang qui remplit cet espace est
refoulée dans l'oreillette par cette valvule, dans
le mouvement qu'elle fait pour parcourir
l'espace qui se trouve entre l'endroit où elle
ferme entièrement l'orifice auriculaire et les
parois du ventricule, auxquelles elle est appliquée lorsque ce ventricule est dilaté.

Néanmoins la plus grande partie du sang qui
remplit le ventricule droit, est poussée dans
l'artère pulmonaire, lors de la contraction de
ce ventricule. Cette artère entre en action
aussitôt que le ventricule se relâche, et pousse

le sang vers le poumon. Ce liquide ne peut point refluer vers le ventricule droit, parce que les valvules sigmoïdes, abaissées sur l'orifice artériel qu'elles ferment exactement, s'opposent à ce reflux. Le sang parcourt ainsi le système artériel des poumons, d'où il passe dans les veines pulmonaires qui le versent dans l'oreillette gauche. Cette oreillette stimulée par la présence du sang, se contracte sur ce liquide, et le pousse dans le ventricule gauche. En entrant dans ce ventricule, le sang écarte les deux portions de la valvule mitrale, et applique la plus large contre l'embouchure de l'aorte, de manière que ce liquide ne peut point pénétrer en même temps dans cette artère. La contraction du ventricule gauche qui succède à celle de l'oreillette, pousse le sang dans l'aorte. Cette contraction ne peut le forcer à rentrer dans l'oreillette, dont l'orifice se trouve alors bouché par la valvule mitrale, ou du moins il n'y rentre que la portion qui remplit l'espace conique compris entre les deux portions de cette valvule. Aussitôt que la contraction du ventricule gauche cesse, l'aorte entre en action; et comme ses valvules sigmoïdes s'opposent à la rentrée du sang dans le ventricule, ce liquide est forcé de parcourir toutes les branches de cette artère, qui sont répandues dans les diverses parties du corps. Il en revient par les veines qui leur répondent. Celles-ci le versent dans les veines caves, d'où il passe de nouveau dans l'oreillette droite.

La petite circulation telle qu'elle vient d'être décrite, a pour objet de porter le sang du cœur aux poumons, et des poumons au cœur. C'est elle qui établit, par la voie des poumons, entre les cavités droites et gauches du cœur, une communication sans laquelle elles formeraient deux cœurs entièrement distincts.

Dans le fœtus chez lequel la dilatation et le resserrement alternatifs du thorax, nécessaires pour le libre passage du sang à travers les vaisseaux pulmonaires, n'ont point lieu, la petite circulation s'accomplit de la manière suivante. Le sang contenu dans la veine cave inférieure est transmis dans l'oreillette gauche, à travers le trou ovale. Cette oreillette le pousse dans le ventricule de son côté, d'où il est chassé dans l'aorte. Les branches qui procèdent de la crosse de cette artère en reçoivent la plus grande partie, et le conduisent à la tête et aux extrémités supérieures. Il en revient par la veine cave supérieure. Cette veine le transmet à l'oreillette droite; de cette oreillette il passe dans le ventricule du même côté, qui le pousse à son tour dans l'artère pulmonaire. Une petite portion du sang qui remplit cette artère, est portée aux poumons; le reste est conduit dans l'aorte au moyen du canal artériel; il s'y mêle avec une partie de celui qui vient du ventricule gauche, et après avoir rempli les branches de cette artère, il pénètre en grande partie dans celles que l'on nomme ombilicales, et va gagner le placenta, d'où il revient par la veine du même nom, qui le verse de nouveau dans la veine cave inférieure. Ce mode de circulation, particulier au fœtus, n'a pas seulement pour usage de prévenir l'entrée du sang dans les poumons, qu'il ne pourroit parcourir, faute de respiration; il empêche que le sang qui vient du placenta n'y retourne avant d'avoir parcouru, et, pour ainsi dire, vivifié toutes les parties de la machine animale.

Le mouvement du cœur a toujours passé, avec raison, pour un phénomène dont la cause est très-difficile à expliquer. On a proposé diverses hypothèses à ce sujet, mais elles sont toutes plus moins invraisemblables, et il n'y en a aucune qui puisse soutenir un examen rigoureux. *Haller* substitua à ces hypothèses une opinion qui paroît plus solide et mieux fondée; il apperçut une cause très-simple des mouvemens du cœur dans la propriété qu'il a d'être éminemment irritable et continuellement irrité. L'impression stimulante que le sang porte sur les fibres de cet organe, a été regardée par ce célèbre physiologiste, comme la cause occasionnelle et déterminante des mouvemens alternatifs de ses différentes parties. A l'appui de son sentiment sur le sang, stimulus direct du cœur, et cause unique de ses mouvemens, *Haller* cite plusieurs expériences, et entr'autres celle qui consiste à transmettre au côté gauche les dernières contractions, en y attirant le sang de l'autre côté par l'incision des veines caves et la ligature de l'aorte. On sait que le ventricule et l'oreillette du côté droit conservent plus long-temps leurs mouvemens que le ventricule et l'oreillette du côté gauche, et que par cette raison ces parties ont été généralement regardées comme celles qui cessent de vivre les dernières, l'*ultimum moriens. Haller* a pensé que cette prérogative venoit de ce que les veines caves, agitées par les dernières palpitations des muscles voisins, affaissées sous le poids des viscères, et resserrées par le froid qui s'empare de l'animal après la mort, versoient dans l'oreillette et le ventricule droits plus de sang que les poumons ne peuvent en transmettre dans l'oreillette et dans le ventricule gauches ; de sorte que ces dernières parties n'éprouvent déja plus l'action stimulante de ce liquide, pendant que les autres y sont encore exposées. Pour se convaincre de la vérité de son explication, *Haller* a fait une suite d'expériences, desquelles il résulte, 1.º que si on lie les deux veines caves pour empêcher l'abord du sang dans l'oreillette et le ventricule droits, la contraction de ces parties se soutient, parce que le sang qu'elles contiennent continue à les irriter et à y exciter des mouvemens ; 2.º que si l'on incise les veines caves entre la ligature et le cœur, et qu'on vide l'oreillette et le ventricule droits par expression, l'oreillette reste immobile, tandis que le ventricule continue à se mouvoir encore pendant quelque temps, parce qu'il ne peut pas être entièrement évacué, et que le ventricule gauche l'entraîne dans ses mouvemens ; 3.º enfin, que si après avoir fait une ligature à l'artère aorte, pour empêcher le sang d'en sortir, on vide l'oreillette et le ventricule droits, ces parties cessent de se mouvoir, pendant que l'oreillette et le ventricule gauches continuent à se contracter durant plusieurs heures, et deviennent ainsi l'*ultimum moriens.*

Le battement du cœur, qui arrive dans le temps de sa contraction, a fait penser que ce viscère s'alongeoit dans la systole, ce qui est absolument faux ; car outre qu'on découvre, par la vue simple, le contraire dans les animaux vivans, cette idée ne saurait convenir à la structure du cœur, à sa connexion et sur-tout à la disposition et au jeu de ses valvules. *Bassuel* a démontré le raccourcissement de cet organe par la direction des colonnes charnues, dont les filets tendineux s'attachent au bord libre de ces valvules. Il est certain que les valvules tricuspide et mitrale se soulèvent quand le cœur est en contraction, pour s'appliquer à l'ouverture des ventricules, et s'opposer au retour du sang dans les oreillettes : or, comment le pourraient-elles faire si le cœur s'alongeoit, si les colonnes charnues devenoient plus tendues, et si elles entraînoient vers la pointe de cet organe les bords des valvules auxquels elles tiennent par les cordages tendineux? D'ailleurs une expérience décisive prouve la nécessité du raccourcissement du cœur. Elle consiste à presser cet organe plein d'eau, en alongeant son diamètre; alors les valvules s'abaissent, l'eau s'échappe et pénètre dans les oreillettes : d'où il suit que ces oreillettes s'ouvriroient au sang, et le recevroient au lieu des artères, si le cœur s'alongeoit dans la systole. Mais lorsqu'on raccourcit, au contraire, le cœur, en le pressant de la base à la pointe, les valvules s'élèvent avec promptitude, et l'eau contenue dans les ventricules passe facilement par l'artère pulmonaire et l'aorte.

Puisque le cœur se raccourcit dans la systole, quelle est donc la force par laquelle il frappe le devant de la poitrine en se contractant? On attribue ce mouvement à l'oreillette gauche qui, étant adossée à la colonne vertébrale, et se remplissant subitement de sang, lorsque les ventricules se contractent, doit imprimer au cœur une impulsion qui le déplace, le pousse en devant, et le force de frapper de sa pointe la paroi antérieure du thorax. A cette cause, on peut joindre l'alongement subit de l'artère pulmonaire et de l'aorte, au moment de la contraction des ventricules. Ces artères brusquement remplies, se redressent, se prolongent, tendent à décrire une ligne droite, et concourent par cet effort à porter en avant la masse entière du cœur suspendu, pour ainsi dire, à leur extrémité.

De l'OEsophage.

L'œsophage est un conduit musculo-membraneux, qui s'étend depuis la partie inférieure du pharynx, jusqu'à l'estomac. Il est situé à la partie antérieure du cou, et à la partie postérieure de la poitrine, dans l'épaisseur du médiastin postérieur. Sa forme est cylindrique, un peu aplatie de devant en arrière. L'œsophage est perpendiculaire depuis la partie inférieure du pharynx, jusqu'à la quatrième ou cinquième vertèbre du dos. Là, il s'incline de gauche à droite jusqu'à la neuvième vertèbre, pour faire place à l'aorte : ensuite il s'incline de droite à gauche, et de derrière en devant, jusqu'à l'ouverture du diaphragme, qui le transmet dans l'abdomen. Nous considérons dans l'œsophage un côté antérieur, un côté postérieur, un côté droit et un côté gauche, une extrémité supérieure et une extrémité inférieure.

Le côté antérieur est couvert au cou et à la partie supérieure de la poitrine, par la trachée-artère, dont la disposition, par rapport à l'œsophage, est telle qu'elle dépasse ce conduit à droite, pendant que celui-ci dépasse la trachée-artère à gauche. Au-dessous de la trachée-artère, le côté antérieur de l'œsophage est couvert par le péricarde et le cœur.

Le côté postérieur correspond supérieurement à la partie antérieure gauche du corps des vertèbres du cou, et inférieurement, à la partie antérieure de l'aorte descendante pectorale.

Les côtés droit et gauche correspondent le long du cou aux artères carotides primitives, et aux nerfs récurrens. Dans la poitrine, ils sont couverts par les lames du médiastin. Le côté gauche correspond aussi à la fin de la crosse de l'aorte, et au commencement de l'aorte descendante.

L'extrémité supérieure de l'œsophage est continu avec la partie inférieure du pharynx. Son extrémité inférieure, après avoir traversé la partie antérieure de l'écartement des piliers du diaphragme, se dilate un peu, et va s'ouvrir dans la partie supérieure gauche de l'estomac, par un orifice dont il sera parlé plus bas.

L'œsophage est formé de deux tuniques, de vaisseaux tant sanguins que lymphatiques, de nerfs et de glandes. Des deux tuniques de l'œsophage, l'une est externe ou musculeuse, et l'autre interne ou membraneuse. La tunique musculeuse présente une face externe et une face interne. La face externe est unie aux parties voisines, par un tissu cellulaire assez dense, dans lequel on trouve quelques glandes lymphatiques. Ces glandes sont plus nombreuses et plus grosses autour de la partie de l'œsophage qui est située dans la poitrine, que partout ailleurs. La face interne est unie à la tunique membraneuse, par une couche de tissu cellulaire, qu'on a regardée comme une tunique particulière à laquelle on a donné le nom de nerveuse. La tunique musculeuse de l'œsophage est beaucoup plus épaisse et plus forte que celle de l'estomac et des intestins. Elle est formée de deux plans de fibres, l'un externe et l'autre interne. Les fibres du plan externe sont longitudinales : elles naissent de la partie postérieure et inférieure du cartilage circoïde. Celles qui procèdent de la partie moyenne postérieure de ce cartilage, descendent verticalement ; celles qui viennent de ses parties latérales et postérieures sont d'abord obliques de haut en bas, et de devant en arrière, mais bientôt elles se répandent sur toute la circonférence de l'œsophage, et descendent parallèlement à sa longueur. Toutes ces fibres se continuent dans les parois de l'estomac. Les fibres du plan interne, beaucoup moins nombreuses que celles de l'externe, dont elles sont séparées par une couche très-mince de tissu cellulaire, naissent aussi de la partie inférieure du cartilage cricoïde, au-dessous du muscle crico-pharyngien. Elles sont d'abord obliques ; ensuite elles deviennent transversales et environnent l'œsophage circulairement.

La tunique membraneuse, interne, ou muqueuse de l'œsophage, a été nommée aussi tunique veloutée, parce qu'elle est molle, fongueuse, et que vue à la loupe elle présente un tissu spongieux, qu'on a mal-à-propos comparé à celui du velours. Cette tunique, plus ample que la musculeuse, forme plusieurs plis qui suivent la longueur de l'œsophage, et qui permettent à ce canal de se dilater convenablement au besoin. On trouve dans l'épaisseur de ces plis un prolongement de la couche

celluleuse qu'on a nommée tunique nerveuse.
La face externe de la tunique membraneuse de
l'œsophage est unie à la tunique musculeuse,
comme il a été dit plus haut. Sa face interne
est molle, fongueuse, poreuse, et toujours
enduite de mucosité. Cette tunique, formée
de tissu cellulaire, et parsemée d'un grand
nombre de vaisseaux sanguins et de nerfs, est
couverte d'un épiderme très-mince. Elle se
continue supérieurement avec la membrane du
pharynx, et inférieurement avec la tunique
interne de l'estomac.

Les artères de l'œsophage sont peu considérables, mais très-nombreuses. Elles naissent au cou, des thyroïdiennes inférieures ;
dans la poitrine, de l'aorte, des péricardines
postérieures et supérieures, et des bronchiales;
au-dessous du diaphragme, de la coronaire
stomachique et de la diaphragmatique inférieure gauche. Ces artères donnent de nombreuses ramifications à la tunique musculeuse,
et forment un réseau très-remarquable sur la
tunique interne, et dans le tissu cellulaire situé
entre ces deux tuniques.

Les veines qui répondent à ces artères ne
sont pas moins nombreuses. Elles viennent
des thyroïdiennes inférieures, de la veine cave
supérieure, des mammaires internes, de l'azygos, des bronchiales, des phréniques, et de la
coronaire stomachique. Ces veines forment un
réseau sur l'extérieur de l'œsophage. Les vaisseaux lymphatiques de ce conduit traversent
les glandes conglobées qui l'environnent,
avant de se rendre au canal thorachique.

Les nerfs de l'œsophage sont en très-grand
nombre; ils viennent tous de la huitième paire

de chaque côté. Ceux qui se distribuent à sa partie supérieure sont fournis par la branche recurrente de ce nerf. Ceux qui vont à sa partie inférieure viennent des troncs mêmes de la huitième paire.

Les glandes de l'œsophage sont du genre des muqueuses. Elles sont situées sur la face externe de sa tunique membraneuse, dans le tissu cellulaire qui unit cette tunique à la musculeuse. Leurs petits conduits traversent la première de ces tuniques, et s'ouvrent dans l'intérieur de l'œsophage, où ils versent une humeur visqueuse, propre à lubréfier ce canal, et à faciliter le passage des alimens.

L'usage de l'œsophage est de conduire les alimens dans l'estomac. Ils y sont portés non par leur poids, mais par la contraction successive des différentes portions de ce conduit.

DU BAS-VENTRE.

LE bas-ventre, ou l'abdomen, est une grande cavité dans laquelle sont renfermés les organes de la digestion, ceux qui servent à la secrétion et à l'excrétion des urines, et une partie de ceux qui sont destinés à la génération. Cette cavité occupe la partie du tronc comprise entre la poitrine et les extrémités inférieures. On considère dans le bas-ventre, les parties contenantes ou les parois, et les parties contenues ou les viscères abdominaux.

Vues à l'extérieur, les parois du bas-ventre présentent une région antérieure, une région postérieure, deux régions latérales, une région supérieure et une région inférieure.

La région antérieure est ce qu'on nomme proprement le bas-ventre. Elle est oblongue et convexe, sur-tout inférieurement. Sa convexité varie beaucoup suivant les différentes attitudes que l'on prend, et suivant le volume plus ou moins considérable des viscères abdominaux, leur plénitude ou leur vacuité. Lorsqu'on est couché horizontalement sur le dos, cette convexité diminue. Quand on est debout, elle augmente, parce qu'alors l'extrémité inférieure de l'os sacrum est plus reculée, et par conséquent les os pubis sont plus abaissés. Par cette attitude du bassin, les intestins tombent naturellement sur le devant, et en poussant la paroi antérieure du bas-ventre, augmentent sa convexité. Quand on est à genoux, cette convexité augmente encore davantage, parce que les os pubis comprimés par le poids des viscères abdominaux, et tirés en bas par les muscles droits antérieurs de la cuisse qui sont fort tendus, sont plus abaissés que quand on est debout. Dans cette attitude, les muscles du bas-ventre éprouvent un tiraillement qui incommode beaucoup certaines personnes, et les empêche de rester long-temps à genoux. La partie moyenne supérieure de cette région présente un enfoncement plus ou moins considérable, qu'on nomme la fossette du cœur, ou le creux de l'estomac. Au-dessous de la partie moyenne de la même région, on voit une cicatrice plus ou moins enfoncée, à laquelle on donne le nom d'ombilic ou de nombril.

La région antérieure du bas-ventre se subdivise en trois autres; une supérieure, que l'on nomme la région épigastrique; une moyenne, qu'on appelle la région ombilicale; et une inférieure, qui est la région hypogastrique. La région épigastrique commence immediatement au-dessous de l'appendice xiphoïde, et s'étend jusqu'à quelques travers de doigt au-dessus de l'ombilic, au niveau d'une ligne qu'on tirerait depuis l'extrémité des dernières fausses côtes d'un côté, jusqu'à celles du côté opposé. La partie moyenne de cette région retient le nom d'épigastre, et les latérales prennent ceux d'hypocondres droit et gauche. La région ombilicale s'étend depuis la partie inférieure de la région épigastrique, jusqu'à la hauteur d'une ligne qu'on tirerait de la crête de l'os des îles du côté droit, à la crête de l'os des îles du côté gauche. La partie moyenne de cette région est l'ombilic, et les parties latérales sont les flancs ou les côtés. La région hypogastrique comprend le reste de la partie antérieure du bas-ventre. On la subdivise quelquefois en région hypogastrique supérieure, et région hypogastrique inférieure. Le milieu de la région hypogastrique supérieure se nomme l'hypogastre; les parties latérales sont les îles. Le milieu de la région hypogastrique inférieure porte le nom de pubis, et les parties latérales sont appelées les aines. On aura une idée satisfaisante des diverses régions du bas-ventre et de leur étendue respective, si l'on pose dessus quatre rubans, deux en travers, dont l'un soit parallèle au bord inférieur des dernières fausses côtes, et l'autre au bord supérieur de l'os des îles; et deux en long qui s'élèvent chacun de l'épine antérieure et supérieure des mêmes os des îles, jusqu'au bas de la poitrine. Par ce moyen, la région antérieure du bas-ventre se trouvera divisée en neuf parties, trois supérieures, trois moyennes et trois inférieures, lesquelles répondront aux régions épigastrique, ombilicale et hypogastrique, et aux trois parties de chacune de ces régions.

La région postérieure se divise en partie supérieure et en partie inférieure. La partie supérieure, qu'on nomme les lombes, présente une concavité qui augmente lorsqu'on est debout, et diminue lorsqu'on est couché à la renverse. La partie inférieure comprend deux éminences arrondies, plus ou moins considérables, qu'on nomme les fesses. Ces éminences sont séparées l'une de l'autre par un enfoncement longitudinal qui mène à l'anus, et chaque fesse est bornée en bas par un grand pli qui la distingue du reste de la cuisse.

Les régions latérales, beaucoup moins larges que les précédentes avec lesquelles elles se continuent, sont concaves de haut en bas, et convexes d'avant en arrière. Leur concavité augmente lorsqu'on est debout, et diminue lorsqu'on est couché.

La région supérieure ne s'apperçoit point dans un corps entier : elle est formée par la base de la poitrine.

La région inférieure présente antérieurement les parties génitales, et postérieurement l'anus. L'espace compris entre cette ouverture et les parties de la génération, porte le nom de périnée. Cet espace, plus grand dans l'homme que dans la femme, est divisé en deux parties latérales par une ligne saillante qui paraît comme une espèce de couture ou de raphé.

Vues intérieurement, les parois de l'abdomen présentent aussi une région antérieure,

une région postérieure, deux régions latérales, une région supérieure et une .région
inférieure.

La région antérieure est concave, lisse et
contiguë aux viscères abdominaux.

La région postérieure donne attache à la
plupart des viscères de l'abdomen ; lorsque
ces viscères sont enlevés, on voit à sa partie
moyenne une saillie formée par le corps des
vertèbres des lombes. Sur les côtés de cette
saillie, sont deux gouttières larges et profondes qui se terminent inférieurement à deux
fosses qu'on nomme iliaques.

Les régions latérales peu larges, concaves et
lisses, se continuent sans interruption avec les
régions antérieure et postérieure.

La région supérieure, formée par la face
inférieure du diaphragme, est concave et correspond au foie, à l'estomac et à la rate.

La région inférieure est formée par l'excavation du bassin, espèce d'appendice ajoutée
au reste de l'abdomen, et dans laquelle sont
logés le rectum et la vessie.

Les parois de l'abdomen sont formées d'os,
de cartilages, de ligamens, de muscles, d'artères, de veines, de vaisseaux lymphatiques,
de nerfs et de membranes.

Les os sont les vertèbres lombaires, le
sacrum, le coccix, les os des hanches et les
fausses-côtes, avec leurs cartilages.

Les autres cartilages et les ligamens sont
ceux qui appartiennent aux articulations des
os dont on vient de parler, et l'appendice du
sternum.

Les muscles sont antérieurement et sur les
côtés, les grands obliques, les petits obliques,
les

les transverses, les droits et les pyramidaux ; postérieurement, les grands dorsaux, les dentelés postérieurs et inférieurs, les sacro-lombaires, les longs dorsaux, les tranver-saires épineux, les carrés des lombes, les psoas et les iliaques ; supérieurement, le dia-phragme ; inférieurement, les releveurs de l'anus, les ischio-coccigiens, les tranverses du périnée, les ischio-caverneux, les bulbo-caverneux et les obturateurs. À ces muscles on peut ajouter ceux qui couvrent le bassin, tels que les fessiers, les pyramidaux, les ju-meaux et les carrés.

Les artères sont les mammaires internes, les épigastriques, les abdominales ou iliaques antérieures, branches de la fémorale, les in-tercostales inférieures, les lombaires, les îléo-lombaires, les sacrées latérales, les obturatrices, les honteuses internes et les fessières. Ces artères sont accompagnées par des veines qui portent les mêmes noms, suivent la même marche et la même distribution. Les vaisseaux lymphatiques des parois de l'abdomen sont très-nombreux, et se trouvent particulièrement dans le péritoine.

Les nerfs de ces parois viennent des dia-phragmatiques, des dorsaux, des lombaires et des sacrés. Les membranes sont la peau et le péritoine. La peau qui couvre la partie pos-térieure de l'abdomen est plus épaisse que celle qui couvre la partie antérieure, laquelle est aussi d'un tissu plus serré. Elle a encore cela de particulier, qu'elle peut naturellement augmenter beaucoup en largeur et en longueur, sans diminuer d'épaisseur à proportion, et sans perdre beaucoup de son élasticité, de sorte

Tome IV.   X

que quand elle cesse d'être distendue, elle revient presqu'entièrement à son premier état. Le péritoine tapisse l'intérieur des parois de l'abdomen. Cette membrane sera décrite plus bas.

Les parois abdominales sont percées de plusieurs ouvertures. L'antérieure en présente cinq, qui sont l'anneau ombilical, les anneaux inguinaux, et les arcades crurales. La supérieure en a trois; une pour le passage de la veine cave inférieure, une seconde pour le passage de l'œsophage, et une troisième pour celui de l'aorte. La paroi inférieure en a deux pour les vaisseaux et les nerfs obturateurs, et deux pour les nerfs et les artères sciatiques. Ces ouvertures ayant été décrites dans les autres parties de cet ouvrage, nous nous contenterons de les avoir indiquées ici.

L'espace circonscrit par les parois abdominales, ou la cavité du bas-ventre, représente un ovale dont la grosse extrémité est en haut, et la pointe en bas. L'étendue de cette cavité, proportionnée au volume des viscères qu'elle renferme, est susceptible d'une augmentation considérable, comme on le remarque dans la grossesse, dans l'hydropisie, etc. Cette augmentation a lieu aux dépens de la paroi supérieure, des parois latérales, et sur-tout de la paroi antérieure. Lorsque les causes qui ont écarté les parois abdominales du centre de la cavité qu'elles forment n'existent plus, ces parois reviennent sur elles-mêmes, et le bas-ventre se rétrécit.

Du Péritoine.

Le péritoine est une membrane séreuse qui, après avoir tapissé la cavité du bas-ventre, va recouvrir la surface de la plupart des viscères qui y sont contenus, et forme, en se portant à ces viscères, des duplicatures ou replis qui les fixent dans leur situation, en même temps qu'ils soutiennent et protègent leurs vaisseaux. Pour donner une idée de l'étendue du péritoine et de sa disposition à l'égard des viscères abdominaux, on l'a comparé à une vessie ou à un sac sans ouverture, dont les parties supérieure, antérieure et latérales n'ont pas plus d'étendue qu'il en faut pour tapisser les parois correspondantes de l'abdomen, pendant que la partie postérieure, fort ample, non-seulement recouvre la paroi postérieure de cette cavité, mais s'applique sur les viscères abdominaux à la plupart desquels elle fournit une enveloppe extérieure. Il résulte delà que si on pouvoit développer tous les replis du péritoine, et l'enlever de dessus les viscères abdominaux qu'il recouvre, on auroit un grand sac membraneux sans ouverture, et on verroit clairement qu'il n'y a aucun de ces viscères qui ne soit hors de ce sac, formé par le péritoine. On considère dans cette membrane une face externe et une face interne.

La face externe du péritoine est unie aux parties qui forment les parois du ventre, par un tissu cellulaire, dont la quantité n'est pas la même par-tout. Dans quelques endroits, il y en a très-peu, et même il n'en paroît presque point du tout, comme aux aponévroses des muscles transverses, et à l'aponévrose moyenne du diaphragme. Dans d'autres endroits, ce tissu cellulaire est très-abondant, comme autour des reins, de la vessie, du rectum, de l'aorte descendante, dans les fosses iliaques, vers les arcades crurales, et les anneaux des muscles grands obliques.

Le tissu cellulaire du péritoine se continue inférieurement avec celui des membres inférieurs; supérieurement, avec celui de la plèvre; et dans toute la circonférence du bas-ventre, avec celui qui unit entre elles les différentes parties dont les parois de cette cavité sont composées.

La communication du tissu cellulaire du péritoine, avec celui des membres inférieurs, a lieu par divers prolongemens qui accompagnent les vaisseaux et les nerfs qui se portent à ces membres. Il y en a deux qui passent sous les arcades crurales, avec les vaisseaux cruraux qu'ils enveloppent, et se confondent avec le tissu cellulaire de la cuisse. Il y en a encore deux autres qui enveloppent et accompagnent les cordons des vaisseaux spermatiques dans l'homme, et les ligamens ronds de la matrice dans la femme. Outre ces quatre prolongemens du tissu cellulaire du péritoine, on en voit encore deux autres, dont l'un s'étend sur le col de la vessie et sur le canal de l'urètre, et l'autre environne et accompagne l'extrémité inférieure de l'intestin rectum; enfin d'autres productions moins considérables de cette substance cellulaire, accompagnent les vaisseaux et les nerfs obturateurs, les nerfs et les vaisseaux sciatiques, les artères fessières et les honteuses internes.

La communication du tissu cellulaire du péritoine avec celui de la plèvre, et par le moyen de celui-ci avec celui du cou et des membres supérieurs, est due aux trois ouvertures qui percent le diaphragme, et qui donnent passage, l'une à l'artère aorte, l'autre à la veine cave inférieure, et la troisième à l'œsophage. La substance cellulaire du péritoine se glisse dans l'interstice des fibres des muscles abdominaux, accompagne les vaisseaux et les nerfs qui traversent les parois abdominales, et va communiquer avec le tissu cellulaire sous-cutané.

La face interne du péritoine est lisse, contiguë à la surface des viscères abdominaux, et sans cesse arrosée d'une liqueur claire, limpide, onctueuse, qui se coagule par la chaleur, et ressemble parfaitement à la sérosité du sang. La quantité et les qualités de cette humeur varient dans le cadavre, suivant l'âge de l'individu, la durée de sa maladie, et le genre de mort auquel il a succombé. La sérosité du péritoine est fournie par les vaisseaux exhalans de cette membrane. D'autres vaisseaux en absorbent une partie, et préviennent son accumulation. Dans l'inflammation du péritoine, cette humeur séreuse s'épaissit au point de former un tissu réticulaire, solide, concret dans la production des fausses membranes, au moyen desquelles le péritoine devient adhérent aux viscères de l'abdomen, et qui unissent quelquefois ensemble deux ou plusieurs de ces viscères. Rien de plus ordinaire que ces sortes d'adhérences contre-nature, à la suite des inflammations chroniques, et il n'y a point d'organes dans le bas-ventre qui n'en ai.nt offert des exemples. L'utilité de la liqueur séreuse du péritoine est d'entretenir la contiguïté des viscères abdominaux, soit entre eux, soit avec cette membrane, d'adoucir leur frottement mutuel, et de modérer l'effet préjudiciable de leur contact.

Le péritoine est continu dans toutes ses parties, et ne présente aucune ouverture. Il est très-mince, luisant, diaphane, d'un tissu assez ferme, et cependant susceptible d'une grande extension, comme on le voit dans les grossesses et dans les hydropisies. La texture de cette membrane est purement celluleuse, comme celle de toutes les membranes séreuses ou diaphanes. Elle résulte de l'assemblage d'un grand nombre de lames appliquées les unes aux autres, et réunies par une foule de filamens blanchâtres fort déliés. Ces lames sont beaucoup moins serrées les unes contre les autres vers la face externe du péritoine, que vers sa face interne. Fondés sur cette disposition, plusieurs Anatomistes ont prétendu que cette membrane étoit composée de deux lames distinctes, une externe ou celluleuse, et l'autre interne ou membraneuse : mais ces deux lames ne sont point réellement distinctes ; et il n'y a de différence entre elles que le rapprochement, la condensation plus ou moins grande des lames qui les composent. La texture celluleuse du péritoine peut, comme celles de toutes les autres membranes séreuses, être mise en évidence par le moyen de la macération.

Le péritoine a des vaisseaux sanguins ; mais ces vaisseaux sont extrêmement déliés, et ne peuvent être apperçus qu'au moyen des injections les plus fines. Les artères lui sont fournies par toutes celles qui se distribuent aux parois de l'abdomen. Les veines qui correspondent à ces artères ont la même marche et portent les mêmes noms. Le péritoine a un grand nombre de vaisseaux lymphatiques. On ne peut pas démontrer les nerfs du péritoine ; mais la sensibilité dont il jouit lorsqu'il est malade, prouve assez qu'il en reçoit un grand nombre.

Les usages du péritoine sont de contenir les viscères abdominaux, de fournir à la plupart de ces viscères une enveloppe extérieure qui les fortifie, de former des replis qui assujettissent ces mêmes viscères dans leur situation, en même temps qu'ils protègent leurs vaisseaux, et les mettent à l'abri du tiraillement qu'ils pourroient éprouver sans cela ; enfin le péritoine fournit une humeur séreuse qui, comme nous l'avons dit plus haut, prévient les adhérences vicieuses que les viscères abdominaux pourroient contracter entre eux et avec lui.

DES VISCÈRES CONTENUS DANS L'ABDOMEN.

LES viscères contenus dans l'abdomen peuvent être rangés sous trois classes : les unes servent à la digestion ; les autres à la sécrétion et à l'excrétion de l'urine, et les derniers à la génération. Les premiers sont l'estomac, les intestins, le foie et sa vésicule, la rate, le pancréas, et les épiploons. Les seconds sont les reins auxquels on ajoute les glandes surrénales, les uretères et la vessie. Les troisièmes

X 4

diffèrent dans les deux sexes : dans l'homme, il n'y a que les cordons des vaisseaux spermatiques, les conduits déférens , et les vésicules séminales : dans la femme, on y trouve la matrice avec ses ligamens, les ovaires, et les trompes de *Fallope*.

De l'Estomac.

L'estomac est un des principaux organes de la digestion ; c'est une poche membrano-musculeuse , intermédiare entre la fin de l'œsophage et le commencement du conduit intestinal. L'estomac est situé dans la partie supérieure , moyenne et gauche de l'abdomen , au-dessous du foie et du diaphragme , au-dessus de l'arc du colon et du mésocolon transverse ; entre la rate , le foie et la vésicule du fiel ; devant le pancréas, le petit lobe du foie et l'aorte ; derrière les cartilages des fausses côtes gauches , l'appendice sternale, et la paroi antérieure de l'abdomen. Cet organe occupe l'hypocondre gauche, l'épigastre , et s'avance un peu dans l'hypocondre droit. Sa grandeur varie suivant les différens sujets. Il est plus ample , en général , dans les personnes qui mangent beaucoup , que dans celles à qui une quantité médiocre d'alimens suffit. Sa capacité augmente singulièrement chez les personnes qui ont une obstruction au pylore : elle diminue , au contraire, lorsque l'œsophage ou le pharynx sont obstrués par un engorgement squirreux, et dans les longues maladies qui assujettissent à une grande abstinence. La figure de l'estomac est assez semblable à celle d'un cône recourbé de devant en arrière, et dont la base est arrondie.

Ce cône peut se résoudre en segmens circulaires, distribués de manière que le cercle le plus
grand répond à l'insertion de l'œsophage, et
que les diamètres des cercles suivans diminuent
en allant de cet endroit au duodénum. Cette
figure l'a fait comparer à une cornemuse. Dans
le fœtus, il est moins alongé, et sa forme est
en quelque sorte sphérique. On considère dans
l'estomac une face supérieure, une face inférieure, un bord antérieur, ou grande courbure,
un bord postérieur, ou petite courbure, une
grosse extrémité, une petite extrémité, et
deux orifices; l'un supérieur qui aboutit à l'œsophage, et que l'on nomme le cardia; et l'autre
inférieur, qui communique avec l'intestin duodénum, et que l'on appelle le pylore.

La direction de l'estomac est telle que sa
grosse extrémité, qui est logée dans l'hypocondre gauche, est un peu plus élevée que sa
petite extrémité, qui s'avance un peu dans
l'hypocondre droit. Sa face supérieure est inclinée en avant, et l'inférieure en arrière. Son
bord antérieur est un peu tourné en bas, et son
bord postérieur en haut. Son orifice supérieur,
ou le cardia, est un peu tourné en arrière ;
de sorte que l'œsophage qui aboutit à cet orifice, forme, avec l'estomac, un angle obtus
en avant, et aigu en arrière. Son orifice inférieur, ou le pylore, est tourné en arrière, et
un peu en haut, de manière qu'il forme une
légère courbure avec le commencement du
duodénum. Cette direction n'est pas la même
dans le cadavre et dans l'homme vivant. Dans
le cadavre, lorsque l'abdomen est ouvert, l'estomac est dirigé presque perpendiculairement,
en sorte que l'œsophage semble faire un même

plan avec sa face supérieure, et que le pylore est tourné presque directement en haut; la face supérieure est antérieure; la grande courbure est inférieure; la grosse extrémité est supérieure, et la petite inférieure. Dans l'homme vivant, les intestins, soutenus par la paroi antérieure du ventre, repoussent l'estomac, dont toutes les parties prennent la direction que nous leur avons assignée plus haut : mais cette direction change lorsque l'estomac est rempli; dans cet état, sa grande courbure s'élève et devient antérieure; sa petite courbure s'abaisse et devient postérieure; l'une de ses faces se tourne presque directement en haut, et l'autre en bas : l'orifice œsophagien regarde en haut, et le pylorique en arrière. Alors cet organe dépasse plus ou moins les cartilages des côtes et l'appendice du sternum, et correspond dans une plus ou moins grande étendue à la paroi antérieure de l'abdomen.

La face supérieure de l'estomac, inclinée en avant et un peu à droite, est couverte par le foie, excepté en arrière et à gauche, où elle touche au diaphragme, et en devant vers sa partie moyenne, où elle touche au péritoine qui tapisse la paroi antérieure du ventre.

La face inférieure, inclinée en arrière, est contiguë au mésocolon transverse, à la portion transversale de l'intestin colon et au pancréas.

Le bord antérieur, ou la grande courbure, incliné en bas, est convexe et donne attache dans toute sa longueur au grand épiploon. Il correspond aux cartilages des côtes, à l'appendice du sternum, et dans l'intervalle qui sépare les cartilages des côtes droites de ceux

des côtes gauches, il touche à la paroi antérieure de l'abdomen.

Le bord postérieur, ou la petite courbure,
concave, incliné en haut, donne attache dans
toute sa longueur à l'épiploon gastro-hépatique, ou petit épiploon. Ce bord correspond au
petit lobe du foie et à l'artère aorte.

La grosse extrémité de l'estomac comprend
toute la partie de ce viscère, qui se trouve à
la gauche de l'orifice œsophagien. Cette extrémité est arrondie : sa partie moyenne donne
attache au grand épiploon ; sa partie supérieure est couverte par la rate; l'inférieure
correspond à l'extrémité gauche de l'arc du
colon et au mésocolon transverse.

La petite extrémité de l'estomac n'est autre
chose que le sommet du cône que cet organe
représente : elle est recourbée de devant en
arrière. Dans certains sujets, elle présente, du
côté de la grande courbure, une dilatation
particulière.

L'orifice supérieur ou œsophagien est continu avec l'extrémité inférieure de l'œsophage.
Il est situé un peu plus haut et plus en arrière
que l'orifice pylorique, et correspond à la
partie moyenne du corps des dernières vertèbres du dos.

L'orifice inférieur ou pylorique est continu
avec l'intestin duodénum : le lieu de cette continuité est marqué par un enfoncement circulaire, auquel correspond intérieurement la
valvule pylorique. Cet orifice, situé un peu
plus bas et plus en-devant que l'orifice supérieur, est séparé du corps des vertèbres par
un intervalle de deux travers de doigt environ.

Il résulte de ce qui vient d'être dit sur le

rapport des deux orifices de l'estomac, que si on divise cet organe le long de ses courbures en deux moitiés égales, on verra que ses deux orifices ne se trouvent pas dans le plan de cette division, comme on pourroit le croire au premier coup-d'œil; mais que l'orifice œsophagien reste entier sur la face que l'on nomme supérieure, et l'orifice duodénal sur la face inférieure.

Vu intérieurement, l'estomac présente un grand nombre de rides, que nous décrirons en parlant de sa tunique interne : il présente aussi ses deux orifices, dont l'œsophagien, ou supérieur, est beaucoup plus large que l'inférieur, ou intestinal.

Les parois de l'estomac plus ou moins épaisses, suivant qu'il est vide et resserré, ou rempli et distendu, sont composées de plusieurs membranes ou tuniques, d'artères, de veines, de vaisseaux lymphatiques et de nerfs.

Les tuniques de l'estomac sont au nombre de quatre; savoir, une membraneuse, une musculeuse, une nerveuse, et une veloutée, ou muqueuse.

La tunique membraneuse est aussi appelée commune, parce qu'elle vient du péritoine qui en fournit une semblable à la plupart des autres viscères contenus dans l'abdomen. Elle couvre l'estomac dans toute son étendue, à l'exception cependant de la grande et de la petite courbure aux endroits où s'attachent le grand et le petit épiploon. La face externe de cette tunique est lisse, continuellement humectée par la sérosité du péritoine, et contiguë aux parties environnantes. Sa face interne est unie à la tunique musculeuse par un tissu cellulaire assez abondant et fort lâche vers les bords de l'estomac ; mais qui devient si serré vers le milieu des deux faces de ce viscère que, dans cet endroit, la tunique membraneuse ne peut être séparée de la musculeuse qu'avec beaucoup de difficulté, pendant que vers la petite et la grande courbure elle s'enlève assez facilement. La tunique membraneuse de l'estomac est continue en arrière avec les deux lames de l'épiploon gastro-hépatique, et en avant avec celles du feuillet antérieur de l'épiploon gastro-colique. La structure de cette tunique est la même que celle du péritoine qui la fournit. Elle affermit les parois de l'estomac, et empêche que cet organe ne perde sa forme lorsqu'il est distendu. La disposition particulière de cette tunique fait qu'elle n'est jamais exposée à une distension trop considérable : en effet, à mesure que l'estomac acquiert des dimensions beaucoup plus grandes qu'à l'ordinaire, il écarte les deux lames du petit épiploon, et celles du feuillet antérieur du grand pour se loger entre elles. On retrouve le même mécanisme dans les autres parties du canal alimentaire, et en général dans tous les autres viscères creux de l'abdomen.

La tunique musculeuse ou charnue est unie par sa face externe à la tunique membraneuse, et par l'interne à la tunique nerveuse. Elle est composée d'un grand nombre de fibres qui s'entrecroisent de diverses manières, et dont l'arrangement particulier est très-difficile à décrire. Ces fibres forment plusieurs plans que l'on peut réduire à trois principaux.

Le premier plan, ou le plan extérieur est

presque entièrement composé des fibres longitudinales de l'œsophage, qui, lorsqu'elles
sont parvenues à l'orifice supérieur de l'estomac, s'écartent en manière de rayons, et se
répandent avec plus ou moins d'obliquité sur
les faces et les bords de ce viscère, dont elles
suivent la longueur. Parmi ces fibres, il y en a
beaucoup qui s'étendent jusqu'au pylore : on
en voit même quelques-unes qui se continuent
sur l'intestin duodénum. Ce premier plan est
fortifié par un plan ou trousseau particulier
qui se trouve le long de la petite courbure, et
s'étend jusqu'au pylore.

Le second plan, plus fort que le premier,
est composé de fibres que l'on nomme circulaires ou transversales, parce qu'elles sont
perpendiculaires à la longueur de l'estomac.
Ces fibres, moins nombreuses vers la grosse
extrémité de ce viscère que par-tout ailleurs,
ressemblent à des anneaux rangés parallèlement les uns aux autres, et qui communiquent ensemble par quelques fibres obliques.
Cependant la plupart de ces fibres sont plutôt
des segmens de cercles qui s'unissent d'espace
en espace, que des cercles entiers. Parmi les
segmens, on en voit qui sont un peu obliques,
et qui croisent les autres à angles très-aigus.
En général, toutes ces fibres sont plus rapprochées et forment un plan plus épais vers
la petite courbure de l'estomac, que vers la
grande. Réunies en grand nombre dans le
pylore, elles forment une espèce d'anneau
musculeux, ou de sphincter dont il sera parlé
plus bas.

Le troisième plan, situé au-dessous des deux
autres, est composé de deux larges bandes

charnues, placées obliquement en manière d'écharpes autour de l'orifice supérieur. L'une de ces bandes va de droite à gauche, et l'autre de gauche à droite. Les fibres de la première, après avoir marché pendant quelque temps en ligne droite, se courbent, prennent une direction presque semblable à celle des fibres circulaires, et se répandent sur la grosse extrémité de l'estomac, où elles suppléent ces dernières fibres, dont le défaut est très-sensible sur cette partie. Les fibres de la seconde bande affectent plusieurs directions; les unes s'avancent obliquement sur les deux faces de l'estomac, et vont gagner sa grande courbure; les autres se portent presque transversalement de gauche à droite, le long de la petite courbure, dont elles approchent sans la recouvrir.

Outre les trois plans de fibres que je viens de décrire, on remarque encore, vers le milieu de chaque face de l'estomac, du côté de la petite extrémité, une bandelette large de deux à trois lignes, longue de douze ou quinze, située immédiatement au-dessous de la tunique membraneuse, et qui va se terminer au pylore.

La tunique nerveuse a été ainsi nommée, parce qu'on a cru autrefois qu'elle étoit formée par un entrelacement de nerfs. Sa face externe, égale et lisse, est unie au plan interne de la tunique musculeuse. L'interne qui adhère à la tunique veloutée, envoie un prolongement dans l'épaisseur de chacun des replis que cette dernière tunique forme sur la face interne de l'estomac. La tunique nerveuse de l'estomac, ainsi que celle du conduit intestinal, ne semble pas différer du tissu cellulaire qui sépare la tunique musculeuse d'avec la veloutée. Sa nature celluleuse peut être aisément démontrée par l'insufflation, comme nous le dirons plus bas en parlant des intestins.

La tunique interne de l'estomac a reçu différens noms : les anciens la nommoient fonguese, parce qu'elle présente un tissu mollasse, qui ressemble assez à celui d'une éponge. *Fallope* l'a appelée veloutée, parce qu'il a cru y appercevoir des fibres disposées comme celle du velours. Dans ces derniers temps, on lui a donné le nom de muqueuse, parce que sa surface est couverte d'une mucosité que fournissent les follicules logés dans son épaisseur. Cette membrane paroît être une continuation de l'épiderme, et se répare comme lui lorsqu'il y en a eu quelque portion d'enlevée. Sa face externe est unie à la tunique nerveuse. L'interne présente les objets suivans : 1.º un grand nombre d'orifices, dont les uns, plus petits, appartiennent aux vaisseaux absorbans, et les autres, plus grands, aux follicules muqueux situés dans l'épaisseur de cette tunique; 2.ª de petits renflemens, qui deviennent très-sensibles par la macération, et qui lui donnent une apparence veloutée; 3.º une quantité prodigieuse de petits corps filamenteux, minces, déliés, qui, par leur assemblage, forment des villosités moins nombreuses et moins alongées que dans les intestins. Ces villosités sont l'aboutissant commun des artères, des veines, des vaisseaux lymphatiques et des nerfs les plus fins et les plus déliés de l'estomac.

La tunique veloutée est molle, d'une couleur grisâtre tirant un peu sur le jaune et le rouge; mais cette couleur présente beaucoup
de

de variétés, non-seulement dans les différens sujets, mais dans les divers points de la surface interne de l'estomac. Le grand nombre de vaisseaux qui se distribuent dans cette tunique, lui donne souvent une couleur pourpré obscur; c'est à quoi il faut faire la plus grande attention, lorsqu'on est chargé de faire l'examen des corps de personnes que l'on soupçonne mortes de poison. L'organisation de cette tunique est analogue à celle du tissu cellulaire et de la peau; comme cette dernière, elle est recouverte d'un épiderme excessivement mince qui protège les nerfs de l'estomac, et les met à l'abri de l'impression douloureuse que les substances alimentaires pourroient faire sur eux. Lorsque cet épiderme est détruit, la sensibilité de cet organe devient excessive, et les alimens les plus doux occasionnent de vives douleurs et provoquent le vomissement.

La tunique veloutée et la nerveuse ont plus d'étendue que les deux autres. Elles forment au-dedans de l'estomac un grand nombre de rides ou de replis, qui sont plus ou moins saillans, suivant que ce viscère est plus ou moins contracté sur lui-même. La direction de ces rides est loin d'être la même dans toutes. La plupart sont longitudinales; quelques-unes ont une direction transversale, et coupent les premières sous différens angles. A l'orifice supérieur, elles sont comme rayonnées, et paroissent une continuation des plis longitudinaux de l'œsophage. Vers le pylore, elles sont toutes longitudinales. L'intervalle de ces rides est rempli ordinairement d'une mucosité visqueuse, blanche, fade, sans odeur et sans goût, fournie par les follicules de la tunique

Tome IV.   Y

veloutée, et qui a pour usage de défendre les parois de l'estomac contre l'impression des substances étrangères avec lesquelles elles sont en contact.

Cette mucosité ne doit pas être confondue avec le véritable suc gastrique, liqueur active, dissolvante, essentielle au travail digestif, et dont la source la plus abondante se trouve dans l'exhalation artérielle qui se fait à la surface interne de l'estomac.

Parmi les replis de la tunique veloutée et de la nerveuse, il n'en est point de plus considérable que celui qui se trouve à l'orifice inférieur, et que l'on nomme valvule du pylore. La figure de cette valvule est assez semblable à celle d'un petit entonnoir large et tronqué, dont la partie la plus large seroit tournée vers l'estomac, et la partie la plus étroite vers l'intestin duodénum. Cette dernière partie présente une ouverture plus ou moins froncée, à-peu-près comme celle d'une bourse presque fermée, par laquelle les alimens passent de l'estomac dans l'intestin duodénum. La valvule du pylore n'est pas formée seulement par les tuniques veloutée et nerveuse, elle contient un paquet circulaire de fibres charnues renfermé dans la duplicature de ces deux tuniques. L'usage de cette valvule est d'empêcher que les alimens ne puissent passer dans le duodénum, avant qu'ils aient été suffisamment digérés, et qu'ils aient acquis la fluidité convenable, pour qu'ils puissent franchir le pylore sans effort.

Les tuniques de l'estomac sont séparées par trois couches de tissu cellulaire. La première se trouve entre la tunique membraneuse et la musculeuse. Elle est fort épaisse à l'endroit de la petite courbure, et un peu moins vers la grande; son épaisseur diminue insensiblement sur les deux faces, et elle devient si mince et si serrée vers leur partie moyenne, qu'on ne peut séparer qu'avec peine la tunique membraneuse d'avec la musculeuse, et que les fibres de cette dernière peuvent être apperçues à travers la première de ces tuniques. Les principaux rameaux des artères, des veines et des nerfs de l'estomac se répandent dans cette première couche celluleuse. Elle contient aussi, le long de la petite courbure, des glandes lymphatiques semblables à celles du mésentère. On trouve de pareilles glandes, mais moins grosses et moins nombreuses, sur la grande courbure, à la naissance du grand épiploon.

La seconde couche de tissu cellulaire est placée entre la tunique musculeuse et la nerveuse. Elle est plus épaisse et plus lâche que la précédente. Son tissu s'enfle et se dilate aisément par l'introduction de l'air. Les secondes divisions des artères et des veines de l'estomac, après avoir traversé la tunique musculeuse, vont dans cette seconde couche celluleuse, où elles forment un réseau.

La troisième couche de tissu cellulaire, moins épaisse que les deux précédentes, se trouve entre la tunique nerveuse et la veloutée. C'est dans cette troisième couche celluleuse que se répandent les plus petites et les plus nombreuses ramifications des artères et des veines de l'estomac. Cette substance celluleuse s'enfonce dans tous les replis de la tunique veloutée.

Les artères de l'estomac sont très-nombreuses et très-grosses relativement au volume des parois de cet organe. Ces artères viennent de la coronaire stomachique, de la pylorique, de la gastro épiploïque droite et de la gastro-épiploïque gauche. La coronaire stomachique et la pylorique règnent le long de la petite courbure, et les gastro-épiploïques le long de la grande. Les principales ramifications de ces artères se répandent entre la tunique membraneuse et la musculeuse, dans la première couche de tissu cellulaire. Les rameaux secondaires traversent la tunique musculeuse, et vont former un réseau très-fin dans la seconde couche celluleuse. Les plus petites ramifications passent à travers la tunique nerveuse, et vont former un réseau plus fin encore dans la troisième couche de tissu cellulaire et dans la tunique veloutée, où elles se terminent en vaisseaux exhalans. Les artères de l'estomac, comme celles de tous les organes dont le volume est soumis à de grandes variations, sont très-flexueuses ; en sorte qu'elles se prêtent à la plus grande distension de cet organe, sans être exposées à se rompre. La nature a varié leurs sources, afin d'en faciliter la distribution à toutes les parties de l'estomac.

Les veines de l'estomac portent le même nom, affectent la même marche et la même distribution que les artères. Elles versent le sang qui les remplit dans le tronc de la veine-porte, ou dans quelqu'une de ses branches principales.

L'estomac a des vaisseaux lymphatiques, mais ils sont beaucoup moins nombreux que ceux des intestins grêles. Ces vaisseaux se rendent dans les glandes lymphatiques qui règnent le long de sa grande et de sa petite courbure.

Les nerfs de l'estomac sont très-gros et très-nombreux : ils viennent principalement de la huitième paire. Les nerfs grands sympathiques lui envoient quelques filets qui procèdent du plexus solaire, et contribuent à la formation de celui que l'on nomme coronaire stomachique.

L'estomac est le principal organe de la digestion ; les alimens reçus dans ce viscère y subissent des changemens considérables. Ils sont atténués, ramollis et convertis en une espèce de pâte liquide, uniforme, de couleur cendrée ou jaune, dans laquelle on ne reconnoît plus les caractères qu'ils avoient avant. Ces changemens dépendent de plusieurs causes, telles que la chaleur, l'humidité, le mélange de la salive et des fluides muqueux, l'action de l'air, celle des esprits animaux, les mouvemens qu'impriment à l'estomac les contractions alternatives du diaphragme et des muscles abdominaux, celui qui est propre à ce viscère, et qui dépend des différens plans de fibres musculeuses qui entrent dans sa composition, un commencement de fermentation différente suivant la nature des substances alimentaires, et sur-tout le suc gastrique, humeur dont la qualité doit être fort grande, si on l'estime par le nombre et la grosseur des artères qui se distribuent à l'estomac. Le produit de la digestion stomacale passe de l'estomac dans les intestins par l'orifice pylorique.

Des Intestins en général.

On nomme intestins un canal musculo-membraneux, tortueux et replié sur lui-même, dont les circonvolutions occupent la plus grande partie du bas-ventre, et qui s'étend depuis l'estomac jusqu'à l'anus.

Ce conduit, considéré en général, présente deux courbures ; une, concave, par laquelle il tient aux replis du péritoine, qui servent à l'assujettir ; l'autre, convexe, plus étendue, et qui ne tient à rien. La longueur du canal intestinal est considérable : dans l'adulte, elle égale six à sept fois celle du corps dont il est tiré. Cependant il arrive quelquefois qu'elle est beaucoup moindre, et qu'elle ne surpasse pas plus de quatre fois la hauteur du sujet. Dans le fœtus, elle est proportionnellement beaucoup plus considérable, et égale neuf ou dix fois celle du corps. Le canal intestinal n'a pas la même grosseur dans toute son étendue. Il est assez étroit dans sa partie supérieure, et beaucoup plus large dans l'inférieure, ce qui a donné lieu de regarder ses différentes portions comme autant d'intestins particuliers, et de les diviser en grêles et en gros : et comme on a encore trouvé quelque différence dans ces deux classes, chacune d'elles a été subdivisée en trois portions que l'on a distinguées par des noms particuliers. Les intestins grêles qui forment environ les quatre cinquièmes du conduit intestinal, portent les noms de duodénum, de jéjunum et d'iléon : les gros intestins sont connus sous les noms de cœcum, de colon et de rectum. Nous allons décrire chacun de ces intestins en particulier.

Du Duodénum.

Le premier des intestins grêles a été nommé

duodénum, parce qu'on a estimé sa longueur à douze travers de doigt. Il s'étend en formant divers contours, depuis le pylore jusqu'au-dessous du mésocolon transverse, vis-à-vis la partie gauche du corps de la seconde vertèbre des lombes.

Le commencement du duodénum au pylore est marqué par un enfoncement circulaire qui le sépare de l'estomac, et qui correspond à la valvule pylorique. Delà cet intestin se porte de droite à gauche, de devant en arrière, et un peu de bas en haut, jusqu'au col de la vésicule du fiel; ensuite il se courbe de haut en bas, passe derrière l'extrémité droite de l'arc du colon, et descend un peu obliquement de derrière en devant, et de droite à gauche au-devant du rein droit, sur lequel il s'étend plus ou moins bas suivant les différens sujets: puis il se courbe de droite à gauche et de bas en haut; après quoi il marche transversalement jusqu'à la partie latérale gauche du corps de la seconde vertèbre lombaire; là, il se courbe de bas en haut et de derrière en devant, pour gagner la racine du mésentère, et se continuer sous le nom de jéjunum. Afin de déterminer avec plus d'exactitude la situation et la direction du duodénum, et d'en mieux assigner les rapports, nous le diviserons en trois portions.

La première, qui s'étend depuis le pylore jusqu'au col de la vésicule du foie, a deux pouces environ de longueur : elle forme une courbure dont la convexité est tournée en haut, en arrière et à droite, et la concavité en bas, en devant et à gauche. La convexité de cette courbure est recouverte par le péritoine, et contiguë au foie et à sa vésicule. Sa concavité correspond aux vaisseaux biliaires, à l'artère gastro-épiploïque droit et au pancréas : elle est unie à ces parties par du tissu cellulaire, sans l'interposition du péritoine.

La seconde portion est plus ou moins longue suivant les sujets : elle s'étend quelquefois jusqu'à la partie inférieure du rein, et plus rarement jusqu'au cœcum. Cette portion est assez droite supérieurement, mais inférieurement elle décrit une courbure dont la convexité est tournée en dehors et en bas, et la concavité en dedans et en haut. La face antérieure de cette portion est couverte supérieurement par l'extrémité droite de l'arc du colon, et inférieurement par le péritoine. Sa face postérieure correspond à la veine cave inférieure et au rein droit. Le côté externe, ou la convexité de cette portion, est plongé dans le tissu cellulaire du péritoine, entre le rein et l'intestin colon. Son côté interne, ou sa concavité, correspond au pancréas, et lui est uni d'une manière assez intime : c'est à la partie supérieure et postérieure de ce côté que s'insère le conduit cholédoque, uni au conduit pancréatique.

La troisième portion du duodénum, beaucoup plus longue que les deux autres, est située dans l'épaisseur du bord postérieur du mésocolon transverse, entre les deux lames dont ce repli est formé. Sa direction est transversale ; cependant elle monte un peu obliquement de droite à gauche et de bas en haut, et légèrement flexueuse. Lorsqu'elle est parvenue au côté gauche de l'artère aorte, à l'endroit où le mésocolon tranverse et le mésentère se réunissent, elle forme une courbure qui embrasse les vaisseaux mésentériques supérieurs. La face postérieure de cette portion couvre la veine rénale droite, la veine-cave et l'artère aorte : elle est unie à ces parties par une assez grande quantité de tissu cellulaire. Sa face antérieure est couverte par la lame inférieure du mésocolon transverse, et correspond à l'arc du colon. Son côté supérieur est couvert par le pancréas; il en est séparé à gauche par les vaisseaux mésentériques supérieurs, qui passent entre cet organe glanduleux et le duodénum.

On voit par ce qu'il vient d'être dit de la situation du duodénum et de ses rapports avec les parties voisines, qu'au lieu d'être libre et flottant, comme les autres intestins grêles, il se trouve fortement retenu à la place qu'il occupe; ce qui empêche qu'il ne tiraille les canaux cholédoque et pancréatique, et qu'il n'entraîne l'estomac hors de sa situation naturelle.

On voit aussi que le duodénum n'étant presque point enveloppé par la tunique membraneuse, ou commune que le péritoine fournit aux autres intestins, il n'en est pas fortifié comme eux : il doit par conséquent prêter davantage, et être susceptible d'une plus grande dilatation. Aussi le trouve-t-on quelquefois si ample, qu'il a paru devoir être regardé comme un second estomac, et mériter le nom de *ventriculus succenturiatus*.

Vu intérieurement, l'intestin duodénum présente un grand nombre de replis ou valvules, qu'on appelle conniventes, et que nous décrirons plus bas en parlant de la structure des intestins grêles. On voit aussi dans l'intérieur du duodénum, vers la partie supérieure de la seconde courbure, un tubercule assez considérable, oblong, longitudinal, dont l'extrémité, terminée en pointe, est percée d'une ouverture qui est l'orifice commun des conduits cholédoque et pancréatique.

Du Jéjunum et de l'Iléon.

La portion des intestins grêles qui s'étend depuis la fin du duodénum jusqu'à l'intestin cœcum, a été divisée en deux parties, dont la première a reçu le nom de jéjunum, parce qu'elle se trouve ordinairement vide ; et la seconde celui d'iléon, à cause de ses nombreuses circonvolutions. Le commencement du jéjunum diffère essentiellement de la fin de l'iléon ; mais on n'apperçoit aucune différence entre le commencement de ce dernier et la fin du premier ; c'est pourquoi les limites respectives de ces deux intestins ont été fixées d'une manière très-arbitraire.

On a pris pour le jéjunum la portion des intestins grêles qui est plus rouge, dans laquelle il y a un plus grand nombre de valvules conniventes, et qui occupe la région ombilicale ; et pour l'iléon, celle dont la couleur est moins foncée, dans laquelle il y a moins de valvules conniventes, et qui est logée dans les régions iliaques et dans l'hypogastre : mais comme ces marques déterminent vaguement l'étendue du jéjunum et de l'iléon, *Winslow* a trouvé plus commode et plus sûr de diviser la longueur de ces deux intestins en cinq parties égales, et de prendre les deux premières pour le jéjunum, et les trois autres pour l'iléon. Ces deux intestins forment une grande courbure dont la concavité tient au mésentère, et la convexité est libre et flottante. Outre cela, ils sont courbés et recourbés sur eux-mêmes en différens sens par beaucoup de contours, auxquels on a donné le nom de circonvolutions.

Le jéjunum et l'iléon, ainsi repliés, forment un paquet considérable qui occupe la plus grande partie de l'abdomen. Ce paquet intestinal est situé au-dessous du mésocolon transverse et de l'arc du colon; au-dessus de la vessie et du rectum; devant le mésentère, le cœcum et les portions lombaires et iliaque du colon; derrière le grand épiploon. Les circonvolutions du jéjunum occupent principalement la region ombilicale : celles de l'iléon sont situées dans l'hypogastre, dans les régions iliaques et dans l'excavation du bassin.

Le jéjunum et l'iléon sont attachés et comme suspendus à un lien membraneux que l'on nomme le mésentère. Ce repli du péritoine est beaucoup plus large à sa partie moyenne qu'à ses extrémités. Sa figure est très-difficile à déterminer; on pourroit le comparer à une manchette dont le bord libre est toujours très-long par rapport à celui qui est plissé et adhérent; ou mieux encore, à un morceau de chamois de forme demi-circulaire, dont le grand bord, ou le bord convexe, auroit été tiraillé en sens contraire et fort alongé. On considère dans le mésentère deux faces latérales, et deux bords, l'un postérieur, et l'autre antérieur. Les faces latérales sont lisses et contiguës aux circonvolutions du jéjunum et de l'iléon. Le bord postérieur tient à la paroi postérieure de l'abdomen, dans le trajet d'une ligne qui s'étend obliquement depuis la partie latérale gauche du corps de la seconde vertèbre des lombes, jusqu'à la fosse iliaque droite. Le bord antérieur a une longueur égale à celle du jéjunum et de l'iléon, qui y sont attachés. La longueur de ce bord dépend sur-tout d'un très-grand nombre de plis, ou d'inflexions ondoyantes, semblables à celles d'un morceau de chamois qu'on auroit fortement tiraillé en sens contraire, le long d'un de ses bords. Ces plis qui correspondent aux circonvolutions des intestins, n'occupent guères que le tiers antérieur de la largeur du mésentère.

Le mésentère est formé par l'adossement de deux lames membraneuses qui proviennent du péritoine, et se comportent de la manière suivante : la portion de cette membrane qui a tapissé la partie postérieure et droite de la cavité du bas-ventre étant arrivée à l'endroit où s'attache le bord postérieur du mésentère, au lieu de se continuer à gauche, se réfléchit de derrière en devant ; celle qui a tapissé la partie postérieure et gauche de cette cavité, au lieu de passer au-devant des vertèbres et de se continuer à droite, se réfléchit aussi de derrière en devant. Ces deux lames, adossées l'une à l'autre, parcourent toute la largeur du mésentère, et lorsqu'elles sont arrivées au jéjunum et à l'iléon, elles s'écartent et forment une espèce de tuyau cylindrique, dans lequel ces intestins sont reçus. Les deux lames du péritoine qui forment le mésentère sont unies par une couche de tissu cellulaire, dans les cellules duquel il s'amasse une quantité de graisse plus ou moins considérable, suivant l'embonpoint des sujets. Elles renferment dans leur

intervalle les artères, les veines et les nerfs du
jéjunum et de l'iléon, ainsi que leurs vaisseaux
lymphatiques ou lactés, et les glandes dans
lesquelles ces vaisseaux pénètrent et se ramifient.

Le mésentère soutient le jéjunum et l'iléon,
sans les gêner en rien dans leurs mouvemens,
et les empêcher de flotter dans la cavité du
bas-ventre; il leur fournit une enveloppe extérieure, et protège leurs vaisseaux et leurs
nerfs.

On trouve quelquefois, quoique très-rarement, des prolongemens qui naissent de la
surface du jéjunum ou de l'iléon, et que leur
forme, semblable à celle d'un doigt de gant,
a fait nommer appendices digitales. Leur structure est la même que celle des intestins. Il y a
des sujets sur qui ces prolongemens sont fort
nombreux. On en voit d'autres chez lesquels
ils sont assez longs pour sortir par l'anneau
inguinal, et former de véritables hernies.

Les parois des intestins grêles sont composées
comme celles de l'estomac, de quatre tuniques,
d'artères, de veines, de vaisseaux lymphatiques et de nerfs.

La première tunique ou la membraneuse est
encore connue sous le nom de tunique commune,
parce qu'elle est une expansion de la partie du
péritoine qui forme le mésentère. Cette tunique
ne couvre pas les intestins grêles dans toute
leur circonférence. La première portion du
duodénum n'est recouverte par le péritoine que
dans les trois quarts supérieurs de sa circonférence : la seconde portion n'a de tunique
membraneuse que dans sa partie antérieure et
inférieure; et la troisième portion, logée dans

l'écartement des deux lames du mésocolon transverse, n'est recouverte par la lame inférieure
de ce repli du péritoine, que dans sa partie
inférieure et antérieure. Le jéjunum et l'iléon
sont recouverts par la tunique membraneuse
dans toute leur circonférence, excepté en arrière, vers leur petite courbure, où les deux
lames du mésentère commencent à s'écarter
l'une de l'autre pour former une espèce de
tuyau dans lequel ces intestins sont reçus.
Lorsque le tube intestinal acquiert des dimensions beaucoup plus grandes qu'à l'ordinaire,
il écarte les deux feuillets du mésentère, pour
se loger dans leur intervalle; en sorte que sa
tunique membraneuse n'est pas exposée à une
distension trop considérable. La face externe
de cette tunique est lisse et mouillée par la
sérosité abdominale. Sa face interne est unie à
la tunique musculeuse par une couche de tissu
cellulaire, plus épaisse en général au duodénum
qu'au jéjunum et à l'iléon. Cette couche celluleuse est assez épaisse et lâche du côté du mésentère; mais à mesure qu'elle s'avance vers
le bord convexe des intestins, elle devient
si mince et si serrée, que dans cet endroit la
tunique membraneuse ne peut pas être séparée
de la musculeuse. La tunique membraneuse
des intestins grêles est excessivement mince,
et sa texture est la même que celle du péritoine. Elle ne peut être altérée sans que les
intestins perdent leur forme.

La tunique musculeuse est plus épaisse dans
le duodénum que dans les autres intestins
grêles. Sa face externe est unie à la tunique
membraneuse. L'interne adhère à la tunique
nerveuse. Elle est composée de deux plans de

fibres, l'un externe et l'autre interne. Le plan externe est très-mince, et ses fibres sont longitudinales. Elles sont répandues sur toute la surface des intestins, mais leur nombre est plus considérable sur la grande courbure du tube intestinal que sur la petite. Leur longueur n'est pas à beaucoup près égale à celle des intestins. Elles sont interrompues d'espace en espace, et comme formées de fibres courtes, dont les extrémités se logent dans les intervalles de celles qui sont voisines, ou entre celles qui sont circulaires. Le plan interne, plus épais que l'externe, lui est uni d'une manière assez forte. Ses fibres sont circulaires, et forment plusieurs couches. Elles ne décrivent pas des cercles entiers; mais elles sont interrompues comme les longitudinales, et paroissent des segmens de cercles, ou des parties d'anneaux qui embrassent le conduit intestinal, et dont les extrémités se logent dans les intervalles de celles qui sont voisines.

La tunique nerveuse est située entre la musculeuse et la veloutée. Elle ressemble à celle de l'œsophage et de l'estomac; mais elle est plus mince. Son épaisseur est assez considérable dans le duodénum; elle devient plus mince dans le jéjunum, et plus mince encore dans l'iléon, vers la fin duquel elle est d'une grande ténuité. Cette tunique dans laquelle on voit un grand nombre de fibres blanchâtres qui s'entrecroisent, n'est autre chose qu'une couche de tissu cellulaire, dont les lames se rapprochent et se condensent, à mesure qu'elles s'avancent vers la tunique veloutée. La texture celluleuse de cette tunique se démontre aisément par un procédé bien simple : il consiste à souffler une portion d'intestin, après l'avoir renversée comme un doigt de gant, et l'avoir liée à l'une de ses extrémités. Alors on voit bientôt la tunique nerveuse se soulever, devenir emphysémateuse, et se convertir en une substance lâche, spongieuse et véritablement cellulaire. En même temps les rugosités et les valvules de l'intestin s'effacent et disparoissent entièrement. Le tissu ferme et compacte de la tunique nerveuse soutient les autres parties des parois intestinales. Si on la déchire dans quelque endroit d'une portion d'intestin distendue par de l'air, la tunique musculeuse en dehors, et la veloutée en dedans font saillie, et forment une espèce de hernie dans l'endroit où la tunique nerveuse étant déchirée, ne les soutient plus.

La tunique interne ou veloutée est la continuation de celle qui tapisse l'estomac, et par conséquent de l'épiderme dont elle partage toutes les propriétés. La face externe de cette tunique est unie à la tunique nerveuse. Sa face interne, libre dans le tube intestinal, paroît comme une substance fongueuse et grenue, composée d'un amas prodigieux de petits flocons mous, pulpeux, qui déterminent le velouté propre à cette membrane. Ces flocons plus nombreux et plus apparens qu'à l'estomac, sont formés eux-mêmes de la réunion d'une infinité de petites villosités déliées, minces, flexibles, flottantes dans la cavité des intestins, et qui expriment en quelque sorte le tissu du velours. Suivant *Lieberkuhn*, qui a fait de très-belles observations microscopiques touchant la structure des villosités intestinales, elles sont composées de flocons membraneux,

braneux, qui présentent chacun à leur extrémité une espèce d'ampoule ovalaire, logée dans un tissu cellulaire, et percée d'un petit trou auquel aboutit l'orifice d'un vaisseau lacté. Cette ampoule ovalaire est aussi la cavité commune où les extrémités artérielles et veineuses sont ouvertes : une liqueur injectée par l'artère mésentérique, pénètre jusqu'aux villosités par lesquelles on la voit couler dans la cavité des intestins. Elle pénètre de même les villosités, lorsqu'on injecte la veine mésaraïque. Les villosités de la tunique interne des intestins renferment donc dans leur tissu la terminaison des dernières extrémités de l'artère mésentérique, l'origine des premiers rameaux de la veine mésaraïque et celle des vaisseaux lactés. Elles renferment aussi des filets nerveux qui, en s'épanouissant, produisent vraisemblablement des espèces de papilles analogues à celles de la peau.

Les intervalles qui séparent les villosités de la tunique interne des intestins, sont garnis d'un grand nombre de follicules, dans lesquels beaucoup de vaisseaux vont s'ouvrir. Ces follicules préparent et fournissent le mucus qui lubréfie constamment la surface interne du tube intestinal. Outre les follicules muqueux dont je viens de parler, on trouve dans presque toute l'étendue du tube intestinal, entre la tunique veloutée et la nerveuse, de petites glandes rondes ou ovales, qui font légèrement saillie dans la cavité des intestins. Elles sont percées à leur milieu d'une ouverture par laquelle l'humeur muqueuse qu'elles préparent, est versée dans cette cavité. Parmi ces glandes, les unes, appelées glandes de *Brunner*, sont isolées, et occupent le duodénum ; les autres, connues sous le nom de glandes de *Peyer*, appartiennent au jéjunum et à l'iléon ; mais elles sont beaucoup moins nombreuses dans le premier que dans le dernier de ces intestins, dont la dernière extrémité en contient une grande quantité. Elles sont réunies en manière de grappes oblongues, et n'occupent aucun lieu déterminé de la circonférence du tube intestinal ; cependant on les trouve plutôt vers son bord convexe et dans l'intervalle des valvules conniventes, que par-tout ailleurs.

La tunique interne et la tunique nerveuse des intestins grêles, plus étendues que les deux autres, se replient sur elles-mêmes, et forment au-dedans du conduit intestinal une grande quantité de duplicatures qu'on appelle valvules conniventes. Ces valvules commencent au duodénum, à un pouce environ du pylore. Peu nombreuses dans cet intestin, elles deviennent très-multipliées dans le jéjunum jusqu'à sa partie moyenne ; ensuite leur nombre diminue par degrés vers la fin de cet intestin, et elles disparoissent presque entièrement au commencement de l'iléon, dans la dernière extrémité duquel il ne s'en rencontre aucune ; on n'y voit que des rides longitudinales. Les valvules conniventes s'élèvent transversalement de la surface interne des intestins, et s'avancent plus ou moins directement dans leur cavité, en manière de portions de bandes circulaires, dont un bord est attaché à l'intestin, et l'autre est libre, flottant, légèrement plissé et ondoyant. La longueur des valvules conniventes n'est pas la même dans toutes. On en voit de longues et de courtes; mais quelle que soit leur longueur, elles ne forment jamais des cercles entiers : elles représentent des arcs de cercles qui embrassent la moitié, les deux tiers ou les trois quarts de la circonférence des intestins, et dont les extrémités qui se terminent en pointe, s'avancent les unes au-delà des autres. Souvent les plus longues, jointes obliquement par leurs extrémités, forment un cercle entier, et les plus courtes sont logées dans leurs intervalles. Quelquefois les valvules courtes vont obliquement d'une longueur à l'autre, comme par une espèce de communication, mais sans les croiser. La largeur des valvules conniventes ne varie pas moins que leur longueur. En général, elles sont plus larges dans le jéjunum que dans le duodénum, et sur-tout que dans l'iléon. On en voit quelquefois qui ont jusqu'à trois lignes de largeur. Toutes sont plus larges à leur milieu qu'à leur extrémité. Leur largeur est moins considérable dans les jeunes gens que dans les sujets avancés en âge. Les valvules conniventes ont le double usage de modérer le mouvement progressif des substances alimentaires, afin qu'elles restent plus long-temps exposées à l'action des forces digestives; et de favoriser l'absorption du chyle, en multipliant les surfaces d'où naissent les radicules des vaisseaux lactés; aussi leur nombre, comme nous l'avons dit plus haut, est-il plus considérable dans les intestins qui, comme le jéjunum, contiennent déja beaucoup de chyle tout préparé.

Les artères du duodénum naissent de la mésentérique supérieure, de la gastro-épiploïque droite, de la pylorique et de la splénique. Celles du jéjunum et de l'iléon viennent toutes de la mésentérique supérieure. Cette artère, logée entre les deux lames du mésentère, se divise en branches et en rameaux, qui par leurs anastomoses forment les mailles, les lozanges et les arcades dont nous avons parlé dans l'angiologie. Les dernières de ces arcades, c'est-à-dire celles qui sont les plus proches du tube intestinal, produisent deux petits plans de rameaux qui marchent en ligne droite vers les intestins, en s'écartant sensiblement l'un de l'autre. Lorsque ces rameaux sont arrivés au bord concave des intestins, ils se glissent dans la couche celluleuse qui unit la tunique membraneuse à la musculeuse. Elles y donnent des ramifications qui représentent de petits arbrisseaux, et qui par leurs fréquentes anastomoses forment dans cette couche celluleuse un réseau très-fin, qui se distribue à la tunique membraneuse et à la musculeuse. Ensuite ces rameaux passent entre les fibres de cette dernière tunique, et vont gagner la couche celluleuse qui l'unit à la nerveuse. Ils s'avancent sur la convexité du conduit intestinal, où ceux d'un côté s'anastomosent avec ceux du côté opposé, en formant des espèces d'anneaux qui embrassent ce conduit. Les divisions et les subdivisions de ces rameaux forment dans la seconde couche celluleuse un très-beau réseau, qui est composé d'un grand nombre d'arbuscules entrelacés ensemble. Ce second réseau, beaucoup plus serré et plus considérable que le premier, fournit à la tunique veloutée une quantité prodigieuse de ramifications, dont les dernières extrémités s'ouvrent dans les ampoules des papilles. On remarque qu'en général les rameaux des artères intestinales ont coutume de répondre aux valvules conniventes et de s'enfoncer dans leur épaisseur.

Les veines des intestins grêles accompagnent les artères, et se distribuent de la même manière. Elles vont toutes s'ouvrir immédiatement ou médiatement dans la veine-porte.

Les vaisseaux lymphatiques des intestins sont connus plus particulièrement sous le nom de vaisseaux lactés. Ces vaisseaux plus nombreux au jéjunum et au duodénum qu'à l'iléon, traversent les glandes du mésentère, et se rendent ensuite au réservoir du chyle, ou dans quelqu'une des grosses branches qui se réunissent pour former ce réservoir.

Les nerfs des intestins grêles viennent des grands sympathiques; ils forment autour de l'artère mésentérique supérieure un entrelacement qui est connu sous le nom de plexus mésentérique. Les branches de ce plexus s'écartent en descendant dans le mésentère; mais à mesure qu'elles approchent du conduit intestinal, elles deviennent si fines et si déliées, qu'il est presque impossible de les suivre jusqu'à ce conduit. Cependant la sensibilité exquise dont les intestins sont doués, ne permet pas de douter qu'ils ne reçoivent un grand nombre de filets nerveux, et que ces filets ne s'étendent jusqu'à la tunique interne, qui est de toutes les tuniques intestinales celle qui a le plus de sensibilité.

Du Cœcum.

Le cœcum, ainsi nommé à cause du cul-de-sac que forme sa partie inférieure, est le premier des gros intestins. Il est situé dans la fosse iliaque droite qu'il remplit presque en entier, au-dessous de la portion ascendante du colon, avec lequel il se continue, sans qu'on puisse assigner de limites entre l'un et l'autre, devant le muscle iliaque, derrière les circonvolutions de l'iléon, entre la fin de cet intestin et la crête de l'os des îles.

Telle est la situation presque constante du cœcum. Cependant *Haller* l'a trouvé placé en entier dans le bassin; et l'on sait qu'il a été plusieurs fois entraîné dans des hernies. On a encore observé quelques autres variétés dans la situation de cet intestin; mais elles sont si rares et si peu importantes à connoître, que nous ne nous y arrêterons pas.

En général, le cœcum est fixé assez étroitement dans la place qu'il occupe, parce que le péritoine qui ne l'enveloppe pas en entier, après l'avoir recouvert en devant, sur les côtés et en bas, se réfléchit sur les parois abdominales et sur les organes voisins, sans lui former de repli particulier bien marqué.

La grosseur du cœcum toujours considérable et bien supérieure à celle des intestins grêles, surpasse encore ordinairement celle du colon et du rectum. Sa longueur est de trois ou quatre travers de doigt environ. Du reste, ses dimensions sont très sujettes à varier, suivant qu'il est vide ou distendu par les gaz et les matières fécales. La forme du cœcum est assez irrégulière et difficile à exprimer, il est à-peu-près très-triangulaire et inégalement bosselé. Nous examinerons d'abord sa surface extérieure, puis sa surface intérieure et son organisation.

La surface extérieure présente un grand nombre de bosselures volumineuses et irrégulières, interrompues en trois endroits par autant de gouttières longitudinales, qui répondent à trois bandelettes charnues, dont nous parlerons plus bas. Ces gouttières sont disposées de manière que l'une est antérieure, l'autre droite et postérieure, et la troisième gauche et postérieure aussi. Elles commencent à l'appendice vermiforme, et se continuent sur le colon. L'antérieure et la droite, plus larges et plus longues, passent sur le sommet arrondi du cœcum; la gauche, plus étroite et beaucoup moins marquée, passe derrière l'insertion de l'iléon. Ces trois gouttières sont séparées par trois protubérances longitudinales, arrondies, qu'elles font faire au cœcum, et qui lui donnent la forme triangulaire que nous lui avons assignée. Chacune de ces protubérances est divisée en plusieurs tubercules, par des lignes enfoncées, transversales. On ne voit point de semblables saillies chez le fœtus, parce que les bandelettes qui les déterminent, ne sont point encore développées, au moins d'une manière évidente. La surface que nous décrivons est, du reste, libre et lisse en avant et sur les côtés où elle répond aux parois de l'abdomen et aux intestins grêles. En arrière, elle adhère aux muscles iliaque et psoas par un tissu cellulaire assez lâche, et quelquefois par un repli du

péritoine analogue au mésentère, et qui permet à cet intestin de se porter dans des régions
différentes de celle qu'il a coutume d'occuper.
La partie libre de cette surface présente, dans
divers endroits, de petits prolongemens membraneux remplis de graisse, et qu'on appelle
appendices épiploïques. Ces prolongemens,
dont le nombre et le volume n'ont rien de
constant, sont moins multipliés que sur le
colon. On ne les trouve point chez le fœtus.

La partie gauche, supérieure et un peu antérieure du cœcum, reçoit l'extrémité inférieure
de l'iléon qui monte obliquement de gauche à
droite, et s'y insère en formant un angle aigu
en bas, et obtus ou presque droit en haut. On
remarque dans cet endroit un enfoncement
circulaire dont la moitié inférieure est plus
profonde et plus marquée que la supérieure, et
dans les parois du cœcum, une épaisseur plus
grande qu'ailleurs, et due à la valvule qui
répond intérieurement à cette partie. En bas,
la surface externe du cœcum est arrondie, bosselée, et répond au cul-de-sac que forme cet
intestin, et d'où naît, à gauche, et un peu antérieurement, le prolongement qu'on nomme
appendice vermiforme ou cœcale.

Cette appendice est cylindrique, à-peu-près
de la grosseur d'un tuyau de plume à écrire,
d'une longueur variable, mais qui n'a guéres
au-delà de cinq ou six travers de doigt. Elle
est repliée sur elle-même et fixée contre la
partie gauche du cœcum, par un prolongement du péritoine qui lui forme un petit mésentère particulier. Le plus ordinairement elle
est flexueuse dans toute son étendue; mais il
n'est pas rare de la trouver droite et pendante.

dans le bassin. Sa surface est lisse, polie, blanchâtre et parsemée de petits vaisseaux sanguins. En haut, elle se termine au cœcum ; en bas, elle est arrondie et libre. L'appendice vermiforme est creuse dans toute sa longueur ; mais sa cavité n'a guères que deux lignes de diamètre, tandis que ses parois ont une épaisseur égale à celle des parois des intestins. Cette cavité, terminée en bas par un cul-de-sac, et ouverte en haut dans le cœcum, est habituellement remplie d'une matière muqueuse qu'elle verse dans l'intestin. On y a trouvé quelquefois des corps étrangers, tels que des noyaux de cerises, des grains de plomb, etc. Sa consistance est très-ferme. Son organisation est la même que celle des intestins, avec cette différence que sa tunique musculeuse est fort épaisse, et composée presqu'en entier de fibres longitudinales qui semblent donner naissance aux trois bandelettes charnues dont il a été parlé plus haut. Elle a du reste une tunique extérieure qui lui est fournie par le péritoine, et à l'intérieur une membrane muqueuse qui se continue avec celle du cœcum.

Dans le fœtus, l'appendice vermiforme est très-développée, sur-tout en comparaison du cœcum. Quelquefois elle égale alors la moitié de la grosseur de l'iléon. Souvent elle est plus droite que chez l'adulte. *Haller* l'a vue sur un enfant de quelques semaines repliée en haut et couchée le long du sillon horizontal du foie, dans une direction parallèle à la vésicule du fiel. Il n'est pas rare de trouver dans le fœtus cette appendice pleine de méconium.

Quels sont les usages de l'appendice vermiforme qui semble former un petit intestin accessoire? Nous l'ignorons entièrement. Nous savons seulement, 1°. qu'elle secrète habituellement une grande quantité de mucus qui est versé dans le cœcum. 2°. Qu'elle a été extirpée plusieurs fois sur des animaux sans qu'il en soit résulté aucun inconvénient. 3°. Que *Haller* a trouvé deux fois sa cavité oblitérée. 4°. Que d'autres auteurs disent avoir observé des cas où cette appendice manquoit entièrement, et où l'on ne voyoit à sa place qu'un très-petit tubercule. Du reste sert-elle, comme quelques-uns l'ont prétendu, à retenir pendant quelque temps les matières fécales déposées dans le cœcum ? ou bien fournit-elle un ferment propre à donner à ces matières la forme, la consistance et l'odeur qu'elles ont? Rien ne le prouve.

La surface interne du cœcum est veloutée et enduite de mucus, comme celle de tout le conduit intestinal ; seulement les villosités y sont plus courtes, et les follicules muqueux, contenus dans l'épaisseur de sa tunique interne, sont plus nombreux. Elle présente les objets suivans : 1°. Trois saillies longitudinales répondant aux trois gouttières qui séparent à l'extérieur les trois protubérances dont nous avons parlé.

2°. Des enfoncemens assez profonds qui répondent aux bosselures de l'extérieur, et qui sont séparés les uns des autres par des replis dont la direction est transversale. Ces replis diffèrent des valvules conniventes en ce qu'ils sont formés par toutes les tuniques de l'intestin, et que la dilatation du cœcum les augmente au lieu de les faire disparoître.

3°. Un peu au-dessus du cul-de-sac que cet

intestin forme inférieurement, et du côté gauche, on apperçoit l'orifice de l'appendice vermiforme. Il est toujours libre et sans valvule ; cependant quelques auteurs prétendent y en avoir trouvé. Son diamètre est un peu plus grand que celui du reste de l'appendice.

4°. Dans l'endroit où le cœcum reçoit l'iléon et se continue en haut avec le colon, on apperçoit une valvule très-importante nommée valvule iléo-cœcale, ou iléo-colique, parce qu'elle est formée par la fin de l'iléon, et qu'elle est commune au cœcum et au colon. On l'appelle aussi valvule de *Bauhin*, parce que cet anatomiste est un des premiers qui l'ait décrite avec assez d'exactitude. Elle se présente dans un intestin frais sous la forme d'une éminence molle, elliptique et fendue dans son milieu. Les deux lèvres qui résultent de cette fente se réunissent à ses extrémités, lesquelles aboutissent de chaque côté à une ride fort élevée, qui s'efface insensiblement, et qui se termine en pointe du côté du cœcum opposé à la valvule. Ces rides ne s'effacent que très-difficilement lorsqu'on étend les parois du cœcum. Elles renferment intérieurement des fibres blanchâtres, comme tendineuses, étendues suivant leur longueur. A l'endroit où elles communiquent avec la valvule, chacune d'elles se bifurque, et semble se continuer dans l'épaisseur de ses lèvres. Ces rides ont été appelées par *Morgagni* qui les a apperçues le premier, les freins de la valvule de *Bauhin*.

On peut employer plusieurs procédés pour démontrer la valvule du cœcum. Quelques-uns séparent cet intestin d'avec l'extrémité de l'iléon et le commencement du colon, y font une section qui les comprend tous les trois, et les font flotter dans de l'eau bien claire. D'autres fendent le cœcum du côté opposé à la valvule, et le plongent aussi dans l'eau. Mais pour bien voir cette valvule, il faut enlever une portion du tube intestinal qui comprenne le cœcum, le commencement du colon et la fin de l'iléon, lier le colon, et distendre toute la partie en y poussant de l'air par l'iléon; puis faire sécher à demi l'intestin ainsi distendu. On ouvre alors le cœcum du côté opposé à l'embouchure de l'iléon, et l'on apperçoit à l'endroit de cette embouchure, dans l'intérieur du cœcum, un large repli semilunaire, dirigé transversalement, répondant par sa face supérieure au colon, par l'inférieure au cœcum, par son bord adhérent et convexe, à l'embouchure de l'iléon et aux parois du cœcum où il est fixé, tandis que son bord concave est libre et flottant dans cet intestin. Une fente longitudinale et qui conduit dans l'iléon, divise ce bord concave et libre en deux lèvres dont les extrémités se réunissent de chaque côté et se continuent avec la ride élevée dont nous avons parlé plus haut. Ces deux lèvres, dont l'inférieure est plus large que la supérieure, circonscrivent l'ouverture de l'iléon, et se correspondent mutuellement par une de leurs faces, tandis que par l'autre face elles répondent, la supérieure au colon, et l'inférieure au cœcum; en sorte que de ces deux lèvres, la supérieure peut être nommée iléo-colique, et l'inférieure iléo-cœcale.

La composition de la valvule du cœcum

n'est pas à beaucoup près aussi simple que celle des valvules qu'on trouve dans les intestins grêles. Elle est formée par les tuniques nerveuse et muqueuse de l'iléon, qui s'enfoncent dans la cavité commune du cœcum et du colon, et qui, après s'être repliées sur elles-mêmes, se continuent avec les tuniques muqueuse et nerveuse de ces derniers intestins. Entre ces tuniques adossées et confondues, il y a des fibres musculaires qui appartiennent principalement à l'iléon. Ces fibres sont plus nombreuses et plus apparentes dans la lèvre inférieure de la valvule, que dans la supérieure où l'on a souvent de la peine à les appercevoir. Elles appartiennent au plan interne ou circulaire de la tunique charnue de l'iléon, du cœcum et du colon. Les fibres longitudinales de l'iléon et sa tunique membraneuse n'entrent pour rien dans la composition de la valvule. Les premières paroissent se confondre avec les fibres circulaires voisines du cœcum et du colon. La seconde se continue sur le cœcum et sur le colon, sans l'enfoncer dans aucun pli à l'endroit où l'iléon s'ouvre dans la cavité commune à ces deux intestins.

La structure de la valvule de *Bauhin* se démontre aisément par le procédé suivant : après avoir soufflé la fin de l'iléon, le cœcum et une partie du colon, on enlève avec le scalpel la membrane qui revêt extérieurement ces intestins, et on détruit le tissu cellulaire qui unit le premier aux deux derniers. Alors on apperçoit que cette valvule est formée par le cœcum, le colon et l'iléon, et que la tunique villeuse, la nerveuse et une partie de la tunique musculeuse des deux premiers, repliées en dedans, contiennent, comme dans une gaîne, une partie de la tunique musculeuse, la nerveuse et la veloutée du troisième ; pendant que la tunique membraneuse qui n'entre pour rien dans la structure de la valvule, s'étend de l'iléon sur le cœcum et le colon, et unit ces trois intestins ensemble. On peut encore par ce moyen tirer l'iléon de dedans le cœcum, détruire la valvule qui se trouve à l'endroit de leur union, et ramener les choses à un état tel, que l'iléon s'ouvre dans le cœcum par une large ouverture, et à angle droit.

L'usage de la valvule du cœcum est évidemment d'empêcher que les matières contenues dans les gros intestins ne retournent dans l'iléon. En effet, soit que ces matières passent du cœcum dans le colon suivant leur cours ordinaire, soit qu'elles retournent extraordinairement du colon dans le cœcum, elles tendent toujours nécessairement à pousser devant elles l'une ou l'autre lèvre de la valvule et à l'appliquer contre la lèvre opposée ; ainsi elles se ferment à elles-mêmes toute voie de retour dans l'iléon. Cette valvule s'acquitte d'autant mieux de ses fonctions, que le cœcum est plus distendu ; parce qu'alors les deux commissures de ses lèvres s'éloignent l'une de l'autre, pendant que les bords de ces mêmes lèvres se rapprochent. Cependant elle ne peut pas empêcher que dans l'état contre nature, les matières contenues dans les gros intestins, ne repassent quelquefois dans l'iléon, et ne remontent même le long des intestins grêles jusques dans l'estomac, d'où elles sont rejetées par le vomissement.

La structure du cœcum étant, à peu de chose près, la même que celle du colon, nous en traiterons dans un seul article, après avoir décrit ce dernier intestin.

Du Colon.

Le colon est le second des gros intestins. Il tire son nom des cellulosités qui s'y remarquent, et qui le rendent propre à retarder le cours des matières qui le parcourent. Sa longueur est beaucoup plus considérable que celle des deux autres gros intestins. Il commence à la valvule de *Bauhin*, où finit le cœcum dont il est la continuation. De-là il monte un peu en arrière dans la région lombaire droite, devant le rein du même côté, jusqu'au foie et à la vésicule du fiel. Puis, changeant de direction, il se porte transversalement à gauche, le long de la grande courbure de l'estomac, dans la ligne qui sépare la région épigastrique de la région ombilicale, en décrivant un arc dont la convexité est en avant. Arrivé au-dessous de l'hypocondre gauche, à l'extrémité inférieure de la rate; il descend dans la région lombaire gauche, devant le rein du même côté, jusqu'au bas de la fosse iliaque correspondante. Puis il remonte jusqu'au corps de la quatrième vertèbre des lombes, et redescend enfin pour se continuer avec le rectum, en se plongeant dans le petit bassin. Ainsi le colon mesure presque toute la circonférence de l'abdomen en décrivant une espèce de cercle qui contient les circonvolutions du jéjunum et de l'iléon.

D'après ce simple énoncé, on voit que le

colon se partage naturellement en quatre portions, dont les noms ont été déterminés d'après
leur situation, leur direction et leur forme.
1.º La portion lombaire droite, ou ascendante
du colon, ou bien le colon lombaire droit.
2.º Le colon transverse, ou l'arc du colon.
3.º Le colon lombaire gauche, la portion descendante, ou lombaire gauche du colon.
4.º Le colon iliaque ou l'*S* du colon, à raison
de ses deux courbures opposées. Nous allons
décrire successivement chacune de ces portions, dans l'ordre suivant lequel nous venons
de les nommer.

La portion ascendante est située dans la
région lombaire droite, au-dessus du cœcum,
au-dessous de la vésicule du fiel. En devant
elle est recouverte par le péritoine, et répond
aux intestins grêles. En arrière, elle est dépourvue de péritoine, et unie au muscle carré
des lombes et au rein droit par une grande
quantité de tissu cellulaire. En dedans elle
tient au feuillet droit du mésentère et à la
lame inférieure du mésocolon transverse. La
grosseur de cette portion est médiocre et
moindre que celle de la portion transversale.
Elle est libre dans ses deux tiers antérieurs
qui sont tapissés par le péritoine ; mais en arrière, elle est unie ordinairement au muscle
carré des lombes et au rein droit par une
assez grande quantité de tissu cellulaire, en
sorte que sa position est à-peu-près aussi fixe
que celle du duodénum. Cependant on observe
quelquefois qu'elle a de la mobilité et qu'elle
n'est retenue que par une espèce de repli
membraneux qui règne tout le long de sa partie
postérieure, et auquel on donne le nom de
mésocolon

mésocolon lombaire droit, ou de ligament droit du colon. Ce repli se continue en haut avec le mésocolon transverse; en bas, il se termine derrière le cœcum.

La portion transversale du colon, ou l'arc de cet intestin occupe la partie inférieure et antérieure de la région épigastrique. Elle est située au-dessous de l'estomac, au-dessus des intestins grêles, derrière le grand épiploon, devant le mésocolon transverse. C'est la plus longue et la plus grosse des quatre portions du colon. On peut y considérer deux faces, une supérieure et l'autre inférieure; deux bords, un antérieur et un postérieur.

La face supérieure libre et lisse, correspond à droite au foie, à gauche à la rate, et dans le milieu à l'estomac qui s'avance plus ou moins sur elle, suivant que ce viscère est plus ou moins dilaté. La face inférieure également libre et lisse, répond aux intestins grêles. Le bord antérieur est appliqué contre la paroi antérieure de l'abdomen et donne attache au grand épiploon. Le bord postérieur concave tient au mésocolon transverse. On a donné ce nom à un grand repli du péritoine qui soutient la portion transversale du colon, et qui s'étendant depuis cette portion jusqu'à la paroi postérieure de l'abdomen, forme une espèce de cloison mobile entre la région épigastrique et la région ombilicale. Sa dimension transversale qui est la plus grande, est mesurée par la longueur de l'arc du colon. Sa largeur est plus grande au milieu que sur les côtés où l'intestin se rapproche davantage de la paroi postérieure de l'abdomen. La forme du mésocolon transverse est à peu-près demi-circulaire. On

Tome IV.   A a

y considère une face supérieure, une face inférieure, un bord antérieur et un bord postérieur. La face supérieure correspond au foie, à l'estomac et à la rate. La face inférieure correspond aux intestins jéjunum et iléon. Le bord antérieur, convexe, s'attache au bord postérieur ou concave de l'arc du colon. Le bord postérieur est attaché à la paroi postérieure de l'abdomen. Il comprend dans l'écartement de ses deux lames, la portion transversale du duodénum et la plus grande partie du pancréas. Le mésocolon transverse est formé par l'adossement de deux lames membraneuses qui viennent du péritoine. La portion de cette membrane qui tapisse la partie postérieure et supérieure du bas-ventre, au lieu de descendre le long de sa partie moyenne, se réfléchit de derrière en devant; et celle qui tapisse la partie postérieure et inférieure de cette cavité, au lieu de monter le long de la supérieure, se réfléchit de même. Entre ces deux lames qui sont unies ensemble par une couche de tissu cellulaire, on trouve les vaisseaux sanguins et les nerfs qui vont à l'arc du colon, et un assez grand nombre de glandes lymphatiques et de vaisseaux lactés. Les deux lames dont le mésocolon transverse est composé, ne sont pas seulement écartées en arrière pour contenir la portion transversale du duodénum et la plus grande partie du pancréas, elles le sont aussi en devant pour loger le colon. Le mésocolon transverse n'est pas seulement destiné à soutenir la portion transversale du colon, et à transmettre à cet intestin les vaisseaux et les nerfs qui lui sont destinés; il fait encore l'office de cloison entre la région épigastrique et l'ombilicale, et soutient l'estomac, le foie et la rate qui sont logés dans la première, comme il est lui-même soutenu par la masse des intestins jéjunum et iléon. C'est à l'étendue de ce repli que l'arc du colon doit la mobilité dont il jouit.

La portion lombaire gauche, ou la portion descendante du colon est située dans la région lombaire gauche, au-dessus de la portion iliaque, au-dessous de la rate, derrière l'intestin jéjunum, devant le rein gauche et le muscle carré des lombes. Elle présente les mêmes caractères de volume et de fixité que la portion lombaire droite. Libre et lisse dans ses deux tiers antérieurs, elle est unie en arrière au rein et au muscle carré des lombes, par du tissu cellulaire et par le mésocolon gauche, lorsqu'il existe. Ce repli ressemble entièrement au mésocolon droit.

La portion iliaque du colon est située dans la fosse iliaque gauche, au-dessus du rectum. Elle commence à la partie inférieure de la région lombaire gauche, et se termine au détroit supérieur du bassin, vers l'union du sacrum, avec la dernière vertèbre des lombes. Elle est d'une grosseur médiocre, mobile en raison de la laxité du lieu qui l'assujettit, et contournée en manière d'*S*. Ses parties antérieure et latérale sont lisses, libres, et répondent aux parois abdominales et à l'iléon. Sa partie postérieure donne attache au mésocolon iliaque et répond aux muscles iliaque et psoas.

Le mésocolon iliaque est un repli membraneux qui s'étend de la paroi postérieure de l'abdomen à la portion iliaque du colon. L'étendue de ce repli varie beaucoup; quelquefois elle est assez grande pour permettre à cette portion d'intestin de monter au-dessus de l'ombilic et de se replier plusieurs fois sur elle-même. Sa figure est difficile à déterminer : il est plus large à sa partie moyenne qu'à ses extrémités. Ses deux faces sont lisses et libres. Son bord postérieur est attaché à la paroi postérieure de l'abdomen. Son bord antérieur adhère à l'intestin. En haut, ce repli se continue avec le mésocolon gauche, et quand celui-ci n'existe pas, il se termine en pointe derrière la portion descendante du colon. En bas, il se continue avec le mésorectum. Le mésocolon iliaque est formé par l'adossement de deux lames du péritoine, unies ensemble par une couche du tissu cellulaire, et qui renferment entr'elles les vaisseaux et les nerfs de l'*S* du colon, quelques glandes lymphatiques et des vaisseaux lactés. Ses usages sont d'assujettir cette portion du colon sans la gêner dans ses mouvemens, et de protéger les vaisseaux et les nerfs qui s'y portent.

Le colon présente dans sa conformation externe des caractères communs à toutes ses portions. Par-tout il offre, comme le cœcum, des bosselures interrompues par trois dépressions ou gouttières longitudinales, qui répondent à trois bandelettes charnues dont nous parlerons plus bas. Ces bosselures, en général moins marquées que sur le cœcum, sont à peine sensibles dans la portion iliaque, et disparoissent entièrement vers la fin de cette portion. Dans le fœtus, ces bosselures n'existent pas, et le colon est cylindrique et assez semblable à un intestin grêle ; mais il est un peu plus charnu, et l'on y apperçoit quelques vestiges des bandelettes, dont nous parlerons plus bas.

On trouve aussi dans toute l'étendue du colon un grand nombre de ces appendices graisseuses dont nous avons parlé en décrivant le cœcum. Ce sont de petits prolongemens particuliers de la membrane externe de l'intestin, dans lesquels est contenue une plus ou moins grande quantité de graisse jaunâtre et presque fluide. Ces appendices sont très - multipliées sur les portions lombaires, au point que souvent l'intestin en paroît entièrement recouvert. Elles sont moins nombreuses sur la portion transversale et paroissent souvent sous la forme de petits globules aplatis et isolés. Enfin, elles sont très - petites et très - rares sur l'*S* du colon.

La composition des gros intestins est au fond la même que celle des intestins grêles; mêmes tuniques, mêmes espèces de vaisseaux et de nerfs. Mais dans les gros intestins, sur-tout dans le cœcum et le colon dont nous parlons maintenant, la disposition différente de ces parties constitutives, produit des particularités qu'il est essentiel de connoître.

1.º Le péritoine ne se comporte pas de la même manière dans toute l'étendue de ces deux intestins. Nous avons vu qu'au cœcum il ne forme point de repli postérieur bien marqué; qu'ordinairement ce repli est encore moins marqué aux portions lombaires droite et gauche du colon, en sorte que ces intestins ne sont recouverts par cette membrane, que dans les deux tiers antérieurs environ de leur étendue; nous avons remarqué, au contraire, que l'arc du colon est entièrement recouvert par le péritoine, excepté en arrière à l'endroit où les deux lames du mésocolon transverse s'écartent l'une de l'autre pour embrasser l'intestin, et en avant à l'endroit où le feuillet postérieur du grand épiploon est attaché. Enfin, nous avons observé que le péritoine enveloppe aussi entièrement l'*S* du colon, excepté en arrière à l'endroit où s'attache le mésocolon iliaque.

2.º La tunique musculeuse mérite sur-tout de fixer l'attention, parce que c'est elle qui détermine la forme générale des gros intestins. Cette tunique est composée de fibres longitudinales et de fibres circulaires. Celles-ci sont disposées absolument comme dans les autres parties du canal intestinal.

Mais les fibres longitudinales diffèrent par leur disposition et leur longueur, des fibres longitudinales des intestins grêles. Elles sont réunies en trois bandelettes distinctes qu'on nomme communément les ligamens du colon. Ces trois bandelettes, dont deux sont antérieures et une postérieure, commencent, comme nous l'avons déja dit, à l'appendice vermiforme du cœcum. Elles sont beaucoup moins longues que l'intestin. De-là il suit nécessairement que le cœcum et le colon n'ont jamais toute la longueur qu'ils pourroient avoir, et que les bandelettes que forment leurs fibres longitudinales étant dans un état habituel de tension, les raccourcissent et les froncent, de manière à leur donner une forme presque triangulaire, et à produire les bosselures qu'ils offrent à l'extérieur, et les cellulosités qu'on remarque à l'intérieur. Il est facile de se convaincre de cette vérité par l'expérience suivante. Distendez le cœcum et le colon en y soufflant de l'air; ensuite coupez en travers dans plusieurs endroits les trois bandelettes musculaires. Aussitôt vous verrez l'intestin sortir de l'espèce de constriction dans laquelle le tenoient ces bandelettes, s'alonger manifestement, prendre une forme ronde et une grosseur plus considérable, et les bosselures ainsi que les cellulosités qui leur correspondent, disparoître entièrement. Cette expérience est encore plus frappante sur le cœcum que sur le colon, parce que dans le premier, la longueur des bandelettes est plus disproportionnée à la longueur de l'intestin, que dans le second.

3.º Les tuniques nerveuse et veloutée n'ont rien de particulier ; seulement on remarque que la dernière est moins fongueuse et que ses villosités sont moins marquées qu'aux intestins grêles, et qu'elle contient un grand nombre de glandes solitaires et de forme ronde, percées à leur sommet d'une ouverture qui verse dans l'intestin le mucus qu'elles secrètent.

Les vaisseaux sanguins du cœcum et du colon sont fournis par les artères et les veines mésentériques supérieures et inférieures. Les artères que reçoivent le cœcum et les deux premières portions du colon viennent de la mésentérique supérieure. Celles qui vont à la portion lombaire gauche et à la portion iliaque du colon sont fournies par la mésentérique inférieure. Ces artères se comportent comme celles des intestins grêles, excepté que les arcades formées par l'anastomose de leurs branches et de leurs rameaux sont moins nombreuses.

Les veines qui correspondent à ces artères

suivent la même marche, affectent la même distribution, et aboutissent au tronc des veines mésentériques supérieure et inférieure.

Les vaisseaux lymphatiques ou lactés du cœcum et du colon, sont beaucoup moins nombreux que ceux des intestins grêles. Leurs nerfs viennent tous des grands sympathiques.

Du Rectum.

Le rectum, ainsi nommé à cause de sa direction presque droite, est le troisième des gros intestins et la dernière portion du conduit intestinal. Il est situé dans la partie postérieure de l'excavation du bassin, devant le sacrum, derrière la vessie chez l'homme, et la matrice chez la femme. Chez le fœtus dont le bassin est très-peu développé, le rectum se trouve presqu'entièrement dans la cavité abdominale. Cet intestin commence à l'extrémité du colon, vis-à-vis le bord inférieur du corps de la dernière vertèbre des lombes, et finit à l'anus. Placé d'abord sur le côté gauche de l'union de la cinquième vertèbre des lombes avec le sacrum, il se plonge aussitôt dans le petit bassin, et descend le long de la face antérieure du sacrum dont il suit la courbure. Arrivé vis-à-vis l'union de la troisième pièce de cet os avec la quatrième, il quitte entièrement le péritoine, et après avoir fait un coude sous la vessie dans l'homme, et le vagin dans la femme, il se porte en devant et en bas, plongé de toutes parts dans le tissu cellulaire. Le rectum n'est pas seulement courbé de derrière en devant, comme nous venons de le dire, il présente souvent des inflexions latérales assez grandes, sur-tout dans sa partie supérieure. Ordinairement cet intestin occupe la partie moyenne et gauche du bassin, et force la vessie à se porter à droite. Quelquefois cependant il est situé au milieu, et même absolument à droite. Dans tous les sujets, sa partie inférieure est placée sur la ligne moyenne du sacrum et du coccix. Le rectum est en général moins gros que le colon; mais il est susceptible d'une dilatation considérable, comme on le remarque, lorsque les matières stercorales s'y accumulent en grande quantité. Il s'élargit toujours un peu au-dessus de son ouverture inférieure. Cet intestin est à-peu-près cylindrique, et affaissé quand il est vide, par des rides irrégulièrement transversales; mais lorsqu'il est rempli, ces rides s'effacent et il ressemble à une grosse vessie ou à une espèce d'estomac. On y considère une face antérieure, une face postérieure, deux faces latérales, une extrémité supérieure et une extrémité inférieure.

La face antérieure est couverte par le péritoine dans sa partie supérieure qui correspond à la vessie chez l'homme, à la matrice chez la femme, et dans l'un et l'autre sexe aux circonvolutions les plus inférieures de l'iléon: dans sa partie inférieure qui est dépourvue de péritoine, elle correspond à la vessie, aux vésicules séminales et à la prostate chez l'homme, et au vagin chez la femme. Elle ne tient à la vessie et aux vésicules séminales que d'une manière lâche; mais ses adhérences au vagin sont si fortes, que l'on croiroit qu'elle y envoie des fibres musculeuses.

La face postérieure correspond à la face antérieure du sacrum, au coccix et au muscle releveur de l'anus. Sa partie supérieure est unie au sacrum par un repli du péritoine qu'on appelle le mésorectum. Ce repli dans l'épaisseur duquel on trouve la fin de l'artère mésentérique inférieure, n'est autre chose que la continuation du mésocolon iliaque. Il est plus large dans sa partie supérieure que dans l'inférieure qui se termine en pointe. La partie inférieure de cette face n'est unie au sacrum, au coccix et au muscle releveur de l'anus que par du tissu cellulaire.

Les faces latérales sont lisses et recouvertes par le péritoine jusqu'à l'union de la troisième avec la quatrième pièce du coccix; ensuite elles sont plongées dans le tissu cellulaire de l'excavation du bassin, et embrassées inférieurement par les muscles releveurs de l'anus.

L'extrémité supérieure du rectum se continue avec la fin du colon. Son extrémité inférieure se rétrécit et se termine par un orifice étroitement plissé, auquel on donne le nom d'anus. Cet orifice situé à un pouce environ au-devant du coccix, est arrondi; la peau qui en recouvre la circonférence est très-fine et se continue avec la membrane interne du rectum. Elle forme des plis plus ou moins saillans, disposés en manière de rayons qui s'enfoncent dans l'intestin. Chez l'homme elle est garnie d'une plus ou moins grande quantité de poils, qui n'existent point chez la femme.

Vu intérieurement, l'intestin rectum présente les objets suivans : 1.º dans ses trois-quarts supérieurs environ, lorsqu'il est vide, quantité de rides ou rugosités ondoyantes, qui diminuent et s'effacent à mesure que l'intestin ne remplit. 2°. A sa partie inférieure des rides longitudinales, plus épaisses au voisinage de l'anus, plus minces à quelque distance de cette ouverture, entre lesquelles on en trouve souvent de moins grosses. Le nombre de ces rides est incertain : quelquefois on n'en trouve que trois ou quatre, et d'autre fois il y en a davantage. On les a regardées comme l'effet du froncement de l'intestin à sa dernière extrémité ; mais elles ne s'effacent pas en entier lorsque ce froncement est détruit, et quand on étend les membranes du rectum. Elles sont formées par les tuniques nerveuse et veloutée repliées sur elles-mêmes, et fortifiées par quelques fibres charnues. *Morgagni* les nomme colonnes de l'anus. 3°. On voit souvent dans les intervalles qui séparent ces colonnes, des replis semi-lunaires, plus ou moins nombreux, dont le bord flottant est dirigé de bas en haut du côté de la cavité de l'intestin. Ces replis qui appartiennent à la tunique interne et à la nerveuse, forment des espèces de lacunes dont l'ouverture est tournée en haut et le fond en bas. On y trouve aussi des ouvertures de conduits muqueux qui sont dirigés de haut en bas, et qui fournissent une humeur épaisse et trouble, dont l'usage est de lubréfier l'anus, et de faciliter la sortie des excrémens. Quelquefois, mais rarement, au lieu des replis semi-lunaires dont il vient d'être parlé, on trouve de véritables valvules qui bouchent en quelque sorte l'extrémité inférieure du rectum. *Morgagni* a trouvé de ces valvules sur deux sujets : chez l'un, elles avoient une forme circulaire : et chez l'autre, elles représentoient un croissant. Elles étoient situées à un travers de doigt environ au-dessus de l'anus.

Les parois du rectum sont plus épaisses que celles des autres intestins, et composées, comme elles, de quatre tuniques. L'externe ou membraneuse lui est fournie par le péritoine. Elle ne couvre l'intestin que dans sa partie supérieure et dans les trois quarts antérieurs environ de sa circonférence. Elle manque totalement au-dessous de la troisième pièce du sacrum ; et depuis cet endroit jusqu'à l'anus, le rectum est plongé dans le tissu cellulaire du bassin, et environné de quelques glandes lymphatiques. Cette tunique a des replis ou prolongemens celluleux et graisseux, semblables à ceux du cœcum et du colon. En quittant la partie antérieure du rectum pour gagner la face postérieure de la vessie chez l'homme, et celle de la matrice chez la femme, le péritoine forme de chaque côté un repli semi-lunaire qui est très-marqué quand l'intestin est vide ; mais qui s'efface quand il est rempli.

La tunique musculeuse, plus épaisse que dans les autres intestins, a beaucoup d'analogie avec celle de l'œsophage. Sa face externe est unie à la tunique membraneuse par une assez grande quantité de tissu cellulaire dans lequel il s'amasse souvent beaucoup de graisse. Sa face interne est unie à la tunique nerveuse par une couche de tissu cellulaire fort lâche.

Cette tunique est composée de deux plans de fibres, l'un externe et l'autre interne. Les fibres du plan externe, très-nombreuses et longitudinales, forment une couche égale et non interrompue, qui se répand sur toute la surface de l'intestin, et qui résulte principalement de l'épanouissement des bandelettes ligamenteuses du cœcum et du colon. Ces fibres disparoissent peu-à-peu vers la fin du rectum, où elles sont remplacées en quelque sorte par les muscles releveurs de l'anus. Les fibres du plan interne sont circulaires; elles sont beaucoup moins nombreuses vers la partie supérieure de l'intestin, que vers l'inférieure, où elles se rassemblent pour former une espèce de sphincter dont il a été parlé dans la Myologie, et auquel on a donné le nom de sphincter interne.

Les tuniques nerveuse et interne du rectum ont beaucoup d'épaisseur. Elles sont un peu plus amples que les autres, et forment en se repliant sur elles-mêmes les rugosités et les colonnes dont il a été parlé plus haut. Les papilles de la tunique interne sont à peine visibles, et les corpuscules qui rendent sa surface légèrement grenue, sont extrêmement petits. La couleur un peu rougeâtre de cette tunique est due au grand nombre de vaisseaux qu'elle reçoit. Elle contient une grande quantité de glandes muqueuses, et elle est toujours enduite d'une mucosité plus ou moins épaisse que ces glandes ou follicules fournissent. Cette membrane s'engorge aisément et rend du sang; elle est le siège de différentes maladies; elle se sépare aisément par la gangrène, et on en coupe des portions superflues sans beaucoup de douleur et sans aucun inconvénient.

L'intestin rectum reçoit un grand nombre de vaisseaux sanguins. Ses artères connues sous le nom d'hémorrhoïdales se distinguent en supérieures, en moyennes et en inférieures. Les hémorrhoïdales supérieures viennent de la fin de la mésentérique inférieure; les moyennes sont fournies par l'artère hypogastrique ; et les inférieures sont de petits rameaux de la honteuse interne. Ses veines portent les mêmes noms, suivent la même marche et la même distribution. Le rectum a des vaisseaux lymphatiques ; mais ils sont beaucoup moins nombreux que dans les autres parties du conduit intestinal. Ses nerfs viennent des grands sympathiques et des sacrés.

L'extrémité inférieure du rectum est entourée d'un appareil musculeux qui a été décrit dans la Myologie, et qui se compose des muscles releveurs de l'anus, et de ses sphincters distingués en externe et en interne.

L'usage des intestins n'est point douteux. Ils remplissent, à l'égard des alimens, une fonction analogue à celle de l'estomac. Dès que la pâte alimentaire a pénétré dans les intestins, elle éprouve des changemens considérables : elle devient plus liquide et moins visqueuse ; elle perd un peu de sa couleur blanche et se colore sensiblement en jaune, par le mélange de la bile ; ensuite elle se dépouille de cette couleur jaune en avançant vers l'extrémité des intestins grêles, et devient plus blanche et plus claire. Elle contracte dans l'iléon une odeur fade, signe précurseur de la putridité ; mais à mesure qu'elle approche des gros intestins, cette odeur devenue fétide annonce le caractère des excrémens.

Ces changemens sont dus à plusieurs causes, telles que la chaleur, l'action des intestins, celle de l'air et de différens gaz, le mélange du suc pancréatique de la bile et du suc intestinal, dont la nature et la composition ressemblent beaucoup à celles du suc gastrique.

Le suc pancréatique n'a pas seulement pour usage de délayer les substances nutritives, et de continuer les dissolutions que la salive et le suc gastrique ont commencées; il sert encore à adoucir et à modifier les qualités de la bile, à diminuer sa viscosité, son amertume et son acrimonie, et à la rendre plus facilement miscible avec la matière des alimens et du chyle. La bile mêlée avec la pâte alimentaire, par le mouvement péristaltique du duodénum, et la pression du diaphragme et des muscles du bas-ventre, ajoute à l'atténuation et à la dissolution que les alimens viennent de subir, et facilite la séparation du chyle d'avec la partie excrémentitielle et fécale.

Les matières alimentaires, en parcourant le canal intestinal, éprouvent son action dans chacune de ses parties. Leur mouvement progressif dépend de l'action des fibres dont la tunique musculeuse de ce canal est composée. Cette action n'est point douteuse : les intestins irrités sur un animal vivant donnent des signes de contraction, et cette contraction leur est tellement propre, qu'on l'observe encore quelque temps après la mort, même dans des portions d'intestin séparées. On remarque que dans cet état d'irritation, ils se froncent, se rident, forment des espèces de nodosités, et qu'en même temps ils se rétrécissent, pour se relâcher ensuite. Ainsi leur longueur et leur diamètre sont diminués dans le lieu de la contraction. Ce mouvement ne se passe pas de suite dans toute l'étendue du canal : il se fait seulement tantôt dans un point, tantôt dans plusieurs : on lui donne le nom de vermiculaire; mais lorsqu'il se fait du pylore à l'anus, il est nommé péristaltique.

La sensibilité et l'irritabilité doivent être regardées comme les moyens dont la nature se sert pour opérer ce mouvement, qui se fait et s'entretient par des loix fort simples, en conséquence de la structure et des propriétés des parties. On ne peut le regarder comme un état contre nature, puisqu'il a lieu dans les animaux vivans et même après la mort. Un anus artificiel à la suite d'une plaie au bas-ventre, ou d'une hernie étranglée avec gangrène, permet encore de l'observer, et on voit que pendant l'expulsion des matières, la membrane interne sort au dehors, se fronce ensuite et produit un mouvement manifeste. Une cause stimulante suffit pour déterminer cette action des intestins : ainsi la présence des alimens, même de l'air seul, de la bile, des substances âcres et irritantes, l'action des purgatifs l'excitent dans les différentes parties du tube intestinal, selon le degré d'activité qui leur est propre, en sorte qu'elle se passe sans douleur dans l'état naturel, et qu'elle devient douloureuse dans l'état contre nature, et produit des douleurs vagues, la colique et divers accidens.

L'action des fibres longitudinales tend à redresser le canal : par cette disposition la masse alimentaire trouve moins d'obstacles pour surmonter les coudes ou angles des intestins. L'action des fibres circulaires, en diminuant le diamètre du conduit intestinal, contribue au mélange plus intime de la bile avec les alimens, les atténue, les presse et procure l'expression du chyle. Cette action composée, en se passant successivement d'une partie à une

autre,

autre, fait avancer les alimens sur lesquels elle agit, et chasse en avant le résidu des matières. Elle est aidée par l'action de toutes les parties voisines, et sur-tout par celle du diaphragme et des muscles abdominaux.

En parcourant les intestins grêles, la pâte alimentaire soumise à l'action des forces digestives, se dépouille de la matière nutritive qu'elle contient. Cette matière se présente sous la forme d'une liqueur blanche, douce, émulsive, sucrée, à laquelle on a donné le nom de chyle. Les vaisseaux lactés, en vertu d'une propriété qui leur est inhérente, absorbent le chyle et le transportent dans la masse du sang. Les courbures des intestins et les rides qu'on remarque dans leur cavité, en retardant le cours des matières alimentaires, les tiennent plus long-temps exposées à l'action des puissances digestives, et facilitent l'absorption du chyle.

Les alimens dépouillés de leurs parties chyleuses, douces et nutritives, sortent des intestins grêles, et tombent dans le cœcum qui est l'origine des gros intestins. C'est là, qu'étant obligés de séjourner, à cause de la capacité et de la conformation de cet intestin, ils commencent à se corrompre et à prendre une odeur fétide.

Le résidu des alimens, après avoir séjourné dans le cœcum et dans le commencement du colon, remonte en petites masses séparées, par l'action des parties et spécialement par celle des fibres longitudinales; et après avoir passé de cellule en cellule, va s'amasser dans l'intestin rectum, où il se met en masse. Le diaphragme et les muscles du bas-ventre peuvent contribuer au mouvement de ce résidu ; mais la contraction des fibres musculeuses du colon en est le principal agent. Le résidu des alimens parcourt lentement les gros intestins : les cellules du colon le forcent de séjourner pendant quelque temps, afin qu'il ait celui de se dépouiller de ce qu'il pourroit encore contenir des parties nutritives, qui sont absorbées par les vaisseaux lactés beaucoup moins nombreux, mais aussi réels qu'aux intestins grêles. Cette absorption est suffisamment prouvée par l'utilité des lavemens nourrissans, pour soutenir pendant quelque temps l'individu, et par l'efficacité des lavemens médicamenteux pour guérir certaines maladies. Après l'expression du chyle, une portion même de matière fétide est résorbée, comme le démontre la diminution des matières fécales, qui est d'autant plus considérable, qu'elles séjournent plus long-temps. Ainsi le résidu devient fétide, se pourrit, se durcit, et se moule sur la figure de l'intestin.

Les matières fécales, ainsi plus ou moins élaborées, parvenues dans le rectum, dont l'extrémité inférieure est froncée par l'action des fibres circulaires qui l'environnent, s'y ramassent pour nous exempter de l'incommodité de rendre nos excrémens trop fréquemment. Elles séjournent dans cet intestin jusqu'à ce que leur quantité et l'irritation qui en résulte avertissent de la nécessité de les déposer. Alors la contraction des fibres musculeuses du rectum, aidée de celle du diaphragme et des muscles abdominaux, comprime les matières et les pousse en bas : la résistance des sphincters est surmontée, et ces matières sont expulsées. Le mucus qui lubréfie l'extrémité inférieure de l'intestin, facilite leur passage.

Du Foie.

Le foie est l'organe secréteur de la bile. Il occupe presque tout l'hypocondre droit, d'où il s'étend à la partie interne de l'hypocondre gauche, dans une direction oblique, de manière que son extrémité droite est située plus bas que la gauche. Il est placé au-dessous du diaphragme ; au-dessus de l'estomac, de l'arc du colon, du duodénum, du petit épiploon, de la vésicule du fiel et du rein droit ; devant la colonne vertébrale, les piliers du diaphragme, l'œsophage, l'aorte et la veine cave inférieure ; derrière le rebord cartilagineux qui termine la poitrine ; entre la rate et les fausses côtes droites. Le foie est maintenu dans sa situation par plusieurs liens ou ligamens, qui tous adhèrent au diaphragme, et dont plusieurs sont assez lâches, circonstance digne de remarque, parce qu'elle rend raison des changemens que cet organe éprouve dans sa situation. Les ligamens du foie sont au nombre de quatre, savoir : la grande faux du péritoine, ou ligament suspensoire, les ligamens latéraux, et le ligament coronaire.

La grande faux du péritoine, ou la faux de la veine ombilicale, est nommée aussi ligament suspensoire du foie. Elle s'étend de l'ombilic au foie et au diaphragme, en montant obliquement de gauche à droite. Arrivée au bord antérieur du foie, elle se sépare en deux parties ; l'une s'enfonce dans le sillon horizontal avec la veine ombilicale qu'elle enveloppe ;

l'autre se continue sur la face supérieure du foie jusqu'au diaphragme, et peut seule être considérée comme un ligament propre à cet organe. Ce repli membraneux représente assez bien une faux, sur-tout dans sa partie inférieure ; étroit en bas et en devant, il s'élargit en montant vers le diaphragme, et se retrécit de nouveau tout-à-fait en arrière et en haut. On y distingue deux faces, deux bords, un sommet et une base. Une des faces tournée en avant, répond en bas à la paroi antérieure de l'abdomen, et en haut à la face inférieure du diaphragme ; l'autre, regardant en arrière, est appliquée en bas sur les viscères abdominaux, et en haut sur la face convexe du foie. Le bord antérieur convexe adhère à la gaîne du muscle droit et au diaphragme, et se continue avec le péritoine qui recouvre ces parties. Le bord postérieur, concave et plus épais, est libre en bas, et s'enfonce en haut dans le sillon horizontal du foie. Dans le fœtus, il contient la veine ombilicale, et dans l'adulte, l'espèce de ligament qui résulte de l'oblitération de cette veine. Le sommet est fixé à l'ombilic. La base est attachée à la face supérieure du foié, qu'elle divise de devant en arrière en deux parties inégales, la gauche étant moins étendue que la droite.

Ce ligament est formé par deux lames du péritoine adossées l'une à l'autre, et unies par une couche très-mince de tissu cellulaire. Le long du bord postérieur, elles sont séparées par la veine ombilicale qu'elles enveloppent, et l'on voit aussi dans toute l'étendue du bord adhérent et de la base, ces deux lames s'écarter pour se continuer avec le péritoine qui recouvre les parties environnantes. De cette disposition il résulte que la veine ombilicale est transmise au foie dans une gaîne formée par le péritoine , sans traverser cette membrane, et sans cesser de répondre à sa surface externe.

La grande faux du péritoine paroît destinée principalement à protéger la veine ombilicale en la transmettant au foie. On conçoit en effet que , dépourvue de sa gaîne , cette veine libre et flottante dans la cavité abdominale, au milieu de parties très-mobiles , eût été exposée à être souvent étranglée par les intestins qui auroient pu facilement s'entortiller autour d'elle. Ce repli membraneux ne concourt que foiblement et seulement par sa partie supérieure à maintenir le foie dans sa position. C'est donc assez à tort qu'on lui donne le nom de ligament suspensoire de cet organe.

Les ligamens latéraux, ou triangulaires du foie sont au nombre de deux, l'un à droite et l'autre à gauche. Quelquefois ils sont doubles de chaque côté, et d'autrefois ils sont si petits qu'on les distingue à peine.

Le gauche est ordinairement un peu plus grand que le droit. Tous deux ont une forme triangulaire. Un de leurs bords est libre ; un autre est fixé à chaque extrémité du foie et un peu en arrière, sur-tout du côté droit ; le troisième adhère au diaphragme. Ces ligamens formés comme le précédent par un prolongement du péritoine, présentent dans leur structure, deux lames distinctes, entre lesquelles on trouve un peu de tissu cellulaire, des vaisseaux sanguins et des lymphatiques. Les ligamens latéraux du foie servent à affermir cet organe dans sa position. Ils retiennent sur-tout ses extrémités, lorsqu'on se couche sur l'un ou l'autre côté.

Le ligament coronaire du foie occupe la partie postérieure de cet organe qu'il fixe à la face inférieure du diaphragme. Ce ligament est formé par deux feuillets du péritoine fort écartés l'un de l'autre, et par un tissu cellulaire très-serré qui occupe leur intervalle, et qui unit fortement le bord postérieur du foie au diaphragme. Le feuillet supérieur borne en arrière la face convexe du foie : on l'apperçoit très-manifestement, sur-tout à gauche, en abaissant un peu ce viscère. Le feuillet inférieur borne aussi en arrière la face inférieure du foie. Tous les deux sont un prolongement du péritoine qui se réfléchit du diaphragme sur la face supérieure du foie, et ensuite de la face inférieure de cet organe sur la paroi postérieure de l'abdomen. Plusieurs anatomistes ne donnent le nom de ligament coronaire qu'au tissu cellulaire dense, qui occupe l'espace compris entre les deux prolongemens membraneux que nous avons dit former les deux feuillets de ce ligament. Il faut avouer que dans ce cas, le nom de ligament ne conviendroit guères à ce mode d'union. Le ligament coronaire concourt puissamment à maintenir le foie dans sa position, et à l'empêcher de balloter dans le bas-ventre ; mais cet organe est principalement soutenu par le rein droit, l'estomac et les intestins sur lesquels il est appuyé.

Le foie peut éprouver des changemens nombreux dans sa situation. Il s'abaisse toutes les fois que le diaphragme est porté en bas, et il remonte au contraire quand ce muscle est refoulé vers la poitrine. Aussi le foie descend dans l'inspiration, et il remonte dans l'expiration; un épanchement quelconque dans la poitrine le repousse en bas, et il est au contraire refoulé du côté de la poitrine dans l'hydropisie ascite, dans la grossesse et dans toute espèce de tumeur considérable qui se développe dans l'abdomen. Lorsque l'estomac et les intestins sont vides, le foie qui appuie sur eux descend, entraîne le diaphragme, et par là contribue, peut-être, à produire ces tiraillemens douloureux qu'on éprouve dans la faim. Quand, au contraire, l'estomac est distendu par les alimens, il refoule le foie et le diaphragme du côté de la poitrine, gêne la dilatation des poumons et rend la respiration laborieuse. Si l'on est debout ou assis, le foie descend d'environ deux travers de doigt. Si on se couche à la renverse, il se porte en arrière et en haut avec le diaphragme, en raison du plan incliné que forme la colonne vertébrale, et du poids des viscères abdominaux qui pèsent alors sur lui. Lorsqu'on se couche sur le côté droit, le foie est appuyé sur la concavité que forment les fausses côtes correspondantes : il ne gêne alors aucun viscère ; aussi choisit-on ordinairement cette attitude pour dormir. Lorsqu'on se couche sur le côté gauche, il appuie sur la petite extrémité de l'estomac et sur le duodénum; aussi dort-on rarement dans cette position, sur-tout après un repas copieux. Outre ces changemens que le foie peut éprouver dans sa situation chez tous les sujets en général, il en est qui dépendent de causes particulières et individuelles qu'il suffit d'indiquer, tels sont les changemens de situation qui tiennent au plus ou moins de volume de cet organe, à la plus ou moins grande concavité du diaphragme. Il est à observer que quelques changemens que le foie éprouve dans sa position, il conserve toujours les mêmes rapports avec les parties voisines.

Le volume du foie varie suivant l'âge, le régime et les maladies. En général, il est plus volumineux et plus pesant qu'aucun autre viscère de l'abdomen. Dans le fœtus, c'est de tous les organes secréteurs le premier formé, et il est déja très manifeste lorsqu'on apperçoit encore à peine quelques traces des poumons. A sept mois, il occupe la moitié du bas-ventre et descend jusqu'à l'ombilic, ce qui tient aussi en partie à ce que le diaphragme est peu voûté alors en raison de l'évasement de la base de la poitrine. Il continue de croître jusqu'à la naissance, mais beaucoup moins que les autres parties, et bien plus lentement que dans les premiers temps de la conception.

Après la naissance, le volume du foie diminue réellement, et cette diminution porte principalement sur le lobe gauche, dont la grosseur chez un enfant d'un an n'a guères que la moitié de celle qu'il a chez un fœtus à terme. Bientôt il recommence à croître, mais de telle manière que pendant les premières années de la vie, l'accroissement n'a lieu que dans le lobe droit, et que le lobe gauche continue toujours de diminuer. Enfin, vers la sixième année, le foie présente le volume proportionnel qu'il doit conserver dans la suite, et les mêmes loix qui président à l'accroissement général de toutes les parties, le font arriver graduellement et en même temps qu'elles à son développement parfait.

Le régime paroît influer aussi sur le volume du foie. Il est ordinairement plus gros chez ceux qui vivent dans le repos et l'oisiveté, au milieu des repas somptueux.

Mais c'est sur-tout dans les maladies chroniques qu'on voit varier la grosseur de cet organe : quelquefois il diminue réellement et se durcit d'une manière très-manifeste. D'autrefois il augmente considérablement au point de peser jusqu'à dix, douze livres et même davantage ; mais ces cas sont assez rares. Presque toujours, quand il s'accroît ainsi, c'est du côté de l'abdomen dont il envahit la plus grande partie. Je l'ai vu une fois présenter une disposition contraire : il pesoit onze livres, et cependant il ne dépassoit pas le rebord inférieur des fausses côtes ; mais il avoit refoulé le diaphragme du côté de la poitrine jusqu'à peu de distance de la première côte. Le poumon droit, dont le tissu n'offroit aucune altération, étoit réduit à un très-petit volume. Tout le sujet étoit dans un état d'obésité extrême, et le bas-ventre sur-tout contenoit d'énormes amas de graisse.

La pesanteur la plus ordinaire du foie, dans un homme sain et adulte, est d'environ trois livres.

La figure du foie est irrégulière et difficile à décrire d'une manière exacte : nous dirons seulement qu'il est très-épais à droite et en arrière, mince à gauche et en avant, aplati de haut en bas, et alongé un peu obliquement de droite à gauche et de bas en haut. On y distingue deux faces ; une supérieure et l'autre inférienre ; deux bords, un antérieur et l'autre postérieur ; et deux extrémités, l'une droite et l'autre gauche.

La face supérieure convexe touche partout à la voûte du diaphragme et lui est contiguë, excepté en arrière à l'endroit du ligament coronaire, où elle adhère fortement à ce muscle. Sa convexité est beaucoup plus grande en arrière et à droite, qu'à gauche et en avant. La direction particulière de cette face est telle, qu'à gauche elle regarde en haut et un peu en avant ; au milieu, en haut et un peu plus en avant ; et à droite, en arrière, en haut et en dehors. Elle est partagée en deux parties par le repli membraneux que nous avons décrit sous le nom de ligament suspensoire ; l'une est à droite et appartient au grand lobe du foie ; l'autre est à gauche et appartient à son moyen lobe.

La face inférieure du foie, un peu inclinée en arrière et un peu moins étendue que la précédente, est légèrement et inégalement concave. On y voit des éminences et des enfoncemens qui ne semblent déterminés que par le rapport de l'organe avec les parties environnantes, et des scissures profondes destinées au passage des vaisseaux qui, comme dans tous les viscères importans, se trouvent à la partie la plus cachée de l'organe. Voici les objets que cette face présente en procédant de gauche à droite.

1°. Une dépression large et superficielle, qui répond à la face supérieure de l'estomac, et appartient au lobe moyen.

2°. La scissure horizontale, ou le sillon longitudinal qui sépare le grand lobe du lobe moyen , et divise de devant en arrière toute l'étendue de la face inférieure , depuis le bord antérieur jusqu'au côté gauche du passage de la veine cave inférieure. Cette scissure est souvent traversée par un et rarement par deux prolongemens de la substance du foie, de manière à former un vrai canal, sur-tout en devant ; elle monte beaucoup dans les jeunes enfans, et moins dans les adultes. Sa partie antérieure loge la veine ombilicale, et sa partie postérieure plus étroite contient le canal veineux, qui, dans l'adulte, est changé, comme la veine, en une espèce de ligament.

3°. La scissure transversale, la grande scissure, le sillon transversal ou de la veine porte. Cette scissure placée plus près du bord postérieur que de l'antérieur, est dirigée de droite à gauche suivant le grand diamètre de la face inférieure dont elle occupe à-peu-près le tiers moyen. Elle coupe à angle droit le sillon horizontal. Sa profondeur est considérable, sur-tout à sa partie moyenne, et elle n'est jamais couverte par ces espèces de ponts qu'on trouve souvent au-dessous du sillon longitudinal. Le sillon transversal est occupé par le sinus de la veine porte, par les principales branches de l'artère hépatique et par les conduits biliaires qui, en sortant du foie, se réunissent pour former le canal hépatique. On y trouve encore les vaisseaux lymphatiques et les nerfs du foie. Toutes ces parties sont liées ensemble par un tissu cellulaire assez serré dont nous parlerons plus bas.

4°. Les deux éminences portes situées l'une devant et l'autre derrière la partie moyenne du sillon transversal. La première, large et peu élevée, ressemble à un parallélograme plus ou moins régulier, et plus ou moins large, suivant que la vésicule du fiel et le sillon horizontal qui circonscrivent cette éminence à droite et à gauche, sont plus ou moins rapprochés. Elle s'étend jusqu'au bord antérieur du foie, et sépare la moitié antérieure du sillon horizontal, de la fossette qui loge la vésicule du fiel. La seconde est ce qu'on appelle le petit lobe du foie, ou le lobe *de Spigel*, quoique d'autres auteurs l'aient décrit avant lui. Sa figure est tantôt quadrilatère, tantôt triangulaire. Cette éminence est plus élevée que la première, et commence au bord postérieur du foie, sous le tronc de la veine cave inférieure. Simple dans cet endroit, elle est appuyée sur les vertèbres, entre la veine cave et l'œsophage; de là, elle monte en avant sur la face inférieure du foie, et se divise aussitôt en deux autres petites éminences; l'une supérieure et postérieure, forme comme une racine qui unit le petit lobe au reste du foie, et se porte obliquement à droite sous le grand lobe, en séparant la veine cave de la veine porte. Puis elle s'élargit, et forme une espèce de sillon court et superficiel, qui fait suite à l'extrémité droite de la scissure transversale, et sur lequel repose la veine porte en s'introduisant dans cette scissure. Enfin, elle se perd plus loin dans une ligne saillante qui sépare la dépression répondant au rein droit d'avec celle qui répond au colon. L'autre éminence plus considérable, forme une espèce de papille obtuse qui se porte en avant et en bas : c'est cette éminence seule qu'on appelle lobe *de Spigel*. Séparée du reste du foie en devant par la scissure transverse, en arrière par la veine cave, à gauche par la scissure horizontale et le canal veineux qui y est contenu, à droite par la veine porte avant son entrée dans le sillon transversal; cette éminence ne paroît tenir à cet organe que par l'espèce de racine dont nous avons parlé, et qui se porte sous le lobe droit, entre la veine cave et la veine porte. Mais en arrière, elle y tient encore par un petit prolongement formé tantôt par la substance même du foie, tantôt par un repli du péritoine, qui sert à compléter un canal très-court que traverse la veine cave inférieure après avoir été reçue dans une gouttière oblique qui précède ce canal. J'ajouterai, pour achever d'exprimer d'une manière plus précise les rapports du petit lobe du foie, qu'il est comme pressé entre les deux orifices de l'estomac; qu'il répond inférieurement au pancréas; en haut, au lobe droit et au lobe gauche qui appuient sur lui; et qu'enfin il a devant lui l'épiploon gastro-hépatique, à travers lequel on le voit proéminer dans l'arrière cavité du péritoine où il est libre.

5°. Devant l'extrémité droite de la scissure transversale et à droite de l'éminence porte antérieure, on voit la fosse destinée à loger la vésicule du fiel. Cette fosse est ovalaire, superficielle, plus ou moins éloignée du sillon longitudinal, dépourvue de péritoine et tapissée seulement par la membrane propre du foie et par du tissu cellulaire qui l'unit fortement à la vésicule.

6°. Tout-à-fait à droite, on trouve deux enfoncemens moins profonds. L'antérieur répond à la réunion de la portion lombaire droite du colon avec la portion transversale : son étendue varie selon que la vésicule du fiel est plus ou moins rapprochée du sillon horizontal. Le postérieur correspond au rein droit et à la capsule atrabilaire.

Le bord antérieur du foie est mince, incliné en bas. Dans la situation naturelle de cet organe, il répond à-peu-près au niveau de la base de la poitrine, quelquefois un peu au-dessus, rarement au-dessous. Il est facile de concevoir la direction de ce bord d'après ce que nous avons dit de celle de l'organe en général. A droite, il est tourné presque directement en bas ; ensuite il devient plus antérieur à mesure qu'on le considère plus à gauche. On y observe toujours une division qui est le commencement du sillon horizontal ; et le plus souvent une échancrure large et superficielle qui correspond au fond de la vésicule.

Le bord postérieur incliné en haut, moins long que l'antérieur, est très-épais à droite, et va en s'amincissant vers la gauche. Sa partie moyenne est intimement unie au diaphragme par le moyen du ligament coronaire : ses extrémités tiennent à ce muscle d'une manière plus lâche à la faveur des ligamens latéraux. On remarque sur ce bord deux échancrures ; une très-profonde située à l'extrémité postérieure du sillon horizontal, entre le grand lobe et le lobe *de Spigel*, pour le passage de la veine cave, et dans laquelle on voit les orifices des veines hépatiques. Cette échancrure est un tant soit peu oblique de haut en bas et de droite à gauche : elle embrasse environ les trois-quarts de la circonférence de la veine cave, quelquefois plus, et quelquefois toute la convexité de cette veine. L'autre échancrure large et superficielle, pratiquée sur le lobe gauche, correspond à la colonne vertébrale, à l'aorte et à l'œsophage.

L'extrémité droite du foie très-grosse, est située beaucoup plus bas que l'extrémité gauche, et forme la partie la plus volumineuse de cet organe.

L'extrémité gauche fort mince, s'étend plus ou moins dans l'hypocondre gauche, jusqu'au-dessus de la rate qu'elle recouvre dans certains sujets.

La couleur du foie est d'un rouge obscur un peu mêlé de jaune. Sa densité est considérable, et surpasse celle de tous les autres viscères, excepté le rein.

Les parties qui entrent dans la composition du foie sont des artères, des veines, des vaisseaux lymphatiques, des nerfs, des conduits excréteurs, un parenchyme particulier et deux membranes.

La principale artère du foie est connue sous le nom d'hépatique, et tire son origine du tronc cœliaque. Sans insister ici sur sa description qui a été faite dans l'Angiologie, nous dirons seulement qu'avant d'arriver au foie elle se divise en deux branches qui pénètrent dans cet organe par le sillon transversal, et que leurs rameaux suivent constamment les divisions de la veine porte; de manière que par-tout où l'on rencontre un rameau de la veine, on est sûr de trouver aussi un rameau de l'artère. Les uns et les autres marchent toujours enveloppés, ainsi que les conduits biliaires et les nerfs, par une capsule membraneuse et celluleuse dont nous parlerons plus bas. Il faut excepter de cette disposition quelques rameaux irréguliers qui naissent des deux branches artérielles principales avant qu'elles ne soient entièrement introduites dans la substance du foie, et qui se distribuent autour du sillon transversal sans être accompagnés par des ramifications de la veine porte. Les dernières ramifications de l'artère hépatique communiquent avec celles des veines hépatiques, et avec celles du conduit excréteur de la bile, comme le prouvent les injections d'eau, de mercure et même de cire, lesquelles passent facilement de l'artère dans les vaisseaux dont je viens de parler. Le foie reçoit aussi dans plusieurs sujets des branches assez considérables des artères coronaire stomachique et mésentérique supérieure ; et d'autres plus petites de la mammaire, de l'épigastrique, de la phrénique ou diaphragmatique et de la spermatique.

Les veines du foie peuvent être distinguées en celles qui, contre l'usage ordinaire des veines, apportent du sang au foie et font ainsi les fonctions d'artères, et en celles qui se comportent comme les autres veines en général. Les premières sont la veine porte, et dans le fœtus la veine ombilicale. Les secondes sont les veines hépatiques.

La veine porte hépatique est la continuation de la veine porte ventrale qui, comme nous l'avons dit dans la description des veines, amène au foie le sang qui a circulé dans la rate, le pancréas, l'estomac, les intestins et les épiploons. Elle forme un fort gros tronc, couché horizontalement dans la scissure transversale, et dans lequel la veine porte ventrale

vient

vient s'ouvrir presque verticalement , mais plus à droite qu'à gauche. Ce tronc qu'on appelle aussi le sinus de la veine porte, est donc ainsi partagé en deux portions, l'une droite plus grosse et plus courte, l'autre gauche plus longue, qui occupe la plus grande partie de la scissure transversale, où elle est couverte par l'artère hépatique et par les conduits biliaires. Cette dernière portion se rétrécit d'une manière manifeste, à mesure qu'elle s'avance de droite à gauche, et lorsqu'elle est arrivée au sillon horizontal, elle s'unit avec la substance ligamenteuse qui résulte de l'oblitération de la veine ombilicale.

Les deux portions du tronc de la veine porte hépatique se distribuent dans le foie à la manière des artères; elles donnent naissance à des branches principales : celles-ci se divisent en plusieurs autres, qui fournissent des rameaux, et ensuite des ramifications toujours-décroissantes. Les divisions de la veine porte hépatique affectent en général une direction transversale, ou parallèle au grand diamètre du foie, tandis que les veines hépatiques vont toutes en convergeant vers le bord postérieur de ce viscère ; d'où il résulte que les rameaux de ces deux espèces de veines se croisent toujours à angles presque droits. Les divisions les plus fines de la veine porte hépatique s'anastomosent avec les radicules des conduits biliaires et avec celles des veines hépatiques, comme le prouvent les injections.

Toutes les ramifications de la veine porte hépatique sont accompagnées, comme nous l'avons déja dit, d'un rameau de l'artère hé-

patique, d'un ou de plusieurs conduits biliaires, de quelques filets nerveux et de plusieurs vaisseaux lymphatiques. Une enveloppe
commune, connue sous le nom de capsule de
Glisson, entoure toutes ces parties, les unit
ensemble, et les empêche de toucher à nu la
substance du foie. Cette enveloppe n'est point
un prolongement du péritoine, ni du tissu
cellulaire qu'on trouve dans la scissure transversale, et qui accompagne tous les vaisseaux
qui pénètrent dans le foie; mais c'est un prolongement de la membrane propre de ce viscère, laquelle, comme nous l'expliquerons
bientôt, se réfléchit sur tous les vaisseaux qui
entrent dans cet organe, ou qui en sortent.
Ainsi la capsule de *Glisson* répond par sa face
externe à la substance même du foie à laquelle
elle est fortement unie, tandis que par sa face
interne, elle répond à la veine porte, ainsi
qu'aux vaisseaux et aux nerfs qui l'accompagnent constamment. Or, comme toutes ces
parties sont unies par un tissu cellulaire assez
lâche qui pénètre avec elles dans le foie, il en
résulte que quand on coupe cet organe par
tranches, on voit les parois des rameaux de la
veine porte s'affaisser, se chiffonner, pour
ainsi dire, de manière à présenter des orifices
très-irréguliers; tandis que les orifices des
veines hépatiques qui sont intimement unis au
parenchyme du foie qui les entoure, conservent leur diamètre et présentent une coupe
bien plus nette. C'est même un des moyens les
plus faciles de distinguer ces deux ordres de
veines.

Nous avons traité ailleurs plus au long de
la veine porte ; nous n'y reviendrons point

ici. Nous rappellerons seulement, 1°. qu'elle forme une espèce particulière de circulation distincte de la grande circulation à laquelle elle tient néanmoins par son origine et sa terminaison. 2°. Qu'elle commence et finit par des rameaux capillaires entre lesquels sont placés de gros troncs dépourvus d'agens d'impulsion; 3°. Que ses parois sont plus épaisses que celles des veines hépatiques. 4°. Qu'elle n'offre point de valvules comme tout le système veineux abdominal dont elle naît. 5°. Qu'elle conduit au foie du sang noir. 6°. Que la capsule de *Glisson* qui l'entoure n'est nullement susceptible de contractions, et conséquemment ne peut accélérer le cours du sang d'aucune manière. 7°. Que la circulation du sang de la veine porte ne paroît pas avoir d'autre agent, que l'impulsion communiquée à ce liquide par le systême artériel abdominal, et secondée par l'action du diaphragme et des muscles abdominaux, et par les mouvemens des organes voisins.

La veine ombilicale n'existe que dans le fœtus, et s'oblitère après la naissance; ce n'est donc que chez le fœtus qu'on peut en voir parfaitement la disposition. Elle s'étend du placenta où elle commence, au foie et à la veine cave inférieure où elle se termine. Elle offre donc comme la veine porte des rameaux capillaires à ses deux extrémités et dans son milieu un tronc unique. Née, ainsi que nous venons de le dire, du placenta, elle parcourt toute la longueur du cordon ombilical et pénètre dans le ventre par l'anneau du même nom. Ensuite elle monte de gauche à droite, et de devant en arrière, enfermée dans l'épaisseur du ligament suspensoire. Parvenue au bord antérieur du foie, elle s'engage dans la scissure horizontale qu'elle parcourt de devant en arrière, en se dilatant d'une manière manifeste, quoiqu'elle fournisse, avant d'arriver au sillon transversal, quinze ou vingt branches remarquables dont la plus grande partie se distribue au lobe gauche. Enfin, elle se termine vers le milieu du sillon horizontal par une espèce de tête arrondie d'où sortent deux troncs considérables. Le premier naît de sa partie postérieure, et presque dans la direction primitive de la veine ombilicale dont il paroît être la continuation; c'est le sinus veineux, qui, après avoir parcouru le reste du sillon horizontal, se dilate et se termine dans la veine cave immédiatement, ou bien après s'être uni avec celle des veines hépatiques qui est le plus à gauche. Le second, situé plus en devant et plus à droite, est aussi plus gros que le canal veineux avec lequel il forme à son origine un angle aigu; après quoi il se porte à droite dans la scissure transversale, et après quelques lignes de trajet, il s'unit au tronc de la veine porte ventrale, dont la direction est de bas en haut et de gauche à droite, et forme avec elle un canal fort court, dont la capacité est double de la sienne. Ce canal peut être nommé canal de réunion ou veine du lobe droit du foie, ou enfin confluent de la veine ombilicale et de la veine porte. Il se divise bientôt en deux ou trois branches principales, qui se portent de gauche à droite dans la direction du tronc qui les fournit, et se distribuent aux deux tiers du lobe droit du foie, c'est-à-dire, à la moitié de la substance totale de ce viscère. Les dernières extrémités de la veine ombilicale se continuent avec les radicules des veines hépatiques et avec celles des conduits biliaires.

La veine ombilicale, semblable, dans son organisation, aux veines en général, en diffère néanmoins un peu par la ténuité de ses parois et par leur grande extensibilité. Elle n'a point de valvules; on remarque seulement à l'endroit où les deux troncs, dont il vient d'être parlé, se séparent l'un de l'autre, en formant un angle fort aigu, une espèce d'éperon, qui avance beaucoup dans le tronc ombilical.

Maintenant, si on se rappelle que la veine ombilicale est très-volumineuse à son entrée dans le foie, qu'elle donne un grand nombre de branches à ce viscère, et que le canal veineux est beaucoup moins gros que le tronc de la veine, dont il semble être la terminaison, on se convaincra bientôt que la veine ombilicale ne transmet point tout son sang directement dans la veine cave; mais que la plus grande partie de ce liquide traverse auparavant toute la substance du foie, et n'est porté dans la veine cave que par les veines hépatiques. La disposition et le volume du canal de réunion qui paroît appartenir plutôt à la veine ombilicale qu'à la veine porte, sont aussi de fortes raisons de penser que ce canal est parcouru principalement par le sang de la veine ombilicale, et que chez le fœtus, la veine porte n'en fournit qu'à l'extrémité droite du foie. Enfin, la grande quantité de sang que reçoit la partie gauche de ce viscère, comparativement à la partie droite, rend raison de la prédominence de volume de la première sur le volume de la seconde jusqu'à la naissance ; et l'on est naturellement porté à concevoir pourquoi les changemens qui arrivent à cette époque dans la circulation du foie, amènent une disposition absolument contraire à celle qui avoit eu lieu jusqu'alors, dans le volume respectif des lobes de ce viscère.

La veine ombilicale, dont l'usage est de transmettre le sang de la mère au fœtus, devenue inutile après la naissance, s'oblitère et se convertit en une substance ligamenteuse, comme on le voit arriver à tout vaisseau dans lequel le sang cesse de circuler. L'oblitération de cette veine n'arrive pas toujours à la même époque. On la trouve encore ouverte au 40.e jour, au 6.e, 12.e mois ; à la 20.e et 30.e année, et même on a vu des hémorragies dangereuses, survenir par l'ouverture de cette veine dans un âge très-avancé ; mais ce sont des cas extrêmement rares.

De cette oblitération, il résulte qu'à la place de la veine ombilicale, on ne trouve chez l'adulte, dans tout le sillon horizontal, qu'une espèce de ligament qui va se terminer à la veine porte, au tissu de laquelle il est continu. Mais la portion qui formoit le canal de réunion ne s'oblitère point ; seulement, au lieu d'être remplie par le sang de la veine ombilicale, elle reçoit celui de la veine porte, dont elle peut être regardée alors, avec raison, comme le sinus ; et cette veine est désormais la seule qui fournisse du sang noir à tout le foie.

Les veines hépatiques naissent de tous les points de la substance du foie, par des extrémités capillaires, qui se continuent avec celles des artères, avec celles de la veine porte, et dans le fœtus, avec celles de la veine ombilicale. Ces radicules se réunissent en rameaux, et ces rameaux en branches successivement moins nombreuses et plus considérables, qui, après s'être réduites à deux ou trois troncs principaux, et à six ou sept branches beaucoup moins considérables, se terminent dans la veine cave inférieure, à son passage derrière le foie. Les parois des veines hépatiques sont plus minces que celles de la veine porte; mais elles paroissent fortifiées par la membrane propre du foie, qui se réfléchit sur ces veines, et leur sert de gaîne comme à la veine porte, avec cette différence, qu'elles adhèrent fortement à cette gaîne, de manière qu'elles ne peuvent pas s'affaisser quand on les coupe transversalement, tandis que la veine porte ne tient à sa gaîne que par le tissu cellulaire assez lâche, qui permet à leurs parois de revenir sur elles-mêmes, et de se flétrir quand elles sont vides, comme nous l'avons dit plus haut. L'usage des veines hépatiques est de reprendre et de reporter dans le torrent de la circulation générale tout le sang qui a été distribué au foie par la veine porte, par l'artère hépatique, et dans le fœtus, par la veine ombilicale.

Les vaisseaux lymphatiques du foie sont très-nombreux, et nul autre organe n'en est plus abondamment pourvu. On les distingue en deux ordres; les superficiels, qui naissent des deux faces et de toute la circonférence de l'organe; les profonds, qui nés plus profondément des divers points de sa substance, suivent les divisions de la veine porte, des artères et des nerfs. Sans entrer ici dans de plus longs détails, nous nous contenterons de dire que ces deux ordres de vaisseaux lymphatiques communiquent ensemble, et vont aboutir, par des trous assez nombreux, au canal thorachique ; mais à des distances très-variables, puisque quelques-unes ne s'y terminent que près de son embouchure dans la veine sous-clavière gauche.

Les nerfs du foie viennent du plexus soléaire, et quelques-uns sont fournis directement par la huitième paire ; ils suivent les divisions et le trajet de l'artère hépatique. L'entrelacement qu'ils forment autour de cette artère avant de pénétrer dans le foie, est ce qu'on appelle le plexus hépatique, qui donne aussi des filets à la veine porte, à la vésicule du fiel, au commencement du duodénum, et à la grande courbure de l'estomac ; il est à remarquer que les nerfs du foie sont en très-petite quantité, eu égard au volume de ce viscère.

Les conduits biliaires naissent de toutes les parties du foie, par des extrémités capillaires, qui se dérobent aux recherches les plus exactes. Ils se réunissent à la manière des veines, et forment de gros troncs, qui sortent au nombre de deux ou trois du sillon transversal, pour se confondre en un seul conduit excréteur d'environ une ligne et demie de diamètre, qu'on nomme le canal hépatique ou le pore biliaire. Ce canal est situé entre les deux feuillets de l'épiploon gastro-hépatique, au-devant de la veine porte, et plus à droite que l'artère hépatique ; il est enveloppé par le tissu cellulaire lâche qui unit toutes ces parties, et qui est toujours coloré en jaune plus ou moins verdâtre, par la transudation de la bile après la mort. Le canal hépatique descend obliquement en dedans, et après un trajet d'un pouce et demi environ, il s'unit au canal cystique en formant un angle très-aigu. De la réunion de ces deux conduits résulte le canal cholédoque dont nous parlerons bientôt, ainsi que de la structure du canal hépatique.

Tous les conduits biliaires accompagnent les divisions de la veine porte, et sont renfermés, comme elles, dans la capsule de *Glisson*; en sorte que, par-tout où l'on trouve un conduit biliaire, on est sûr qu'il existe une division de la veine porte, un rameau artériel et un filet de nerf. On distingue facilement ces conduits par la couleur jaune de la bile qui suinte de leurs orifices, quand on incise la susbtance du foie. Leurs radicules naissent-elles de ce qu'on nomme les grains glanduleux de ce viscère, et concourent-elles par leur entrelacement avec les dernières ramifications des artères, des veines et des nerfs, à former ces prétendus grains glanduleux ? Nous l'ignorons entièrement. Tout ce que nous savons, c'est qu'elles communiquent d'une manière bien manifeste avec les dernières ramifications de la veine porte et de l'artère hépatique, puisqu'il suffit d'injecter un de ces vaisseaux pour remplir les conduits biliaires.

Il est impossible de décrire d'une manière exacte et complète le parenchyme du foie, parce qu'on n'en connoît point l'organisation intime. Si on coupe ce viscère, la section présente une surface lisse, composée de petits points alternativement d'un rouge brun et d'un jaune terne assez pâle. On y voit aussi les orifices des vaisseaux qui le parcourent, et qu'on peut facilement distinguer les uns des autres, comme nous l'avons dit, en parlant de chacun de ces vaisseaux en particulier. Si on déchire le tissu du foie au lieu de le couper nettement, il paroît inégal, granulé et formé de l'assemblage d'une multitude prodigieuse de petits grains irrégulièrement arrondis, de la grosseur d'un grain de millet, d'un rouge obscur et d'une consistance très-molle. Ces petits grains sont unis entr'eux, ainsi que tous les vaisseaux qui parcourent la substance du foie, par du tissu cellulaire qui forme le parenchyme commun de tous les organes. Mais sont-ils glanduleux, ainsi qu'on l'a cru? Sont-ce des corps solides, formés par l'entrelacement des différens vaisseaux du foie qui communiquent entr'eux sans aucune cavité intermédiaire, comme le croyoit *Ruisch*? Forment-ils, au contraire, des follicules, dont la cavité établit une communication entre les dernières ramifications de la veine porte, de l'artère hépatique, et les radicules les plus fines des conduits biliaires, ainsi que le pensoit *Malpighi*? On peut voir dans *Haller* les raisons alléguées pour et contre ces deux opinions, qui ont été long-temps débattues, et sur lesquelles on peut disputer éternellement. Nous nous contenterons de remarquer ici qu'elles ne reposent sur rien de certain, et que par conséquent aucun esprit juste ne peut les admettre comme des connoissances positives. Nous ignorons donc absolument la nature des petits corps granulés qui paroissent former le tissu propre du foie, et nous n'en savons pas plus sur l'organisation intime de ce viscère que sur celle de tous les autres. Des vaisseaux sanguins, artériels et veineux, et de plus un ordre particulier de

veines qui ne se trouvent point dans les autres
organes, des vaisseaux absorbans ou lymphatiques, des conduits excréteurs, des nerfs, de
petits corps granulés, mous et rougeâtres, enfin
du tissu cellulaire pour unir toutes ces parties, et des enveloppes communes qui proté-
gent l'organe, et l'isolent des parties voisines,
voilà à-quoi se borne tout ce que nous trouvons dans la structure du foie. La chimie ne
nous découvre rien de plus satisfaisant sur ce
point. Nous savons que le foie est après le rein
celui de tous les organes parenchymateux qui
se putréfie le plus lentement ; qu'exposé à la
dessication, il perd beaucoup de sa pesanteur,
et se rapproche de l'adipo-cire ; qu'il se ramol-
lit par l'ébullition, etc. ; mais tout cela nous
éclaire-t-il beaucoup sur son organisation intime ? Enfin, l'anatomie pathologique nous
apprend que les maladies organiques du foie
introduisent dans sa structure des changemens
aussi nombreux que difficiles à expliquer, et
dans le détail desquels nous ne pouvons entrer
ici.

Le foie est enveloppé de deux membranes
qui se comportent d'une manière bien différente l'une de l'autre.

La plus extérieure est formée par le péritoine
qui se réfléchit des parties voisines pour envelopper cet organe, mais de telle sorte, que son
bord postérieur, la gouttière qui loge la veine
cave inférieure, la fosse destinée à la vésicule
du fiel, et les deux scissures de la face inférieure ne sont point revêtues de cette membrane. Semblable en tout au reste du péritoine, elle est lisse et polie à sa surface externe,
tandis que sa surface interne est unie très-

étroitement à la membrane propre du foie qui est au-dessous d'elle, excepté dans les endroits que nous venons d'indiquer, où elle s'en écarte d'une manière très-sensible.

L'autre membrane, située au-dessous de la précédente, ne se borne pas à la surface extérieure du foie ; elle s'enfonce encore dans l'intérieur de cet organe, en se réfléchissant sur tous les vaisseaux auxquels elle fournit une gaîne qui les accompagne dans toutes leurs divisions. Ainsi, par une de ses surfaces, elle répond immédiatement au tissu du foie auquel elle adhère assez fortement ; par l'autre, elle est, à l'extérieur de l'organe, unie étroitement avec la première membrane, excepté aux endroits où le péritoine s'écarte du foie et cesse de l'envelopper ; tandis qu'à l'intérieur de l'organe où elle s'enfonce avec les vaisseaux, elle répond à ces mêmes vaisseaux auxquels, comme nous venons de le dire, elle forme des gaînes. L'une des gaînes commune à la veine porte, à l'artère hépatique, aux nerfs du même nom, et aux conduits biliaires, forme ce qu'on appelle la capsule de *Glisson*, dont il a été parlé plus haut. L'autre gaîne est propre aux veines hépatiques, et leur est aussi étroitement unie qu'au tissu du foie, et voilà pourquoi leurs orifices restent béans et sans se froncer quand on les coupe transversalement. Enfin, chez le fœtus, une troisième gaîne enveloppe les divisions de la veine ombilicale. On ne s'est pas assuré par les injections si les vaisseaux lymphatiques, qu'on voit à la surface du foie, sont placés entre ses deux membranes, comme on est porté à le croire à la simple inspection, ou bien au-dessous d'elles.

La membrane propre du foie est mince, parfaitement diaphane, d'une épaisseur assez uniforme dans toute son étendue, et d'une teinte légèrement jaunâtre. Sa consistance est plus forte que celle du péritoine : elle est peu extensible ; on n'y distingue aucune fibre, et elle semble faire nuance entre les membranes séreuses et les fibreuses. La meilleure manière de l'étudier, est de l'examiner d'abord aux endroits dépourvus de péritoine ; on l'y détache, en effet, très-facilement de la substance du foie, en l'incisant et en introduisant le manche du scalpel entr'elle et le tissu de l'organe. Delà on la suit sans beaucoup de difficulté jusqu'aux endroits où elle se réfléchit sur les vaisseaux pour pénétrer avec eux dans le foie. Cette membrane a été découverte par M. *Laennec*, qui l'a décrite fort en détail dans le *Journal de Médecine* des mois de ventôse et germinal an 11.

De la Vésicule du Fiel.

La vésicule du fiel est une poche membraneuse, dans laquelle une partie de la bile séjourne avant d'être transmise dans le duodénum. Cette poche existe constamment dans l'homme. Si quelquefois on a cru avoir observé le contraire, cela vient sans doute de ce qu'elle étoit très-petite, de ce qu'elle étoit plongée dans la substance du foie, ou de ce qu'elle avoit été consumée par quelque maladie. Elle est située obliquement sous la partie antérieure du grand lobe du foie dans la fosse que nous avons dit être destinée à cet usage, au-dessus du colon et du duodénum, à droite de la scissure horizontale et de l'éminence porte antérieure, devant l'extrémité droite de la scissure transversale. Sa figure est le plus ordinairement pyriforme, quelquefois ovalaire, d'autrefois cylindrique. On y considère une face externe, une face interne, et deux extrémités, l'une antérieure, qu'on appelle son fond, et l'autre postérieure, qu'on nomme son col.

La direction de la vésicule du fiel est telle que son fond ou sa grosse extrémité est tournée en avant, un peu à droite et en bas, et sa petite extrémité en arrière, à gauche et en haut. Mais cette direction varie beaucoup suivant les diverses attitudes que l'on prend. Quand on se couche à la renverse, le fond ou la grosse extrémité est plus élevé que le col ou la petite extrémité. Le contraire a lieu quand on se couche sur le côté droit, et si on se met sur le côté gauche, le fond est un peu plus élevé que le col.

La face externe de la vésicule répond par sa partie supérieure à l'enfoncement creusé sous le lobe droit du foie. Dans cet endroit elle n'est point recouverte par le péritoine, mais elle adhère immédiatement à la membrane propre du foie, au moyen d'un tissu cellulaire assez abondant, parsemé d'un grand nombre de vaisseaux sanguins. Sa partie inférieure est lisse, recouverte par le péritoine, et contiguë au colon et à la première portion du duodénum.

L'extrémité antérieure ou le fond de la vésicule tournée en avant, à droite et en bas, est arrondie, lisse, et recouverte, tantôt en partie, tantôt en entier, par le péritoine. Elle répond à une échancrure qui se remarque sur le bord antérieur du foie, qu'elle dépasse plus ou moins, suivant que cette poche contient plus ou moins de bile. Quand elle est vide, son fond ne s'avance pas au-delà de ce bord ; mais à mesure qu'elle se remplit et se distend, son fond dépasse le foie et s'applique contre la paroi antérieure de l'abdomen, au-dessous du milieu du cartilage de la seconde des fausses côtes.

L'extrémité postérieure, nommée aussi le col de la vésicule, est tournée un peu en haut et à gauche. Elle est recourbée sur elle-même, de manière que la convexité de cette courbure regarde en haut et la concavité en bas ; ensuite elle se termine par le canal cystique, qui, après un pouce et demi environ de trajet, vient s'unir à angle très-aigu avec le canal hépatique.

La face interne de la vésicule présente une teinte jaune ou verdâtre, suivant la couleur de la bile, que cette poche contient toujours en plus ou moins grande quantité ; elle est extrê- mement rugueuse, et présente dans toute son étendue des aréoles ou mailles séparées les unes des autres par des rides superficielles. On trouve de semblables rides, mais plus élevées, vers le col de la vésicule et tout le long du conduit cystique. Elles forment toutes ensem- ble, au-dedans de la vésicule, une espèce de rampe spirale, qui, dans quelques sujets, se dessine même au-dehors, sur-tout quand la vésicule et le canal cystique sont remplis de bile ou d'air.

Les parois de la vésicule du fiel sont compo- sées de plusieurs membranes ou tuniques, d'artères, de veines, de vaisseaux lymphatiques et de nerfs. Suivant quelques Anatomistes, la

vésicule du fiel a quatre tuniques, qui sont
dans le même ordre que celles de l'estomac. La
première est membraneuse; la seconde charnue et composée de trois rangs de fibres; la
troisième est nerveuse, et la quatrième veloutée. Mais lorsqu'on examine ces tuniques avec
attention, on n'en rencontre que deux, savoir
l'externe ou membraneuse, et l'interne ou villeuse.

La tunique externe ou membraneuse qui est
formée par le péritoine, ne se trouve qu'à
la face inférieure et au fond de la vésicule;
ensuite elle se continue avec le péritoine qui
tapisse la face inférieure du foie, et près du
col de la vésicule, avec le feuillet supérieur
de l'épiploon gastro-hépatique. Cependant,
on a vu quelquefois le péritoine envelopper
presque en entier cette poche, qui ne tenoit
alors au foie que par un repli membraneux.
Cette tunique est unie à l'interne par une couche de tissu cellulaire assez épaisse, également
répandue sur toute la vésicule. Les filets, dont
ce tissu cellulaire est composé, affectent toutes
sortes de directions; cependant la plupart suivent la longueur de la vésicule. Ils sont fermes, resplendissans, et approchent en quelque
sorte de la nature des fibres tendineuses. Ce
sont ces filets, sans doute, que des Anatomistes
ont pris pour des fibres musculeuses.

La tunique interne ou villeuse est unie par
sa face externe inférieurement avec la tunique
membraneuse, et supérieurement avec la membrane propre du foie. Sa face interne présente
les rugosités et les mailles dont nous avons
parlé plus haut; cette tunique est assez épaisse,
celluleuse et médiocrement fongueuse. Pendant

dant la vie, elle est blanchâtre, et ce n'est qu'après la mort que la transudation de la bile la rend jaune ou verdâtre. Il est impossible de constater par l'inspection l'existence des petites glandes, que des Anatomistes très distingués admettent dans cette tunique, et qui, selon eux, sont destinées à filtrer l'espèce particulière de bile qu'on trouve dans la vésicule, ou à fournir à cette poche une humeur onctueuse, propre à défendre ses parois de l'âcreté de la bile qu'elle contient.

Les artères de la vésicule naissent de l'hépatique par un seul tronc, qu'on nomme artère cystique, et qui se divise bientôt en deux branches, l'une pour la partie supérieure, et l'autre pour la partie inférieure de la vésicule. Ces deux branches fournissent un grand nombre de ramifications, qui sont soutenues par le tissu filamenteux qui sépare les deux tuniques de la vésicule.

Les veines qui correspondent à ces artères vont se rendre à la veine porte ordinairement par deux troncs, quelquefois par un seul : elles transmettent à cette veine le sang qui a circulé dans les parois de la vésicule. Par-là on voit à quoi se réduit l'opinion de ceux qui ont cru que les veines cystiques transmettoient à la vésicule le sang de la veine porte, et qu'en conséquence la bile devoit être filtrée par les prétendues glandes de la vésicule.

Les vaisseaux lymphatiques de cette poche se réunissent à ceux de la face inférieure du foie. Ses nerfs viennent du plexus hépatique.

C'est à tort que des Anatomistes ont admis des vaisseaux hépato-cystiques, allant du foie à la partie supérieure de la vésicule. Ces vais-

Tome IV.   D d

seaux, qu'on trouve dans les oiseaux et dans la
plupart des quadrupèdes, n'existent jamais
chez l'homme.

Les usages de la vésicule du fiel sont de
servir de réservoir à la bile. Ce fluide, en effet,
s'y accumule pendant l'état de vacuité de l'estomac ; il y acquiert des qualités plus actives,
et il en sort au moment de la digestion pour
se mêler avec les alimens.

Des Canaux cystique et cholédoque.

Le canal cystique commence au col de la
vésicule dont il est la continuation.

Sa longueur est d'un pouce et demi environ,
un peu moins gros et moins long que le canal
hépatique, dont il est séparé par la branche
droite de l'artère du même nom ; en descendant
il s'approche de la partie droite de ce canal,
et après avoir marché quelque temps auprès de
lui, et dans une direction presque parallèle à
la sienne, il vient enfin s'y ouvrir, en formant
un angle très-aigu. On voit dans l'intérieur du
canal cystique, sur-tout près de son origine,
les rides dont nous avons parlé plus haut. On
ne trouve point de valvule à sa terminaison,
mais seulement un éperon semblable à celui
qui se remarque à l'endroit où les artères et
les veines se bifurquent.

Le canal cholédoque formé par la réunion
du conduit hépatique avec le cystique, paroît
plutôt la continuation du conduit hépatique
que le tronc commun du même conduit et du
conduit cystique. Sa longueur est d'environ
quatre travers de doigt. Il est situé entre les
deux lames de l'épiploon gastro-hépatique,

devant la veine porte, au-dessous et au côté droit de l'artère hépatique, environné, comme ces vaisseaux, de tissu cellulaire, de glandes et de vaisseaux lymphatiques. Il se porte en bas et en dedans, suivant la direction du canal hépatique, dont il semble être la continuation, comme nous venons de le dire. Parvenu derrière l'extrémité droite du pancréas et la seconde courbure du duodénum, il s'unit au conduit pancréatique, ou bien il reste simplement collé à ce conduit, et va percer isolément les tuniques du duodénum dans lequel il se termine. Cette insertion se fait obliquement, de manière que le canal cholédoque, après avoir traversé la tunique charnue, rampe entre elle et la membrane villeuse qu'il perce enfin à la partie postérieure de la seconde courbure du duodénum. En examinant l'embouchure du canal cholédoque dans l'intestin, on y voit une petite éminence à-peu-près de la grosseur d'un pois, arrondie, un peu oblongue, et fendue dans son milieu ; mais on n'y trouve point de valvule, ni de fibres charnues disposées en manière de sphincter. Si on presse la vésicule du fiel, remplie de bile, ou de tout autre liquide, on voit ce liquide couler facilement dans le duodénum ; mais si on cesse la compression, le liquide cesse de couler, et l'embouchure du canal cholédoque se ferme aussitôt. L'insertion oblique de ce canal, le mode de sensibilité qui lui est propre, et l'écoulement de la bile pendant que les alimens sont dans le duodénum, expliquent assez bien pourquoi les alimens ne s'introduisent point dans le canal cholédoque.

On a trouvé quelquefois ce canal partagé

près du duodénum en deux branches qui s'ouvroient dans cet intestin, l'une auprès de l'autre. *Vesale* l'a trouvé également divisé en deux
branches, mais une d'elles alloit se rendre
immédiatement dans l'estomac. Le matelot,
sujet de cette observation, étoit d'un tempérament chaud et sec, et n'avoit jamais eu envie
de vomir, même dans les tempêtes les plus
violentes. *Cabrole* a vu le canal dont nous parlons, se terminer au commencement du duodénum près le pylore ; mais la personne qui
offroit cette particularité étoit très-sujette aux
nausées et aux vomissemens, et mourut d'un
cholera-morbus. Enfin, *Goëlike* a vu le canal
cholédoque se bifurquer, deux travers de doigt
au-dessous de la réunion des canaux cystique
et hépatique : une branche plus petite se ren-
doit dans le duodénum, à l'endroit ordinaire ;
et l'autre plus grosse se portoit à la tête du
pancréas où elle se perdoit.

La structure des canaux hépatique, cystique
et cholédoque, est la même pour tous. Ils sont
formés de deux membranes distinctes ; une
externe et l'autre interne. L'externe, épaisse,
dense et forte, paroît composée de fibres blanchâtres et longitudinales, qui ne semblent cependant pas charnues, et dont la nature n'est
pas bien connue. L'interne, très-mince, villeuse, colorée par la bile, offre un tissu réticulaire, semblable à celui de la tunique interne
de la vésicule, dont elle est la continuation.

Ces conduits jouissent d'une grande extensibilité, comme le prouvent les calculs qui s'y
arrêtent et s'opposent au passage de la bile.
On les trouve quelquefois dans ce cas plus gros
que la veine porte. Il est à croire qu'ils sont

doués d'une sensibilité assez vive, si l'on en juge par les douleurs violentes qu'on éprouve lorsque des calculs biliaires s'engagent dans leur cavité.

Telle est la disposition des organes destinés à secréter la bile et à la transmettre dans le duodénum. Mais quel est le mécanisme par lequel ces organes remplissent les fonctions qui leur ont été attribuées ? Comment s'opère la secrétion de la bile ? Nous l'ignorons entièrement. La nature a jeté sur cette fonction, comme sur presque toutes les autres, un voile impénétrable à l'esprit humain ; et tous les systêmes inventés pour les expliquer ne sont que des hypothèses dénuées de fondemens solides, et qu'on peut tout au plus admettre comme probables, mais jamais comme démontrées et certaines.

Quelle que soit la manière dont le foie secrète la bile, il paroît certain que les matériaux de cette humeur lui sont fournis exclusivement par le sang de la veine porte, et que celui qui circule dans l'artère hépatique est uniquement destiné à la nutrition de cet organe. Le foie diffère en cela de tous les autres organes secréteurs, qui reçoivent des artères les matériaux de l'humeur qu'ils préparent. La disposition de la veine porte, la continuité de ses rameaux avec les pores biliaires, le défaut de secrétion de la bile par l'engorgement de cette veine, la nature du sang qui y circule, font suffisamment connoître les usages auxquels elle est destinée.

Le sang de la veine porte modifié dans le tissu du foie et changé en bile, passe dans les pores ou conduits biliaires, dont les rameaux devenus plus apparens , se réunissent pour former le canal hépatique. Delà une partie de cette liqueur coule dans le duodénum ; et l'autre partie reflue dans la vésicule du fiel où elle s'accumule.

La situation de la vésicule du fiel, son adhérence intime avec le foie, la direction presque parallèle des canaux cystique et hépatique, et l'angle très - aigu, sous lequel ils s'unissent, ont fait croire que la vésicule recevoit la bile dans sa cavité, par les vaisseaux que l'on a nommés hépato-cystiques ; mais ces vaisseaux n'existent pas dans l'homme. D'ailleurs, les expériences faites sur les animaux vivans, dont la vésicule avoit été ouverte, les ligatures, les maladies confirment ce mécanisme. Si la vésicule a été trouvée pleine, le canal cystique étant bouché, elle ne contenoit qu'une liqueur peu amère, que l'on ne peut regarder comme de la vraie bile, et produite seulement par une exhalaison et une secrétion muqueuse qui se passent dans l'intérieur de la vésicule.

Il paroît que c'est pendant que l'estomac et les intestins sont vides, que la bile s'introduit dans la vésicule du fiel ; car on trouve cette vésicule plus pleine et plus dilatée dans l'homme et dans les animaux qui ont été long - temps sans prendre d'alimens., au lieu qu'elle l'est moins dans ceux qui ont mangé depuis peu.

La bile déposée dans la vésicule du fiel y séjourne, s'y épaissit, devient plus amère, prend une couleur foncée. Pendant la digestion, elle s'écoule par l'action de la vésicule, et plus encore par la compression que cette poche éprouve de la part de l'estomac et des intestins qui sont alors remplis et distendus par les matières alimentaires : le vomissement, en secouant la vésicule, facilite aussi son dégorgement.

Cette bile est différente de la bile hépatique, qui est plus claire, délayée, moins amère, et coule toujours du foie dès qu'elle est formée. Ces deux sortes de biles se mêlent ensemble dans le conduit cholédoque, par lequel elles s'évacuent dans le duodénum, pour y remplir les usages auxquels elles sont destinées.

De la Rate.

La rate est un viscère mollasse, d'une couleur livide, situé profondément et obliquement dans l'hypocondre gauche, entre les fausses côtes et l'estomac, au-dessous du diaphragme, au-dessus du colon et du rein gauche. Ordinairement elle est fixée d'une manière assez lâche au diaphragme et à l'extrémité gauche de l'estomac par des replis du péritoine et par un grand nombre de vaisseaux. Souvent elle est moins mobile, et unie plus étroitement aux parties voisines. La nature des rapports de la rate avec les organes qui l'environnent, détermine dans sa position des variétés qu'il est bon de connoître. Ses principales connexions étant avec l'estomac, il en résulte que sa situation et sa direction dépendent beaucoup de celle de ce viscère. Lorsque l'estomac est plein, la rate a une direction presque transversale, de manière que sa petite extrémité est antérieure, et sa grosse extrémité est postérieure. Quand l'estomac est vide, la rate prend une direction oblique : sa petite extrémité qui étoit antérieure dans l'état de plénitude de l'estomac, se porte en bas, et sa grosse extrémité qui étoit postérieure se porte en haut. La rate suit encore les mouvemens du diaphragme, comme les autres viscères abdominaux : elle descend dans l'inspiration, et remonte dans l'expiration. On dit qu'elle s'est rompue quelquefois dans le vomissement, et l'on a attribué cet accident à la grande force avec laquelle le diaphragme agit sur elle. Sans rejeter cette opinion, nous observerons seulement que le diaphragme n'agit sur la rate que comme sur les autres viscères abdominaux. Enfin, on a vu la rate descendre jusqu'à l'hypogastre et dans le bassin. On l'a même trouvée formant hernie à l'aine. *Haller* l'a vue placée sur le côté gauche de la vessie chez un enfant d'un an ; et dans une autre circonstance, il a observé qu'elle se prolongeoit obliquement de l'hypocondre gauche à la région iliaque droite, de manière qu'on la sentoit à travers les tégumens dans toute l'étendue de ce trajet. Elle occupe l'hypocondre droit dans le cas de transposition complette des viscères.

La rate est ordinairement unique ; cependant on trouve des sujets qui en ont plusieurs, parmi lesquelles il y en a une beaucoup plus volumineuse, située dans l'endroit que ce viscère a coutume d'occuper, et d'autres plus petites, placees plus bas dans l'épaisseur du grand épiploon, et qui reçoivent leurs vaisseaux de l'artère splénique. Le nombre de ces petites rates varie ; on en a vu jusqu'à cinq.

Le volume de la rate varie suivant l'âge, les individus, les maladies et le genre de mort. Dans le fœtus, elle est très-petite proportionnément aux organes voisins, sur-tout au foie et aux reins : à la naissance, son volume est beaucoup plus considérable. On ne trouveroit peut-être pas deux individus chez lesquels la rate ait absolument le même volume. Dans un homme adulte, la rate a ordinairement environ sept ou huit travers de doigt de longueur, sur quatre de largeur. Sa pesanteur varie depuis six jusqu'à quatorze onces ; mais elle peut dépasser de beaucoup ces limites sans présenter aucune altération morbifique. Les maladies, sur-tout les chroniques, augmentent ordinairement beaucoup le volume de la rate. On a vu dans ce cas son poids varier depuis quatre jusqu'à douze livres, et même jusqu'à quarante-trois livres. Mais il est à remarquer que la plupart de ces rates si volumineuses, contiennent, ou des squirres, ou des stéatômes, ou des hydatides, ou enfin des collections d'eau.

Il est plus rare de trouver cet organe diminué de volume. On l'a vu néanmoins ne peser qu'une ou deux onces, dans le cas de maladies chroniques, et même dans le cas de mort violente déterminée par une chûte. Enfin, on l'a trouvé réduit à quelques gros.

Le genre de mort ne paroît pas produire dans le volume de la rate des variations très-remarquables. Néanmoins elle est ordinairement assez petite chez les sujets morts d'hémorragie ; tandis que dans ceux qui sont morts asphyxiés, le sang dont elle est remplie la rend beaucoup plus volumineuse.

La rate, chez le même homme, ou chez le même animal, est plus volumineuse pendant la vacuité de l'estomac et des intestins, que pendant leur plénitude. *Lieutaud* assure l'avoir toujours trouvée plus petite dans les personnes mortes immédiatement après le repas, et dans les chiens égorgés pendant la digestion. Il l'a vue constamment plus grosse à la suite des maladies prolongées, et chez les animaux qu'on avoit long-temps privés de nourriture.

La figure de la rate est assez irrégulière et d'autant plus difficile à exprimer exactement, qu'elle est très-variable. En général elle ressemble assez bien à un segment, en quelque sorte triangulaire, d'un corps ellipsoïde, coupé de manière que la section fût égale à la longueur de l'axe. On y considère une face externe, une face interne, un bord antérieur, un bord postérieur, une extrémité supérieure et une extrémité inférieure.

La face externe convexe et plus étendue que l'interne, est contiguë au diaphragme, et répond aux quatre dernières côtes. On la trouve assez souvent adhérente à ce muscle ; mais ces adhérences, qui sont le résultat de l'inflammation du péritoine, ne doivent pas être confondues avec un repli membraneux qu'on rencontre quelquefois, et qui du diaphragme, ou même de l'extrémité gauche du foie, se porte à l'extrémité supérieure de la rate et plus ou moins avant sur sa face convexe.

La face interne, inégalement concave, est divisée, suivant son grand diamètre, en deux parties, par une espèce de gouttière nommée la scissure de la rate. Cette scissure qui n'occupe pas toute la longueur de l'organe, contient, dans presque tous les sujets, une certaine quantité de graisse. Elle donne attache à l'épiploon gastro-hépatique, et présente cinq ou six trous, par lesquels les vaisseaux et les nerfs spléniques s'introduisent. Des deux parties de la face interne de la rate, l'une est antérieure et supérieure plus large, et l'autre postérieure et inférieure plus étroite : elles sont toutes deux légèrement concaves et lisses. L'antérieure est contiguë à la grosse extrémité de l'estomac. La postérieure pose en arrière sur le rein gauche, et en devant sur le colon : elle paroît même quelquefois avoir deux cavités superficielles qui répondent à la convexité du rein et à celle du colon.

Le bord antérieur est incliné en haut, et le postérieur en bas : ils sont libres l'un et l'autre, plus ou moins arrondis, et interrompus en divers points par des échancrures, dont le nombre et la profondeur n'ont rien de constant. Quelquefois ces échancrures sont si profondes, qu'elles semblent diviser la rate en plusieurs lobes.

L'extrémité supérieure, inclinée en arrière, est plus épaisse que l'inférieure : elle répond au diaphragme, et adhère assez souvent à ce muscle, ou au foie par un prolongement du péritoine.

L'extrémité inférieure, inclinée en avant et moins grosse que la précédente, correspond à l'extrémite gauche de la portion transversale du colon et au pancréas.

La couleur de la rate est très-variable : dans le fœtus et dans la première enfance, elle est assez rouge. Avec l'âge, cette couleur devient plus foncée, et dans l'adulte, elle est livide, tirant sur le rouge et le bleu. Mais souvent cette couleur, au lieu d'être uniforme, présente des plaques d'un rouge plus ou moins vif, ou des taches noirâtres, qui ne s'étendent point au-delà de la superficie de l'organe.

La rate est d'une consistance mollasse, et son tissu s'écrase facilement entre les doigts; mais les maladies font singulièrement varier cette consistance. Tantôt la rate est aussi ferme que le foie et le rein; tantôt elle est extrêmement molle, et sa substance intérieure ressemble à une bouillie noirâtre et presque liquide. Il entre dans la composition de la rate deux membranes, des artères, des veines, des vaisseaux lymphatiques, des nerfs, du tissu cellulaire et un parenchyme particulier.

Des deux membranes de la rate, l'une est externe et l'autre interne. La membrane externe, semblable à celles des autres viscères abdominaux, n'est évidemment qu'une production du péritoine, qui enveloppe la rate dans toute son étendue, et en rend la surface lisse et polie. Arrivée aux bords de la scissure par laquelle les vaisseaux spléniques s'introduisent, cette membrane se réfléchit sur ces vaisseaux, et se continue avec les feuillets du grand épiploon. La membrane externe de la rate est étroitement unie à la membrane propre de cet organe, excepté dans toute l'étendue de la scissure, où ces deux membranes laissent entr'elles un petit espace triangulaire rempli de graisse. C'est dans cet endroit qu'il est plus facile de distinguer les deux membranes de la rate. Lorsque l'extrémité supérieure de ce viscère est fixée au diaphragme par un prolongement membraneux, on voit aussi le péritoine s'écarter un peu de la membrane propre, à l'endroit où l'espèce de ligament qu'il forme s'implante à la rate.

La membrane interne ou propre de la rate enveloppe toute la surface de cet organe, adhère fortement à sa substance, se prolonge même dans son intérieur avec tous les vaisseaux qui le pénètrent, et leur fournit des gaînes très-faciles à appercevoir. Delà il résulte qu'elle répond par une de ses faces, d'abord à toute l'étendue de la membrane externe, puis aux vaisseaux qui s'enfoncent dans l'organe, et qu'elle accompagne dans tout leur trajet, mais auxquels elle est moins étroitement unie qu'à la membrane externe. L'autre face de la membrane propre est appliquée immédiatement et dans toute son étendue sur la substance de la rate. Un nombre prodigieux de petits filamens blanchâtres partent de cette face et s'enfoncent dans l'épaisseur de l'organe, où ils s'entre-croisent de différentes manières, comme nous le dirons bientôt. Cette membrane est plus épaisse, plus forte et un peu moins transparente que la membrane externe. Elle paroît formée d'une multitude de fibres déliées, entrelacées et tissues d'une manière très-compliquée. Quoique ferme et serrée, elle est très-extensible, comme le prouve le gonflement excessif que la rate éprouve quelquefois.

L'artère splénique est la source commune de toutes les artères de la rate. Cette artère, après s'être détachée du tronc cœliaque, sous un angle assez aigu, marche le long du bord postérieur du pancréas en formant des contours et des flexuosités remarquables. Lorsqu'elle est parvenue à l'extrémité gauche de ce corps glanduleux, elle se divise en cinq ou six grosses branches, qui s'introduisent séparément dans l'intérieur de la rate, par la scissure. En pénétrant dans la rate, chacune de ces artères reçoit une gaîne que lui fournit la membrane propre de cet organe. Bientôt elles se divisent et se subdivisent en une multitude de ramifications qui s'anastomosent fréquemment ensemble, et dont les dernières extrémités sont si fines, qu'elles échappent aux recherches les plus exactes. Ces ramifications sont si nombreuses, que quand on les a bien injectées, il semble que tout le tissu de la rate soit uniquement formé par un lacis inextricable de vaisseaux. Cependant si on pousse de l'air dans l'une des divisions de l'artère splénique, il ne se répand que dans une partie du tissu de la rate, et si l'on y injecte de l'eau, elle revient le plus souvent par la veine correspondante à l'artère, et rarement par d'autres branches artérielles : le même phénomène a lieu avec les injections solides. Enfin, si on coupe une partie des artères de la rate sur un animal, la portion seule où alloient se distribuer ces artères, tombe en gangrène, et le reste de l'organe conserve son état naturel. Delà il semble résulter que chaque branche artérielle ne fournit de sang qu'à la partie où elle se distribue, et qu'elle n'en transmet point aux autres parties, malgré les anastomoses nombreuses qu'on observe entre ces branches. Tant qu'on peut suivre avec le scalpel les divisions de l'artère splénique, on les voit toujours enveloppées avec les veines et les nerfs par les gaînes que leur fournit la membrane interne ou propre de l'organe. Continuent-elles à être ainsi enveloppées jusques dans leurs ramifications capillaires ? nous l'ignorons. Les derniers ramuscules de l'artère splénique se continuent avec les radicules de la veine du

même nom, comme les injections le démon-
trent.

La veine principale de la rate est connue
sous le nom de splénique. Elle commence dans
tous les points de l'organe par des radicules
qui paroissent naître immédiatement des extrémités capillaires des artères. Ces radicules se
réunissent pour former des rameaux ; ceux-ci
se rassemblent en cinq ou six branches qui sortent de la rate par la scissure, et s'unissent en
un seul tronc, lequel accompagne l'artère splénique le long du pancréas, et va s'ouvrir dans
la veine porte ventrale. Les divisions de la veine
splénique accompagnent par - tout celles de
l'artère, et sont renfermées comme elles dans
les gaînes fibreuses : elles n'ont point de valvules. Leurs parois sont foibles, car elles se
rompent facilement dans les injections : elles
ne paroissent pas plus nombreuses que les artères, mais elles sont plus grosses environ de
deux tiers. On les trouve très-adhérentes aux
gaînes fibreuses, tandis que les artères sont
liées aux parois de ces gaînes et au côté correspondant des veines par un tissu cellulaire assez
lâche.

Les vaisseaux lymphatiques de la rate sont
divisés en superficiels et en profonds. Les
premiers naissent de la superficie de l'organe,
rampent entre ses deux tuniques, et gagnent
en serpentant sa scissure, ou bien se plongent
dans son tissu, et s'unissent en partie aux lymphatiques profonds. Ceux-ci naissent de tous
les points du tissu de la rate, se portent autour
des vaisseaux sanguins, et communiquent fréquemment entr'eux et avec les lymphatiques
superficiels. Arrivés à la scissure de la rate,

ils se joignent aux troncs superficiels ; ensuite ils marchent le long de l'artère splénique, traversent les glandes situées sur leur trajet, et vont s'ouvrir dans le réservoir du chyle ou dans le canal thorachique.

Les nerfs de la rate sont fournis par le plexus solaire ; ils accompagnent l'artère splénique, autour de laquelle ils font un plexus qui porte le même nom. Arrivés à la scissure de cet organe, ils pénètrent dans son tissu avec les branches de l'artère et de la veine spléniques, dont ils suivent toutes les divisions.

Le tissu cellulaire de la rate est très-peu abondant ; il pénètre dans l'intérieur de l'organe avec les vaisseaux, et les accompagne jusqu'à leurs dernières ramifications.

Le parenchyme propre de la rate est très-peu connu ; bornons-nous donc à exposer ici ce que nous apprend sur ce point la dissection la plus exacte. Si l'on divise une rate saine, on trouve que son tissu cède avec facilité. Il offre une apparence spongieuse, et l'on y remarque quelquefois, sur-tout chez les enfans, des espèces de granulations grisâtres, transparentes, tantôt à peine visibles, tantôt grosses comme la tête d'une épingle. Ces corpuscules, que quelques Anatomistes ont regardés comme des glandes, d'autres comme des follicules remplis de liquide, sont d'une nature absolument inconnue. La meilleure manière de les voir est d'exposer entre l'œil et une lumière vive une lame très - mince du tissu de la rate. Leur transparence feroit croire au premier aspect que cette lame est criblée de trous.

Pour peu que l'on comprime un morceau de rate qu'on a coupé, on voit sortir des orifices

des

des vaisseaux divisés un sang noir et liquide.
Si on vient ensuite à racler avec le scalpel les
surfaces divisées, on exprime facilement une
espèce de sanie livide, qu'il ne faut pas confondre avec le liquide qui sort des vaisseaux :
elle rougit presque ausitôt qu'elle est en contact avec la lumière, et ressemble assez bien
à un sang noir, épais, à demi-coagulé. Ce
liquide est-il contenu dans les vaisseaux capillaires de la rate ; ou bien est - il déposé dans
les aréoles de la substance spongieuse de cet
organe ? Nous n'en savons rien ; mais nous
voyons clairement qu'en exprimant cette espèce
de pulpe livide, nous détruisons la partie la
plus fine et la plus délicate du tissu de l'organe. En continuant ainsi ce procédé, on
exprime tout le sang de la rate, et il ne reste
plus qu'un tissu filamenteux, blanchâtre, qui
forme la partie la plus solide de la substance
de l'organe. Il est encore un autre moyen
facile et plus sûr de bien voir ce tissu solide :
c'est de lui enlever par des lotions répétées
tout le sang dont il est pénétré. A mesure qu'on
avance dans cette opération, on voit le tissu
de la rate s'affaisser, diminuer de volume, et
se réduire enfin à une petite masse spongieuse,
blanchâtre, formée de filamens entrelacés de
mille manières. Si l'on examine attentivement
ces filamens, on les voit presque tous adhérens, d'une part, à la surface interne de la
membrane propre de la rate, et de l'autre, à
l'extérieur des canaux fibres qu'elle envoie
dans l'intérieur de l'organe. Ils paroissent de
nature fibreuse, comme la membrane dont ils
semblent être des prolongemens, et ils forment un lacis solide, dans les aréoles duquel

Tome IV. E e

est contenue la substance pulpeuse dont **nous** avons parlé. En observant l'intérieur d'une rate soufflée et à demi-desséchée, on y apperçoit distinctement des cellules qui sont formées par des membranes minces, transparentes, sur lesquelles rampent des vaisseaux sanguins fort déliés. Ces cellules contenoient dans l'état naturel la substance pulpeuse, et ne sont devenues apparentes qu'à mesure que cette substance s'est évaporée : elles communiquent toutes ensemble ; car en quelque endroit qu'on fasse une ouverture un peu profonde à une rate bien constituée, si l'on y pousse de l'air, on fait gonfler tout le viscère : elles communiquent aussi avec les veines spléniques ; car dans cette expérience l'air s'échappe par le tronc de ces veines ; et lorsqu'on pousse de l'air sans effort dans le même tronc, on ne manque pas de gonfler tout le corps de la rate. Ces cellules communiquent aussi avec les artères spléniques, mais cette communication est moins marquée ; aussi, lorsqu'on pousse de l'air par le tronc de ces artères, la rate ne se distend qu'avec peine et imparfaitement. Il résulte de ce qui vient d'être dit, que si la rate n'est pas entièrement formée de vaisseaux et d'un tissu celluleux et filamenteux, la structure vasculaire et la cellulaire y paroissent au moins très-dominantes, et qu'elle doit à cela la faculté de contenir un grande quantité de sang.

A peine sensible dans l'état naturel, la rate donne des marques de sensibilité dans certaines maladies. La mollesse de son tissu la rend susceptible d'une grande extension. On peut sur un animal vivant faire varier à volonté la grosseur de cet organe : si l'on comprime la veine splénique, la rate se distend avec rapidité, et au bout de quelque temps, elle paroît prête à se rompre ; mais dès qu'on cesse de comprimer, elle expulse tout d'un coup le sang qui la gonfloit, et sa surface devient inégale et ridée.

Quels sont les usages de la rate? Si l'on en juge par le calibre de son artère, ces usages sont très-importans ; mais nous les ignorons entièrement. L'opinion la plus généralement admise est qu'elle fait éprouver au sang qui la traverse, des modifications qui le rendent propre à fournir les matériaux de la bile. Mais que penser de cette opinion quand on se rappelle que la rate peut être extirpée sur un animal sans que les fonctions et la santé en paroissent altérées, et sur-tout sans que la sécrétion de la bile en éprouve aucun changement? Assurément si la rate préparoit les matériaux de la bile, l'extirpation de ce viscère devroit empêcher, ou du moins troubler considérablement la secrétion de ce liquide, et par suite, la digestion et la santé; or, on n'observe rien de tout cela. Donc si la rate concourt à la secrétion de la bile, ce n'est que d'une manière très - accessoire et nullement essentielle.

Du Pancréas.

Le pancréas est une glande conglomorée, qui secrète un liquide analogue à la salive. Il est situé à la partie postérieure de la région épigastrique, à-peu-près au niveau de la douzième vertèbre dorsale ; au-dessous de l'estomac ; au-dessus de la portion transversale du duodénum; devant la colonne vertébrale, les piliers du diaphragme, l'aorte et la veine cave ; dans l'écartement postérieur du mésocolon-transverse ; entre la seconde portion du duodénum et l'extrémité inférieure de la rate. Le pancréas est uni aux parties environnantes d'une manière assez intime, pour qu'il ne puisse point abandonner la place qu'il occupe.

Le volume du pancréas n'est pas absolument le même dans tous les sujets ; son poids varie de deux à six onces. Il est déja bien formé chez le fœtus, tandis que les glandes salivaires offrent à peine alors quelques traces de leur existence.

Le pancréas est alongé transversalement, aplati de haut en bas, légèrement courbé de devant en arrière, pour s'accommoder à la saillie de la colonne vertébrale, plus gros à son extrémité droite qu'à la gauche. On y considère une face supérieure, une face inférieure, un bord antérieur, un bord postérieur, une extrémité droite et une extrémité gauche.

La face supérieure, inclinée en avant, légèrement convexe, est recouverte par le feuillet supérieur du mésocolon-transverse, à travers lequel on l'apperçoit dans la cavité des épiploons : elle correspond à la face inférieure de l'estomac.

La face inférieure, un peu concave, inclinée en arrière, répond à la portion transversale du duodénum, à laquelle elle est unie par du tissu cellulaire. Les vaisseaux et les nerfs mésentériques supérieurs passent entre cette face et le duodénum, pour gagner le mésentère.

Le bord postérieur, plus épais que l'antérieur, est incliné en haut ; il est plongé dans le tissu cellulaire du péritoine, qui l'unit à l'artère aorte, à la veine cave, aux vaisseaux mésentériques supérieurs, à la capsule atra-bilaire et au rein gauche. Ce bord présente un sillon dans lequel l'artère splénique est logée. Le bord antérieur, mince, incliné en bas, est placé entre le feuillet supérieur du méso-colon-transverse et le duodénum.

L'extrémité droite, qu'on nomme aussi la tête du pancréas, est plus volumineuse que l'extrémité gauche : elle est embrassée par la seconde courbure du duodénum, à laquelle elle adhère fortement. Souvent il naît de cette extrémité un prolongement qui descend un peu avec le duodénum, et se termine bientôt par une pointe arrondie. Ce prolongement, qui n'existe pas toujours, et dont la forme varie, est ce que les auteurs désignent par le nom de petit pancréas. Il a son conduit excré-teur particulier, qui se termine dans le grand conduit pancréatique, et quelquefois séparé-ment dans le duodénum.

L'extrémité gauche, qu'on nomme aussi la queue du pancréas, à cause de sa forme, est placée sur le côté gauche de la colonne verté-brale : elle tient d'une manière plus ou moins lâche aux parties voisines, et ses rapports sont en général très-variables : elle répond à l'ex-trémité gauche du mésocolon-transverse, dont le feuillet inférieur la sépare des intestins grê-les. Cette extrémité s'étend jusqu'à la rate, à l'extrémité inférieure de laquelle elle est unie, tantôt d'une manière immédiate, tantôt par un prolongement du péritoine, dont la lon-gueur et la forme n'ont rien de constant.

La structure du pancréas a beaucoup d'analogie avec celle des glandes salivaires. Il est d'un blanc grisâtre tirant un peu sur le rouge; d'une consistance ferme. Son tissu paroît granulé à l'intérieur comme à l'extérieur. Si on le déchire et si on le dissèque avec soin, on voit qu'il est formé de lobes, lesquels sont eux-mêmes composés de lobules, qui résultent de l'assemblage de grains glanduleux très - distincts, et réunis par un tissu cellulaire dense. A chacun de ces grains aboutissent un rameau artériel, un rameau veineux, un filet de nerf et une radicule du conduit excréteur. Il entre aussi dans la structure du pancréas des artères , des veines, des vaisseaux lymphatiques, des nerfs, des conduits excréteurs et du tissu cellulaire.

Les principales artères du pancréas sont fournies par la gastro - épiploïque droite , par la splénique et par la mésentérique supérieure : il en vient aussi des diaphragmatiques inférieures, de l'hépatique , des capsulaires et de la coronaire stomachique. Ces artères forment, par leur disposition , une espèce de cercle vasculaire devant et derrière la tête de cet organe. Un rameau qui naît ordinairement de la gastro-épiploïque droite, et quelquefois de la mésentérique supérieure , ou même de l'hépatique, forme l'artère pancréatique transversale, qui se porte de droite à gauche, derrière le pancréas, et se termine en s'anastomosant avec les branches fournies par la splénique. La plupart de ces artères s'enfoncent perpendiculairement dans le pancréas : les principales branches marchent entre les lobes, les rameaux entre les lobules , et les ramuscules entre les grains glanduleux dans lesquels ils pénètrent. Comme l'œil le plus attentif ne peut suivre toutes les divisions et les subdivisions de ces grains, de même il ne peut suivre toutes les divisions des artères qui s'y distribuent.

Les veines du pancréas ne sont guères moins nombreuses que les artères des extrémités desquelles elles prennent naissance, et dont elles suivent la marche et la distribution. Elles se rendent dans les veines gastro - épiploïque droite, mésentérique supérieure et splénique, qui toutes s'ouvrent dans la veine porte. Les vaisseaux lymphatiques du pancréas n'ont rien de remarquable : ils naissent de tous les points de la substance de l'organe, accompagnent les vaisseaux sanguins, et se terminent presque aussitôt dans les glandes lymphatiques voisines. Les nerfs de cet organe sont peu considérables ; ils viennent des plexus hépatique, splénique et mésentérique supérieur.

Le conduit excréteur du pancréas est blanc, membraneux, et semblable à celui des glandes parotides, excepté cependant qu'il est un peu moins épais et moins dense. Il naît des grains glanduleux par des radicules très-fines, qui se réunissent à la manière des veines, et forment un canal unique, du diamètre d'une petite plume, qui grossit à mesure qu'il s'avance vers le duodénum. Ce canal marche en serpentant un peu de gauche à droite dans l'épaisseur du pancréas, un peu plus près du bord antérieur que du postérieur, et plus rapproché de la face supérieure que de l'inférieure. Il grossit à mesure qu'il s'avance vers le duodénum et qu'il reçoit des branches collatérales. Avant de se terminer à cet intestin, il reçoit pour l'ordinaire un canal moins grand, qui vient du prolongement connu sous le nom de petit pancréas. Ensuite il perce obliquement de haut en bas les tuniques du duodénum, et s'ouvre dans cet intestin, vers le bas de la seconde courbure, à cinq travers de doigt environ du pylore. Tantôt cette insertion se fait par un orifice particulier, très-voisin de celui du conduit cholédoque ; tantôt elle a lieu par un orifice commun avec ce dernier, auquel le conduit pancréatique vient alors s'unir à angle aigu, et cette disposition est la plus ordinaire. Quelquefois enfin le conduit pancréatique se divise en deux branches qui s'insèrent séparément dans l'intestin ; ou bien l'une d'elles s'unit avec le conduit cholédoque, et l'autre pénètre seule dans le duodénum.

Le pancréas n'a aucune enveloppe extérieure commune : seulement le péritoine le recouvre supérieurement et antérieurement, mais sans lui adhérer fortement, comme il le fait au foie, à la rate, et à tous les viscères auxquels il fournit une tunique extérieure. Du reste, le pancréas est environné de beaucoup de tissu cellulaire qui pénètre dans son épaisseur, s'interpose entre les lobes, les lobules et les grains glanduleux qui le composent, entre les vaisseaux, les conduits et les nerfs qui le parcourent, et réunit ensemble toutes ces parties.

Il est facile de voir par la description que nous venons de donner du pancréas, que cet organe a beaucoup d'analogie avec les glandes salivaires: 1.º Comme elles, il est entouré de parties qui agissent continuellement sur lui, telles sont l'artère aorte, la mésentérique supérieure, la splénique, dont les battemens l'agitent sans cesse ; tel est encore le duodénum qui agit par sa contraction pendant le passage des alimens : tel est enfin le diaphragme, dont les mouvemens ne lui sont pas entièrement étrangers. 2.º Des vaisseaux nombreux le pénètrent de toutes parts comme les glandes salivaires, au lieu que les autres viscères glanduleux ne reçoivent ordinairement leurs vaisseaux que par un seul point. 3.º Ressemblance parfaite dans le tissu : même couleur, même consistance, mêmes granulations réunies par un tissu cellulaire dense, et desquelles naissent les radicules du conduit excréteur. 4.º Mêmes conduits excréteurs, avec cette seule différence, que celui des glandes salivaires parcourt un assez long trajet hors de la glande ; tandis que celui du pancréas, renfermé dans l'organe, n'en sort que pour percer aussitôt les parois du duodénum. 5.º Enfin, des nerfs se rendent au pancréas et aux glandes salivaires ; mais ceux du pancréas viennent des ganglions, et ceux des glandes salivaires viennent du cerveau.

L'usage du pancréas est de fournir l'humeur connue sous le nom de suc pancréatique. Cette humeur qui a la plus grande analogie avec la salive, est versée dans le duodénum, où elle se mêle avec la bile, pour remplir les fonctions auxquelles elle est destinée.

Des Épiploons.

On donne le nom d'épiploons à des prolongemens membraneux et graisseux de la portion du péritoine qui recouvre les viscères abdominaux. Il y a trois épiploons, savoir, un grand, que l'on appelle gastro-colique ; un petit, que l'on nomme gastro-hépatique ; et un

plus petit, qui est connu sous le nom d'épiploon-colique.

Les épiploons ont cela de commun , qu'ils
sont composés de deux lames appliquées l'une
à l'autre , et séparées par une couche plus ou
moins épaisse du tissu cellulaire graisseux.
Ces lames sont si minces et si tendres , qu'il
n'y a point de membrane dans le corps humain,
si ce n'est la rétine , qui le soit davantage.
Elles se rompent au moindre attouchement,
ce qui fait paroître les épiploons comme des
cribles. Ces ouvertures n'existent pas naturellement, puisque l'air introduit entre les deux
lames des épiploons les écarte l'une de l'autre,
sans s'échapper, pourvu qu'on ne le pousse
pas avec trop de force. Le tissu cellulaire qui
sépare les deux lames des épiploons contient
beaucoup de vaisseaux sanguins , qui sont
accompagnés de bandes graisseuses dans les
enfans ; mais ces bandes n'observent aucun
arrangement marqué dans les adultes , chez
lesquels la graisse se répand en plus ou moins
grande quantité dans toute l'étendue des épiploons. On ne trouve d'autres glandes dans les
épiploons , que les lymphatiques qui se remarquent le long de la grande et de la petite courbure de l'estomac , aux endroits où s'attachent
le grand et le petit épiploons , et celles qui
siègent près de la scissure transversale du
foie dans le bord postérieur du petit épiploon.
Les vaisseaux lymphatiques, et les nerfs des
épiploons ne peuvent point être démontrés
par la dissection; mais l'existence des premiers
est suffisamment démontrée par l'analogie des
autres membranes , et celle des derniers par
la sensibilité des épiploons dans certaines affections morbifiques.

Le grand épiploon, ou l'épiploon gastro-colique est ce grand repli membraneux et graisseux qui se présente à l'ouverture de l'abdomen, libre et flottant sur les circonvolutions des intestins. Il s'étend depuis le bord antérieur de l'estomac et la convexité de l'arc du colon, jusqu'au bas de la région ombilicale ; mais sa grandeur varie beaucoup, ainsi que sa situation. Dans le fœtus, il est très-court, et s'étend très-peu au-dessous de l'arc du colon. Il croît avec l'âge, et dans l'adulte, il descend quelquefois jusques dans le petit bassin. Son étendue est moindre chez les femmes qui ont eu plusieurs enfans que chez les autres. Ordinairement il descend plus bas du côté gauche que du côté droit. Il a un peu moins d'étendue dans l'état de plénitude de l'estomac, que dans l'état de vacuité, parce que ce viscère, en se dilatant, s'enfonce entre les deux lames de l'épiploon. Tantôt il est déployé comme un voile au-devant des circonvolutions des intestins qu'il sépare de la paroi antérieure du ventre ; tantôt il est plus ou moins replié sur lui-même, ou pelotonné de manière à former un paquet qu'on trouve au milieu, ou sur un des côtés de l'abdomen ; quelquefois il est replié en haut, en sorte qu'il recouvre en partie la face supérieure de l'estomac et celle du foie.

Le grand épiploon a une forme à-peu-près quadrilatère, et a été comparé, avec assez de justesse, à une gibecière, dont l'ouverture seroit en haut et le fond en bas. On peut y considérer une face antérieure, une face postérieure, un bord supérieur, un bord inférieur, un bord droit et un bord gauche.

La face antérieure répond à la paroi antérieure de l'abdomen. La face postérieure est
appliquée sur les intestins jéjunum et iléon.
L'une et l'autre sont lisses et libres dans l'état
naturel, et les adhérences que la première
présente souvent avec les intestins, et la
seconde avec la paroi antérieure du ventre,
sont toujours le produit d'une inflammation
antécédente. On conçoit facilement que les
rapports de ces faces changent dans les différentes positions que l'épiploon peut prendre
et que nous avons indiquées.

Le bord supérieur présente deux portions :
l'une antérieure, qui s'attache à toute la longueur du bord antérieur de l'estomac; l'autre
postérieure, qui adhère à la convexité de
l'arc du colon. Le bord inférieur, libre, flottant et plus ou moins droit, n'offre d'ailleurs
rien de remarquable. Le bord droit se continue
en haut avec l'épiploon-colique ; en bas, il est
libre. Le bord gauche, également libre en bas,
adhère en haut à l'extrémité gauche du pancréas et à toute la longueur de la scissure de
la rate.

Le grand épiploon est composé de deux
feuillets, l'un antérieur et l'autre postérieur.
Le premier, qui commence à l'estomac, est
plus long que le dernier, qui ne commence
qu'à l'arc du colon. Chacun de ces feuillets
est formé de deux lames du péritoine, qui se
comporte de la manière suivante pour former
le grand épiploon. Les deux portions de cette
membrane qui couvrent les deux faces de l'estomac, arrivées au bord antérieur de ce viscère, s'appliquent l'une contre l'autre, en se
continuant sur les vaisseaux qui partent de la

convexité des arcades formées par l'anastomose des artères et des veines gastro-épiploïques droite et gauche. Ces deux lames adossées
forment le feuillet antérieur qui passe au-
devant de l'arc du colon, sans s'y attacher, et
se prolonge au-devant des intestins grêles jusqu'au bord inférieur ou flottant de l'épiploon.
Là il se replie sur lui-même de devant en
arrière et de bas en haut, pour former le feuillet postérieur qui remonte derrière l'antérieur,
et va s'attacher à la convexité de l'arc du colon,
où il se continue avec la tunique externe de
cet intestin. Ainsi le grand épiploon n'est
formé que d'un seul feuillet dans la portion
qui s'étend de l'estomac au colon ; tandis que
dans le reste de son étendue il a réellement
deux feuillets adossés l'un à l'autre : chaque
feuillet a ses deux lames, son tissu cellulaire,
ses vaisseaux et ses bandes graisseuses. Les
deux lames du feuillet antérieur se continuent
avec la tunique externe de l'estomac, et par
suite avec l'épiploon gastro-hépatique ; celles
du feuillet postérieur, après avoir recouvert
l'arc du colon, se continuent avec les deux
lames du mésocolon transverse. Les lames
membraneuses qui composent chaque feuillet
du grand épiploon sont excessivement minces,
et se déchirent avec la plus grande facilité,
comme nous l'avons déja dit ; elles sont unies
par un tissu cellulaire très-fin et très-rare, plus
abondant autour des vaisseaux que par-tout
ailleurs.

Les artères du grand épiploon viennent
des gastro-épiploïques droite et gauche. Ces
artères très-petites, en général, descendent
dans l'épaisseur du feuillet antérieur sans dimi-

nuer beaucoup de calibre, et fournissent un grand nombre de ramifications qui forment un réseau très-fin entre les deux lames de ce feuillet. Arrivées au bord inférieur de l'épiploon, elles se replient de devant en arrière, et montent entre les deux lames du feuillet postérieur, jusqu'à l'arc du colon, où elles communiquent avec les artères de cet intestin. Ces artères sont accompagnées par des veines qui suivent la même marche et la même distribution, et par des nerfs qui viennent des plexus hépatique et splénique. Dans le fœtus, le grand épiploon est excessivement mince, entièrement transparent, et contient à peine quelques molécules graisseuses. Dans les enfans, la graisse devient plus abondante, et forme des bandes graisseuses, plus ou moins larges, qui accompagnent les principales branches des vaisseaux épiploïques. Dans l'adulte, elle devient plus abondante encore, se répand d'une manière à-peu-près uniforme dans toute l'étendue de l'épiploon, et forme une couche plus ou moins épaisse suivant l'embonpoint des sujets.

On a attribué plusieurs usages au grand épiploon; comme de remplir les vides que l'estomac et les intestins laissent entre eux, et de rendre par là plus uniforme la compression que ces viscères éprouvent de la part du diaphragme et des muscles abdominaux; d'entretenir la chaleur des intestins et de l'estomac; de concourir à la formation de la bile en surchargeant d'hydrogène et de carbone le sang qui le parcourt, etc. Mais l'usage le plus vraisemblable et le mieux prouvé de cette membrane graisseuse, paroît être de favoriser la dilatation de l'estomac, qui en écarte les deux lames et se loge dans leur intervalle, lorsqu'il est distendu par les alimens.

Le petit épiploon, ou l'épiploon gastro-hépatique, s'étend du bord postérieur de l'estomac à la scissure transversale du foie. Sa figure est difficile à déterminer. On y considère une face supérieure, une face inférieure et une circonférence.

La face supérieure est contiguë à la face inférieure du foie. La face inférieure, lisse et libre, correspond au mésocolon transverse et à la partie du foie qu'on nomme lobe de *Spigel*. La circonférence s'attache antérieurement à toute la longueur de la petite courbure de l'estomac; postérieurement, à la scissure transverse du foie ; du côté gauche, à l'extrémité inférieure de l'œsophage et à la face inférieure du diaphragme, derrière le ligament gauche du foie ; du côté droit, au col de la vésicule du fiel, au faisceau des vaisseaux qui appartiennent au foie, et au commencement du duodénum. Le petit épiploon est composé de deux lames membraneuses très-minces, unies par une couche de tissu cellulaire, et entre lesquelles on trouve les vaisseaux hépatiques, les conduits biliaires, les vaisseaux coronaires stomachiques, et du côté de la petite courbure de l'estomac, quelques glandes lymphatiques. Ces deux lames se continuent en avant avec la tunique péritonéale de l'estomac, et en arrière avec celle du foie. Cet épiploon contient beaucoup moins de graisse que l'épiploon gastro-colique. Il paroît destiné à soutenir et à protéger les vaisseaux qu'il renferme.

La disposition de ces deux épiploons est telle,

qu'ils forment avec la face inférieure de l'estomac et la face supérieure du mésocolon transverse, un grand sac vide, qu'on nomme la cavité des épiploons, ou l'arrière cavité du péritoine. Cette cavité dont les parois se touchent
pour l'ordinaire sans adhérences, ne communique avec le bas-ventre, proprement dit, ou
la grande cavité du péritoine, qu'à sa partie
supérieure et droite, vers la racine du lobe de
Spigel, par une ouverture qu'on nomme orifice épiploïque, et qui a été décrite pour la
première fois par *Winslow*. Cette ouverture,
dont la figure est tantôt demi-circulaire, et
tantôt triangulaire, est située au-dessous de
la vésicule du fiel, entre la veine cave et le
faisceau des vaisseaux hépatiques. Son diamètre est d'environ un pouce. On la trouve
quelquefois entièrement effacée par les adhérences que ses bords ont contractées ensemble.
Le doigt porté derrière les vaisseaux hépatiques pénètre aisément dans l'orifice épiploïque;
mais pour bien voir cet orifice, on n'a qu'à
soulever un peu le grand lobe du foie et cher-
cher la racine du lobe de *Spigel*. Pour rendre
sensible la cavité des épiploons, on introduit
dans son orifice un gros tuyau proportionné,
qu'on entoure d'un peu de coton, de laine ou
d'étoupe, pour empêcher que l'air ne s'é-
chappe; ensuite on y souffle peu-à-peu, et on
voit l'air écarter les deux feuillets du grand
épiploon, et le faire paroître comme une grosse
vessie inégalement divisée en plusieurs lobes
ou bosses, par les bandelettes graisseuses, qui
alors paroissent comme autant de brides entre
ces bosses. Mais pour que cette expérience
réussisse, il faut que les épiploons soient dans

leur

leur état naturel et sans aucune altération ; qu'ils n'aient point été maniés imprudemment ; que les doigts dont on s'est servi en les maniant, aient été frottés avec de l'huile ; enfin, que le sujet soit jeune et point trop gras. Pour peu qu'une de ces conditions manque, l'expérience ne réussit point, et c'est ce qui arrive le plus communément. Dans le fœtus et dans les enfans très-jeunes, les deux feuillets de l'épiploon gastro-colique sont contigus et se séparent très-facilement l'un de l'autre, tandis que dans les adultes et les vieillards, ils sont presque toujours unis ; aussi l'expérience par laquelle on démontre la cavité des épiploons, réussit-elle ordinairement chez les premiers, et très-rarement chez les derniers, où cette cavité se borne à l'espace compris entre l'épiploon gastro-hépatique, la face inférieure de l'estomac et la face supérieure du mésocolon transverse.

L'épiploon-colique est un repli membraneux et graisseux qui s'élève du cœcum et de la portion ascendante du colon, et va se continuer avec la partie supérieure du bord droit de l'épiploon gastro-colique. Quelquefois il se continue sur toute la partie transversale du colon, derrière le grand épiploon. Il est formé par la tunique membraneuse du cœcum et du colon qui s'élevant de ces intestins sur deux lignes parallèles, forme deux lames qui sont appliquées l'une à l'autre, et réunies par une couche très-mince de tissu cellulaire. L'air introduit entre ces deux lames les écarte facilement, et fait paroître l'épiploon-colique sous la forme d'un cône bosselé. Cet épiploon reçoit ses vaisseaux de ceux du cœcum et de la portion ascendante du colon. On ignore son véritable usage.

En décrivant les gros intestins, nous avons parlé d'une autre espèce de replis membraneux et graisseux, connus sous le nom d'appendices épiploïques, et qui peuvent être regardés comme autant de petits épiploons. Ces appendices, dont le nombre et la grandeur sont très-variables, ont, en général, une forme conique : elles tiennent par leur base aux gros intestins, tandis que leur sommet est libre et flottant ; cependant lorsqu'on les distend en poussant de l'air entre les deux lames qui les composent, elles paroissent beaucoup plus épaisses à leur extrémité libre qu'à leur base, et comme bifurquées. En général elles sont séparées les unes des autres ; cependant on en trouve quelquefois qui tiennent ensemble par des productions membraneuses très - peu saillantes. Ces appendices ne sont autre chose que des productions de la tunique péritonéale des gros intestins : elles contiennent dans leur épaisseur une couche celluleuse, très-mince, et une plus ou moins grande quantité de graisse suivant l'emborpoint des sujets. Leurs vaisseaux viennent de ceux des gros intestins. Leurs usages ne sont point connus.

DES VOIES URINAIRES.

LES voies urinaires sont composées des reins qui secrètent l'urine, des uretères qui la transmettent dans la vessie, de la vessie dans laquelle ce liquide s'accumule et séjourne pendant un certain temps, et du canal de l'urètre par lequel l'urine est portée au-dehors. Nous allons décrire successivement ces différens organes, suivant l'ordre dans lequel nous les avons indiqués. Nous y joindrons la description des capsules atrabilaires, que nous placerons immédiatement après celle des reins ; mais nous renverrons celle de l'urètre à l'article des organes de la génération.

Des Reins.

Les reins sont deux organes glanduleux, destinés à la secrétion de l'urine. Ils sont au nombre de deux ; quelquefois il n'y en a qu'un très-gros, placé transversalement devant la colonne vertébrale, ou même dans le bassin, ce qui est extrêmement rare. D'autrefois il existe trois reins, et alors, ou bien il y en a deux qui occupent leur place ordinaire, et le troisième est situé transversalement devant la colonne vertébrale, ou bien il y en a deux d'un seul côté et un de l'autre. Dans ces deux cas, ordinairement trois uretères se réunissent pour n'en former que deux. On a vu les deux reins unis par leurs extrémités supérieures, de manière à former sur la colonne vertébrale un croissant, dont la concavité étoit en bas. *Haller* parle encore de quelques autres variétés qu'il est inutile de rapporter ici.

Les reins sont situés profondément dans la région lombaire sur les parties latérales de la colonne vertébrale ; devant les deux dernières côtes, le diaphragme, le muscle carré des lombes et le tranverse de l'abdomen ; au côté

externe du muscle psoas et de la colonne vertébrale. Ils répondent à-peu-près aux deux
dernières vertèbres dorsales et aux deux premières des lombes. Ils sont situés hors du sac
formé par le péritoine, au milieu d'un tissu
cellulaire très-abondant, susceptible de se
charger d'une grande quantité de graisse. Dans
ce cas, les reins paroissent entièrement entourés d'une enveloppe graisseuse qui les isole
des parties voisines. Dans les maladies chroniques, cette graisse disparoît, et l'on ne
trouve autour des reins qu'un tissu cellulaire
très-lâche, et souvent infiltré.

Le rein droit est placé au-dessous du foie
et de la capsule atrabilaire droite ; au-dessus
du cœcum ; derrière le duodénum, la portion
lombaire droite du colon, la tête du pancréas
et quelques portions de l'iléon. Le rein gauche
est situé au-dessous de la rate et de la capsule
atrabilaire gauche ; au-dessus de la portion
iliaque du colon ; derrière la portion lombaire
gauche du même intestin et le paquet des intestins grêles. Ordinairement le rein droit est un
peu plus bas que le gauche, à cause du volume
du foie ; mais cette différence n'est jamais bien
grande, et même souvent elle n'est pas sensible. On a vu quelquefois un des deux reins
dans le bassin, tandis que l'autre occupoit sa
place ordinaire. La direction des reins est
verticale, mais de manière que leur extrémité
supérieure est un peu plus en dedans que l'inférieure.

Les reins sont proportionnément plus volumineux dans le fœtus que dans l'adulte, dans la
femme que dans l'homme, dans les phlegmati-
ques que dans les personnes d'un autre tem-

pérament. Souvent l'un est plus gros que l'autre. Quelquefois l'un est très-gros et l'autre très-petit. On a cependant trouvé des sujets chez lesquels les deux reins étoient très-petits. Dans certains cas pathologiques, ces organes peuvent acquérir un volume considérable ; mais alors ils sont toujours altérés notablement dans leur tissu.

La figure des reins peut être comparée avec assez de justesse à celle d'une fève de haricot, dont l'échancrure seroit tournée en dedans. On y considère deux faces, deux bords et deux extrémités, une supérieure et l'autre inférieure.

La face antérieure est convexe. Dans le rein droit, elle répond au duodénum, au pancréas, et à la portion ascendante du colon. Dans le rein gauche, elle répond à la portion descendante de cet intestin.

La face postérieure, presque plate, et plus large que l'antérieure, est appliquée, comme nous l'avons déja dit, sur une couche de tissu cellulaire-graisseux, qui la sépare en haut du diaphragme, et en bas du feuillant antérieur de l'aponévrose du muscle transverse de l'abdomen.

Le bord externe, épais, convexe et libre, répond aux parois abdominales. Le bord interne légèrement incliné en avant, présente dans le milieu de sa longueur une échancrure profonde, nommée la scissure ou la sinuosité du rein, et qui pend plus sur la face antérieure que sur la postérieure. Cette échancrure présente trois côtés curvilignes, un supérieur, un moyen, et un inférieur. On y trouve en devant et en haut les divisions de la veine rénale ; en arrière, celles de l'artère ; en bas, le commencement de l'uretère ; et au fond, dans le milieu, le bassinet. On y rencontre aussi une certaine quantité de graisse avec le plexus rénal et les vaisseaux lymphatiques du rein.

Les deux extrémités sont arrondies. La supérieure plus épaisse, plus courte et un peu inclinée en-dedans, est embrassée par la capsule atrabilaire, comme par une espèce de casque. L'inférieure est plus mince, plus alongée, et plus en dehors que la précédente. Dans le fœtus et dans l'enfant, la surface des reins présente des bosselures, qui disparoissent graduellement avec l'âge.

Les reins ont une consistance très-ferme, et une couleur rouge tirant sur le brun. Dans la vieillesse, ils deviennent moins fermes, et assez ordinairement le tissu cellulaire qui les environne est beaucoup moins chargé de graisse, et même souvent il en est totalement dépourvu. Leur structure comprend un tissu propre, des artères, des veines, des vaisseaux lymphatiques, des nerfs, des conduits excréteurs, et une membrane particulière.

Le tissu propre du rein est plus ferme que celui d'aucun autre organe glanduleux. Pour le bien appercevoir, il faut diviser cet organe longitudinalement par son bord convexe, de manière qu'on ait deux portions égales. Alors on voit qu'il présente deux substances très-distinctes : l'une extérieure, est nommée corticale ; l'autre située plus profondément, est appelée tubuleuse ; plus profondément encore, on trouve disposée sur le même plan, une série de petits mamelons, qui ne sont autre chose que les sommets des petits cônes formés par la substance tubuleuse, et que la plupart des

Anatomistes décrivent comme une troisième substance, qu'ils appellent mamelonnée. Enfin, on apperçoit les calices et le bassinet, et de plus, çà et là, les orifices des vaisseaux qui parcourent le rein.

La substance corticale, ainsi nommée, parce qu'elle forme une espèce d'écorce au rein, a environ deux lignes d'épaisseur. Elle est d'un rouge pâle un peu jaunâtre, d'une consistance un peu moins solide que celle de la substance tubuleuse, et elle se déchire aisément. Extérieurement, elle est très-intimement unie à la membrane propre du rein. Intérieurement, elle se continue avec la substance tubuleuse, et forme des prolongemens qui s'enfoncent entre les faisceaux de cette substance. Ce sont ces espèces de cloisons qu'on a mal-à-propos nommées les colonnes charnues du rein. Elles s'amincissent en s'approchant du bassinet, autour duquel on trouve toujours une assez grande quantité de tissu cellulaire graisseux. Les artères rénales se distribuent presqu'en entier à la substance corticale. L'injection qu'on pousse dans ces vaisseaux, la pénètre facilement et la colore dans tous les points de son étendue. On est donc naturellement porté à la croire de nature entièrement vasculeuse. Des Anatomistes y ont admis des glandes très-petites, qu'ils disent être attachées aux vaisseaux, comme des grains de raisin le sont à leur pédicule. Mais l'inspection ne démontre point ces glandes : seulement on apperçoit en déchirant la substance corticale de très-petites granulations qui pourroient bien n'être que les extrémités des vaisseaux rompus, qui se retirent sur elles-mêmes. D'ailleurs, les injections ne passeroient pas avec autant de facilité des artères dans les conduits excréteurs, s'il y avoit des glandes intermédiaires. Quoi qu'il en soit, il paroît que c'est dans la substance corticale que se fait la secrétion de l'urine, tandis que la substance tubuleuse sert à transmettre ce liquide dans les calices.

La substance tubuleuse, qu'on nomme aussi rayonnée, est moins rouge, plus dense et plus solide que la corticale. Elle paroît composée d'un grand nombre de petits tubes réunis en faisceaux coniques d'une grosseur inégale. La base arrondie de ces faisceaux est dirigée vers l'extérieur du rein, et présente des stries divergeantes qui se perdent dans la substance corticale. Le sommet est tourné vers la scissure du rein. Ces faisceaux sont entourés de tous côtés par la substance corticale, excepté à leurs sommets qui sont embrassés par les calices. Chacun de ces sommets se termine par une espèce de mamelon, auquel viennent aboutir en convergeant tous les petits tubes qui composent chaque faisceau.

Les mamelons ne sont donc que les sommets des cônes que présente la substance tubuleuse. Leur nombre varie de cinq à dix-huit. Tantôt il y a un mamelon pour chaque cône ; tantôt deux cônes se réunissent pour former un seul mamelon, qui est alors plus gros : il est rare de voir deux mamelons pour un seul cône ; leur forme et leur longueur sont également variables. Quelquefois ils sont courts et arrondis ; d'autrefois, au contraire, ils sont alongés et terminés en pointe. Leur couleur est d'un rouge assez vif ; souvent ils sont un peu pâles, tandis que le reste de la substance tubuleuse paroît plus rouge et même un peu violet à la base des cônes que cette substance forme. La surface des mamelons est lisse, douce au toucher, et semble recouverte d'une membrane très-fine. On y voit les orifices des conduits urifères, qui sont bien moins nombreux que les filamens de la substance tubuleuse, et paroissent disposés comme les trous d'un arrosoir. Il est facile d'en faire suinter l'urine en comprimant les substances corticale et tubuleuse. Si l'on incise ces mamelons perpendiculairement à la longueur des petits tubes qui y aboutissent, les surfaces de la section semblent poreuses, et offrent l'aspect d'un jonc coupé en travers. En comprimant au-dessus d'elles, on voit également suinter l'urine par une multitude de petits orifices pressés les uns contre les autres.

Chaque mamelon est embrassé jusqu'à sa base par un petit entonnoir membraneux, qu'on nomme aussi calice. Ces calices ou entonnoirs sont environnés de graisses, et moins nombreux que les mamelons, parce que souvent deux ou trois de ces derniers sont reçus dans le même calice. Tous les calices se rassemblent ordinairement en trois troncs, dont un part de la partie supérieure du rein, un autre de sa partie moyenne, et le troisième de sa partie inférieure; ces trois troncs se réunissent hors de l'organe et dans la scissure pour former le bassinet. Quelquefois on trouve un plus ou moins grand nombre de branches qui viennent s'ouvrir immédiatement dans cette espèce de sac membraneux.

Le bassinet est une poche membraneuse, placée suivant la longueur du rein, dans le fond de la scissure de cet organe, derrière et entre les divisions de l'artère et de la veine rénales. Il est large dans son milieu, étroit à ses extrémités, et se continue en bas avec l'uretère. On voit dans son intérieur l'embouchure des troncs qui résultent de la réunion des calices, et à sa partie inférieure l'orifice très-évasé de l'uretère : cette embouchure, qu'on nomme *infundibulum* ou entonnoir, n'est jamais garni de valvule. On a vu quelquefois deux bassinets pour un seul rein.

Le bassinet et les calices sont composés de trois couches membraneuses qu'il est presque impossible de séparer. L'extérieure est lisse, blanche, et unie d'une manière lâche au tissu cellulaire graisseux qui l'environne : elle paroît elle-même de nature celluleuse. La couche moyenne est plus épaisse, et paroît se rapprocher davantage des membranes fibreuses : elle est si intimement unie à la précédente, qu'il est bien difficile de ne les pas considérer comme ne formant qu'une seule et même membrane. La troisième couche est une continuation de la membrane muqueuse de la vessie et de l'uretère ; mais elle est plus mince que cette dernière. Elle tapisse tout l'intérieur du bassinet, et se prolonge dans les calices. Arrivée à la base des mamelons, elle se réfléchit manifestement sur eux, en abandonnant la membrane moyenne ; mais son extrême ténuité empêche de la suivre sur la surface de ces papilles.

La structure du rein présente quelques particularités remarquables dans le fœtus et même dans l'enfant. Cet organe paroît à l'extérieur, formé d'un nombre indéterminé de petits reins, semblables à autant de pyramides, dont les bases sont tournées vers la surface du rein, où elles produisent les bosses et les inégalités dont nous avons déja parlé, tandis que les sommets réunis forment les mamelons. Ces espèces de petits reins sont composés à l'extérieur de substance corticale, et à l'intérieur de substance tubuleuse. Ils sont unis ensemble par un tissu cellulaire, qui est plus serré vers la circonférence de l'organe, que vers la scissure ; mais bientôt la substance corticale augmentant, prend la place du tissu cellulaire, rend continues les parties qui n'étoient, pour ainsi dire, que juxta-posées, comble les vides que laissoient entr'elles les bosselures de l'extérieur, et donne enfin à l'organe cette surface lisse, polie et uniforme qu'il a dans l'adulte.

Les artères des reins viennent immédiatement de l'aorte par deux gros troncs, nommés artères rénales. Elles marchent de dedans en dehors recouvertes par les veines du même nom, et se divisent près du rein en plusieurs branches qui s'enfoncent dans la scissure, et pénètrent dans l'organe, accompagnées des veines, des nerfs et des vaisseaux lymphatiques. Toutes ces parties sont entourées d'un tissu cellulaire assez lâche, qui paroît être la continuation de celui qu'on trouve dans la scissure. Une gaîne membraneuse, formée par un prolongement de la membrane du rein, recouvre chacun de ces faisceaux vasculaires, et y adhère d'une manière peu forte. Ainsi par-tout cette gaîne est interposée entre les vaisseaux et la substance propre du rein. Les artères, une fois introduites dans le rein, ne suivent pas un ordre bien constant dans leurs divisions. On observe toujours que les grosses branches occupent l'intervalle des mamelons, et serpentent autour de la substance tubuleuse, tandis que les rameaux vont former dans la substance corticale, des arcades dont la convexité donne un grand nombre de ramifications qui se distribuent à cette substance. Quelques-unes même sortent du rein pour aller se perdre dans son enveloppe graisseuse. Un assez grand nombre paroît destiné pour la substance tubuleuse. Néanmoins les injections montrent que les artères se distribuent sur-tout dans la substance corticale, et se terminent en se continuant avec les veines et les conduits urifères qui forment la substance tubuleuse.

Les veines suivent la disposition des artères, et sortent des reins par plusieurs branches qui se réunissent en un, deux, ou trois troncs nommés veines émulgentes ou rénales, lesquelles vont s'ouvrir dans la veine cave inférieure.

Les vaisseaux lymphatiques, distingués en superficiels et en profonds, communiquent fréquemment ensemble Ils suivent le trajet des vaisseaux sanguins, sortent du rein par la scissure, et vont se jeter dans les glandes lombaires.

Les nerfs du rein forment un entrelacement auquel on a donné le nom de plexus rénal. Ils sont fournis par le ganglion semi lunaire, par le plexus solaire et par le nerf petit splanchnique. Ils accompagnent les vaisseaux sanguins, et pénètrent avec eux dans la substance du rein; mais avant de s'y introduire, ils donnent des filets au bassinet et aux calices des mamelons.

Le tissu cellulaire qui entre dans la structure du rein, n'est guère visible qu'à la scissure, autour du bassinet et entre les calices; mais dans le fœtus, on le voit très-manifestement entre les diverses portions dont le rein paroît formé.

Les reins ne sont point enveloppés par le péritoine comme les autres viscères abdominaux; mais ils ont une membrane propre disposée de la même manière que celle de la rate et du foie. Elle recouvre toute la surface de l'organe à la substance duquel elle adhère par un tissu cellulaire très-fin, mais de manière que la membrane peut être détachée en entier avec assez de facilité. Elle tapisse également le fond de la scissure, et en l'examinant avec attention dans cet endroit, on la voit s'enfoncer avec les calices et les vaisseaux qui pénètrent dans le rein, et leur fournir des gaînes semblables à celles que forme la membrane propre du foie. La membrane du rein est très-ferme, demi-transparente, un peu plus épaisse que le péritoine : on ne peut pas la diviser en deux lames. Plongée dans l'eau bouillante, elle se racornit, acquiert de l'épaisseur et de la consistance. Dans certaines maladies, elle prend jusqu'à un travers de doigt d'épaisseur, et devient quelquefois cartilagineuse en partie ou en totalité.

Cette membrane paroît moins épaisse dans les gaînes qu'elle fournit aux vaisseaux, qu'à l'extérieur du rein. Elle est d'autant plus difficile à suivre, qu'on l'examine plus profondément au-dedans de l'organe. Du reste, il est facile de s'assurer de sa disposition relativement aux vaisseaux, par trois procédés bien simples : 1.º on suit la membrane du rein jusqu'à l'endroit où les vaisseaux pénètrent; on saisit ces derniers, on les tire doucement et on divise le tissu cellulaire fin et délié qui les unit à la membrane : alors on voit très-bien celle-ci s'enfoncer dans les espèces de canaux que parcourent les vaisseaux, en restant toujours intimement unie à la substance du rein. 2.º On incise la membrane vers la convexité du rein, on la détache de la substance de cet organe jusqu'à la scissure, et l'on voit, qu'arrivée à l'orifice des canaux qui reçoivent les vaisseaux, elle s'enfonce avec ces derniers, au lieu d'être percée pour leur donner passage, ainsi qu'on l'avoit cru. Il est à remarquer que cette membrane étant très-mince dans les endroits où elle s'enfonce dans l'organe, on la déchire très-facilement si l'on n'apporte pas la plus grande précaution en la détachant; alors la portion qui forme les gaînes se trouvant séparée du reste de la membrane, celle-ci paroît réellement trouée aux endroits qui correspondent à l'entrée des vaisseaux; delà, sans doute, l'erreur où l'on étoit à cet égard. 3.º Après avoir divisé le rein en deux parties égales comme pour étudier sa structure, on dissèque avec soin un ou plusieurs des principaux troncs vasculaires, on enlève doucement ces vaisseaux du canal qu'ils occupent; alors on voit les parois de ce canal présenter une surface lisse, évidemment membraneuse, comme l'extérieur du rein, et l'on peut même enlever cette membrane avec assez de facilité.

Les reins ne jouissent point de la contractilité; ils paroissent peu sensibles dans l'état naturel, mais les maladies développent leur sensibilité à un très-haut point, comme on le voit dans la néphrite , ou inflammation du rein.

L'usage des reins est de servir à la secrétion de l'urine.

1.º Il est certain qu'ils secrètent l'urine ; car on trouve ce liquide tout.formé dans leur intérieur, et il sort par les plaies qui intéressent leur substance.

2.º Il est également incontestable qu'ils sont les seuls organes qui remplissent cette fonction : car si on lie les uretères , il n'aborde plus d'urine dans la vessie, et tout le corps exhale une odeur urineuse ; d'ailleurs toutes les maladies des reins influent toujours d'une manière singulière sur la secrétion de l'urine.

Mais comment s'opère cette secrétion ? est-ce par le moyen des glandes dont on dit que la substance corticale est composée ? Ces glandes existent-elles ? Les artères se continuent-elles immédiatement avec les conduits urifères pendant la vie, comme les injections paroissent prouver que cela a lieu après la mort ? On ne peut répondre à ces questions que par des hypothèses plus ou moins probables , mais qu'un esprit juste n'admettra jamais comme certaines et démontrées. Bornons-nous donc à exposer succintement ce que nous connoissons d'incontestable sur ce point.

Deux artères très-volumineuses et très courtes naissant immédiatement de l'aorte , presque à angle droit, conduisent aux reins , à-peu-près la quatrième partie du sang de l'aorte abdominale, lequel contient les matériaux de l'urine, comme ceux de tous les autres liquides secrétés et exhalés. Ce sang , après avoir parcouru tout le rein de la manière que nous avons indiquée, en sort par les veines avec les qualités du sang veineux des autres parties du corps. Pendant qu'il séjourne dans l'organe, l'urine se secrète probablement dans la substance corticale, puisqu'on voit ce liquide suinter des plaies qui n'intéressent que cette substance, et que d'ailleurs on le trouve déja tout formé dans la substance tubuleuse. A mesure qu'elle est secrétée, elle passe dans les petits canaux de la substance tubuleuse, puis dans les calices, dans le bassinet et dans les uretères qui la portent dans la vessie. Il paroît que cette secrétion est favorisée par le mouvement que communiquent aux reins les contractions du diaphragme, des psoas et des muscles abdominaux ; par les artères rénales, dont les battemens agitent principalement le bassinet et l'extrémité supérieure des uretères ; enfin, par toutes les secousses que produisent les exercices du corps, tels que la marche, la course, l'équitation, etc.

Il n'est point de liquide dont la secrétion soit aussi rapide que celle de l'urine. On sait avec quelle promptitude la térébenthine et les asperges communiquent à ce liquide, l'une, l'odeur de violette, et l'autre, une odeur d'une fétidité insupportable. On sait également que les boissons abondantes sont rendues avec l'urine, très-peu de temps après qu'elles ont été prises. Cette rapidité avoit fait croire à plusieurs Physiologistes que l'urine étoit encore formée ailleurs que dans les reins, et transmise dans la vessie par une voie différente de celle que nous connoissons. Mais outre qu'on n'a jamais pu découvrir cette autre voie, et que, comme nous venons de le dire, tout prouve que les reins sont les seuls organes

secréteurs

sécréteurs de l'urine ; cette rapidité s'explique très-bien par les loix ordinaires de la circulation, en se rappelant sur-tout la grosseur des artères rénales et la célérité du cours du sang.

La secrétion de l'urine se fait d'une manière continue, et en quantité moins variable que celle des autres liquides. Elle a des rapports très-marqués avec les autres secrétions, qui augmentent quand elle diminue, et réciproquement ; mais on doit sur-tout remarquer ses connexions, 1.º avec l'exhalation cutanée : ces deux fonctions se suppléent mutuellement, et toujours l'activité de l'une, est en raison inverse de celle de l'autre ; aussi dans les climats chauds et durant l'été, où la sueur est très-abondante, l'urine est en petite quantité ; tandis que le contraire a lieu dans les climats froids et pendant l'hiver; 2.º avec la secrétion muqueuse des voies aériennes ; 3º. avec les fonctions des membranes séreuses. On sait que l'urine diminue quand l'hydropisie se forme, et que quand cette maladie guérit, c'est presque toujours par une augmentation dans la secrétion de l'urine.

Quelquefois la secrétion de l'urine augmente d'une manière excessive et toujours plus ou moins dangereuse, comme on le voit dans le *diabètes*. Mais alors il y a toujours une altération bien sensible dans la nature de ce liquide.

Dans beaucoup d'affections nerveuses, spasmodiques, les reins ne secrètent qu'une urine claire et aqueuse ; souvent même la secrétion est alors entièrement suspendue, comme on l'observe dans certains spasmes hystériques. Enfin, nous savons que dans les maladies aiguës, ainsi que dans presque toutes les circonstances physiques ou morales, qui produisent une impression vive et profonde dans toute l'économie, la secrétion de l'urine présente des changemens plus ou moins remarquables, qui servent à diriger le Médecin dans la connoissance et le traitement des maladies ; mais il n'est pas de notre objet de les exposer ici.

Des Uretères.

Les uretères sont les conduits excréteurs dès reins. Ils s'étendent de la partie inférieure des bassinets au bas-fond de la vessie. Ils ressemblent à deux cylindres aplatis, à-peu-près de la grosseur d'un tuyau de plume à écrire. Mais cette grosseur varie dans les différens sujets, et même dans les différentes parties de l'étendue de ces conduits ; en sorte qu'il n'est pas rare de voir sur le même uretère plusieurs dilatations oblongues à des distances plus ou moins éloignées l'une de l'autre. Quand ils sont bouchés par un calcul, ou comprimés par une tumeur voisine, ils se dilatent au dessus de l'obstacle. Quelquefois cette dilatation est si considérable, qu'ils ont un diamètre presque égal à celui d'un intestin grêle.

Lorsque les uretères sont sortis des bassinets avec lesquels ils se continuent, ils descendent un peu obliquement en dedans jusqu'à la partie antérieure de la symphyse sacro-iliaque. Dans ce trajet, ils sont placés hors du péritoine, derrière les vaisseaux spermatiques, devant le muscle psoas qu'ils croisent à angle très-aigu. Ils croisent aussi, mais plus bas, et à angle plus ouvert, les artères et les veines iliaques primitives. Chacun d'eux est accompagné par de petits vaisseaux très-fins, et le droit est parallèle au côté externe de la veine cave inférieure.

Arrivés à la base du sacrum, les uretères descendent en avant et un peu en dedans, au milieu d'une grande quantité de tissu cellulaire graisseux, et se dirigent vers la partie inférieure de la vessie. Dans cet endroit, ils croisent les canaux déférens, derrière lesquels ils passent, et s'enfoncent dans la vessie, en dehors et peu au dessus des vésicules séminales. Ils rampent obliquement dans l'épaisseur des parois de la vessie, entre la tunique charnue et la tunique muqueuse ; et après environ un pouce de trajet oblique de dehors en dedans, et de derrière en devant, ils s'ouvrent dans l'intérieur de cette poche par un orifice très-étroit, qu'on apperçoit aux angles postérieurs du trigone vésical.

Chez la femme, les uretères suivent le même trajet ; mais ils ne présentent dans le bassin aucun rapport important à remarquer.

Les uretères ne paroissant être que la continuation des bassinets, il n'est pas étonnant qu'on y trouve le même nombre de tuniques que dans ces espèces de sacs membraneux. Ces tuniques sont une tunique extérieure, mince, transparente, qui paroît celluleuse ; une tunique moyenne, plus épaisse, qui donne à l'uretère sa couleur et sa consistance ; et enfin une tunique interne muqueuse, qui est la continuation de la tunique interne de la vessie, et qui est habituellement humectée par une humeur propre à la défendre contre l'âcreté de l'urine. Il est à observer que ces tuniques sont tellement unies entr'elles, qu'il est presque impossible de les séparer. Les uretères reçoivent leurs vaisseaux des spermatiques, des rénaux, de l'aorte, de la veine cave inférieure, et quelquefois des iliaques.

Ces conduits sont très-extensibles, ainsi que les bassinets, et ils peuvent se dilater énormément sans se rompre, comme nous l'avons dit plus haut, et comme le prouve l'Anatomie pathologique. Ils paroissent jouir d'une grande sensibilité, si l'on en juge d'après les douleurs vives causées par les calculs qui s'y engagent.

L'usage des uretères est de transmettre l'urine des reins dans la vessie. Ils sont doués de propriétés vitales, en vertu desquelles ils remplissent cette fonction ; car il ne faut pas croire qu'ils soient absolument comme des canaux inorganiques, et que l'urine ne les parcoure que par son propre poids. Cette idée, purement mécanique, ne s'accorde point avec les loix de la nature vivante.

Des Capsules atrabilaires.

Les capsules atrabilaires, ou reins succenturiaux, sont deux petits corps placés hors du péritoine, au dessus de l'extrémité supérieure des reins qu'ils embrassent en manière de casque. Quelquefois elles sont doubles de chaque côté, ou bien d'un seul.

La grosseur des capsules atrabilaires varie beaucoup suivant l'âge. Dans les premiers mois de l'existence du fœtus, elles sont au moins aussi volumineuses que le rein. Ensuite elles continuent de croître jusqu'aux premières années qui suivent la naissance ; mais comme cet accroissement est beaucoup moins rapide que celui du rein, il en résulte que les rapports de volume entre ces deux organes, changent bientôt en entier, et deviennent tels que nous les trouvons dans l'adulte. Les capsules atrabilaires parvenues à leur dernier degré d'accroissement, tantôt conservent leur même volume dans l'âge adulte, tantôt décroissent graduellement, et finissent par disparoître presqu'en entier. Leur figure, quoique irrégulière, ressemble assez bien à un casque aplati sur les côtés. Elles sont en quelque sorte triangulaires, et recourbées de haut en bas. Nous y distinguerons une face antérieure, une face postérieure, un bord inférieur, un bord supérieur, et deux extrémités, l'une interne et l'autre externe.

La face antérieure, plus large que la postérieure, présente un peu au dessus de sa partie moyenne, un sillon transversal qui reçoit la principale des veines capsulaires. Dans la capsule droite, cette face répond à la veine cave inférieure et au duodénum. Dans la capsule gauche, elle répond à la rate et au pancréas. La face postérieure est appliquée sur le ganglion semi-lunaire et sur le diaphragme. Le bord inférieur que sa largeur a fait regarder comme une face, est coupé obliquement de derrière en devant et de haut en bas, et concave pour embrasser l'extrémité supérieure du rein. Le bord supérieur, mince et convexe, est un peu incliné en dedans : dans la capsule droite, il répond au foie, et dans la gauche, à la rate. Les extrémités n'ont rien de remarquable ; l'interne est un peu plus basse que l'externe. Du reste, toute la surface extérieure des capsules atrabilaires est inégale, et adhère aux parties voisines par un grand nombre de vaisseaux, par des nerfs, et par un tissu cellulaire lâche et graisseux, qui paroît être un prolongement de celui dont les reins sont entourés. Il est à remarquer que dans presque tous les cadavres, ce tissu cellulaire présente à-peu-près la même couleur que les capsules, ce qui fait qu'elles peuvent se dérober aisément aux recherches des personnes peu attentives.

Si on divise les capsules atrabilaires, on trouve dans leur intérieur une espèce de cavité à-peu-près triangulaire, de la partie inférieure de laquelle s'élève une éminence oblongue, qu'on a comparée à une crête de coq, et qui est collée aux parois de cette cavité, comme ces parois le sont entr'elles par un duvet fort lâche. Ces parois sont abreuvées d'une humeur rougeâtre dans le fœtus, d'une couleur jaune dans les jeunes sujets, et brune dans les adultes. Cette humeur, dont la consistance varie, ainsi que la quantité, est coagulable par l'alcool.

La couleur des capsules atrabilaires est d'un jaune tirant sur le brun : cette couleur est plus foncée à l'intérieur de ces organes qu'à l'extérieur. Dans le fœtus et dans l'enfance, la couleur des capsules atrabilaires est plus rougeâtre. On remarque aussi qu'alors leur forme a quelque chose de plus régulier, qu'elles sont plus volumineuses, et qu'elles contiennent une plus grande quantité d'humeur.

Les capsules atrabilaires ont une consistance médiocre ; mais cette consistance est plus grande à l'extérieur qu'à l'intérieur : elle est aussi plus grande dans les adultes que dans les enfans. Elles sont composées d'un nombre indéterminé de lobes, qui se divisent en lobules, et ceux-ci en grains plus petits. Le tissu cellulaire graisseux qui les environne s'introduit dans leur épaisseur, et unit ensemble les grains, les lobules et les lobes dont on vient de parler. On voit par-là que la structure des capsules atrabilaires se rapproche de celle des glandes conglomérées; mais on n'y découvre point de conduit excréteur.

Les artères des capsules atrabilaires sont très-nombreuses, et distinguées en supérieures, qui viennent des diaphragmatiques inférieures; en moyennes, qui sont fournies par l'aorte, et quelquefois par la cœliaque; et en inférieures, qui naissent des rénales. Ces artères, qui s'anastomosent fréquemment entr'elles, se portent à la face antérieure et à la face postérieure des capsules, et rampent sur la superficie de ces organes, sans se plonger manifestement dans leur épaisseur.

Les veines des capsules atrabilaires présentent beaucoup moins de variétés que les artères. Il y en a constamment une principale de chaque côté. La droite vient toujours de la veine cave, et la gauche de la rénale. Ces veines entrent dans le sillon de la face antérieure des capsules, et après en avoir parcouru la longueur, elles vont se perdre dans le tissu cellulaire graisseux du voisinage, et à la partie inférieure du diaphragme. Leurs rameaux pénètrent dans la substance des capsules; mais ils ne s'ouvrent point directement dans leur cavité intérieure, comme on l'a avancé.

. Les vaisseaux lymphatiques des capsules atrabilaires naissent de tous les points de ces organes; plusieurs se réunissent aux absorbans du rein. Ceux de la capsule droite se rendent à quelques glandes lymphatiques situées autour de la veine cave, au dessous du foie ; ou bien ils s'unissent aux absorbans du foie, et se jettent avec eux dans le canal thorachique. Ceux de la capsule gauche se rendent aux glandes lymphatiques situées devant le pilier gauche du diaphragme.

Les nerfs que les capsules atrabilaires reçoivent, viennent des ganglions semi-lunaires et des plexus rénaux.

On ignore absolument les usages des capsules atrabilaires ; on peut seulement présumer qu'ils sont principalement relatifs au fœtus, puisque c'est chez lui que ces organes offrent plus de développement et de régularité dans leur forme.

De la Vessie.

La vessie est une poche membraneuse et musculeuse qui sert de réservoir à l'urine. Elle est située à la partie antérieure et moyenne de l'excavation du bassin ; derrière les os pubis ; devant le rectum chez l'homme et la matrice chez la femme ; au dessous des intestins grêles ; au dessus de la partie inférieure du rectum, des conduits déférens et des vésicules séminales chez l'homme, au dessus du vagin chez la femme. Telle est la situation ordinaire de la vessie dans l'adulte, mais l'âge et diverses circonstances y apportent des variétés très-importantes à connoître. Dans le fœtus, la vessie est située presqu'entièrement hors du bassin, et monte presque jusqu'à l'ombilic, au milieu du tissu cellulaire placé à la partie antérieure et inférieure de l'abdomen, hors du péritoine. Delà il résulte que sa face antérieure n'est recouverte par le péritoine que dans sa partie supérieure, et que dans le reste de son étendue, elle répond immédiatement aux muscles droits et transverses de l'abdomen et aux os pubis. Ainsi il **est** très-facile à cet âge d'ouvrir la vessie au dessus du pubis, même dans son état de vacuité, sans intéresser le péritoine. Cette disposition dépend de ce que dans le fœtus, la vessie est très-développée proportionnément aux organes voisins, et sur-tout de ce qu'elle est très-alongée, tandis que le bassin est très-petit, et sur-tout très-peu profond : outre que le détroit supérieur est très-oblique, et que le rectum dilaté par une grande quantité de méconium, principalement vers les derniers temps de la grossesse, remplit presque entièrement le bassin. A mesure que le bassin se développe, la vessie s'y enfonce et s'éloigne de l'ombilic. On dit qu'à trois ans, elle ne s'élève guères à plus de trois doigts au dessus du pubis, et qu'à douze ans, elle le dépasse à peine d'un demi-pouce. Mais *Haller* a observé que jusqu'à la puberté, elle restoit très-longue, et s'élevoit beaucoup au dessus du pubis.

Dans l'adulte, au contraire, le bassin étant plus profond, la vessie plus courte, et se réduisant au volume d'un petit œuf, lorsqu'elle est vide, il en résulte que dans l'état de vacuité, jamais elle ne s'élève au dessus du pubis, et même que le plus souvent elle se termine beaucoup au dessous. Mais lorsque la vessie est distendue par une grande quantité d'urine, elle monte au dessus du pubis, et se prononce dans la région hypogastrique, où elle forme

une tumeur qui s'élève et s'accroît graduellement, en raison de la quantité d'urine qui s'y
accumule. Dans la grossesse, elle occupe l'abdomen, et s'élève même jusqu'à l'ombilic. Elle
se porte un peu en arrière lorsqu'on est couché
sur le dos. Enfin, elle forme quelquefois hernie par l'anneau inguinal, ou par le vagin. Sa
situation n'est pas toujours droite : elle est
souvent un peu inclinée à gauche, comme
Celse l'avoit déja remarqué. La vessie est retenue dans le lieu qu'elle occupe par le tissu
cellulaire qui l'environne de tous côtés, et par
plusieurs ligamens, que nous décrirons dans
la suite.

La grandeur de la vessie varie suivant l'âge,
le sexe et les maladies. Dans les enfans, elle
est incomparablement plus grande que dans les
adultes, proportion gardée au volume du corps.
Elle diminue de grandeur avec l'âge, s'enfonce
de plus en plus dans le bassin, et peut se
rapetisser, au point de ne présenter que le volume d'une noix, comme nous l'avons déja dit.
Elle est plus grande chez les personnes qui ont
la mauvaise habitude de retenir long-temps
l'urine, que chez celles qui la rendent au premier besoin : elle paroît plus grande aussi chez les
femmes sédentaires, qui vivent dans la société,
et qui retiennent long-temps l'urine. Dans
certain cas de rétention d'urine, la capacité
de la vessie peut augmenter au point de contenir quatre pintes de liquide, et même davantage. D'autrefois, au contraire, la vessie est
très-petite et comme racornie, ce qui a lieu
lorsqu'elle est continuellement irritée par la
présence d'un calcul, ou par une autre cause
quelconque. Il est difficile de déterminer sa

grandeur naturelle, parce qu'elle varie selon les individus. En général, dans l'état de santé, l'homme rend en une seule fois, depuis un demi-setier, une chopine d'urine, jusqu'à une pinte ou deux livres.

La figure de la vessie, dans l'homme adulte, est à-peu-près celle d'un ovale un peu aplati de devant en arrière, dont la grosse extrémité est tournée en bas et un peu en arrière, et la petite extrémité en sens contraire. Dans les femmes, sur-tout dans celles qui ont eu beaucoup d'enfans, la vessie a plus d'étendue transversalement et moins de hauteur, et ressemble en quelque sorte à un petit baril situé en travers. Dans le fœtus, elle est fort alongée, presque cylindrique, et son sommet, formé par l'ouraque, s'approche de l'ombilic : sa longueur surpasse trois fois sa largeur ; son diamètre transversal est presque égal au diamètre antéro-postérieur. Mais plusieurs mois après la naissance ces dimensions changent, la vessie s'arrondit, s'élargit, et représente un corps pyriforme. A mesure que l'enfant croît, la figure de cet organe éprouve des changemens qui la rapprochent de plus en plus de celle d'un ovale. Plusieurs Anatomistes distinguent dans la vessie une partie supérieure, qu'ils nomment le fond ou le sommet, une partie moyenne, plus large, ou le corps, et une inférieure, encore plus ample, et qui comprend le bas-fond et le col. Nous diviserons cet organe en deux surfaces, une externe et l'autre interne.

La surface externe se subdivise naturellement en six régions ; savoir, une antérieure, une postérieure, une supérieure, une inférieure, et deux latérales.

La région antérieure, légèrement inclinée en bas, est bornée en haut par l'ouraque, et en bas par le col de la vessie. On remarque à sa partie la plus inférieure deux petits faisceaux fibreux, appelés ligamens antérieurs de la vessie. Ils ont une direction horizontale, et se fixent, d'une part, à la partie postérieure de la symphyse du pubis, et de l'autre, à la partie supérieure du col de la vessie, où ils sont appliqués sur la glande prostate. Ensuite cette région répond aux os pubis, auxquels elle est unie par une grande quantité de tissu cellulaire. Dans l'état de vacuité de la vessie, la région antérieure ne dépasse pas les pubis ; mais dans l'état de plénitude, elle s'élève au dessus de ces os, et répond immédiatement et sans l'interposition du péritoine aux muscles droits et transverses de l'abdomen. Il résulte delà que quand la vessie est distendue par une grande quantité d'urine, on peut l'ouvrir avec un trois-cart au dessus du pubis sans intéresser le péritoine, et par conséquent sans exposer le malade à un épanchement d'urine dans le bas-ventre.

La région postérieure, légèrement inclinée en haut, est convexe, lisse, entièrement recouverte par le péritoine, contiguë au rectum dans l'homme, à la matrice dans la femme, et dans les deux sexes, aux circonvolutions les plus inférieures de l'iléon.

Les régions latérales, plus larges en bas qu'en haut, sont recouvertes par le péritoine dans leur partie postérieure seulement : leur partie antérieure est unie aux parties latérales de l'excavation du bassin par une grande quantité de tissu cellulaire. Du reste, elles

sont côtoyées par les artères ombilicales, et
par les canaux déférens.

La région supérieure, qu'on appelle aussi
le sommet de la vessie, répond aux intestins
grêles, et donne attache au ligament supérieur de la vessie. Ce ligament est composé
de l'ouraque, des artères ombilicales et des
replis du péritoine, auxquels on a donné le
nom de petites faux de cette membrane.

L'ouraque qui occupe le milieu de ce ligament, paroît, dans l'adulte, sous la forme
d'un cordon fibreux, blanchâtre, qui s'étend
du sommet de la vessie à l'ombilic, où il se confond avec les aponévroses des muscles transverses. Il est d'abord assez épais; mais il diminue insensiblement, à mesure qu'il s'avance
vers l'ombilic. Il ne présente point de cavité à
l'intérieur, et il paroît uniquement destiné à
fixer la vessie. Quelquefois cependant, au lieu
d'être solide et ligamenteux, il forme un véritable canal, au moyen duquel l'urine s'é-
chappe en plus ou moins grande quantité par
l'ombilic. Mais ce vice de conformation vient
toujours de ce que le col de la vessie est bouché, et il disparoît dès que l'urine commence
à couler par l'urètre.

Dans le fœtus, l'ouraque est très court, en
raison de la forme alongée de la vessie et de la
grande élévation de son sommet; il forme alors
un véritable canal, qui commence à la partie
supérieure de la vessie; delà il monte jusqu'à
l'anneau ombilical, en se rétrécissant, et en
formant quelques légères inflexions. Ensuite il
s'engage dans cet anneau avec les artères ombilicales, et on peut le suivre sur le cordon,
et même le remplir de mercure dans l'étendue

d'un pouce ou d'un pouce et demi , comme *Haller* dit l'avoir fait. Plus loin , il se divise en plusieurs filamens, qui se subdivisent eux-mêmes et se perdent le long des artères ombilicales. Ce n'est que dans certains animaux que l'ouraque se continue dans toute la longueur du cordon ombilical , jusqu'à une poche membraneuse appelée allantoïde, où il se termine.

Le diamètre de l'ouraque est variable : en général , il n'a pas plus d'un tiers de ligne de largeur, et s'ouvre dans la vessie par un orifice qu'il est souvent très-difficile d'appercevoir ; il est plus large à son extrémité inférieure, et forme assez souvent dans cet endroit une espèce d'ampoule , au-delà de laquelle il se rétrécit. On trouve assez souvent dans sa cavité un peu de lymphe transparente et gélatineuse, ou même de l'urine. Sa consistance est assez ferme. Il paroît formé par un prolongement de la tunique interne de la vessie , renfermé au milieu de fibres longues et dures, qui viennent de la tunique musculeuse , et qui lui forment une espèce de gaîne.

Quelque temps avant la naissance l'ouraque se ferme , devient solide , ligamenteux ; sa cavité s'oblitère comme celle de la veine ombilicale, et n'est plus susceptible d'être dilatée, ni de recevoir l'urine. Quelquefois cependant il reste ouvert. *Haller* a introduit une soie de porc dans l'ouraque d'un sujet adulte. Il rapporte que dans un autre sujet, on y a vu des graviers. En 1787, j'ai disséqué la vessie d'un homme de trente-six ans , dont l'ouraque formoit un canal d'un pouce et demi de longueur, et contenoit douze pierres urinaires de la grosseur de grains de millet; une d'elles, plus grosse, ressembloit à un petit grain d'orge. Je me suis assuré que ce conduit n'étoit point formé par une poche vésicale, ou par un prolongement de la tunique interne de la vessie à travers les autres tuniques. Mais ces phénomènes sur l'existence de l'ouraque dans l'âge adulte sont très-rares, et l'on peut prendre pour une dilatation de l'ouraque l'alongement en forme de canal d'une partie de la membrane interne de la vessie entre les fibres de la tunique musculeuse, à l'endroit où cette tunique embrasse ce conduit. Il est même probable que dans la plupart des jeunes gens et des adultes, où l'urine ne peut plus sortir par l'urètre, et où elle s'échappe par l'ombilic, cette nouvelle issue vient de la rupture de l'espèce de hernie formée par la membrane interne de la vessie près l'ouraque, et prolongée à l'ombilic, plutôt que de la dilatation de ce cordon ligamenteux.

Les deux artères ombilicales constamment oblitérées dans l'âge adulte, ne forment plus que des véritables ligamens à-peu-près cylindriques, placés sur les côtes de l'ouraque, et qui, comme lui, adhèrent assez fortement au péritoine.

Les petites faux du péritoine ne sont que l'effet mécanique et nécessaire de la réflexion de cette membrane sur les trois cordons ligamenteux que nous venons d'indiquer, lesquels la soulèvent et l'enfoncent du côté du ventre, de manière à former trois petits replis alongés. Ces replis, dont le moyen enveloppe l'ouraque, et les latéraux, les artères ombilicales, sont plus larges inférieurement que supérieurement, et plus marqués dans le fœtus que dans l'adulte. Réunis et confondus à l'ombilic, ces trois replis s'écartent en descendant : le moyen dont la direction est verticale, et qui correspond à la ligne blanche, se termine au sommet de la vessie ; les latéraux, qui sont divergens, se perdent sur les côtés de cet organe.

La région inférieure, qu'on nomme aussi la base de la vessie, a un peu plus d'étendue d'un côté à l'autre que de devant en arrière. On la subdivise en deux parties, une antérieure et l'autre postérieure ; la partie antérieure, un peu plus élevée que la postérieure, est étroite, figurée comme un entonnoir, ou plutôt comme un goulot fort court : on la nomme le col de la vessie. Elle est embrassée par la base de la prostate, et correspond à la partie postérieure et inférieure de la symphyse du pubis. La partie postérieure, ample, évasée, a reçu le nom de bas-fond de la vessie. Elle est bornée en arrière par l'espèce de cul-de-sac que le péritoine forme en se réfléchissant de la face postérieure de la vessie sur la partie antérieure du rectum. Dans l'homme, le bas-fond de la vessie est appliqué sur les vésicules séminales et les canaux déférens, et leur est uni par un tissu cellulaire assez serré en avant près de la prostate, et lâche en arrière : dans l'intervalle triangulaire qui sépare les vésicules séminales, le bas-fond de la vessie est appliqué immédiatement sur le rectum, auquel il est uni par un tissu cellulaire lâche, abondant, graisseux et parsemé d'un grand nombre de vaisseaux sanguins, sur-tout veineux. Chez la femme, le bas-fond de la vessie répond à la partie antérieure du vagin. Les parties latérales de ce

bas-fond,

bas-fond, sont embrassées dans l'un et l'autre sexe, par les muscles releveurs de l'anus, et correpondent à l'intervalle qui sépare l'anus de la tubérosité de l'ischion.

La surface interne de la vessie est légèrement grenue, et couverte d'une mucosité abondante qui la garantit de l'impression de l'urine. Elle présente un grand nombre de rides plus ou moins marquées, dirigées en tous sens, et formées par la tunique interne. Ces rides, très-apparentes quand la vessie est vide et contractée sur elle-même, s'effacent presque entièrement quand elle est dilatée. Elles sont l'effet de l'inégale contraction des tuniques musculeuse et muqueuse. Cette dernière n'étant point douée de contractilité, ne peut se raccourcir et revenir sur elle-même comme la tunique musculeuse; delà les réplis dont nous parlons. Il est des sujets chez lesquels, outre ces rides, on trouve des saillies alongées, assez semblables pour la forme, le volume et l'arrangement, aux colonnes qu'on apperçoit dans l'oreillette droite du cœur. Elles sont formées par les fibres de la tunique musculeuse, disposées en gros faisceaux qui soulèvent la tunique interne, et proéminent au-dedans de la vessie. Ces saillies, qui font donner aux vessies dans lesquelles on les trouve le nom de vessies à colonnes, sont séparées par des enfoncemens dont la profondeur répond à la saillie que forment les colonnes. On trouve aussi quelquefois des vessies qui, outre ces enfoncemens, ont des poches ou cellules plus ou moins grandes, et plus ou moins nombreuses, qui s'ouvrent dans leur cavité. Ces cellules peuvent contenir des pierres qui portent alors le nom de pierres chatonnées ou enkystées.

Les régions antérieure, postérieure et latérales de la face interne de la vessie, n'offrent du reste rien de particulier.

La région supérieure presente, dans le fœtus, un pore souvent à peine visible, qui est l'orifice de l'ouraque dont nous avons parlé.

La région inférieure, considérée de devant en arrière, offre, 1.º le col de la vessie ; 2.º le trigone vésical ; 3.º l'insertion des uretères ; 4.º le bas-fond.

Le col de la vessie ou l'orifice de l'urètre est une ouverture disposée en forme d'entonnoir ou de goulot assez large, dont le contour est épais et arrondi, et qui se rétrécit ensuite pour donner naissance à l'urètre. Dans le fœtus, il occupe la partie la plus déclive de la vessie, parce qu'alors le bas-fond n'est pas développé, comme il l'est dans l'adulte ; chez ce dernier, le col de la vessie est situé un peu plus haut que le bas-fond ; en sorte que depuis cette dernière partie jusqu'au col, la région inférieure de la face interne de la vessie est un peu oblique de bas en haut et de derrière en devant. La forme circulaire du col de la vessie est ordinairement interrompue par un tubercule charnu qui s'élève de sa partie inférieure. Ce tubercule, dont la grosseur varie, et qui souvent est à peine visible, a été nommé par *Lieutaud*, qui l'a décrit le premier, luette vésicale. Il est sujet à s'engorger, surtout chez les vieillards, et alors il s'élève sous la forme d'une tumeur obronde, qui tient ordinairement à un pédicule plus ou moins alongé, et qui bouchant le col de la vessie, s'oppose à l'expulsion

de l'urine. Cependant on le trouve quelquefois
très-gonflé sur des cadavres dont la vessie n'est
nullement distendue par l'urine. La luette
vésicale est formée par la membrane interne
de la vessie, et ne paroît être que la terminaison de l'angle antérieur du trigone vésical.
Dans l'état naturel, le col de la vessie est fermé
hors le temps de l'excrétion de l'urine, et ne
s'ouvre que pour donner passage à ce liquide.
Il est embrassé extérieurement par la glande
prostate, comme nous l'avons déja dit; dans la
femme, la luette vésicale est moins saillante
que dans l'homme, et le col de la vessie est
plus évasé.

Le trigone vésical est une partie triangulaire, circonscrite par trois ouvertures qui en
marquent les trois angles. Ces ouvertures, distantes les unes des autres à-peu-près d'un pouce
et demi, sont en devant l'orifice de l'urètre ou
le col de la vessie que nous venons de décrire,
en arrière et sur les côtés les orifices des uretères. Le trigone vésical présente une surface
horizontale, un peu inclinée en arrière, légèrement saillante, et dont le relief est toujours
assez grand pour être remarqué. Cette surface,
est beaucoup moins ridée que le reste de la
face interne de la vessie, dont elle se distingue aussi par une couleur particulière, qui n'est
pas la même dans tous les sujets, mais qui est
toujours différente de celle de l'intérieur de
l'organe. Son angle antérieur ou son sommet
confondu avec la luette vésicale, a environ
trois ou quatre lignes d'épaisseur. Ensuite ce
trigone s'amincit jusqu'à sa base, dont les
deux extrémités se terminent aux orifices des
uretères, qui, comme nous venons de le dire,

occupent les deux angles postérieurs. Le trigone vésical paroît avoir une organisation différente de celle du reste de la vessie, à en juger d'après son épaisseur, sa couleur et l'adhérence forte de la membrane interne qui le recouvre. De plus, il conserve presque toute son étendue dans la plus grande contraction de la vessie. Il a alors plus de saillie en dedans, parce qu'il est repoussé par les fibres postérieures. Peut-être que les adhérences intimes du trigone avec la prostate, les vésicules séminales et le rectum, tandis que toutes les autres régions de la vessie n'adhèrent aux parties environnantes que d'une manière lâche, sont la cause de ce phénomène, je veux dire de ce que le trigone conserve son étendue dans la contraction de la vessie, et de ce qu'il ne présente point de rides. Dans la femme, le trigone paroît en général avoir plus d'étendue que dans l'homme. On pense communément que le trigone vésical est doué d'une sensibilité plus grande que celle du reste de la vessie, et c'est, dit-on, la raison pour laquelle on voit que les pierres causent de vives douleurs aux malades lorsqu'elles touchent à cette partie, et que, lorsqu'elles sont contenues dans des poches d'où elles ne peuvent sortir pour entrer dans la vessie, elles ne causent que peu d'incommodités. Sans nous prononcer formellement pour ou contre cette opinion, nous observerons seulement que dans l'état actuel de la science, elle ne peut être admise tout au plus que comme probable.

Les orifices des uretères occupent, comme nous l'avons dit, les deux angles postérieurs du trigone vésical. Ils sont étroits, alongés,

et dirigés obliquement en avant et en dedans.
Leur diamètre est plus petit que celui des
uretères. Assez souvent ils paroissent couverts
par un petit repli de la membrane interne
qu'on est obligé de soulever avec un stylet
pour les bien voir. En y introduisant le stylet,
on s'assure de l'obliquité de leur direction et
de l'étendue du trajet que les uretères parcourent entre les tuniques de la vessie, avant
de s'ouvrir dans sa cavité. Nous ne reviendrons
pas sur ces objets que nous avons décrits en
traitant des uretères.

Le bas-fond de la vessie est situé derrière le
trigone. C'est un enfoncement très-évasé qui
répond au-dessous du niveau du col ; en sorte
que c'est réellement la partie la plus déclive
de la vessie, circonstance qu'il importe de
remarquer relativement aux opérations chi-
rurgicales qu'on peut pratiquer sur cette
partie. Le bas-fond de la vessie correspond,
comme nous l'avons déjà dit, dans l'homme,
au rectum, et dans la femme, au vagin.

Les parois de la vessie sont d'autant plus
épaisses, que cet organe est plus contracté
sur lui-même. Elles s'amincissent à mesure
que la vessie se dilate. Dans certaines maladies, elles peuvent acquérir une épaisseur
considérable : cette épaisseur morbifique des
parois de la vessie, est plus grande à sa tunique interne, qu'à ses tuniques musculeuse et
externe. La couleur de ces parois est d'un
gris blanchâtre à l'extérieur, et un peu
rougeâtre à l'intérieur. Elles sont composées d'une tunique membraneuse, d'une
tunique musculeuse, d'une tunique nerveuse,
d'une tunique interne ou muqueuse, d'artères,

de veines, de vaisseaux lymphatiques et de nerfs.

La tunique membraneuse ne revêt que la région postérieure et une petite portion des régions latérales de la vessie. Dans le fœtus, elle recouvre un peu la partie supérieure de la région antérieure. Sa face externe est lisse et humectée par la sérosité abdominale. Sa face interne adhère à la tunique musculeuse, par un tissu cellulaire assez lâche, pour qu'on puisse séparer facilement ces deux tuniques. La tunique membraneuse est fournie par le péritoine. Lorsque la portion du péritoine qui a tapissé la paroi antérieure de l'abdomen est arrivée au pubis, elle passe sur le sommet de la vessie, et descend ensuite sur la face postérieure de cet organe jusqu'à sa partie inférieure. Dans cet endroit, le péritoine abandonne la vessie pour se porter sur l'intestin rectum dans l'homme, et sur la matrice dans la femme; en allant de l'un à l'autre de ces organes, il forme sur les côtés, les deux replis nommés improprement les ligamens postérieurs de la vessie, et dans le milieu, un cul-de-sac où l'on trouve souvent une sérosité semblable à celle qui s'épanche dans le reste de la cavité du péritoine.

Dans tous les endroits où la tunique membraneuse n'existe pas, la vessie est recouverte d'une couche de tissu cellulaire dont l'épaisseur et l'apparence ne sont pas les mêmes par-tout. A la région antérieure, derrière le pubis, et sur les régions latérales, ce tissu cellulaire est très-lâche, très-abondant, et ordinairement plus ou moins chargé de graisse. Au bas-fond, il est moins abondant, assez lâche, et dépourvu de graisse; mais on y remarque une grande quantité de vaisseaux, sur-tout de veines. Dans l'endroit qui correspond aux vésicules séminales et à la prostate, il est dense et blanchâtre. Si après avoir distendu la vessie, on enlève complètement la couche celluleuse dont nous parlons, on voit la tunique interne faire saillie en divers endroits, à travers les mailles que forment les fibres de la tunique charnue, qui sont rares et écartées par-tout, excepté au bas-fond et auprès de l'ouraque. D'où l'on peut conclure que la couche celluleuse de la vessie, sert non-seulement de moyen d'union avec les parties environnantes, mais qu'elle fortifie beaucoup les parois de cet organe, en suppléant à la rareté des fibres charnues, et en prévenant les espèces de hernies que la membrane interne tend à former dans les espaces que ces fibres laissent entr'elles.

La tunique musculeuse entoure la vessie dans toute son étendue. Sa face externe répond à la tunique membraneuse, et dans les endroits où cette tunique manque, à la couche celluleuse qui revêt l'extérieur de la vessie. Sa face interne répond à la tunique nerveuse. La tunique musculeuse est composée d'un grand nombre de fibres, pâles, disposées par faisceaux plus ou moins volumineux, qui suivent toutes sortes de directions et se croisent en tous sens, de manière à former un réseau dont les mailles sont de grandeur et de figure très-variables. C'est à travers ces mailles que la tunique interne se prolonge quelquefois pour former des cellules ou poches particulières dans lesquelles les pierres peuvent être chatonnées. En examinant attentivement les fibres de la tunique musculeuse, on voit que les unes affectent une direction longitudinale, les autres une direction à-peu-près circulaire, plusieurs une direction oblique, et que le reste offre un lacis inextricable.

Les fibres longitudinales qui forment le plan le plus extérieur, sont dirigées du col de la vessie vers son sommet. Les unes situées en devant, naissent de la prostate et de son enveloppe, et même quelquefois de la partie postérieure et inférieure du pubis et des ligamens antérieurs de la vessie, et chez la femme, du point de réunion de la vessie avec l'urètre; delà elles montent sur la face antérieure de l'organe, gagnent sa partie supérieure, et entourent l'ouraque auquel elles fournissent une gaîne, comme nous l'avons dit. Les autres situées en arrière, forment un plan composé de faisceaux plus nombreux et plus considérables que ceux du plan antérieur. Elles commencent à l'ouraque, descendent ensuite sur les régions postérieure et inférieure de la vessie, et vont se terminer à la prostate dans l'homme, et à l'union du vagin avec la vessie dans la femme. Chacun de ces plans envoie de côté et d'autre des fibres qui se portent sur les parties latérales de la vessie et s'entre-croisent entr'elles, ainsi qu'avec celles des plans situés plus profondément.

Toutes ces fibres ayant leur point d'attache fixe et immobile à la prostate et au col de la vessie, il en résulte qu'en se contractant, elles rapprochent nécessairement le sommet de la vessie de son col, et pressent l'urine contre l'orifice de l'urètre.

Les fibres obliques, moins distinctes que les

longitudinales, sont situées plus profondément.
Elles sont tellement confondues avec les autres
fibres de la vessie, qu'il est presque impossible
d'observer aucun ordre dans leur distribution.
Quelques-unes ont une direction transversale et
embrassent la vessie presque circulairement;
en général, plus elles sont situées profondément, et plus elles se rapprochent de la direction transversale; cependant on voit à l'intérieur de l'organe plusieurs faisceaux dont la
direction est longitudinale. Ces fibres, en se
contractant, rétrécissent la vessie dans tous
ses diamètres, et en rapprochent également
les parois; l'urine ainsi comprimée dans tous
les sens, tend à s'échapper par l'endroit où elle
trouve moins de résistance : or, cet endroit
est le col de la vessie, contre lequel elle est
d'ailleurs poussée par la contraction des fibres
longitudinales.

Lorsqu'on examine la disposition de la tunique musculeuse sur une vessie qu'on a distendue, on voit qu'elle est fort épaisse vers le
bas-fond entre les vésicules séminales, et au
sommet, tandis qu'ailleurs où les fibres sont
beaucoup plus écartées, cette tunique est si
mince qu'on a quelquefois de la peine à la
distinguer du tissu cellulaire. Cela dépend
presqu'entièrement de ce que les parois de la
vessie ne cèdent pas également dans tous les
sens; car si l'on incise une vessie contractée,
on trouve que ses parois ont à-peu-près par-
tout la même épaisseur.

Dans le fœtus et dans l'enfant, les parois de
la vessie, et sur-tout la tunique charnue, ont
proportionnément plus d'épaisseur que dans
l'adulte : aussi chez les enfans la vessie est

plus irritable, se contracte avec plus de force, et l'urine est projetée plus loin.

Plusieurs Anatomistes ont prétendu qu'il existoit un sphincter au col de la vessie; mais si l'on dissèque attentivement cette partie, on ne trouve sous la couche celluleuse extérieure, entr'elle et la tunique interne, qu'une substance blanchâtre, épaisse, ferme, en quelque sorte fibreuse, se continuant avec la tunique musculeuse, dont les fibres s'y terminent d'une manière très-manifeste. Il n'y a donc point de sphincter, puisqu'on n'apperçoit pas de muscle distinct, et que d'ailleurs les fibres du col se continuent avec celles du reste de la vessie. Mais la structure dont nous venons de parler, communique au col de cet organe une force de résistance qui, quoiqu'indépendante de l'action d'un muscle particulier, n'en est pas moins supérieure à la force avec laquelle la vessie tend continuellement à revenir sur elle-même, et à expulser l'urine, qui sortiroit à chaque instant si elle n'étoit retenue par cette résistance du col.

On a donné le nom de tunique nerveuse à une couche blanchâtre, située entre la tunique musculeuse et la tunique interne. Sa texture est entièrement celluleuse; les fibres et les petites lames qui la composent sont moins rapprochées et moins serrées les unes contre les autres à l'extérieur qu'à l'intérieur. Cette tunique est très-extensible; mais lorsque la cause qui la distend cesse d'agir, elle revient sur elle même, et forme conjointement avec la tunique interne les plis ou rides qu'on remarque à l'intérieur de la vessie. Elle contribue singulièrement à la solidité des parois de cet organe, et paroît plus propre à contenir l'urine que la tunique interne qui est très-mince, et que la musculeuse qui, au lieu de former un plan continu, ne forme qu'un véritable réseau, comme nous l'avons dit.

La tunique interne ou muqueuse revêt tout l'intérieur de la vessie. Elle se continue d'une part, avec la membrane interne des uretères; et de l'autre, avec celle de l'urètre qui est elle-même un prolongement de l'épiderme. Elle est unie à la tunique nerveuse par un tissu cellulaire si dense et si serré, que l'air ne peut point le pénétrer; cependant les deux tuniques peuvent être séparées. La surface de la tunique muqueuse ne présente point de villosité, mais seulement des rides qui, comme nous l'avons dit, disparoissent quand la vessie est distendue : elle est continuellement humectée par un mucus qui la protège contre l'âcreté de l'urine. Les sources de ce mucus ne sont pas bien connues ; cependant l'analogie nous porte à croire qu'il est fourni, comme celui qui lubréfie toutes les membranes muqueuses, par des follicules ou glandes muqueuses. Ces follicules ne sont pas faciles à appercevoir dans l'état naturel ; mais ils deviennent assez manifestes dans le catarre de la vessie. *Haller* dit en avoir vu quelques-uns dans des vessies saines, et il les a rencontrés particulièrement vers le col de cet organe. La quantité de mucus qu'ils fournissent augmente beaucoup toutes les fois que la vessie est irritée par la présence d'un corps étranger, ou par une autre cause quelconque. La tunique muqueuse est mince et blanchâtre, sur-tout vers le col de la vessie. Son organisation n'est pas bien connue. Elle peut, comme l'épiderme dont elle est la continuation, se détacher de la tunique nerveuse, et se régénérer ensuite. On a vu sortir par l'urètre, dans certaines maladies, des lambeaux de cette tunique dans lesquels on distinguoit des vaisseaux. Dans certains cas, on l'a trouvée détruite, ainsi que la tunique nerveuse, en sorte qu'on voyoit à nu la tunique musculeuse.

Les artères de la vessie viennent de l'ombilicale, de l'hémorroïdale moyenne, de la honteuse interne, de l'ischiatique, de l'obturatrice, de l'hypogastrique et de l'épigastrique qui envoie quelques rameaux au sommet de cet organe; dans la femme, la spermatique lui envoie aussi quelques rameaux. Toutes ces artères s'anastomosent fréquemment entr'elles, et forment dans la couche celluleuse qui recouvre la tunique charnue, un réseau élégant, qui est encore très-manifeste dans la tunique nerveuse et dans le tissu cellulaire qui unit cette tunique à la musculeuse. Enfin, leurs dernières extrémités se terminent en se continuant avec les veines, et en formant des vaisseaux exhalans qui s'ouvrent dans la vessie.

Les veines de la vessie suivent les divisions des artères, et vont aboutir de chaque côté à l'hypogastrique et à l'obturatrice. Elles se ramifient principalement sur les parties latérales et inférieures de l'organe, où elles forment, avec d'autres veines qui appartiennent au rectum, un plexus considérable.

Les vaisseaux lymphatiques de la vessie naissent de tous les points de sa surface interne et de ses parois, et suivent, en général, les vaisseaux sanguins. Ils traversent plusieurs petites glandes placées sur le trajet des artères ombilicales, et se jettent enfin dans le plexus hypogastrique.

Les nerfs que la vessie reçoit viennent des sacrés et des grands sympathiques. Les premiers paroissent présider à l'irritabilité de cet organe, et les seconds à sa sensibilité. Aussi certaines lésions de la moëlle de l'épine privent-elles la vessie de sa contractilité, sans la priver de sa sensibilité.

La vessie est très-sensible et très-irritable. Ses usages sont de servir de réservoir à l'urine, et d'être le principal agent de son expulsion. L'urine apportée continuellement dans la vessie par les uretères, tend aussi continuellement à en sortir par l'urètre; mais elle en est empêchée par la résistance que lui opposent la contraction habituelle des fibres qui entourent le col de la vessie et par la force élastique de ce col et de la prostate. D'un autre côté, l'urine ne peut refluer dans les uretères à raison de l'obliquité de leur insertion. Elle s'accumule donc dans la vessie et la dilate en tous sens, mais principalement de bas en haut. Pendant qu'elle séjourne ainsi, ses principes s'élaborent davantage, ses parties les plus ténues sont absorbées, elle devient plus colorée, plus âcre et plus irritante. Lorsque l'irritation qu'elle détermine sur la vessie, ainsi que le sentiment qui résulte de la distension des parois de cet organe, sont devenus insupportables, alors, pour nous en délivrer, nous contractons volontairement la vessie. La force de contraction de cet organe, étant supérieure à la force de résistance que le col opposoit à la sortie de l'urine, celui-ci se dilate, les parois de l'urètre sont écartées, l'urine s'échappe au-dehors, et continue de couler jusqu'à ce que la vessie soit vide. Les muscles abdominaux et le diaphragme joignent leur action à celle de la vessie, et concourent à l'expulsion de l'urine. La force et la rapidité du jet que forme ce liquide, sont toujours en raison directe de l'irritabilité musculaire. Aussi, dans l'enfance, où les muscles sont plus irritables, l'urine sort avec plus de vîtesse, que dans un âge avancé où la vessie a perdu une partie de sa contractilité. Lorsqu'on commence à uriner, le liquide sort avec force et forme un jet continu. Mais sur la fin du pissement, quand la vessie est presqu'entièrement vidée, l'urine coule lentement ; le jet s'arrête, ensuite il prend son cours ; puis il est interrompu plusieurs fois, car on fait agir les bulbo-caverneux, les transverses et le sphincter de l'anus, qui accélèrent la sortie de l'urine, et expulsent par de légères secousses, les dernières gouttes de ce liquide qui restent dans cette partie du canal. Enfin, le jet s'arrête tout-à-fait, l'homme respire plus facilement, il est plus léger, et il ne sent plus le poids incommode qu'il ressentoit auparavant dans le bassin.

DES PARTIES GÉNITALES DE L'HOMME.

LES parties génitales de l'homme se divisent naturellement en trois classes ; les unes préparent la semence, ce sont les testicules et leur dépendances ; les autres la conservent et lui forment une espèce de réservoir, ce sont les

vésicules séminales ; d'autres enfin, la transmettent au-dehors, c'est la verge et toutes les
parties qui la constituent.

Des Testicules.

Les testicules sont des corps glanduleux qui
secrètent la semence. Ils sont presque toujours
au nombre de deux ; quelquefois il y en a
trois ; d'autrefois, il n'y en a qu'un. *Cabrole*
a rencontré un sujet chez lequel ces organes
manquoient absolument, quoique les vésicules
séminales fussent aussi remplies de semences
que chez ceux qui ont deux testicules.

Dans le fœtus, ils sont placés dans le ventre
comme nous le dirons plus bas. Mais après la
naissance, on les trouve à la partie inférieure
du ventre, au dessous du pubis et de la verge.
Ils sont renfermés dans plusieurs enveloppes
que l'on a coutume de distinguer en commune
et en propres. La première est le scrotum, les
secondes sont le dartos, la tunique vaginale et
la tunique albuginée.

Le scrotum est la plus extérieure de toutes
les enveloppes des testicules. C'est un sac
commun à tous les deux, formé par le prolongement de la peau qui recouvre la partie
interne des cuisses, le périnée et la verge. Il
est lâche et alongé chez les hommes foibles,
chez les vieillards, dans les grandes chaleurs,
après l'acte de la génération, et en général dans
tous les cas de débilité quelle qu'en soit la cause.
Il est plus court, resserré et plus exactement
appliqué contre les testicules, chez les sujets
jeunes et vigoureux, dans les temps froids
et dans le moment de l'érection. Sa face

externe, d'une couleur un peu brune, est divisée en deux parties latérales, par une ligne saillante qui paroît comme une espèce de couture ou de raphé, et qui s'étend en avant jusqu'à l'extrémité de la verge, et en arrière jusqu'à l'anus. Cette face offre dans toute son étendue, des rugosités qui s'effacent quand on alonge le scrotum. Elle offre, en outre, à l'âge de puberté des poils moins nombreux et moins longs que ceux du pénil. Ils sont implantés obliquement, et leurs bulbes saillans au dessous de l'épiderme produisent à l'extérieur un grand nombre de petites élévations qui ne s'effacent point quand on distend les bourses. La face interne est unie au dartos par du tissu cellulaire assez serré. La peau qui forme le scrotum est beaucoup plus mince que celle des parties voisines, et l'on distingue très-bien à travers son épaisseur le réseau vasculaire de la couche celluleuse qui est situé immédiatement au dessous du scrotum. On trouve dans son épaisseur beaucoup de glandes sébacées.

Le dartos a été regardé autrefois comme une enveloppe commune aux deux testicules ; mais l'on sait aujourd'hui à ne pouvoir en douter, qu'il y a deux dartos, un pour chaque testicule. Ils s'attachent à toute la longueur du bord interne de la branche du pubis et de celle de l'ischion ; delà, ils descendent obliquement de dehors en dedans jusqu'au raphé, auquel ils sont plus fortement unis qu'au reste du scrotum ; ensuite ils s'adossent l'un à l'autre, et remontent jusqu'à la partie inférieure de l'urètre, en formant une cloison qui sépare les deux testicules. La face externe du dartos adhère assez fortement au scrotum. Sa face interne

interne est appliquée sur la tunique vaginale et sur l'extrémité inférieure du crémaster. La structure du dartos paroît entièrement cellu- leuse, et la dissection la plus exacte n'y dé- couvre point les fibres charnues que plusieurs Anatomistes y ont admises. On voit seulement, après avoir divisé le scrotum, un tissu cellu- laire lâche et abondant, qui entoure le testi- cule et le cordon spermatique. Ce tissu cellu- laire, un peu plus dense immédiatement au des- sous du scrotum que du côté de la tunique va- ginale, est parcouru par un très-grand nom- bre d'artères, de veines, de vaisseaux lympha- tiques et de nerfs qui se croisent en tous sens, et forment un très-beau réseau. On n'y trouve de graisse qu'auprès de l'anneau et de l'urètre : par-tout ailleurs il en est entièrement dépour- vu ; aussi est-il très-susceptible d'infiltration.

Presque tous les Anatomistes pensent que le dartos est doué de contractilité, et qu'en se res- serrant sur lui-même, il fronce le scrotum et imprime aux testicules le mouvement vermicu- laire qu'on y observe quand on s'expose au froid, ou pendant l'érection, ou même toutes les fois que sans être en érection, on contracte les muscles de la verge et du périnée. Mais nous pensons que le mouvement vermiculaire, qui ne s'observe que quelques secondes après la con- traction des muscles, est dû uniquement à la tonicité de la peau des bourses et à la contrac- tion du crémaster.

La tunique rouge ou érythroïde n'est autre chose que l'épanouissement des fibres du cré- master. Ce muscle naît du bord inférieur de l'oblique externe du bas-ventre et de celui du transverse, vis-à-vis l'anneau. Il passe par cette ouverture, et descend sur les côtés externe et antérieur du cordon spermatique, jusqu'à la tunique vaginale, sur le côté externe de laquelle il s'épanouit et disparoît entièrement. Le crémaster soutient le testicule, le comprime, le secoue légèrement, et l'entraîne en haut pendant l'acte de la génération. Quelquefois même il se contracte alors avec assez de force pour appliquer douloureusement cet organe contre l'anneau.

La tunique vaginale ou élythroïde renferme immédiatement le testicule, l'épididyme et une petite portion du cordon spermatique. Sa face externe est couverte en dehors et en avant par le crémaster, et dans le reste de son étendue, par le dartos. Sa face interne est lisse et contiguë au testicule et à l'épididyme. Cette tunique qui est assez mince, considérée dans l'adulte, paroît manifestement formée de deux lames; l'extérieure, un peu plus épaisse, plus opaque que l'intérieure, dégénère supérieurement en un tissu cellulaire qui se continue avec celui qui environne le cordon spermatique. L'intérieure plus mince, transparente et semblable aux membranes séreuses, se sépare de l'extérieure, au bas du cordon, en recouvre une partie, et se continue ensuite sur le testicule et l'épididyme qu'elle couvre presqu'en entier, mais de manière que ces organes ne sont point contenus dans la cavité qu'elle forme. Ainsi la lame interne de la tunique vaginale se comporte relativement au testicule et à l'épididyme, absolument comme la lame interne du péricarde relativement au cœur, comme la plèvre relativement aux poumons; en un mot, comme toutes les membranes séreuses, relativement aux organes qu'elles enveloppent. Delà il résulte que cette lame forme un petit sac sans ouverture, placé entre le testicule qui est en arrière, et la lame externe de la tunique vaginale. L'intérieur de ce sac est continuellement humecté d'une sérosité qui le lubréfie et l'empêche de contracter des adhérences avec le testicule. Lorsqu'elle s'y accumule, elle produit la maladie connue sous le nom d'hydrocèle de la tunique vaginale.

La tunique albuginée entoure immédiatement le testicule qui est réellement contenu dans la cavité qu'elle forme. Il ne faut point confondre cette membrane avec la portion de la lame interne de la tunique vaginale qui, en se réfléchissant sur le testicule et l'épididyme, la recouvre et lui adhère fortement. La face externe de la tunique albuginée est unie très-étroitement à la portion de la lame interne de la tunique vaginale qui la recouvre, comme nous venons de le dire ; vers le bord supérieur du testicule, elle répond à l'épididyme et aux vaisseaux spermatiques. Sa face interne donne naissance à un grand nombre de prolongemens membraneux et vasculaires qui s'enfoncent dans le testicule, et forment des espèces de cloisons dont nous parlerons en décrivant la structure de cet organe. La tunique albulginée est blanche, légèrement transparente, ferme, assez épaisse, sur-tout à l'endroit qui répond au corps d'*hyghmore*. Son tissu est fort serré, fibreux, et parsemé de quelques vaisseaux sanguins qui lui sont fortement unis. Elle est susceptible de s'étendre beaucoup, et de revenir ensuite sur elle-même, comme le prouve le gonflement du testicule, et le retour de cet organe à son volume naturel. On ne sait pas précisément si elle est insensible dans l'état naturel, mais tout porte à le croire.

Les testicules sont très-petits dans l'enfance, mais ils augmentent rapidement à l'époque de la puberté. Leur volume, dans l'âge adulte, est à-peu-près celui d'un œuf de pigeon : ils diminuent un peu dans la vieillesse. Leur grosseur varie suivant les sujets. Elle n'est pas toujours la même des deux côtés ; assez souvent l'un est plus gros que l'autre. Cette disposition naturelle a quelquefois été prise pour une maladie. *Fabrice d'Aquapendente* dit qu'il préserva de la castration un jeune homme qui étoit dans ce cas, et à qui on vouloit extirper le testicule plus volumineux. Presque toujours celui du côté droit est plus élevé et moins éloigné de l'anneau que celui du côté gauche ; et l'un et l'autre sont plus ou moins rapprochés de cette ouverture, suivant que les bourses sont dans un état de contraction ou de relâchement.

La figure des testicules approche de celle d'un œuf, un peu aplati sur les côtés. On y distingue deux faces latérales, une interne et l'autre externe ; deux bords, un supérieur et l'autre inférieur ; et deux extrémités, l'une antérieure et l'autre postérieure.

Les faces, le bord inférieur et les extrémités sont lisses, contiguës à la tunique vaginale, et mouillées continuellement par la sérosité dont nous avons parlé plus haut. Le bord supérieur est surmonté par l'épididyme dont nous parlerons bientôt. La direction particulière des testicules est telle que leur bord supérieur est incliné en arrière et l'inférieur en avant ; leur extrémité antérieure est un peu tournée en haut, et la postérieure en bas.

La consistance des testicules est assez molle. Leur couleur est blanche à l'extérieur, et grisâtre à l'intérieur. La substance propre de ces organes remplit la cavité formée par la tunique albuginée, laquelle est partagée en plusieurs loges par les prolongemens qui se détachent de la face interne de cette tunique. Ces prolongemens qui sont très-nombreux forment des espèces de cloisons plus ou moins incomplètes, et dont quelques-unes mêmes ne paroissent être que de petites brides filamenteuses; ils aboutissent tous à un cordon de couleur blanche, qui règne tout le long du bord supérieur des testicules, et que l'on nomme le corps d'*highmore*. Les loges qui se trouvent entre eux ont, en général, une forme triangulaire : elles ressemblent assez bien à celles que l'on voit au dedans des oranges et des citrons, et qui renferment la substance pulpeuse de ces fruits.

La substance des testicules est mollasse, grise, et formée principalement d'une quantité prodigieuse de petits conduits qu'on nomme séminifères : elle contient aussi des artères, des veines, des vaisseaux lymphatiques et des nerfs.

Les artères principales des testicules sont celles que l'on nomme spermatiques ; elles sont au nombre de deux, une pour chacun de ces organes. Nous avons décrit dans l'Angiologie leur origine; leur trajet long et oblique de haut en bas et de dedans en dehors, derrière le péritoine, devant le psoas et l'uretère; leur passage à travers l'anneau inguinal, où elles se réunissent aux veines spermatiques, aux vaisseaux lymphatiques, aux nerfs et aux canaux déférens, pour former ce qu'on appelle les cordons des vaisseaux spermatiques, ou les cordons spermatiques. Nous avons fait remarquer leur marche flexueuse jusqu'au bord supérieur des testicules; les rameaux qu'elles fournissent au scrotum, au crémaster et à la tunique vaginale; enfin, leur division en deux faisceaux de rameaux, dont le plus petit paroît destiné plus spécialement à l'épididyme, tandis que le plus gros se distribue presque entièrement au testicule. Tous les rameaux artériels qui vont à cet organe, s'introduisent par son bord supérieur où ils percent la tunique albuginée pour se rendre dans la substance propre du testicule. Ils descendent le long des cloisons qui séparent les conduits séminifères, communiquent fréquemment ensemble et avec les rameaux du premier faisceau, et répandent sur ces conduits une quantité prodigieuse de ramifications, dont les dernières extrémités échappent à la dissection la plus exacte.

Les autres artères qui vont aux testicules et à leurs enveloppes, naissent de l'ombilicale, de l'épigastrique, de la honteuse interne et de la crurale.

Les veines qui répondent à ces artères, sont les spermatiques, et d'autres beaucoup plus petites, qui sont fournies par les hypogastriques, les épigastriques, les saphènes et les crurales, et dont la distribution est presque semblable à celle des artères. Nous ne répéterons pas ici ce qui a été dit dans l'Angiologie, touchant l'origine, le trajet et les divisions des veines spermatiques. Lorsque le plexus qu'elles forment est arrivé au bord supérieur du testicule, il se divise en deux faisceaux, dont l'un se porte au testicule, et l'autre à l'épididyme. Les branches qui vont au testicule traversent la tunique albuginée, devant la tête de l'épididyme, et après avoir rampé quelque temps entre cette tunique et la substance propre du testicule, elles pénètrent dans cette substance et y répandent un grand nombre de rameaux qu'il est beaucoup plus difficile de suivre que ceux des artères. Les veines spermatiques donnent aussi aux enveloppes des testicules. On y voit des valvules, principalement aux endroits où elles se ramifient; elles sont très-dilatables et deviennent souvent variqueuses.

Les vaisseaux lymphatiques ou absorbans des testicules sont très-nombreux; les uns naissent de la tunique vaginale et de l'albuginée; les autres naissent de la substance propre de ces organes et de l'épididyme. Tous se réunissent à la partie supérieure des testicules; et, réduits à un nombre de branches qui varie depuis six jusqu'à douze, ils remontent le long du cordon, traversent l'anneau inguinal, et vont se terminer dans les glandes lombaires.

Les nerfs des testicules sont très-petits; ils sont fournis par le plexus rénal, par les deux plexus mésentériques, par le tronc du grand sympathique et par les lombaires. Ces nerfs descendent le long du cordon; mais il n'est pas possible de les suivre jusqu'aux testicules; cependant, la sensibilité exquise dont ces organes sont doués, ne permet pas de douter qu'ils ne pénètrent dans leur substance. Les enveloppes des testicules reçoivent leurs nerfs des lombaires.

Lorsqu'on divise la tunique albuginée, on apperçoit aussitôt la substance propre du testicule. Cette substance est molle, d'un gris jaunâtre, et partagée en un grand nombre de lobes par les cloisons membraneuses et filamenteuses qui se détachent de la face interne de la tunique albuginée.

Cette substance est faite d'un nombre prodigieux de filamens, d'une grande ténuité, assez fermes, flexueux, singulièrement repliés sur eux-mêmes, réunis par un tissu cellulaire très-fin, et couverts de vaisseaux sanguins d'une petitesse extrême. Ces filamens se voient fort bien sur les testicules humains; mais ils sont plus sensibles sur ceux des animaux qui ont été long-temps sans s'approcher de leurs femelles, et qui ont été excités depuis peu par leur présence, sans qu'on leur ait permis de se satisfaire. La macération les rend aussi plus faciles à appercevoir. On peut même alors les développer, et augmenter considérablement leur longueur, en détruisant, avec la pointe d'une aiguille, le tissu cellulaire qui unit ensemble leurs plis, leurs replis et leurs circonvolutions. Quoique très-fins, ces filamens sont creux dans toute leur longueur, et forment de véritables conduits, auxquels on a donné le nom de séminifères. Ils reçoivent du mercure lorsqu'on en injecte par le canal déférent.

Monro estime le nombre de ces conduits à 62,500; la longueur de chacun d'eux a un pouce; leur diamètre à $\frac{1}{200}$ de pouce; leur contour a 5,760, et la longueur de tous ces conduits réunis à 5,208 pieds. L'injection poussée dans l'artère spermatique ne passe jamais dans les conduits séminifères : cependant, l'analogie des testicules avec les autres organes

secréteurs en général, ne permet guères de douter de la continuation de ces conduits avec les
dernières extrémités dés ramifications de l'artère spermatique. Tous les conduits séminifères se dirigent vers le bord supérieur du testicule ; en s'approchant de cet endroit ils deviennent un peu plus gros et moins tortueux ;
enfin, ils vont s'ouvrir dans l'espèce de réseau
formé par les conduits que renferme le corps
d'*highmore*.

Le corps d'*highmore* est une espèce de bande
celluleuse, blanche, qui règne à la face interne
de la tunique albuginée, le long du bord supérieur du testicule, au dessous de l'épididyme,
et qui, comme le dit *Haller*, ressemble assez
bien, par sa forme et sa couleur, à un des
conduits salivaires. Sa nature et ses usages ont
fait pendant long-temps l'objet des recherches
et des discussions des Anatomistes. Maintenant
on convient généralement qu'il est de nature
celluleuse, et qu'il contient dans son épaisseur
dix à douze tuyaux très-fins, dans lesquels
s'ouvrent les conduits séminifères. Ces tuyaux
un peu plus gros que le conduit de l'épididyme,
légèrement flexueux, communiquent les uns
avec les autres, et forment une espèce de plexus
ou de réseau, large d'environ deux lignes. Ils
percent la tunique albuginée sous la tête de
l'épididyme dans lequel ils se terminent.

L'épididyme est un petit corps alongé, vermiforme, situé le long du bord supérieur du
testicule auquel il paroît être sur-ajouté ; il est
un peu aplati, recourbé de haut en bas, et
ressemble en quelque manière à une arcade
posée sur les extrémités de son cintre. Il est
plus mince à son extrémité postérieure, qu'à

l'antérieure, plus mince encore dans son milieu. Sa face supérieure, convexe, répond aux vaisseaux spermatiques et au tissu cellulaire qui les environne. Sa face inférieure, concave, est contiguë au testicule. Son bord externe est libre et n'offre rien de remarquable. Son bord interne adhère au testicule par un prolongement de la membrane séreuse qui se réfléchit de l'épididyme sur le testicule. Son extrémité antérieure, nommée la tête de l'épididyme, adhère assez fortement à l'extrémité antérieure et supérieure du testicule par du tissu cellulaire, par des vaisseaux sanguins, et par les conduits du corps d'*highmore*, qui percent la tunique albuginée dans cet endroit. Son extrémité postérieure, qu'on appelle aussi la queue de l'épididyme, adhère fortement au testicule; elle se recourbe de derrière en devant et de bas en haut, et se rétrécit pour donner naissance au canal déférent.

L'épididyme a un peu plus de consistance que la substance du testicule. Sa couleur est d'un gris blanchâtre, et nullement jaunâtre. Sa composition n'est pas la même dans toutes ses parties; son extrémité antérieure, ou sa tête, est formée de l'assemblage de plusieurs conduits auxquels on a donné le nom de vaisseaux éférens du testicule. Le nombre de ces conduits n'est pas déterminé; il n'y en a pas moins de douze, mais on en compte quelquefois beaucoup plus. Leur grosseur présente des variétés : tantôt ils sont plus gros que le conduit unique qui forme le reste de l'épididyme; tantôt ils sont plus petits. Ces conduits paroissent être la continuation de ceux qui composent le réseau du corps d'*highmore*, lesquels percent la tunique albuginée à l'endroit où la tête de l'épididyme est unie au testicule, comme nous l'avons déja dit.

En sortant de la tunique albuginée pour pénétrer dans l'épididyme, les vaisseaux éférens sont assez droits ; mais bientôt ils se contournent, se replient singulièrement, et chacun d'eux forme un cône vasculeux dont la base est tournée vers la surface de l'épididyme, et le-sommet vers le testicule. Tous ces cônes sont unis entre eux par un tissu cellulaire très-fin, qui unit aussi les replis innombrables du vaisseau dont chacun de ces cônes est composé.

Tous les cônes vasculeux, ou plutôt tous les vaisseaux qui forment ces cônes, se réunissent au dessous de la tête de l'épididyme, en un seul conduit qui compose le reste de ce corps. La plus grande partie de l'épididyme est donc formée d'un conduit unique, replié et contourné sur lui-même un grand nombre de fois ; les replis multipliés qu'il forme sont unis entre eux par un tissu cellulaire très-fin dans lequel se ramifient des vaisseaux sanguins. On peut, en détruisant ce tissu cellulaire dans un épididyme injecté avec du mercure, développer ce conduit dont la longueur est, suivant *Monro*, de trente-deux pieds. En s'avançant vers l'extrémité postérieure de l'épididyme, ce conduit augmente de volume, devient moins tortueux, et prend le nom de canal déférent.

Haller décrit un petit canal toujours unique, sans rameaux et sans valvules, qui s'élève de la partie moyenne de l'épididyme, monte verticalement le long du cordon spermatique, et disparoît après quelques pouces de trajet. Ce canal sert-il à reporter une partie de la semence dans le torrent de la circulation, comme quelques auteurs l'ont prétendu? ou bien n'est-il qu'un vaisseau lymphatique? Il faut attendre de nouvelles recherches pour décider cette question.

Le canal déférent est un conduit blanc, d'un tissu très-ferme, qui s'étend depuis la queue de l'épididyme, dont il est la continuation, jusqu'au canal de l'urètre. Il naît de la partie postérieure et inférieure de l'épididyme, monte le long de sa face supérieure et de son bord interne, et ne le quitte que près de son extrémité antérieure ou de sa tête, pour se porter de bas en haut, derrière le cordon des vaisseaux spermatiques jusqu'au-delà de l'anneau inguinal. Quand il a franchi cette ouverture, il abandonne le cordon, et après avoir formé une courbure au-dessus du pubis, du muscle psoas. et des vaisseaux iliaques, il s'enfonce dans le bassin, et descend obliquement de dehors en dedans le long de la face postérieure de la vessie, devant l'intestin rectum, au milieu du tissu cellulaire qui l'unit d'une part à la vessie, et de l'autre, au péritoine qui recouvre cet organe. Dans ce trajet, il passe derrière l'artère ombilicale voisine, en se croisant avec elle. Il se croise aussi avec l'extrémité de l'uretère du même côté, en passant entre cette extrémité et la vessie. Arrivé à la partie postérieure et inférieure de cet organe, le canal déférent forme un contour qui le porte en devant et en dedans, et le rapproche de son semblable; enfin, ces deux canaux devenus presque parallèles et adhérens l'un à l'autre, se portent horizontalement en avant, entre les vésicules séminales, jusqu'à la prostate, où ils se réunis-

sent avec l'extrémité antérieure de ces vésicules. De cette réunion résultent les conduits éjaculateurs, qui, comme nous le dirons
plus bas, traversent la prostate de devant en
arrière, et vont s'ouvrir dans l'urètre, sur les
côtés du verumontanum.

Le canal déférent est assez gros et flexueux
auprès de l'épididyme ; ensuite il diminue de
volume en même temps qu'il devient droit,
uni et lisse ; mais lorsqu'il est arrivé derrière
la vessie, il augmente de grosseur et redevient
flexueux. Sa cavité est fort étroite, pour ainsi
dire capillaire, et ne permet que l'introduction d'une soie très-fine ; mais elle s'élargit un
peu derrière et au dessous de la vessie, où il
semble que les parois du canal ont moins d'é-
paisseur. Cette cavité est cylindrique, au lieu
que le canal lui-même est aplati, ce qui fait
que sa coupe représente un ovale.

Le canal déférent a une couleur blanche ;
ses parois sont plus épaisses et plus fermes que
celles des autres conduits excréteurs. Elles paroissent formées de deux tuniques ; l'une interne, muqueuse, très-mince, qu'on ne peut
pas voir facilement, à cause de l'extrême petitesse de la cavité qu'elle tapisse ; l'autre externe, très-ferme, pour ainsi dire cartilagineuse, et constituant à elle seule presque toute
l'épaisseur des parois du canal.

Les vaisseaux qui se distribuent au canal déférent viennent de ceux de toutes les parties
qu'il avoisine dans son trajet. On ne connoît
point de nerfs qui aillent s'y rendre.

L'artère et la veine spermatiques, les nerfs
qui vont au testicule, les vaisseaux lymphatiques qui en partent et le canal déférent, ne

forment tous ensemble, hors de la cavité du bas-ventre, qu'un seul cordon qu'on décompose facilement par la dissection ordinaire. Le tissu cellulaire qui embrasse ces parties dans la cavité du bas-ventre, et qui les colle au péritoine, les accompagne jusqu'au testicule.

Les lames les plus internes de ce tissu s'introduisent dans les intervalles des vaisseaux qui composent le cordon spermatique, les séparent les uns des autres, et les unissent ensemble. Les lames extérieures, plus épaisses et plus larges, forment à ces vaisseaux une gaîne membraneuse commune qui est recouverte par le crémaster, et qui se continue avec la lame externe de la tunique vaginale. Il résulte delà, que le tissu cellulaire du cordon n'a point de communication avec le tissu cellulaire qui est placé immédiatement au dessous du scrotum, puisqu'il en est séparé par la gaîne membraneuse dont nous venons de parler. Il n'a non plus aucune communication avec la cavité de la tunique vaginale, puisque cette tunique ou plutôt sa lame interne forme un sac sans ouverture. Ce tissu cellulaire est quelquefois le siège d'une hydropisie enkystée, connue sous le nom d'hydrocèle du cordon.

Dans le fœtus, éloigné du terme de la naissance, les testicules sont logés dans la cavité de l'abdomen, et peuvent par conséquent être mis au nombre des viscères du bas-ventre. Ils sont situés immédiatement au dessous des reins, sur la partie antérieure du psoas et à côté du rectum, à l'endroit où cet intestin commence à entrer dans la cavité du bassin ; car dans le fœtus, le rectum, plus gros en proportion que dans l'adulte, est couché sur les

vertèbres des lombes , et sur la partie antérieure
de l'os sacrum. Alors la configuration du testicule est à-peu-près la même que dans l'adulte ;
sa direction ne diffère guère de celle qu'il présente lorsqu'il est dans le scrotum ; une de ses extrémités regarde en bas et l'autre en haut ; l'une
de ses faces est tournée en dehors , l'autre en
dedans ; un de ses bords est en devant , l'autre
en arrière. Mais comme le testicule est attaché
d'une manière fort lâche avec le tissu cellulaire
qui l'environne , le moindre attouchement
peut apporter quelques légers changemens
dans sa position , et faire tourner son bord
antérieur en dehors ou en dedans. Il est attaché au muscle psoas , le long de son bord postérieur , excepté à son extrémité supérieure.
Cette connexion est formée par du tissu cellulaire et par la portion du péritoine qui couvre
le testicule , et qui rend sa surface unie , de la
même manière qu'il enveloppe , et rend lisses et
polis les autres viscères dégagés et flottans
de l'abdomen.

L'épididyme est posé sur le bord postérieur
du testicule comme dans l'adulte , mais il est
plus grand en proportion ; il est attaché par
derrière au psoas. Quand le fœtus est à un
terme peu avancé , le testicule et l'épididyme
ne sont attachés au psoas que par une surface
étroite , et alors le testicule est plus lâche , et
se présente davantage en avant ; mais à mesure que le fœtus avance vers le terme de sa
naissance , l'adhésion du testicule avec le
psoas se fait par une surface plus étendue ,
et elle devient plus forte. Les artères , les
veines et les nerfs du testicule , dont l'origine
est si éloignée dans l'adulte , viennent alors ,

comme ceux de presque toutes les autres parties du corps, des troncs les plus voisins,
c'est-à-dire, de l'aorte, de la veine cave, de
la veine émulgente gauche, du plexus rénal
et du mésentérique inférieur. Le canal déférent, au lieu de prendre sa route en montant
de la partie inférieure du testicule, comme il
le fait dans un temps plus avancé de la vie, il
la prend de haut en bas : alors il passe dessus
les vaisseaux iliaques et le muscle psoas un peu
plus haut que dans l'adulte.

Dans cet état, le testicule est joint d'une
manière particulière avec la partie inférieure
des parois du ventre et avec le scrotum, au
moyen d'une substance qui descend de son
extrémité inférieure jusqu'au bas du scrotum.
Cette substance est appelée par *Haller* le ligament suspensoire du testicule, et par *J. Hunter*
gubernaculum testis. Cette espèce de gouver-
nail à une forme pyramidale renversée. Sa
partie la plus large est attachée à l'extrémité
inférieure du testicule et de l'épididyme ; sa
partie inférieure qui est très-mince, s'implante
et se perd dans le tissu cellulaire du scrotum.
Il est difficile de dire quelle est la nature et la
composition de ce ligament. Il paroît être vasculaire et fibreux, et ses fibres suivent la rec-
titude même du ligament. Il ressemble parfaitement à la partie inférieure du ligament rond
de la matrice dans le fœtus. La partie du ligament du testicule qui est dans le ventre, est
couverte de tous côtés par le péritoine, excepté
à sa partie postérieure qui est unie au muscle
psoas par le tissu cellulaire voisin et par le
péritoine qui se replie des deux côtés sur le
reste de la surface du psoas. La partie du
péritoine

péritoine qui couvre le testicule et son ligament, est intimement attachée aux surfaces de ces deux corps ; mais cette membrane est fixée d'une manière très-lâche à toutes les autres parties voisines qu'elle couvre ; savoir, les reins, le psoas, le muscle iliaque et la partie inférieure des muscles abdominaux. Cette disposition est sur-tout remarquable près de l'anneau où le péritoine est très-mince, fort lâche, et en quelque sorte gélatineux. Il résulte delà que si on tire par cette ouverture le ligament du testicule en dehors et en bas, le testicule est entraîné, et le péritoine qui l'accompagne, descend jusques dans le scrotum, et forme un prolongement qui a la figure d'un doigt de gant : mais dès qu'on fait remonter le testicule, le péritoine se rétablit dans son premier état, et le prolongement dont il s'agit s'efface entièrement.

De cette situation originaire dans le ventre, le testicule descend ensuite dans le scrotum, qui est le lieu de sa résidence pour le reste de la vie. Il est d'autant plus difficile de déterminer avec exactitude le temps où ce changement de position a lieu, qu'il est presque impossible de savoir au juste à quels termes sont les fœtus sur lesquels on fait ses recherches. Suivant les observations de *Hunter*, cela arrive plutôt chez les uns, et plus tard chez les autres. Cependant il a communément trouvé le testicule dans le ventre au septième mois, et dans la partie supérieure du scrotum au neuvième.

En descendant du bas-ventre dans le scrotum, le testicule entraîne le péritoine avec lui, et cette membrane forme un alongement qui, quoiqu'à-peu-près semblable à un sac herniaire ordinaire, en est cependant bien différent. Si l'on conçoit un sac herniaire ordinaire prolongé dans toute la longueur du scrotum jusqu'à son fond, et couvert par le crémaster ; si l'on se représente que la moitié postérieure de ce sac couvre le testicule, l'épididyme, les vaisseaux spermatiques, et qu'elle est intimement unie à toutes ces parties, on aura une idée parfaite et très-juste de l'état du péritoine et du testicule, lorsque ce dernier descend dans le scrotum. Ainsi donc le testicule ne vient pas se loger dans un prolongement ou sac du péritoine, comme le font les intestins ou l'épiploon dans un sac herniaire ordinaire ; mais il glisse petit-à-petit depuis la région lombaire jusqu'au fond du scrotum, en entraînant le péritoine avec lui, et en restant toujours uni par le tissu cellulaire aux parties qui se trouvent derrière lui, comme lorsqu'il étoit dans la région lombaire. L'extensibilité du péritoine, dont la substance est gélatineuse aux environs de l'anneau et les adhérences lâches de cette membrane avec le psoas et les parties qui environnent le testicule, sont autant de circonstances qui favorisent l'alongement du péritoine, et son acheminement avec le testicule vers le scrotum. A mesure que le testicule descend, la longueur de son ligament diminue, et il disparoît entièrement par la suite, lorsque le testicule est parvenu dans le scrotum.

On voit par ce qui vient d'être dit, que la cavité du sac ou du prolongement du péritoine qui renferme le testicule lorsqu'il est descendu dans le scrotum, communique avec la cavité du bas-ventre, par une ouverture qui répond à l'anneau. Cette ouverture a exactement la forme d'un petit sac herniaire ordinaire; les vaisseaux spermatiques et le canal défé- rent sont situés immédiatement derrière ce sac, et on peut passer avec facilité une sonde dans cette ouverture depuis la cavité du bas-ventre jusqu'au fond du scrotum. Si l'on ouvre, suivant sa longueur, toute la partie an- térieure de ce sac, on verra aisément que ce n'est en effet qu'une continuation du péritoine: le testicule et l'épididyme se trouveront à sa partie inférieure sans être renfermés dans leur tunique vaginale, comme ils le seront par la suite, tandis que le cordon des vaisseaux sper- matiques sera couvert par la partie postérieure du sac dans tout son trajet depuis l'anneau jusqu'au testicule. Tel est l'état de ces parties dans les enfans, lorsqu'il n'y a pas long-temps que le testicule est descendu. Leur disposition est la même dans les quadrupèdes, et elles conti- nuent à rester ainsi pendant toute la vie. Mais dans l'homme, la communication de la cavité du sac avec celle du bas-ventre est bientôt effacée. Il paroît que la partie supérieure de ce sac commence à se rétrécir aussitôt que le testicule a traversé l'anneau du muscle oblique externe, et qu'ensuite elle se ferme entièrement, pen- dant que la partie inférieure reste ouverte, et forme la tunique vaginale. Cette tunique est donc évidemment une production du péritoine: elle est d'abord commune au testicule et au cordon qui est alors extrêmement court; mais par la suite, le testicule, en s'éloignant de l'an- neau, entraîne avec lui la poche séreuse qui l'enveloppe sans le contenir dans sa cavité, et il n'y a plus alors qu'une très-petite portion du cordon qui soit recouverte par cette poche; le reste de ce faisceau vasculaire est nerveux, n'a point de tunique vaginale, et n'est entouré que d'une gaîne celluleuse, continue avec le tissu cellulaire du péritoine, comme nous l'avons dit plus haut.

L'oblitération de l'ouverture par laquelle la cavité du bas-ventre comunique avec le sac formé par la portion du péritoine que le testicule a entraînée avec lui en descendant dans le scrotum, semble être une opération de la nature, dépendante de principes uniformes et constans; elle n'est vraisemblablement pas la suite d'une inflammation, ni d'aucun autre accident. C'est pourquoi si cette oblitération ne s'accomplit pas dans le temps ordinaire, l'opération de la nature en devient beaucoup plus difficile, comme il arrive dans les enfans en qui le sac a été entretenu ouvert par une descente formée immédiatement après que le testicule est descendu dans le scrotum. Cette espèce de descente dans laquelle l'intestin est en contact immédiat avec le testicule, a été nommée hernie de naissance, *hernia congenita*. Il est bon d'observer que la hernie de naissance peut se former non-seulement par la chûte de l'intestin avec le testicule, auparavant que l'embouchure du sac soit fermée, mais peut-être après; car, lorsque le sac a été récemment fermé, il paroît assez possible qu'il puisse se rouvrir par quelque effort. La cause immédiate du mouvement qui fait descendre le testicule depuis la région lombaire jusque dans le scrotum, n'est pas connue. Il est évident que cela ne peut se faire par les efforts compressifs de la respiration, parce que le testicule se trouve généralement dans le scrotum avant que l'enfant ait respiré; ce seroit dire que l'effet a précédé la cause.

Il arrive quelquefois que le testicule, au lieu de descendre dans le scrotum, reste dans le ventre appliqué à la face interne de l'anneau, ou à demi engagé dans cette ouverture. Dans le dernier cas, la tumeur qu'il forme à l'aine, pourroit en imposer pour une hernie. On conçoit les suites fâcheuses que pourroit avoir la compression de la tumeur dans une pareille méprise.

L'usage des testicules est de secréter la semence. Cette liqueur est formée, sans doute, dans la substance propre du testicule. Elle passe des conduits séminifères dans les tuyaux du corps d'*highmore* : ces tuyaux la conduisent dans les cônes vasculeux qui forment la tête de l'épididyme : de ces cônes vasculeux, elle entre dans le conduit unique qui forme le reste de ce corps, et après avoir parcouru les routes anfractueuses de ce conduit, elle passe dans le canal déférent qui la porte enfin dans la vésicule séminale.

DES VÉSICULES SÉMINALES.

LES vésicules séminales sont deux petites poches membraneuses qui servent de réservoir à la semence. Placées obliquement entre le rectum et la vessie, derrière la prostate, devant l'insertion des uretères, et au côté externe des canaux déférens, elles paroissent sous la forme de petits corps blanchâtres, oblongs, bosselés, légèrement aplatis de haut en bas. Elles sont assez larges et très-écartées l'une de l'autre à leur extrémité postérieure, étroites et très-rapprochées à leur extrémité antérieure où elles ne sont séparées que par les deux canaux déférens. Leur volume, peu considérable dans l'enfance, augmente presque tout-à-coup à la puberté et dans l'âge adulte, pour diminuer ensuite dans la vieillesse; elles ont en général deux pouces et demi de long, six ou sept lignes de largeur vers leur fond, et deux ou trois lignes d'épaisseur. Dans les animaux châtrés et dans les eunuques, elles sont très-petites et ne contiennent qu'un peu de lymphe au lieu de véritable semence. On y considère une face supérieure, une face inférieure, un bord interne, un bord externe, une extrémité postérieure et une extrémité antérieure. La face supérieure adhère au bas-fond de la vessie par un tissu cellulaire assez lâche. La face inférieure est unie au rectum. Le bord interne, éloigné en arrière de celui du côté opposé, s'en rapproche en devant, au point de n'en être séparé que par les canaux déférens. Le bord externe n'a rien de remarquable. L'extrémité postérieure, dirigée en dehors et un peu en haut, large, arrondie, offre des bosselures très-marquées : on la nomme le fond des vésicules séminales. L'extrémité antérieure, qu'on appelle le col, est alongée, étroite, et se termine par un conduit très-court qui s'unit à angle aigu avec le canal déférent.

L'intérieur des vésicules séminales présente une cavité tortueuse, qui, au premier coup-d'œil, paroît formée de plusieurs cellules séparées par des cloisons membraneuses ; mais en examinant avec plus d'attention, on voit un canal flexueux, ou une espèce d'intestin aveugle, dans lequel plusieurs appendices viennent s'ouvrir. Le nombre de ces appendices varie depuis dix jusqu'à quinze ou seize; et parmi elles, il y en a qui en portent de plus petites. Ces appendices et l'espèce d'intestin dans lequel elles s'ouvrent, forment des contours ou circonvolutions qui donnent aux vésicules séminales l'apparence bosselée que l'on y remarque. Ces circonvolutions sont unies entre elles par un tissu cellulaire assez serré. Une dissection délicate, ou mieux encore la macération, détruisent facilement ce tissu cellulaire, et alors les vésicules séminales peuvent être développées et alongées au point d'acquérir cinq ou six fois la longueur qu'elles avoient auparavant. On trouve dans l'intérieur des vésicules dont nous parlons, une plus ou moins grande quantité de liqueur séminale, qui est jaunâtre au lieu d'être blanche, comme quand elle sort de l'urètre pendant la vie.

L'extrémité antérieure ou le col de la vésicule séminale, dégénère en un conduit qui n'a guères qu'une ligne ou deux de longueur, et qui est presque aussi gros que le conduit déférent avec lequel il s'unit en formant un angle très-aigu. A l'endroit de cette jonction, on remarque dans l'intérieur une espèce de valvule, ou plutôt d'éperon, semblable à ceux qui se rencontrent dans tous les vaisseaux qui communiquent ensemble. C'est de la réunion de ces deux canaux que résulte le conduit éjaculateur que nous décrirons plus bas. Du reste, cette réunion ressemble beaucoup à celle du conduit cystique avec le conduit hépatique; et comme la bile reflue du conduit hépatique dans le cystique, et de-là dans la vésicule du fiel, de même le sperme reflue du canal déférent dans la vésicule séminale par le petit canal dont nous venons de parler. Si on pousse doucement de la cire ou du mercure par le canal déférent, la matière injectée reflue dans la vésicule séminale; mais si on pousse l'injection par la vésicule, elle ne reflue point dans le canal déférent. Il paroît que la cause de ce phénomène tient en grande partie à ce que le conduit éjaculateur, étant comprimé par la prostate qu'il traverse, et s'ouvrant dans l'urètre par un orifice fort étroit, le sperme éprouve plus de difficulté à suivre cette route qu'à refluer dans la vésicule séminale.

Le conduit éjaculateur naît de la réunion du petit conduit de la vésicule séminale dont nous venons de parler, avec le canal déférent. Il a environ un pouce de longueur. Sa forme est conique; d'abord, assez gros, quoique moins volumineux que les deux conduits auxquels il succède, pris ensemble, il va en diminuant, et même avant sa terminaison dans l'urètre, il n'a déja plus le diamètre d'un seul de ces deux conduits. Adossé à celui du côté opposé sans communiquer avec lui, le conduit éjaculateur se porte obliquement en avant, en dedans et un peu en bas, au dessous de l'urètre, à travers le tissu de la prostate : près de sa terminaison, il se courbe un peu en dehors, perce la partie inférieure de l'urètre, et s'ouvre dans ce canal par un orifice oblong, très-étroit, sans valvule, et qu'on apperçoit sur les côtés de l'extrémité antérieure d'une ride saillante, connue sous le nom de *verumontanum*.

Haller a vu des cas où il n'y avoit point de

conduit des vésicules séminales ; les canaux
déférens s'ouvroient alors immédiatement dans
ces vésicules, et de leur col naissoit le conduit éjaculateur.

La structure des vésicules séminales ne paroît pas différer essentiellement de celle des
canaux déférens. On trouve en effet à l'extérieur une membrane assez épaisse, blanchâtre, que quelques auteurs ont cru musculeuse, quoiqu'on n'y trouve aucune fibre charnue. Cependant on ne peut guères refuser à
cette membrane un certain degré de contractilité, en vertu de laquelle le fluide séminal est
déposé dans l'urètre avant d'être éjaculé par
l'action des bulbo-caverneux et des releveurs
de l'anus. Car la contraction de ces derniers
muscles hors le temps de l'orgasme vénérien,
n'est jamais suivie de l'éjaculation de la semence. Sous cette membrane on en trouve une
autre, mince, peu consistante, de nature
muqueuse, qui est une continuation de la
membrane muqueuse de l'urètre; elle est presque blanche, légèrement rugueuse, à-peu-près
comme celle qui tapisse l'intérieur de la vésicule du fiel. On ne sait point si ce sont des
cryptes muqueux qui lui donnent cette apparence; on présume qu'elle sépare habituellement un fluide qui enduit sa surface comme le
sont les autres membranes muqueuses; mais
il est très-douteux que ce fluide soit destiné à
se mêler à la semence, et à lui communiquer
des qualités particulières, ainsi que l'ont prétendu plusieurs Anatomistes. Il est encore
bien moins croyable que le liquide qui remplit les vésicules séminales, soit entièrement
séparé par elles, et que le testicule ne fournisse la semence qu'à l'instant du coït.

Tout porte donc à croire que les vésicules séminales sont le réservoir du sperme qui y reste en dépôt, et y est en partie absorbé jusqu'à ce qu'il en soit expulsé dans l'acte vénérien. Cette expulsion paroît due en grande partie à la contraction des vésicules, qui, en se resserrant sur elles-mêmes, poussent dans l'urètre le sperme qu'elles contiennent, tandis que l'éjaculation est l'effet de la contraction des muscles du périnée qui entrent en action au moment où les vésicules se vident, et où le sperme arrive dans l'urètre.

Les vésicules séminales reçoivent des vaisseaux sanguins de ceux qui vont à la vessie et au rectum. Sans doute elles ont aussi des nerfs; mais ils sont si petits qu'on ne peut point les suivre jusque dans leurs membranes. Il s'en élève des vaisseaux lymphatiques qui absorbent les parties les plus ténues de la liqueur séminale, et les portent dans le torrent de la circulation.

De la Prostate.

La prostate est un corps glanduleux qui entoure le commencement de l'urètre. Elle est placée profondément devant le col de la vessie, entre le rectum et la simphyse du pubis. Son volume varie suivant les sujets; en général, il égale celui d'une grosse chataigne. Sa figure est assez semblable à celle d'un cœur, tel qu'on le représente sur une carte à jouer, ou, pour parler plus exactement, à celle d'un cône un peu aplati de haut en bas, et dont la base est en arrière et la pointe en avant. On y considère une face supérieure, une face inférieure,

deux bords, une base et un sommet. La face
supérieure, inclinée en avant, tient à la simphyse du pubis par du tissu cellulaire, et par
les ligamens inférieurs de la vessie. La face
inférieure, inclinée en arrière, est appuyée sur
le rectum et lui est unie par un tissu cellulaire
dense et serré, sur-tout vers le sommet. Plus
l'intestin est dilaté, plus son rapport avec la
prostate est étendu ; de-là le précepte d'éva-
cuer le rectum quand on va pratiquer l'opération de la taille. Les deux faces dont nous venons de parler présentent chacune un sillon
superficiel, qui avoit fait croire à plusieurs
Anatomistes qu'il y avoit deux glandes prostates. Ce sillon est plus marqué sur la face
inférieure que sur la supérieure. Les deux
côtés ou bords de la glande que nous décrivons, sont arrondis, répondent aux muscles
releveurs de l'anus, et donnent attache dans
leur partie antérieure à quelques fibres des
ligamens antérieurs de la vessie. La base, légèrement concave, embrasse le col de la vessie,
autour duquel elle forme une saillie plus considérable sur les côtés qu'ailleurs ; en bas, elle
se prolonge un peu au dessous du col des vésicules séminales et de la terminaison des conduits déférens. Le sommet s'avance en s'amincissant sur la portion membraneuse de l'urètre,
sans qu'on puisse dire au juste l'endroit où il
se termine ; quelquefois il paroît tronqué.

La prostate est percée, suivant son grand diamètre, d'un canal qui est situé plus près de sa
face supérieure que de l'inférieure. Ce canal, plus large dans son milieu qu'à ses deux
extrémités, est tapissé par une toile celluleuse
semblable à celle qui revêt tout l'extérieur de

la glande, et loge le commencement de l'urètre dont il fortifie beaucoup les parois en cet endroit. La prostate est encore traversée dans sa partie inférieure par les conduits éjaculateurs, ainsi que nous l'avons expliqué plus haut. La couleur de cette glande est d'un blanc grisâtre, et sa consistance assez ferme. A l'extérieur, elle présente une enveloppe celluleuse plus marquée à la face inférieure qu'à la supérieure, où elle paroît se confondre avec les ligamens antérieurs de la vessie. Elle présente en outre quelques fibres charnues qui sont la terminaison de celles de la vessie. Son organisation intérieure est très-obscure, et l'on n'y voit rien de semblable au tissu des autres glandes. On n'y trouve ni lobules, ni grains glanduleux; elle n'offre par-tout qu'une substance celluleuse très-serrée, qui ressemble assez bien à celle d'une tumeur squirreuse. Au milieu de ce tissu, on voit çà et là quelques petits follicules pleins d'un liquide visqueux et blanchâtre. Il paroît que c'est de ces petits follicules que naissent les conduits excréteurs qui se réunissent en un nombre variable depuis sept ou huit jusqu'à douze ou quinze, se portent obliquement en avant, et vont s'ouvrir sur les côtés, et même sur toute la surface du *verumontanum*.

En comprimant la prostate, on voit sortir par les orifices de ces petits conduits, un liquide blanchâtre, visqueux, coagulable par l'alcool, assez semblable au lait. On ne sait point au juste à quoi sert ce liquide; mais il paroît certain que dans l'éjaculation, il est lancé au dehors avec la semence. On dit que sa sortie chez les eunuques est accompagnée d'un sentiment voluptueux.

On a coutume de décrire à la suite de la prostate deux petites glandes nommées glandes de *Cowper*, et que quelques-uns appellent les prostates inférieures, ou les petites prostates. Elles sont obrondes, un peu aplaties, du volume d'un pois, placées devant la prostate sur chaque côté du bulbe de l'urètre, et recouvertes par les muscles bulbo-caverneux. On découvre assez facilement les glandes dont nous parlons, en divisant l'espèce de raphé qui unit les deux muscles bulbo-caverneux, et en soulevant ces muscles de dedans en dehors. Elles sont rougeâtres, et ressemblent du reste assez bien aux glandes salivaires. Leur tissu est assez ferme, et présente des granulations très-distinctes. Chacune d'elles-a son conduit excréteur d'environ un demi-pouce de longueur, qui rampe obliquement dans le tissu spongieux du bulbe de l'urètre, et va s'ouvrir dans ce canal, devant le *verumontanum*.. Elles versent une humeur muqueuse, rougeâtre, qui sans doute est destinée à lubréfier l'intérieur de l'urètre. Il paroît que ces glandes manquent quelquefois : *Morgagni* ne les admet point, et *Heister* dit les avoir souvent cherchées sans succès. Cependant *Haller* assure n'avoir jamais manqué de les trouver toutes les fois qu'il les a cherchées avec soin.

De la Verge.

La verge est un corps alongé, à-peu-près cylindrique, destiné à porter le sperme dans les parties génitales de la femme. Elle est située à la partie inférieure et moyenne du bas-ventre, devant la simphyse du pubis, à la naissance des extrémités inférieures. Peu développée dans l'enfance, elle grandit rapidement à l'âge de puberté, et diminue dans la vieillesse. Hors l'état d'érection, elle est molle et pendante au devant des bourses. Du reste, sa grosseur et sa longueur varient non-seulement chez les différens individus, mais encore sur le même sujet, suivant le degré de laxité où elle se trouve. Dans l'érection, elle s'alonge, et prend une forme presque triangulaire. On y considère une face supérieure, une face inférieure, deux côtés, et deux extrémités, l'une postérieure et l'autre antérieure.

La face supérieure, nommée le dos de la verge, est inclinée en avant, et devient presque postérieure dans l'érection : on voit dans son milieu la veine dorsale de la verge quelquefois double ou triple, et qui suit le trajet de l'artère du même nom. La face inférieure, inclinée en arrière, regarde la partie antérieure du scrotum : sa partie moyenne offre une saillie longitudinale formée par l'urètre, et sur cette saillie un raphé qui se continue avec celui du scrotum. Au deux côtés de cette saillie, on voit deux gouttières superficielles qui résultent de l'adossement de l'urètre aux corps caverneux.

Les deux côtés de la verge sont arrondis et n'offrent rien de remarquable.

L'extrémité postérieure, ou la racine de la verge se divise en trois portions que nous allons bientôt décrire ; savoir, l'urètre qui est au milieu, et les deux corps caverneux qui sont sur les côtés.

L'extrémité antérieure présente le gland et le prépuce.

Le gland est un corps qui surmonte et déborde l'extrémité antérieure du corps caverneux et de toute la verge dont il augmente la longueur. Il a la forme d'un cône légèrement aplati de devant en arrière, dont la base est coupée très - obliquement. Ordinairement recouvert par le prépuce dont nous parlerons bientôt, il offre par-tout une surface lisse et douce au toucher, sur laquelle on découvre avec la loupe un grand nombre de papilles oblongues, dirigées de la base vers le sommet, et plus visibles vers la base où on les apperçoit à l'œil nu. Ces papilles qu'on voit très - bien en plongeant le gland dans l'eau bouillante, ont beaucoup d'analogie avec celle de la langue, et paroissent être le siège de la sensibilité exquise dont le gland est doué. On présume qu'elles sont formées par l'épanouissement des nerfs; mais la dissection la plus délicate ne peut y suivre aucun filet nerveux.

Le sommet du gland présente l'ouverture de l'urètre sous la forme d'une petite fente verticale à bords un peu arrondis, et d'un rouge vermeil. Au dessous de cette ouverture, on trouve le frein ou filet dont nous parlerons bientôt. La base du gland est coupée très-obliquement aux dépens de la partie inférieure de ce corps, ensorte qu'il est très court en bas, tandis qu'en haut il est plus long et anticipe beaucoup sur le corps caverneux, qu'il déborde par une espèce de bourrelet qu'on nomme la couronne du gland.

Ce bourrelet, assez gros pour faire saillie à l'extérieur de la verge en soulevant les tégumens, borne en devant une espèce de cul-de-sac, ou de gouttière, formé par la réflexion de

la membrane interne du prépuce sur le gland.
En bas, la couronne est interrompue par un
petit sillon qui s'étend jusqu'à l'ouverture de
l'urètre, et dans lequel s'attache le repli de la
membrane interne du prépuce qui forme le
filet. Il est des sujets chez lesquels ce sillon est peu
marqué ; alors la couronne du gland ne paroît
presque pas interrompue. Lorsqu'on examine
la base du gland sur une verge disséquée, on
voit qu'en bas elle se continue avec l'urètre,
tandis que plus haut et de chaque côté, elle
offre une petite dépression qui reçoit l'extrémité antérieure du corps caverneux, à laquelle
elle est adhérente par un tissu cellulaire très-
serré. Sur la partie postérieure de la couronne
du gland, on voit deux ou trois rangées de petits tubercules blanchâtres, plus ou moins saillans, et qu'on regarde comme des glandes destinées à secréter l'humeur épaisse et odorante
qui s'amasse quelquefois entre le prépuce et le
gland. Cette humeur ainsi accumulée devient
âcre, lorsqu'on n'a pas soin de se nettoyer, et
peut produire des excoriations qu'il seroit facile de prendre pour des chancres vénériens,
si elles ne se guérissoient en quelques jours
par des lotions répétées. Plusieurs Anatomistes
pensent que les tubercules que nous décrivons,
ne sont que des papilles nerveuses auxquelles
ils atribuent l'extrême sensibilité du gland. Il
est vrai qu'on n'y apperçoit aucune ouverture,
et qu'on n'en peut exprimer aucun liquide ; il
est vrai encore qu'on ne peut sur le vivant
comprimer celles qui sont les plus saillantes et
les plus isolées, sans causer une douleur très-
vive ; néanmoins *Haller* et *Morgagni* les regardent comme des glandes. Quoi qu'il en soit,

ces

ces petits tubercules sont d'autant moins nombreux, qu'on les considère plus près du frein ,
et ils cessent d'exister à quelques lignes de ce
repli. Chez quelques sujets, ils sont tellement
développés, qu'on pourroit au premier coup-
d'œil les prendre pour des porreaux vénériens
qui commencent à paroître, si la symétrie de
leur arrangement n'empêchoit cette méprise.

Le gland est composé d'une membrane extérieure et d'un tissu spongieux. La membrane
se continue, d'une part, avec celle qui forme
la lame interne du prépuce, et de l'autre, avec
celle qui tapisse l'intérieur de l'urètre. Elle
paroît si mince, qu'on seroit tenté de croire
qu'elle n'est formée que par l'épiderme. Au
dessous de cette membrane, on trouve les
papilles dont nous avons parlé, et qu'on
n'apperçoit bien qu'en plongeant le gland
dans l'eau bouillante. Le tissu spongieux
est plus ferme que celui de l'urètre, et pénétré
de beaucoup moins de sang; mais du reste, il
a la même organisation, et paroît même n'en
être que la continuation et l'épanouissement.
Cependant, comme *Haller* l'a observé, presque
toujours il existe entre le tissu spongieux de
l'urètre et celui du gland, une cloison qui souvent est assez complète pour empêcher l'air
qu'on souffle dans le tissu spongieux de l'urètre,
de passer dans le tissu spongieux du gland.
Quelquefois cette cloison est imparfaite, et
permet aux deux tissus de communiquer ensemble.

Le gland est doué d'une grande sensibilité,
sur-tout chez les personnes qui l'ont habituellement recouvert par le prépuce. Il se gonfle et

se durcit dans l'érection, comme le reste de la verge. Les frottemens qu'il éprouve dans le coït, paroissent être la cause principale de la volupté qui accompagne l'éjaculation de la semence.

Le prépuce est un repli de la peau qui recouvre le gland, et qui se continue en arrière avec l'enveloppe cutanée de la verge. Sa longueur varie dans les différens sujets; quelquefois il s'avance beaucoup au-delà du gland, et ordinairement alors son ouverture est très-étroite. Sa face externe n'offre rien de remarquable. Sa face interne, plus douce au toucher, est appliquée sur le gland auquel elle est unie en bas par un prolongement membraneux, qu'on nomme le frein, ou le filet. Ce prolongement de forme triangulaire, continu, d'une part, à la membrane interne du prépuce, se fixe, de l'autre, dans le petit sillon longitudinal que nous avons remarqué à la partie inférieure du gland, et se termine par une espèce de raphe, ou de petite ligne saillante qui se continue jusqu'à l'ouverture de l'urètre. Il est disposé de manière à borner la rétraction du prépuce en arrière, en permettant néanmoins de découvrir et de recouvrir le gland avec facilité. Lorsqu'il est trop court, ou implanté trop près de l'orifice de l'urètre, il ne permet que difficilement de ramener le prépuce en arrière pour découvrir le gland; alors il gêne l'érection en tirant le sommet du gland en bas, et rend l'acte de la génération plus ou moins douloureux. Cette mauvaise disposition peut même aller au point d'exiger la section du repli dont nous parlons. La base du prépuce se continue en dehors avec la peau; mais en dedans elle s'attache autour de la base du gland, derrière laquelle on la voit se réfléchir en tapissant le fond de la gouttière que nous avons remarquée dans cette partie. Le sommet est percé d'une ouverture presque toujours plus grande que celle de l'urètre. Il est cependant quelques sujets chez lesquels elle est plus petite, et même quelquefois si étroite qu'elle gêne la sortie de l'urine, empêche de découvrir le gland, ou bien de ramener le prépuce en avant lorsqu'il a été repoussé violemment au-delà de la couronne du gland, ce qui constitue, dans le premier cas, la maladie nommée phimosis, et dans le second, celle qu'on appelle paraphimosis.

Lorsqu'on examine la structure du prépuce, on voit que la peau de la verge qui le forme, arrivée au niveau de la base du gland, s'avance sur le sommet de ce corps jusqu'à l'ouverture du prépuce; puis se replie sur elle-même, devient un peu plus fine, rétrograde jusque derrière la couronne du gland sur lequel elle se réfléchit en devenant encore plus mince et plus fine.

Le prépuce est donc composé de deux membranes séparées par une couche de tissu cellulaire. L'une de ces membranes est extérieure et cutanée; elle se continue avec le reste des tégumens de la verge, et n'en diffère que par un peu plus de finesse; l'autre est interne, contiguë au gland, plus mince, et d'un tissu plus fin que l'externe. Le tissu cellulaire, intermédiaire à ces deux membranes, ressemble assez à celui des bourses, et est, comme lui, très-disposé à l'infiltration. Sa laxité est telle que lorsqu'on découvre le gland et qu'on retire le prépuce le plus loin possible vers la racine de la verge, les deux membranes qui composent ce repli cessent d'être appliquées l'une contre l'autre, et s'écartent considérablement. Alors les faces par lesquelles les deux membranes se correspondent, quand le prépuce recouvre le gland, sont appliquées sur le corps caverneux, la membrane externe étant retirée vers la racine de la verge. Aussi ce n'est qu'à environ un pouce du gland qu'on trouve, dans la disposition dont nous parlons, l'endroit qui, dans l'état naturel, correspond à l'ouverture du prépuce, et où l'on voit sa membrane externe, ou la peau, se continuer avec la membrane interne. Cet endroit, remarquable par la différence très-apparente des deux membranes, est encore indiqué par une bride circulaire qui comprime fortement la verge, l'ouverture du prépuce n'étant pas assez large pour contenir facilement toute l'épaisseur de la verge à laquelle cette ouverture sert alors d'anneau. C'est cette bride circulaire, et non le bourrelet qui est devant elle et qui la cache ordinairement, qu'il faut inciser dans le cas de paraphimosis.

Le prépuce paroît destiné à protéger le gland et à conserver sa sensibilité.

Les parties qui entrent dans la composition de la verge, sont la peau qui l'entoure, le tissu cellulaire sous-cutané, qui lui forme une autre espèce d'enveloppe, le ligament suspensoire, le corps caverneux, l'urètre, des muscles, des arctères, des veines, des vaisseaux lymphatiques et des nerfs.

La peau de la verge se continue, d'un côté, avec celle du scrotum et du pubis ; et de l'autre, avec celle du prépuce, qu'elle forme en

se repliant, comme nous l'avons dit plus haut,
Elle est mince, garnie d'un grand nombre de
glandes sébacées, sur-tout à la partie inférieure de la verge, et marquée, dans cet endroit, par la continuation du raphé du scrotum. Moins blanche que la peau des autres
parties du corps, elle offre en arrière quelques
poils dont l'extrémité est tournée en avant.

Le tissu cellulaire sous-cutané est très-
lâche immédiatement au dessous de la peau ;
mais en approchant du corps caverneux, il
acquiert un peu plus de densité, et ses feuillets plus rapprochés lui donnent l'apparence
d'une substance membraneuse. Il se continue,
du côté de la racine de la verge, avec le ligament suspensoire; et en bas, avec la cloison
des bourses. Constamment dépourvu de graisse,
excepté près du pénil, il est traversé par les
vaisseaux et les nerfs de la verge, et permet à la
peau de s'étendre, et de glisser librement d'une
partie de cet organe à l'autre. Sur le cadavre,
on le distend en y poussant de l'air, qui passe
bientôt dans le tissu cellulaire sous-cutané du
scrotum, des aines et même de la cuisse. Sur
le vivant, il se remplit également d'air dans
l'emphysême, et d'eau dans l'anasarque. Ce
tissu cellulaire avoit d'abord été régardé comme
une membrane particulière, par *Ruisch*, et
d'après lui, par *Haller;* mais ces deux savans
Anatomistes ont ensuite eux-mêmes rétracté
leur erreur.

Le ligament suspensoire de la verge se trouve
à la racine de ce corps, qu'il unit à la symphyse du pubis. C'est un faisceau celluleux,
dense comme fibreux, aplati transversalement, en forme de membrane épaisse. Il est

triangulaire. Sa base, tournée en devant, répond à la peau. Son bord supérieur s'attache à la partie antérieure de la symphyse du pubis. Son bord inférieur s'implante dans le sillon résultant de l'adossement des deux portions du corps caverneux, et se continue en partie avec le tissu cellulaire sous-cutané. Du reste, confondu avec le tissu cellulaire voisin, ce ligament n'a point de limites bien précises ; et, comme le remarque *Haller*, la traction et le scalpel contribuent beaucoup à en déterminer la figure.

Le corps caverneux se présente sous la forme de deux tuyaux membraneux, d'une texture ferme, presque cylindriques, unis latéralement dans la plus grande partie de leur longueur; mais qui s'écartent l'un de l'autre en arrière, comme les branches d'un Y, et se terminent par une extrémité mince, conique et pointue, qu'on nomme la racine des corps caverneux ; fixés en arrière à la branche de l'ischion et à celle du pubis, ces deux corps se portent en devant et en dedans, en se rapprochant l'un de l'autre. Arrivés au devant de la simphyse du pubis, ils s'adossent, ou plutôt se réunissent de manière à ne plus former qu'un corps dont la grosseur est à-peu-près la même par-tout, excepté à son extrémité antérieure où il se termine par une pointe mousse.

Le corps unique qui résulte de la réunion des deux corps caverneux, et auquel la verge doit principalement son volume et sa fermeté, est aplati sur sa longueur, et présente deux faces, une supérieure et l'autre inférieure, sur chacune desquelles on voit un sillon longitudinal qui répond à la cloison qu'on remar-

que dans l'intérieur du corps caverneux. Celui
de la face supérieure, plus petit, loge la veine
honteuse externe; celui de la face inférieure, plus
large et plus profond, reçoit le canal de l'urètre,
auquel il est uni par un tissu cellulaire serré. Les
deux parties latérales du corps caverneux sont
arrondies et recouvertes par la peau. L'extrémité antérieure offre une pointe mousse, qui
est reçue dans l'enfoncement que nous avons
remarqué à la base du gland. Un tissu cellulaire dense et court unit ces deux parties, et
quelques rameaux vasculaires établissent une
communication de l'une à l'autre; mais toute
autre communication entre elles est interrompue, et l'air, ou l'injection qu'on pousse dans
le tissu du corps caverneux, ne passe point
dans le tissu spongieux du gland. Ce dernier
n'est donc point un épanouissement et une
continuation du premier, comme quelques anciens Anatomistes l'avoient pensé. L'extrémité
postérieure est bifurquée : les deux prolongemens qu'elle présente, forment les deux
racines du corps caverneux. Elles commencent en pointe, comme nous l'avons dit,
un peu au dessus des tubérosités sciatiques, et s'étendent jusqu'au devant de la symphyse du pubis. En bas et en dedans, elles
sont recouvertes par les muscles ischio et
bulbo-caverneux; en haut et en dehors, elles
adhèrent fortement aux rebords osseux d'où
elles naissent. Ces deux racines laissent entre
elles un espace triangulaire, rempli par beaucoup de graisse, et par l'urètre qui en occupe
le milieu.

Trois parties principales entrent dans la
composition du corps caverneux; savoir, une

membrane extérieure, un tissu spongieux d'une nature particulière, et une cloison qui partage ce corps suivant sa longueur.

La membrane extérieure, semblable aux membranes fibreuses, est épaisse, ferme, blanchâtre, et donne au corps caverneux la figure qui lui est propre. Sa surface extérieure est couverte d'un tissu cellulaire assez dense. Sa surface intérieure adhère intimement à la substance spongieuse. Moins épaisse sur les racines, dans la gouttière qui reçoit l'urètre et à l'extrémité sur laquelle le gland est appuyé, elle offre dans ces endroits une couleur livide, produite par le sang qui remplit le tissu spongieux qu'elle recouvre; tandis que par-tout ailleurs elle est blanchâtre, opaque et très-résistante. Elle est confondue avec le périoste de l'ischion et du pubis, à l'origine du corps caverneux. Elle présente dans sa structure un entrelacement de fibres dont on ne peut suivre l'arrangement, et qui forment plusieurs couches très-manifestes. Elle est dilatée d'une manière passive dans l'érection, et elle revient sur elle-même à mesure que la verge reprend son état naturel. Quelquefois elle se relâche dans quelques points ; alors elle se laisse aisément soulever par le sang qui remplit le corps caverneux, ce qui donne lieu à des tumeurs semblables aux anévrismes, et qui peuvent avoir les suites les plus funestes.

Le tissu spongieux du corps caverneux est formé de lames et de filamens extrêmement nombreux, qui se détachent de la membrane fibreuse, et s'entre-croisent en tous sens. Les cellules qui résultent de cette disposition, communiquent toutes entre elles, et sont toujours plus ou moins remplies de sang, qu'on ne peut en faire sortir entièrement que par l'expression, ou par des lotions souvent répétées. Ce tissu est parcouru çà et là par des brides fibreuses, qui partent de divers points de la surface interne de la membrane extérieure, pour se rendre à des points opposés de la même surface, ou bien à la cloison. Leur usage paroît être de prévenir la distension excessive du corps caverneux. Le tissu dont nous parlons est encore traversé de derrière en devant et de chaque côté par l'artère et la veine caverneuses. Leurs divisions qui s'anastomosent fréquemment entre elles, ont sans doute des communications directes avec les cellules du tissu spongieux, comme les vaisseaux spléniques en ont avec les cellules du tissu spongieux de la rate : car en injectant les artères caverneuses, on remplit le corps caverneux, et si l'on pousse avec force de l'air dans ce corps, il s'échappe par les veines. Le sang qui remplit le corps caverneux, est toujours noir sur le cadavre ; mais pendant la vie, il est rouge, comme on le voit dans l'amputation de la verge, et sur les animaux vivans. Ses proportions varient beaucoup suivant l'état où se trouve la verge. Lorsque sa quantité devient plus considérable qu'à l'ordinaire, il gonfle le corps caverneux, l'alonge, le durcit, et produit l'érection.

La cloison du corps caverneux le partage longitudinalement en deux portions, que la plupart des Anatomistes considèrent comme deux canaux distincts, qu'ils nomment les deux corps caverneux. Pour la bien voir, il faut fendre le corps caverneux sur les côtés, et enlever toute la substance spongieuse. Alors on remarque qu'elle est continue par ses deux bords à la membrane fibreuse, et qu'elle est composée de fibres fortes, blanchâtres, qui se détachent de la face interne de cette membrane, se croisent à angles très-aigus, et laissent entre elles des intervalles qui permettent une libre communication entre les deux parties du corps caverneux. Ces intervalles sont plus grands vers le bord inférieur de la cloison, que vers le bord supérieur. Cette cloison commence à la réunion des deux racines du corps caverneux, et paroît complète en cet endroit; mais en avant, elle présente des interruptions nombreuses, et semble même dégénérer en une suite de faisceaux, séparés par des intervalles d'autant plus grands qu'on approche davantage de l'extrémité antérieure du corps caverneux. La disposition alternative des faisceaux et des intervalles, donne à cette partie de la cloison l'apparence d'un peigne.

Le corps caverneux détermine en grande partie les dimensions de la verge, et lui donne la fermeté qui lui est nécessaire pour remplir l'usage auquel elle est destinée dans l'acte de la génération.

L'urètre est un canal qui s'étend du col de la vessie à l'extrémité de la verge, et qui donne passage à la semence et à l'urine. Sa longueur, variable suivant l'âge et les individus, est, en général, de dix à douze pouces chez les adultes. A son origine, il traverse la prostate en se portant en avant et en bas; puis, il passe sous la simphyse du pubis, et remonte au devant d'elle, entre les deux racines du corps caverneux, pour gagner la face inférieure de ce corps, et se placer dans la gouttière que nous y avons remarquée. Ainsi uni au corps caverneux, l'urètre en parcourt toute la longueur, et en suit la direction; enfin, il traverse le gland au sommet duquel il se termine par l'ouverture alongée que nous avons décrite. De-là il résulte que l'urètre imite assez bien dans son trajet les courbures d'une S, mais seulement lorsque la verge est dans le relâchement; car, dans l'érection, la courbure qui est au devant du pubis, et dont la concavité est en bas, s'efface entièrement. Il ne reste que celle qui est placée au dessous du pubis, et dont la concavité regarde en haut.

On divise l'urètre en trois portions que leur organisation distingue manifestement l'une de l'autre. La première, longue de quinze à dix-huit lignes, traverse la prostate et n'a pas reçu de nom particulier. La seconde s'étend du sommet de la prostate au bulbe, on l'appelle la portion membraneuse de l'urètre : sa longueur est d'environ un pouce. Elle répond en haut à la partie inférieure de la symphyse du pubis ; en bas, au tissu cellulaire qui la sépare du rectum ; sur les côtés, à quelques fibres du releveur de l'anus et aux racines du corps caverneux. La troisième comprend tout le reste du canal, et porte le nom de portion spongieuse. Elle commence par une partie oblongue et arrondie, à peu-près grosse comme une noix, et qu'on nomme le bulbe de l'urètre. Ce bulbe est situé au dessous du point de réunion des racines du corps caverneux, entre lesquelles il fait une saillie très-remarquable. En bas et sur les côtés, il est recouvert par les muscles bulbo-caverneux et par les glandes de

Cowper. Il forme avec la portion membraneuse qui le précède, et dont nous venons de parler, la première courbure dont la concavité est unie au ligament triangulaire de la symphyse par un tissu cellulaire plus ou moins abondant. Le reste de la portion spongieuse de l'urètre répond en haut à la gouttière de la face inférieure du corps caverneux; en bas, elle est recouverte, près du bulbe, par l'expansion des bulbo-caverneux; plus loin, par la partie supérieure de la cloison du dartos; et, enfin, par la peau de la verge.

La cavité de l'urètre n'a pas le même diamètre dans toute sa longueur. Étroit à son origine, et en s'engageant dans la prostate, l'urètre s'élargit au milieu de cette glande où il présente plus de largeur que par-tout ailleurs. En sortant de la prostate, il se rétrécit, et dans toute sa portion membraneuse il est parfaitement cylindrique, et plus étroit que dans tout le reste de son étendue. Il s'élargit un peu au niveau du bulbe, et conserve la même capacité et la même figure cylindrique, jusqu'à la base du gland; là, il se dilate de nouveau et forme ce qu'on appelle la fosse naviculaire; enfin, il se termine par un orifice qui est plus étroit que cette fosse.

Près de l'origine de l'urètre, à l'endroit où ce canal traverse la prostate, on voit sur la paroi inférieure une petite éminence qu'on a comparée à une crête de coq, et qu'on nomme le *verumontanum.* Cette espèce de crête se prolonge depuis le col de la vessie, où elle a plus de largeur, jusqu'à l'extrémité de la prostate où elle se termine en pointe. Sa partie supérieure est percée d'une fente oblongue, étroite, qui répond à un sinus muqueux, creusé dans l'épaisseur de cette éminence. Sur ses côtés et en avant sont les orifices des conduits éjaculateurs ; plus en arrière, on apperçoit les cinq ou six orifices des conduits excréteurs de la prostate. Il y a sur les côtés du *verumontanum*, deux enfoncemens en manière de cul-de-sac, qui méritent d'autant plus d'attention, que le bout des sondes que l'on veut introduire dans la vessie s'y engageroit, si on n'avoit soin de le relever un peu, lorsqu'on est parvenu à cet endroit.

L'extrémité antérieure du *verumontanum* donne naissance à une ligne blanchâtre qui se prolonge au milieu de la paroi inférieure de l'urètre, jusqu'à l'extrémité de ce canal. Une ligne semblable partage de même la paroi supérieure dans toute sa longueur.

La surface interne de l'urètre offre, dans le reste de son étendue, une couleur rougeâtre. On observe encore dans les portions membraneuse et spongieuse, des rides longitudinales qui disparoissent dans la dilatation de l'urètre. On ne les trouve point dans les portions qui répondent à la prostate et au gland, sans doute parce que la fermeté du tissu de ces deux corps qui adhèrent fortement à l'urètre, retient la membrane muqueuse et l'empêche de se plisser : d'où il résulte que ces deux portions du canal conservent, dans tous les temps, à-peu-près le même diamètre.

Les parois de la cavité de l'urètre offrent, en outre, les orifices de petits conduits obliques, connus sous le nom de sinus de *Morgagni*. On ne les rencontre que dans la partie de l'urètre qui est devant le bulbe ; la portion placée derrière cette éminence, en paroît complètement dépourvue. Ces sinus, dont l'ouverture est tournée en avant et le fond en arrière, sont plus ou moins nombreux, suivant les sujets ; mais quel que soit leur nombre, on remarque qu'ils sont toujours plus multipliés dans la fosse naviculaire que par-tout ailleurs ; et c'est, sans doute, la raison pour laquelle cette partie est plus particulièrement le siége de la blénorrhagie. La grandeur de ces sinus n'est pas la même dans tous : on en voit de plus grands, et d'autres plus petits. Tantôt un sinus vient s'ouvrir immédiatement dans l'urètre par un orifice qui lui est propre ; plus souvent, plusieurs sinus se réunissent et viennent aboutir à un seul orifice commun. Ces sinus rampent dans l'épaisseur des parois de l'urètre, et sont tapissés par un prolongement de la membrane interne de ce canal. Ils n'aboutissent à aucune glande, et il paroît certain qu'ils secrètent eux - mêmes le liquide qu'ils versent dans l'urètre.

Les parois de l'urètre n'ont pas la même organisation dans toutes leurs parties. Une membrane muqueuse revêt, il est vrai, tout l'intérieur du canal ; mais à l'extérieur on ne trouve point par - tout la même structure. Dans la portion qui est embrassée par la prostate, les parois ne sont formées que par la membrane muqueuse qui est séparée du tissu de la glande par une couche membraneuse, comme nous l'avons dit en décrivant la prostate. Mais cette couche membraneuse, et surtout le tissu ferme et solide de la prostate qui se trouvent appliqués contre les parois de l'urètre, et comme identifiés avec elles, en augmentent considérablement la force et l'épaisseur. Il n'en est pas ainsi de la portion membraneuse : c'est la partie la plus mince de l'urètre, aussi est-elle la plus exposée à être percée par le bout de la sonde, lorsqu'en pratiquant le cathéterisme, on pousse l'instrument avec effort et dans une mauvaise direction. Cependant cette portion de l'urètre n'est pas tout à-fait aussi foible qu'on le dit ordinairement. Une couche membraneuse, qui paroît être la continuation de celle qui sépare l'urètre du tissu de la prostate, recouvre et fortifie la membrane muqueuse. De plus, les fibres du releveur de l'anus qui embrasse l'urètre en cet endroit, l'entre - croisement formé par celles des bulbo-caverneux, des transverses et du sphincter de l'anus, tendent encore à fortifier les parois du canal dont nous parlons.

Les parois de la portion spongieuse sont principalement formées par un tissu spongieux qui a beaucoup d'analogie avec celui du corps caverneux. Ce tissu commence devant la portion membraneuse, par un renflement très-remarquable, nommé le *bulbe*. Ce bulbe se présente, comme nous l'avons dit plus haut, sous la forme d'un corps obrond, alongé de devant en arrière, sous la partie inférieure de l'urètre, et comme partagé en deux parties latérales, par un enfoncement mitoyen qui règne sur toute sa longueur, et qui s'étend au loin. Cet enfoncement est formé par une espèce de cloison interne.

Devant le bulbe, le tissu spongieux s'amincit beaucoup ; mais il conserve la même épaisseur jusqu'à l'extrémité du corps caverneux, où il augmente de nouveau, pour former le gland. Ce tissu entoure l'urètre de tous les côtés. En haut, il est uni au corps caverneux par des vaisseaux qu'on voit très-bien, en séparant l'urètre de la gouttière qui le reçoit. En bas, et sur les côtes, il est couvert par un feuillet membraneux qui se continue avec l'enveloppe fibreuse du corps caverneux. Il est composé d'une quantité prodigieuse de fibres et de lames qui semblent se détacher de la face interne d'une membrane très-fine, par laquelle le tissu spongieux est entouré, et qui répond, par sa face externe, au feuillet membraneux dont nous venons de parler. Ces fibres et ces lames s'entre-croisent dans tous les sens, et forment des cellules de diverses grandeurs, qui communiquent ensemble, et dans lesquelles le sang reste en stagnation, comme dans celles du corps caverneux.

La membrane muqueuse qui tapisse tout l'intérieur de l'urètre est continue, d'une part, avec celle qui recouvre le gland, et de l'autre, avec la membrane interne de la vessie. Elle envoie des prolongemens dans les canaux éjaculateurs, dans les conduits excréteurs de la prostate, et dans les sinus muqueux de l'urètre. Sa couleur est d'un rouge assez vif, à l'orifice extérieur et dans la fosse naviculaire. Dans le reste de son étendue, elle paroît pâle, quand on a exprimé le sang qui gonfle le tissu spongieux de l'urètre : c'est elle seule qui forme les rides longitudinales dont nous avons parlé. Elle est très-mince, et paroît n'être formée que d'un seul feuillet ; on ne peut y démontrer l'existence isolée de l'épiderme et du corion. Elle jouit d'une sensibilité très-vive, qui est exaltée

par

par le contact de tous les irritans, comme on le voit dans l'introduction de la sonde, ou de tout autre corps étranger dans l'urètre.

Les muscles de la verge sont les bulbo-caverneux, les ischio-caverneux et les transverses du périnée. Ils ont été décrits dans la Myologie.

Les artères de la verge sont principalement fournies par la honteuse interne, sous les noms de dorsales et de caverneuses. Il en vient aussi quelques-unes de l'artère du périnée, de l'hémorroïdale moyenne et de la fémorale. Les veines principales sont la dorsale et les caverneuses. Elles passent sous la symphyse du pubis, et vont s'ouvrir dans un plexus très-considérable qui embrasse la prostate et le col de la vessie, et qui est formé par les veines hypogastriques, et par quelques branches de la mésentérique inférieure. Outre ces veines, la verge en a de cutanées qui viennent du prépuce, et vont se rendre à la saphène et à la crurale.

Les vaisseaux lymphatiques de la verge sont distingués en superficiels et profonds. Les premiers naissent du prépuce et des tégumens, et vont se rendre aux glandes inguinales superficielles. Les lymphatiques profonds naissent de l'urètre et des corps caverneux, pénètrent dans le bassin en accompagnant les branches de l'artère honteuse interne, et vont se jeter dans le plexus hypogastrique.

Les nerfs qui se portent à la verge sont fort considérables; ils viennent principalement de la seconde, de la troisième et de la quatrième paires de nerfs sacrés.

La verge sert à la copulation; mais il faut pour cela qu'elle soit dans l'état de roideur et de gonflement qu'on nomme érection, et qui dépend de l'accumulation du sang dans le tissu spongieux du corps caverneux et de l'urètre. Or, quelle est la cause de cette accumulation? Nous l'ignorons. Des Physiologistes l'ont cherchée dans l'action des muscles ischio-caverneux, qui, disoient-ils, compriment les veines sans comprimer les artères. Mais qui ne voit au premier coup-d'œil que ces muscles ne peuvent produire cet effet? L'afflux du sang qui produit l'érection de la verge, de même que celui qui produit l'érection du clitoris, le gonflement et l'érection du mamelon, la rougeur subite des joues, dans certaines circonstances, est l'effet d'une influence sympathique aussi constante et aussi certaine qu'elle est inexplicable.

DES PARTIES GÉNITALES DE LA FEMME.

LES parties génitales de la femme se distinguent en externes et en internes. Les premières, qui se voient sans le secours de la dissection, sont le pénil ou le mont de Vénus, la vulve ou le *pudendum*, les grandes lèvres, la fourchette, la fosse naviculaire, le clitoris, les nymphes ou les petites lèvres, le méat urinaire et l'orifice du vagin. Les secondes, situées profondément, sont le vagin, la matrice, les trompes de *Fallope* et les ovaires.

Des Parties génitales externes.

Le pénil ou le mont de Vénus, est une éminence large, arrondie, placée devant le pubis, entre les aines. A l'époque de la puberté, elle devient plus saillante et se couvre de poils, dont le nombre, la longueur et la couleur varient suivant les individus. Elle n'est formée que par un tissu cellulaire graisseux, plus abondant en cet endroit que dans les parties voisines.

La vulve ou le *pudendum*, est une ouverture longitudinale qui s'étend depuis la partie inférieure du mont de Vénus, jusqu'à un pouce environ de l'anus. Elle est plus grande chez les femmes qui ont eu plusieurs enfans, que chez les autres.

Les grandes lèvres sont deux replis de la peau qui bornent latéralement la vulve. Elles sont aplaties transversalement, plus épaisses en haut qu'en bas. Leur surface externe, qui répond à la partie supérieure interne des cuisses, est garnie de poils et de glandes sébacées. Leur surface interne, formée par une membrane muqueuse, est lisse, douce au toucher, contiguë à celle du côté opposé et aux petites lèvres; elle est continuellement humectée par l'humeur muqueuse qui lubréfie ces parties. La couleur de cette surface est vermeille chez les vierges et chez les femmes qui se sont peu livrées aux plaisirs de l'amour; chez les autres, elle est blafarde, d'un rouge un peu ardoisé. Leur bord supérieur est adhérent et se continue en dehors avec la peau des parties voisines, et en dedans avec les petites lèvres. Leur bord inférieur est libre, convexe, arrondi, et garni de poils; on y voit la continuité de la peau avec la membrane muqueuse qui tapisse la face interne. Leur extrémité antérieure ou supérieure se confond avec le mont de Vénus. Leur extrémité postérieure diminue peu-à-peu, se termine en pointe, et s'unit avec celle du côté opposé, derrière la fosse naviculaire. De cette réunion résulte une espèce de bride, qu'on nomme la fourchette. Les grandes lèvres sont composées, 1.º d'un prolongement de la peau qui forme leur surface externe, et qui contient, comme nous l'avons dit plus haut, des glandes sébacées, dont le fluide contribue à donner à la sueur de cette région l'odeur particulière qui la distingue. 2.º D'une membrane muqueuse qui forme la surface interne, et se continue, d'une part, avec la peau; et de l'autre, avec la membraue muqueuse qui tapisse l'intérieur des parties de la génération et de l'urètre. 3.º D'un tissu graisseux qui en occupe le milieu et qui leur donne l'épaisseur qu'elles présentent. Ce tissu, semblable à celui du mont de Vénus, présente de plus quelques feuillets ou lames membraneuses, qui naissent du périoste de la branche de l'ischion et de celle du pubis, et descendent jusqu'au bord libre des grandes lèvres. 4.º Enfin d'artères, de veines, de vaisseaux lymphatiques et de nerfs.

Les grandes lèvres recouvrent les autres parties génitales externes, qui, par ce moyen, sont continuellement humectées par une humeur muqueuse dont la présence empêche les effets du frottement, et entretient la vive sensibilité de ces parties. Elles se développent beaucoup dans l'accouchement, et servent ainsi à l'ampliation de la vulve.

Lorsqu'on écarte les grandes lèvres, on apperçoit les objets suivans, en procédant de haut en bas: 1.º le clitoris qui paroît sous la forme d'un petit bouton plus ou moins saillant, séparé de la commissure supérieure des grandes lèvres par une petite surface lisse et libre. 2.° Les petites lèvres ou les nymphes, qui naissent des parties latérales du clitoris, descendent en s'écartant l'une de l'autre, et se perdent sur les côtés de l'orifice du vagin. 3.° Une surface triangulaire, légèrement concave, bornée en haut par le clitoris; en bas, par le méat urinaire; et sur les côtés, par la partie supérieure des petites lèvres. 4.° Le méat urinaire, ou l'orifice de l'urètre, éloigné d'environ un pouce du clitoris. 5.° L'orifice du vagin avec l'hymen, ou les caroncules myrtiformes. 6.° Plus bas, la fosse naviculaire, petite dépression transversale qui sépare l'entrée du vagin de la fourchette: 7.° Enfin, la fourchette qui n'est que la commissure postérieure des grandes lèvres.

Le clitoris occupe la partie supérieure de la vulve. Il se présente sous la forme d'une caroncule rougeâtre, peu élevée, et qui, ordinairement, ne dépasse point le niveau des grandes lèvres. Figuré comme le gland de la verge, il est recouvert comme lui, d'une espèce de prépuce; mais outre qu'il est beaucoup plus petit, on ne trouve point d'ouverture à son sommet. Sa longueur et sa grosseur présentent des variétés assez remarquables. Dans le fœtus et dans l'enfant nouveau-né, il est très-long et dépasse ordinairement le niveau des grandes lèvres. On l'a vu dans quelques femmes égaler et même surpasser la longueur et la grosseur de la verge. Cette disposition pourroit, au premier coup-d'œil, faire regarder comme hermaphrodite le sujet chez lequel elle se rencontre, si on ne savoit d'ailleurs qu'il n'existe point, dans l'espèce humaine, de véritables hermaphrodites.

M m 3

Lorsqu'on dissèque le clitoris, on voit qu'il est beaucoup plus étendu qu'il ne le paroît à l'extérieur, et que par sa forme et sa structure, il se rapproche beaucoup de la verge. On y trouve, en effet, un corps caverneux, un petit gland et une espèce de prépuce. Le corps caverneux offre, comme celui de la verge, deux racines qui s'implantent à la branche du pubis et à celle de l'ischion, un tissu spongieux et une cloison mitoyenne. En un mot, la structure est la même ; seulement le tissu spongieux est un peu plus dense, et moins abreuvé de sang que celui de la verge. Aussi, dans l'érection, le clitoris se roidit comme la verge, mais sans éprouver presque aucun changement dans ses dimensions ni dans sa direction. En haut, il répond à la symphyse du pubis à laquelle il est fixé par une espèce de ligament suspensoire. En bas, il correspond à l'urètre auquel il est uni par un tissu cellulaire très-lâche. Chaque racine du corps caverneux du clitoris a son muscle ischio-caverneux qui monte de la tubérosité et de la branche de l'ischion, et qui va se perdre sur sa partie externe, à l'endroit où elle se joint à celle du côté opposé. Le gland du clitoris est un petit bouton charnu qui surmonte l'extrémité antérieure de ce corps. Il n'est point perforé à son sommet comme le gland de la verge. Son tissu ne diffère point de celui du corps caverneux, et se continue immédiatement avec lui : aussi y retrouve-t-on la cloison mitoyenne. Le gland du clitoris est habituellement recouvert en haut et sur les côtés, par une espèce de prépuce sous lequel s'amasse souvent une matière blanchâtre, semblable à celle qu'on trouve entre le gland et le prépuce de l'homme. L'espèce de prépuce dont nous parlons, est formé par un repli de la membrane muqueuse de la vulve, et se continue avec les petites lèvres auxquelles il donne naissance de chaque côté. Le clitoris est doué d'une très-grande sensibilité, et paroît être le siège principal de la volupté chez les femmes.

Les petites lèvres, ou les nymphes sont deux replis membraneux qui s'étendent depuis le prépuce du clitoris, jusqu'au milieu de la circonférence de l'ouverture du vagin. Elles sont proportionnellement plus larges dans le fœtus et dans l'enfant nouveau-né, que dans l'âge adulte. Chez quelques femmes, elles sont assez développées pour dépasser le niveau des grandes lèvres. Dans certains cas, rares dans nos pays, assez fréquens chez quelques peuples d'Afrique, les nymphes offrent une grandeur extraordinaire, au point qu'on est obligé d'en faire la résection. Assez semblables à des crêtes de coq, elles sont aplaties transversalement, larges dans leur milieu, très-étroites à leurs extrémités. Leur face externe répond à la face interne des grandes lèvres. Leur face interne, rapprochée en haut de celle du côté opposé, s'en écarte en bas, et répond au méat urinaire et à l'orifice du vagin. Leur bord adhérent est assez épais. Leur bord libre est mince et convexe. Leur extrémité supérieure naît ou du prépuce du clitoris, ou du gland, ou bien des deux à-la-fois. Leur extrémité inférieure se termine ordinairement sur les côtés de l'orifice du vagin : quelquefois elle s'étend jusqu'auprès de la commissure postérieure des grandes lèvres ;

quelquefois aussi l'une est plus longue que l'autre. Les nymphes sont lisses et vermeilles chez les jeunes vierges ; elles sont flétries et d'un rouge brun chez les femmes avancées en âge , sur-tout chez celles qui ont eu des enfans. Elles sont formées par un repli de la membrane qui tapisse la vulve , par du tissu cellulaire , et par quelques glandes muqueuses et sébacées. Leur sensibilité est assez vive. Leur principal usage paroît être de concourir par leur développement à l'ampliation de la vulve, au moment de l'accouchement. Les anciens les croyoient destinées à diriger le jet de l'urine , et c'est pour cela qu'ils leur avoient donné le nom de nymphes ; mais les femmes urinent les cuisses écartées , et la direction du jet du liquide paroît presqu'entièrement déterminée par la direction de l'urètre.

L'espace triangulaire qui sépare le clitoris du méat urinaire est légèrement concave. Du reste , il n'offre rien de plus remarquable que ce que nous en avons dit plus haut en énumérant les parties génitales externes.

Le méat urinaire est situé au dessous du milieu de cet espace , très-près de l'orifice du vagin. Tantôt plus petit , tantôt de même diamètre que l'urètre qu'il termine , il paroît sous la forme d'une ouverture irrégulièrement arrondie , dont les bords sont formés par un bourrelet plus saillant du côté du vagin. On voit sur ce bourrelet l'orifice des conduits excréteurs des glandes muqueuses placées dans le voisinage. Dans la grossesse , le méat urinaire est un peu tiré en dedans et souvent assez difficile à découvrir.

L'urètre qui se termine par l'ouverture dont

nous venons de parler, n'a guères qu'un pouce de longueur ; mais il est plus large , plus dilatable que chez l'homme, et peut donner passage à des calculs assez volumineux. D'où il résulte qu'on trouve bien moins souvent des pierres dans la vessie des femmes que dans celle des hommes. Sa direction est à-peu-près horizontale : cependant il décrit une légère courbure dont la concavité est en haut et la convexité en bas. Il répond en haut au corps caverneux du clitoris, auquel il est uni par un tissu cellulaire très-lâche. En bas, il adhère fortement au vagin, sur-tout en devant, et il forme dans la partie antérieure de ce canal , une saillie longitudinale assez remarquable. Son extrémité antérieure se termine au méat urinaire , et est située un peu plus bas que l'extrémité postérieure. Celle-ci s'ouvre dans la vessie par une embouchure oblique , plus évasée que dans l'homme.

L'intérieur de l'urètre présente, comme chez l'homme, des rides longitudinales, et les orifices des sinus muqueux. Ces sinus fournissent une humeur visqueuse qui lubréfie l'urètre, et qui forme une partie de celle que les femmes répandent dans l'acte vénérien. La structure de ce canal est à-peu-près la même que chez l'homme. On y trouve en effet deux membranes , une extérieure, dont le tissu est légèrement spongieux , et qui se confond en bas avec la membrane du vagin , et dans le reste de sa circonférence, avec le tissu cellulaire voisin ; l'autre, intérieure, muqueuse, qui se continue, d'une part, avec la tunique interne de la vessie ; et de l'autre, avec la membrane qui tapisse la vulve. L'urètre de la femme a aussi des vaisscaux et des nerfs.

L'orifice du vagin est situé immédiatement au dessous du méat urinaire. Il est étroit chez les vierges, plus large chez les femmes qui se sont livrées aux plaisirs de l'amour, et très-large chez celles qui ont eu des enfans. Cette différence de diamètre est due presqu'uniquement à la présence de l'hymen, qu'on trouve ordinairement intègre chez les vierges, tandis que chez les autres femmes, on en retrouve à peine les traces. L'hymen est une production membraneuse formée par un repli de la membrane muqueuse de la vulve, et qui existe constamment lorsqu'elle n'a pas été détruite par le coït, ou par une violence quelconque exercée dans cette partie. Sa grandeur et sa figure varient beaucoup ; tantôt elle paroît sous la forme d'un cercle membraneux, troué dans son milieu, inégalement large dans les différens points de sa circonférence ; tantôt elle représente un croissant dont la convexité répond au périnée, et dont les extrémités se terminent plus ou moins haut sur les côtés de l'orifice du vagin. Quelquefois elle n'est point trouée, et elle bouche entièrement l'entrée du vagin. Cette dernière disposition ne cause aucun accident jusqu'à l'époque de la menstruation ; mais alors il paroît plusieurs symptômes qui simulent quelquefois ceux de la grossesse, et qui se dissipent dès qu'on a ouvert l'hymen.

Lorsque par une cause quelconque la membrane dont nous parlons a été déchirée, on trouve à sa place ordinairement trois ou quatre, quelquefois cinq ou six tubercules rougeâtres, nommés caroncules myrtiformes, et qui sont généralement regardés comme les débris de l'hymen. Parmi ces tubercules, il en est ordinairement deux situés derrière l'hymen, qui peuvent exister lors même que cette membrane est intègre, et qui ne sont que les extrémités saillantes des colonnes antérieure et postérieure du vagin. Enfin, on trouve encore près de l'hymen des tubercules formés par les espèces de valvules qui garnissent l'extrémité des sinus muqueux, et que probablement on confond souvent avec les caroncules myrtiformes produites par les débris de l'hymen. Il existe aussi quelquefois à l'entrée du vagin, ou sur les glandes et les petites lèvres, diverses petites excroissances qu'on attribue souvent au vice vénérien, quoiqu'elles n'en dépendent nullement. Il paroît que les caroncules myrtiformes ne s'effacent point entièrement avec l'âge, puisqu'on les retrouve chez les vieilles femmes. Celles qui disparoissent après les accouchemens, ne sont probablement que les tubercules formés par les extrémités des colonnes du vagin.

Toute la vulve est tapissée par une membrane muqueuse qui se continue, d'une part, avec la peau, et de l'autre, avec la membrane interne de l'urètre et avec celle du vagin. Cette membrane est unie d'une manière assez lâche aux parties qu'elle recouvre. Sa couleur est vermeille chez les vierges et les jeunes femmes; elle devient plus foncée par le progrès de l'âge, et sur-tout par l'abus des plaisirs. Son tissu ressemble à celui des autres membranes muqueuses. On y trouve un grand nombre de glandes muqueuses dont les conduits excréteurs viennent s'ouvrir sur toute la surface de la vulve. Elles ont été examinées avec beaucoup de soin par *Haller*, qui les a décrites sous le nom de lacunes muqueuses, et qui les a distinguées en supérieures et en inférieures.

Ces glandes sont plus nombreuses sur la partie supérieure de la vulve que du côté du périnée ; elles secrètent le liquide qui lubréfie habituellement la vulve, et qui est versé en plus grande quantité pendant l'acte de la génération et pendant l'accouchement. La membrane muqueuse de la vulve, après avoir été distendue par l'accouchement, revient peu-à-peu sur elle-même, et reprend son état antérieur et naturel ; elle est douée d'une grande sensibilité.

Des Parties génitales internes.

Ces parties sont, comme nous l'avons déja dit, le vagin, la matrice, les trompes de *Fallope* et les ovaires.

Du Vagin.

Le vagin est un canal membraneux qui s'étend un peu obliquement de bas en haut et de devant en arrière, depuis la vulve jusqu'au col de la matrice. Il est placé au centre du détroit inférieur du bassin, entre l'urètre et la vessie qui sont en avant, et le rectum qui est en arrière. Sa longueur ordinaire est de cinq à six pouces, et sa largeur d'un pouce seulement ; mais comme il est très-extensible, ses dimensions peuvent changer. Il est plus long et moins large chez les filles que chez les femmes. Dans l'accouchement il acquiert un diamètre égal à celui de la tête de l'enfant ; ensuite il revient sur lui-même, mais il reste toujours un peu plus large qu'auparavant. Sa forme est celle d'un cylindre un peu aplati de devant en arrière dans sa partie inférieure, recourbé du côté du pubis, et dont les deux extrémités sont coupées obliquement, de manière que la paroi antérieure est moins longue que la postérieure. Nous y considérons une surface externe, une surface interne, et deux extrémités.

La surface externe présente une région antérieure, une région postérieure et deux régions latérales. La région antérieure, inclinée en haut et légèrement concave, correspond à la vessie et à l'urètre ; elle est unie à la vessie par un tissu cellulaire fort lâche ; mais son adhérence avec l'urètre est beaucoup plus intime. La région postérieure, inclinée en bas et un peu convexe, correspond à l'intestin rectum : sa partie supérieure recouverte par le péritoine, est contiguë à cet intestin : sa partie inférieure dépourvue de cette membrane, est unie au rectum par du tissu cellulaire beaucoup plus lâche supérieurement qu'inférieurement, où il est difficile de séparer le vagin du rectum sans couper des fibres qui semblent se porter de l'un à l'autre. Les régions latérales, moins larges que les précédentes, sont environnées par beaucoup de tissu cellulaire : elles correspondent à l'uretère, au plexus formé par les artères et les veines de la matrice et du vagin, et inférieurement aux muscles releveurs de l'anus.

La surface interne du vagin offre un grand nombre de rides qui lui donnent quelque ressemblance avec celle de l'estomac, des intestins et de la vessie, lorsque ces organes sont vides et contractés sur eux-mêmes. Les rides dont nous parlons sont moins nombreuses, moins saillantes près du col de la matrice, et y suivent toutes sortes de directions ; mais dans la moitié inférieure du vagin, elles ont toutes une direction transversale, et sont tournées du côté de l'orifice du vagin. Elles sont beaucoup plus saillantes sur les parois antérieure et postérieure, que sur les parois latérales où elles s'effacent presque entièrement. On remarque aussi qu'elles sont d'autant plus grandes qu'on les considère plus près de la vulve. Formées entièrement par la membrane interne du vagin, elles paroissent destinées à favoriser l'ampliation de ce conduit pendant l'accouchement, et à augmenter le plaisir en multipliant les frottemens dans l'acte de la génération.

L'accouchement dérange l'ordre de ces rides; mais elles se rétablissent tout de suite. Cependant elles s'effacent presque en entier dans les femmes qui ont eu beaucoup d'enfans : souvent elles reviennent dans les vieilles femmes après s'être effacées. Il y a des femmes dont le vagin est lisse, poli et sans aucune ride.

Les parois antérieure et postérieure offrent encore dans leur partie moyenne, et suivant la longueur du vagin, deux lignes saillantes qui coupent à angle droit et dans leur milieu les rides transversales de ce canal. Ces deux lignes sont nommées par *Haller* les deux colonnes du vagin. L'antérieure plus saillante et plus épaisse répond au canal de l'urètre; tantôt elle se divise inférieurement en deux branches qui se perdent dans l'hymen, et entre lesquelles on voit des rides transversales : tantôt, au lieu de se bifurquer, elle se termine par un renflement, ou espèce de tubercule, plus ou moins saillant au dessous du méat urinaire : quelquefois ce tubercule proémine tellement à l'entrée du vagin, qu'il pourroit au premier aspect en imposer pour une excroissance vénérienne. La ligne, ou colonne postérieure, moins marquée que l'antérieure, quelquefois même à peine visible, répond au rectum, et se termine aussi à l'hymen. Quelquefois elle forme également une espèce de tubercule qui fait saillie à la partie postérieure et inférieure de l'orifice du vagin.

La surface interne du vagin est percée d'un grand nombre de trous qui sont les orifices des lacunes ou sinus muqueux, par lesquels est fournie la mucosité abondante qui lubréfie cette surface. Enfin, on trouve assez souvent dans le vagin des taches rondes et livides dont on ne connoît point la cause ; elles sont à l'endroit qui est lisse et qui est près de la matrice.

L'extrémité supérieure du vagin est unie à la partie inférieure du col de la matrice. Elle l'embrasse obliquement, de manière que la paroi antérieure du vagin est plus près de l'orifice de la matrice, et que la paroi postérieure en est plus éloignée : d'où il résulte que le vide qui est entre le vagin et le col de la matrice s'étend plus haut en arrière qu'en avant.

L'extrémité inférieure du vagin se termine à la partie inférieure et postérieure de la vulve, au devant de l'extrémité de l'intestin rectum, par l'orifice dont nous avons parlé, et qui a moins de largeur que le reste du vagin.

Les parois du vagin sont blanchâtres, et leur épaisseur est considérable, sur-tout vers l'extrémité inférieure de ce conduit. Elles sont principalement composées d'un tissu épais, celluleux, serré et extensible, dans lequel on trouve de très-gros vaisseaux, de manière qu'il a paru avoir quelque chose de charnu; mais ce ne sont que des plexus veineux. Ce tissu celluleux est parsemé de quelques fibres longitudinales, et d'autres transversales ou circulaires, fortes, dont la nature n'est pas bien connue. Il est cependant certain que le vagin jouit d'une vertu contractile, l'homme s'en apperçoit dans le temps de l'acte vénérien, ainsi que l'accoucheur quand il y porte la main. L'extérieur du vagin est recouvert par le péritoine dans sa partie supérieure et postérieure; dans le reste de son étendue, il est environné d'une substance celluleuse, lâche, assez épaisse, rougeâtre, dans laquelle se ramifient beaucoup de vaisseaux sanguins.

Le vagin est tapissé par une membrane qui se continue, d'une part, avec celle de la vulve, et de l'autre, avec la membrane interne de la matrice. Cette membrane est assez semblable à celle qui tapisse les autres canaux; mais elle est en grande partie dure, et comme demi-cartilagineuse. Elle est manifestement un épiderme, qu'on peut facilement suivre depuis l'extérieur des parties génitales; mais il est moins tomenteux que celui de la matrice. La membrane interne du vagin n'est pas lisse; c'est elle qui forme les rides dont nous avons parlé plus haut. Dans certains cas, cette membrane s'exfolie, comme l'épiderme, et se reproduit ensuite.

L'extrémité

L'extrémité inférieure du vagin est embrassée par une espèce de tissu caverneux de la largeur d'un pouce, et de l'épaisseur de deux lignes environ, que l'on croit composé de vaisseaux sanguins, et qu'on nomme le plexus rétiforme. Dans l'acte vénérien, ce tissu se gonfle, et éprouve une espèce d'érection.

Les muscles qui, dans la femme, répondent aux bulbo-caverneux dans l'homme, sont placés au dessus du plexus rétiforme, et le couvrent en entier. Ils descendent de chaque côté de la partie inférieure du corps du clitoris, se portent sur les parties latérales du vagin, et vont se terminer en arrière, en se confondant avec les transverses du périnée et avec l'extrémité antérieure du muscle sphincter externe de l'anus. On les nomme constricteurs du vagin, à cause de leur usage, qui paroît être de resserrer l'extrémité inférieure de ce conduit.

Le vagin reçoit ses artères de l'hypogastrique. Ses veines se rendent dans un plexus qui est couché sur ses parties latérales, et dans lequel vont se rendre aussi les veines du clitoris. Les vaisseaux lymphatiques du vagin sont peu connus. Ses nerfs viennent des dernières paires sacrées.

De la Matrice.

La matrice est un viscère creux qui sert à contenir le fœtus et ses enveloppes jusqu'au terme de l'accouchement. Presque toujours elle est unique. On l'a trouvée quelquefois double, et alors, ou bien il y avoit deux matrices et deux vagins; ou bien il n'existoit qu'un seul vagin divisé par une cloison, dans toute sa longueur, ou seulement dans sa moitié supérieure; ou bien, enfin, l'une des deux matrices s'ouvroit dans le rectum et l'autre dans le vagin. Dans quelques cas, la matrice est divisée à l'intérieur par une cloison longitudinale, qui se borne au col, ou qui se prolonge jusqu'à l'orifice du vagin.

La matrice est située dans le petit bassin, derrière la vessie, devant le rectum, au dessous des circonvolutions de l'iléon, au dessus du vagin. Sa situation est oblique, de sorte que son fond est en haut et un peu en arrière, et son col en bas et un peu en avant. Elle est fixée aux deux côtés du bassin par deux replis du péritoine, nommés les ligamens larges. D'autres ligamens concourent à maintenir ce viscère dans sa situation; ce sont les ligamens ronds, les ligamens antérieurs et les posterieurs. Nous allons parler de chacun de ces ligamens en particulier.

Les ligamens larges s'étendent depuis les bords latéraux de la matrice, jusqu'aux côtés de l'excavation du petit bassin. Ils forment avec la matrice une cloison transversale qui divise le petit bassin en deux cavités, dont l'antérieure, plus petite, contient la vessie, et la postérieure, plus grande, loge le rectum. Les ligamens larges sont aplatis de devant en arrière et quadrilatères. Leurs deux faces sont libres et lisses : l'antérieure répond à la vessie; la postérieure au rectum. Le bord supérieur est divisé en deux feuillets ou ailerons, dont l'antérieur, plus large et plus élevé, contient la trompe; tandis que le postérieur, plus étroit, renferme l'ovaire et son ligament. Les

trois autres bords sont adhérens ; l'inférieur ,
à la partie inférieure du petit bassin ; l'externe, aux côtés de cette excavation ; et l'interne, aux bords latéraux de la matrice. Les
ligamens larges sont formés par deux feuillets
du péritoine, entre lesquels on trouve les
vaisseaux et les nerfs de la matrice, les ovaires
et leurs ligamens, les trompes de *Fallope*,
et du tissu cellulaire. Ils servent à fixer la
matrice dans sa position, et lui fournissent
une enveloppe à mesure qu'elle s'accroît dans
la grossesse ; aussi deviennent-ils alors beaucoup plus étroits : ils semblent même s'effacer
presqu'en entier dans les derniers mois ; ensorte que les trompes et les ovaires qu'ils ren-
fermoient avant la grossesse, se trouvent appliqués immédiatement sur les parties latérales et inférieures de la matrice.

Les ligamens antérieurs sont deux petits replis que le péritoine forme en se réfléchissant
de la partie postérieure de la vessie, sur la face
antérieure de la matrice. Ils ne sont visibles
que lorsqu'on écarte ces deux viscères l'un de
l'autre, et ils paroissent sous la forme de croissans dont le bord concave regarde en haut.

Les ligamens postérieurs sont deux autres
replis formés par le péritoine, qui se porte de
la face postérieure de la matrice sur le rectum.
Ils ressemblent en tout aux derniers, et ne
méritent pas plus qu'eux le nom de ligamens.

Les ligamens ronds sont deux cordons blanchâtres, qui s'étendent depuis les angles supérieurs de la matrice, au devant et un peu au
dessous des trompes de *Fallope*, jusqu'aux
aines. Ils se portent d'abord en dehors et
un peu en haut, dans l'épaisseur des ligamens

larges, sur la face antérieure desquels ils forment une saillie assez remarquable ; ensuite ils se replient en haut ou en bas, suivant la situation dans laquelle est la matrice, passent sur les vaisseaux iliaques, et se dirigent horizontalement en avant et en dedans jusqu'à l'anneau inguinal qu'ils traversent. Au delà de cette ouverture, ils se divisent en plusieurs branches qui s'écartent et se perdent dans le tissu cellulaire du mont de Vénus et des grandes lèvres. Les ligamens dont nous parlons sont un peu aplatis dans toute leur étendue, et plus larges à leurs extrémités qu'à leur partie moyenne. Ils sont arqués, et dans leur totalité ils décrivent un demi-cercle.

Les ligamens ronds sont composés de fibres longitudinales, qui semblent n'être qu'un tissu cellulaire très-dense, très-peu extensible, de vaisseaux sanguins et lymphatiques, et de nerfs. Comme ils s'engorgent dans la grossesse et dans quelques affections pathologiques de la matrice, on a cru devoir attribuer à cet engorgement les douleurs des aines que les femmes éprouvent dans ces circonstances. Ils servent à fixer la position de la matrice, et à borner ses mouvemens. *Haller* pense qu'ils peuvent servir à transmettre dans les vaisseaux fémoraux une partie du sang qui surcharge la matrice pendant la grossesse.

Les ligamens que nous venons de décrire, sont tellement disposés, que la matrice jouit toujours, dans l'état naturel, d'un certain degré de mobilité. Ainsi sa situation change dans tous les grands mouvemens qui portent principalement sur les viscères du bas-ventre. Une chûte sur les pieds, un effort violent pour soulever un fardeau, toute grande inspiration long-temps soutenue tend à précipiter la matrice dans le vagin, et à produire ainsi la maladie qu'on appelle chûte ou descente de matrice. La dilatation de la vessie, celle de l'intestin rectum, font encore varier la situation du viscère que nous décrivons; mais l'âge, et sur-tout la grossesse, y apportent encore des changemens plus remarquables. Dans le fœtus de quatre mois, la matrice est presqu'entièrement au dessus du pubis. Après la naissance, elle est plus enfoncée dans le bassin; et chez la fille nubile, son fond est au dessous du niveau du pubis. Dans la grossesse, la situation de la matrice éprouve des changemens dont nous parlerons par la suite.

La matrice est fort petite à la naissance et dans les premières années de la vie. Elle se développe presque tout-à-coup à l'époque de la puberté, et continue de croître jusqu'à l'âge adulte. Elle diminue un peu de volume après la cessation des règles. Ses dimensions ordinaires, chez une femme adulte et non enceinte, sont d'environ deux pouces et demi de longueur, un pouce d'épaisseur, un pouce et demi ou deux pouces de largeur vers son fond, et à-peu-près dix lignes dans son col. Son volume augmente considérablement dans la grossesse et dans certains cas de squirre. Après l'accouchement, elle reprend son premier volume; cependant jamais elle ne devient, après avoir contenu un enfant, aussi petite qu'elle est dans une fille.

La figure de la matrice est en général celle d'un triangle aplati de devant en arrière, dont la base est en haut et le sommet en bas. Dans la grossesse, ce viscère prend une forme ovoïde.

On divise la matrice en deux parties, une supérieure, plus large, qu'on nomme le corps; et l'autre inférieure, plus étroite, qu'on appelle le col.

Le corps de la matrice est presque ovale à l'extérieur, et son plus grand diamètre est en travers. On y considère une face antérieure, une face postérieure, et quatre côtés, un supérieur, un inférieur et deux latéraux. La face antérieure, moins convexe que la postérieure, est légèrement inclinée en haut, et correspond à la vessie. La face postérieure un peu inclinée en bas, répond à l'intestin rectum. Le côté supérieur, qu'on nomme le fond de la matrice et qui s'étend d'une trompe à l'autre, est médiocrement convexe, et supporte les circonvolutions de l'iléon. Le côté inférieur, beaucoup moins long que le supérieur, est confondu avec l'extrémité supérieure du col. Les côtés latéraux sont très-courts, légèrement convexes, et convergens : ils donnent attache aux ligamens larges, et sont cachés dans leur épaisseur.

Le col de la matrice ressemble assez bien à un cylindre un peu aplati de devant en arrière, et qui est adapté à l'extrémité des lignes convexes des parties latérales du corps. Sa longueur est perpendiculaire au diamètre transversal du corps. Dans le fœtus, le col de la matrice est en proportion du corps, non - seulement plus long, mais plus gros. On y considère une face antérieure, une face postérieure, deux bords latéraux, une extrémité supérieure et une extrémité inférieure.

Les faces antérieure et postérieure sont convexes et lisses; la première répond à la vessie, et la seconde à l'intestin rectum. Les bords sont droits et donnent attache aux ligamens larges. L'extrémité supérieure est confondue avec la partie inférieure du corps. L'extrémité inférieure est embrassée obliquement par le vagin, dans lequel elle forme une saillie qui est plus considérable en arrière qu'en avant. Cette extrémité est percée d'une ouverture ovale, dont le grand diamètre est en travers, et qu'on nomme l'orifice de la matrice. Cette ouverture donne à l'extrémité inférieure du col de la matrice, la figure d'une espèce de museau de tanche : aussi la désigne-t-on sous le nom d'*os-tincae*. Dans un enfant nouveau-né, la longueur de l'orifice de la matrice est de deux lignes ; dans une fille de vingt ans, de trois ; dans les femmes qui ont fait des enfans, elle est de cinq à huit lignes. Cet orifice est toujours naturellement béant ; mais il l'est plus ou moins suivant que les femmes n'ont point eu d'enfans, ou qu'elles en ont eu plusieurs. Il n'est pas exactement au milieu de l'extrémité inférieure du col, mais un peu en arrière ; ce qui fait paroître la lèvre antérieure du museau de tanche plus épaisse que l'autre.

La portion du col de la matrice qui est saillante dans le vagin, ou le museau de tanche, paroît de la longueur de quatre à cinq lignes en devant et un peu plus en arrière ; son épaisseur est à-peu-près de huit à dix lignes transversalement, et de six à huit de sa partie antérieure à la postérieure, étant légèrement aplati dans ce dernier sens. Quelquefois cette partie est beaucoup plus longue et plus grosse, sans qu'il y ait pour cela déplacement de la matrice, ou engorgement de son col.

Chez les femmes qui ont eu plusieurs enfans, le col de la matrice est en général plus gros et plus arrondi. Son orifice est presque toujours fort béant, et ses lèvres plus ou moins inégales, présentent ordinairement une ou plusieurs échancrures qui paroissent séparées par des espèces de tubercules, et qui résultent du déchirement de ces parties au moment du passage de l'enfant. Mais ce déchirement n'a pas toujours lieu dans l'accouchement, et ne provient pas exclusivement de cette cause chez toutes les femmes où il se rencontre ; ensorte que le museau de tanche peut avoir une forme aussi régulière chez les femmes qui ont eu des enfans, que chez celles qui sont encore vierges ; ou présenter chez celles-ci les inégalités qui résultent ordinairement de l'accouchement. D'après cela, on voit combien sont peu certaines les inductions qu'on peut tirer de l'état du col de la matrice, dans le cas d'accusation de suppression de part et d'infanticide.

La cavité de la matrice a une étendue proportionnée au volume de cet organe. Dans l'état de vacuité de la matrice, les parois de cette cavité sont contiguës, et ne laissent entre elles d'autre intervalle que celui qui est nécessaire pour contenir un peu d'humeur muqueuse, et dans lequel coule le sang des règles, et est reçu le produit de la conception. On divise cette cavité en deux parties, dont l'une est la cavité du corps, et l'autre celle du col.

La cavité du corps de la matrice est plus grande que celle de son col. Sa figure est à-peu-près triangulaire, sur-tout lorsque le volume de cet organe n'a éprouvé aucun changement. On y considère une face antérieure, une face postérieure, trois bords et trois angles. Les faces sont plates, lisses et contiguës l'une à l'autre. On remarque ordinairement sur chacune d'elles une ligne longitudinale, très-peu saillante, qui la partage en deux parties égales, l'une à droite, et l'autre à gauche. Des trois bords, l'un est supérieur, et les deux autres latéraux. Ils sont un peu concaves, surtout dans les femmes qui ont fait beaucoup d'enfans. Le supérieur, qui fait la base du triangle et qui va d'une trompe à l'autre, est ordinairement le plus court. Il est cependant quelquefois le plus long. Des trois angles, deux sont supérieurs et l'autre est inférieur. Les supérieurs sont comme deux espèces d'appendices grêles de la cavité de la matrice, qui se terminent aux trompes de *Fallope*. L'angle inférieur présente une ouverture qui a environ quatre lignes d'étendue, et qui s'ouvre dans la cavité du col. La cavité du corps de la matrice est tapissée par une membrane muqueuse, sur laquelle s'ouvrent les vaisseaux exhalans qui fournissent le sang des règles, comme nous le dirons plus bas.

La cavité du col de la matrice est une espèce de canal aplati de devant en arrière, et un peu plus large dans son milieu qu'à ses deux extrémités ; de façon qu'il a la figure de deux cônes qui se tiennent par leur base. Il a constamment cette figure tant que la femme ne fait point d'enfans ; mais dès qu'elle a conçu, l'extrémité de ce canal qui vient s'ouvrir dans le vagin, se dilate; et quand une femme a fait un enfant, elle s'élargit beaucoup et reste toujours plus large; de manière qu'alors ce canal représente un cône, dont la base est du côté du vagin, et la pointe du côté de la matrice. La cavité du col de la matrice présente deux faces, une antérieure et l'autre postérieure; et deux ouvertures, une supérieure et l'autre inférieure.

On remarque sur chacune des faces un grand nombre de replis ou rugosités, dures, comme calleuses, et dont la disposition est loin d'être la même dans toutes les femmes. Pour bien voir l'arrangement de ces rides, il faut les examiner sur une fille nouvellement née, ou qui n'est pas trop âgée. On remarque alors qu'elles forment sur chaque face une espèce de palme ou d'arbrisseau dont le tronc est un monticule dur, qui règne dans toute la longueur du col, et dont l'extrémité supérieure, terminée en pointe aplatie, se réunit souvent avec la ligne qui partage la face correspondante de la cavité du corps de la matrice; tandis que par son extrémité inférieure, il se prolonge jusqu'au museau de tanche. De cette espèce de tronc sortent des lames dont les supérieures forment avec lui des angles presque demi-droits, et les inférieures des angles plus ouverts. Le nombre de ces lames va jusqu'à quinze. Elles se portent en dehors en décrivant une courbe dont la convexité est toujours du côté de la matrice, et la concavité du côté du vagin. Leur bord est canelé, excepté vers son extrémité externe qui est lisse. La largeur de ces lames diminue insensiblement, et elles disparoissent sur les parties latérales de la cavité, où celles de la face antérieure se confondent avec celles de la postérieure. Les supérieures sont plus larges que les inférieures. Ces lames ne sont pas simples : elles ont des branches, de manière que les plus petites naissent d'une plus grande. Les lames dont nous parlons, sont séparées par des sillons plus ou moins profonds, et dans lesquels on voit de petites éminences en forme de dents de peigne, qui d'une lame vont à une autre.

La disposition des rides dont nous venons de parler, est toujours régulière dans les petites filles nouvellement nées ; mais quand le col de la matrice est dilaté pendant la grossesse, les éminences s'applanissent, et toute la structure dont nous venons de parler est confuse : elle l'est bien davantage dans les accouchées ; on trouve alors les lames presque détruites, et les arbrisseaux qu'elles forment presque entièrement effacés.

L'ouverture supérieure de la cavité du col de la matrice, s'ouvre dans la cavité du corps, de manière que ces deux cavités communiquent ensemble, et n'en forment pour ainsi dire qu'une, Son ouverture inférieure a été décrite plus haut sous le nom de museau de tanche, ou d'orifice de la matrice.

On voit dans la cavité du col de ce viscère les orifices d'un grand nombre de lacunes ou conduits borgnes, qui sont cachés entre les rugosités dont nous avons parlé plus haut. La plupart de ces lacunes sont petites ; il y en a quelques-unes de plus grandes et d'une certaine longueur ; il y en a six ou sept au dessus de l'orifice, qui ont leur fond vers la partie inférieure ; elles sont grandes et composées de plusieurs petites; elles sont remplies d'une mucosité qu'on peut en faire sortir par expression, et on peut assez souvent y introduire une soie fine, jusqu'à une certaine longueur. On voit mieux ces lacunes dans une femme qui vient d'accoucher, ou qui est morte sur la fin de la grossesse; car alors les rides sont aplaties, et les lacunes se montrent à nu. Elles fournissent la mucosité qui lubréfie la cavité du col de la matrice.

On voit aussi quelquefois dans cette cavité un assez grand nombre de follicules ronds, même oblongs, plus grands ou plus petits, formés d'une membrane fine, remplis d'une mucosité claire, et dépourvus de conduit excréteur. Ils sont adhérens aux troncs et aux branches des palmes dont nous avons parlé. Leur nombre n'est pas fixe. Quelquefois ils sont à moitié enfoncés dans la substance de la matrice; quelquefois ils sont entièrement isolés et ne tiennent que par un pédicule. La nature et les usages de ces follicules ne sont point connus. On les a regardés comme de vrais œufs, mais ils n'en ont que la forme, et paroissent être une des sources du mucus, quoiqu'il soit difficile de dire par quels canaux il vient s'y amasser, et comment il en sort.

L'épaisseur des parois de la matrice varie, suivant les femmes, depuis quatre ou six lignes jusqu'à quinze; mais cette épaisseur n'est pas la même dans tous les points de l'organe. Elle est presque égale et uniforme du côté des faces et des bords. Le fond est ordinairement plus épais que le reste, et son épaisseur est plus grande dans le milieu que vers les angles qui le terminent. Le col est un peu moins épais que le corps.

La substance de la matrice est d'une couleur
grisâtre, et d'une consistance considérable,
sur-tout vers le col, qui est beaucoup plus
compact que le reste de l'organe. Il entre dans
la composition de cette substance une membrane extérieure, un tissu propre, qu'on regarde comme musculeux, une membrane interne, des artères, des veines, des vaisseaux
lymphatiques et des nerfs.

La membrane extérieure est fournie par le
péritoine qui se réfléchit de la face postérieure
de la vessie sur la matrice, dont il tapisse la
face antérieure, le fond et la face postérieure,
qu'il abandonne ensuite pour se porter sur l'intestin rectum. Cette membrane adhère par-
tout au tissu propre de la matrice, au moyen
d'un tissu cellulaire très-fin et très-serré, sans
graisse, et on ne l'en sépare que très-difficilement, sur-tout vers le fond de l'organe.

Le tissu propre de la matrice forme seul
presque toute l'épaisseur des parois de ce viscère. C'est une substance grisâtre, dense,
serrée, que le scalpel divise difficilement, et
au milieu de laquelle on apperçoit un grand
nombre de vaisseaux très-petits.

Cette substance qui paroît celluleuse, comme
spongieuse et remplie de suc, est manifestement fibreuse; mais l'on ne peut absolument
déterminer, hors le temps de la grossesse,
quel est l'ordre et l'arrangement des fibres qui
la composent, à cause de leur entrelacement
inextricable. Ces fibres sont plus pâles et beaucoup plus rapprochées dans le col de la matrice, que dans ses autres parties, où elles
paroissent plus molles, plus rougeâtres, et
moins serrées. Quoique ces fibres n'aient dans

l'état de vacuité de la matrice, presque aucune des qualités des fibres qui composent les muscles, leur nature musculeuse est suffisamment prouvée par la propriété contractile qu'elles manifestent dans le moment de l'accouchement.

La tunique interne de la matrice se continue d'une part, avec la membrane muqueuse du vagin; et de l'autre, elle fournit deux prolongemens qui vont tapisser l'intérieur des trompes. Elle est extrêmement mince, et tellement unie à la substance de la matrice, qu'elle semble faire corps avec elle. Cependant il n'est pas difficile pour cela de faire voir cette membrane; on peut, en suivant l'épiderme du vagin, s'assurer que la même membrane est commune au vagin et à la matrice. Elle est rougeâtre dans la cavité du corps de la matrice, et blanche dans celle du col. Cette membrane est percée d'une infinité de petits trous par lesquels le sang des règles s'échappe, et qui ne paroissent être que les extrémités des vaisseaux exhalans.

Les artères de la matrice ont deux sources différentes: les unes viennent des spermatiques, et les autres des hypogastriques.

Les artères spermatiques ont dans la femme la même origine que dans l'homme, et descendent de même en fournissant des rameaux aux reins, au péritoine et à l'uretère; mais elles sont plus tortueuses. Ces artères, au lieu de sortir de la cavité du bas-ventre, comme dans l'homme, se portent aux ovaires, en passant entre les deux feuillets du péritoine qui forment les ligamens larges. Le plus grand nombre de leurs rameaux se distribue aux ovaires. On en voit plusieurs qui passent dans l'aileron antérieur des ligamens larges, et vont se répandre sur toute la longueur des trompes de *Fallope*, et sur les côtés de la matrice, où ils s'anastomosent avec les artères que ce viscère reçoit des hypogastriques. Quelques-uns de ces rameaux pénètrent dans l'épaisseur des ligamens ronds, les accompagnent hors du ventre, et s'anastomosent avec de petites branches des épigastriques.

Les artères principales de la matrice viennent des hypogastriques, et sont connues sous le nom d'utérines : il y en a une de chaque côté. Cette artère naît du tronc même de l'hypogastrique, ou de la honteuse interne. Elle donne d'abord quelques rameaux à la vessie et à l'extrémité de l'uretère; ensuite elle pénètre dans l'épaisseur du ligament large, et va gagner les parties latérales inférieures de la matrice, où elle se divise en plusieurs branches dont les unes descendent et les autres montent sur les côtés de ce viscère, en formant des inflexions considérables. Ces branches fournissent un grand nombre de rameaux qui pénètrent dans le tissu de la matrice. Ces rameaux sont transverses, flexueux, et s'anastomosent fréquemment ensemble, et avec ceux du côté opposé. Quelques-uns montent vers le bord supérieur du ligament large, vont à la trompe de *Fallope*, au ligament rond, et s'anastosent avec la spermatique.

Dans les filles, les artères du tissu de la matrice sont peu apparentes; dans les femmes qui ont fait des enfans, elles sont un peu plus grosses et plus faciles à appercevoir; mais c'est sur-tout pendant la grossesse, que ces artères acquièrent un développement considérable, et qu'elles peuvent être bien apperçues. Les extrémités capillaires des artères utérines se continuent avec les radicules des veines du même nom, et avec les exhalans qui vont s'ouvrir à l'intérieur de la matrice, où ils versent le sang des règles.

Les veines de la matrice sont fournies, comme les artères, par les spermatiques et les hypogastriques. Les premières, semblables à celles de l'homme, fournissent à la partie inférieure du rein, au péritoine, à l'uretère, et viennent se rendre au corps pampiniforme, dont la structure est merveilleuse ; dès que ce corps est parvenu à l'ovaire, il envoie un nombre prodigieux de rameaux à cette partie : plusieurs de ces rameaux se portent à la trompe et à la matrice, et s'anastomosent avec les veines utérines. Les veines spermatiques se distendent prodigieusement pendant la grossesse, et même avant l'écoulement des règles.

La plupart des veines auxquelles l'hypogastrique donne naissance, se réunissent pour former un plexus d'où part la veine utérine. Cette veine, formée par la réunion de quelques rameaux qui sortent de ce plexus, est quelquefois unique ; quelquefois il y en a plusieurs. Si elle est unique, c'est une grosse veine qui s'applique à la matrice, jusqu'à l'extrémité de son col, et qui monte ensuite de même que les artères, mais par un plus grand nombre de branches, le long des côtes de la matrice. Ces branches fournissent une quantité prodigieuse de rameaux qui pénètrent le tissu de la matrice, et s'y distribuent de la même manière que les artères dont elles suivent les divisions

divisions. Les veines serpentent dans la matrice, mais un peu moins que les artères : elles communiquent de mêmes toutes ensemble, de manière que quand on en souffle une, elles se gonflent toutes. Dans le temps de la grossesse, ces veines éprouvent, comme les artères, des changemens dont nous parlerons bientôt.

Les vaisseaux lymphatiques de la matrice sont très-nombreux, et acquièrent pendant la grossesse un développement considérable. Ils se divisent en trois plans ; l'un suit le ligament rond, et aboutit aux glandes inguinales ; un autre, uni aux lymphatiques du vagin, va se rendre aux glandes situées dans le bassin ; le troisième se joint aux lymphatiques de l'ovaire et de la trompe de *Fallope*, monte le long de l'artère spermatique, et se termine aux glandes situées devant l'aorte et la veine cave, auprès des reins.

Les nerfs de la matrice viennent des grands sympathiques et des paires sacrées.

La grossesse produit dans le volume, la figure, la situation et la structure de la matrice, des changemens si remarquables et si importans à connoître, que nous avons jugé convenable de les indiquer ici d'une manière succincte, renvoyant pour les détails aux Traités sur l'art des Accouchemens.

Il n'est pas possible que la matrice n'augmente pas de volume, à mesure que le produit de la conception prend de l'accroissement ; mais cette augmentation est peu sensible d'un mois à l'autre dans le commencement de la grossesse. Elle devient si grande par la suite, qu'on a peine à concevoir comment elle peut avoir lieu. Jusqu'au troisième mois, la ma-

Tome IV.　　　　　　　　O o

trice est assez petite chez la plupart des femmes, pour être contenue dans la cavité du bassin. Au quatrième mois, son fond déborde le détroit supérieur. Dans le cinquième, il monte jusqu'à deux doigts de l'ombilic, et le surpasse d'autant à la fin du sixième. Au septième, il entre dans la région épigastrique, et il en occupe une bonne partie au huitième ; mais souvent il se trouve au dessous à la fin du neuvième mois.

Pendant les six premiers mois de la grossesse, le développement de la matrice ne se fait qu'aux dépens de son corps. Ce n'est qu'au commencement du septième mois, que le col commence à se développer : alors toutes les parties de la matrice prennent part à son accroissement; mais sur la fin de la grossesse, la dilatation de ce viscère se fait presque entièrement aux dépens de son col, de sorte qu'en moins de deux mois, cette partie se développe et s'efface entièrement.

Quoique la matrice s'accroisse en tous sens pendant la grossesse, toutes ses dimensions ne s'étendent pas selon les mêmes proportions dans tous les temps. L'axe longitudinal croît beaucoup plus du troisième au sixième mois, que de celui-ci au neuvième ; tandis que les autres diamètres augmentent bien moins dans les premiers temps que dans les derniers, où la cavité s'arrondit de toutes parts, sans néanmoins perdre entièrement la figure ovoïde qui lui paroît naturelle.

Les changemens que la matrice éprouve dans son organisation ne sont pas moins dignes de remarque.

1.º La membrane extérieure paroît éprouver

une véritable extension. La portion de péritoine que la matrice emprunte des parties voisines, n'est point assez considérable pour recouvrir alors cet organe ; car si les ligamens larges s'effacent en grande partie, la vessie et le rectum ne se dépouillent pas du péritoine qui les tapisse dans l'état ordinaire.

2.º La membrane interne subit aussi des changemens ; mais on en ignore absolument le mécanisme et les détails. On sait seulement qu'elle contracte des adhérences avec le placenta et la poche des eaux qui contient le fœtus, et qu'elle est traversée par une grande quantité de vaisseaux qui se rendent au placenta ou qui en viennent ; ce qui suppose des modifications très-remarquables dans l'organisation de la membrane dont nous parlons. Ce n'est point cette membrane qui s'exfolie à la suite de l'accouchement, et que *Hunter* nomme *caduca* ou *decidua*. Celle-ci est du fait de la conception ; elle est étrangère à la matrice, et s'en détache aisément.

3.º Les parois de la matrice, malgré leur extension considérable, ne perdent pas de leur épaisseur en proportion. Cette épaisseur n'est pas la même par-tout : le lieu où est attaché le placenta est toujours celui où l'épaisseur des parois de la matrice est la plus considérable ; et si dans cet endroit elle n'augmente pas pendant la grossesse, on peut assurer qu'elle se conserve telle qu'elle est avant la conception. Elle diminue dans le reste, et sur-tout dans l'étendue du col, où elle n'a souvent, au bord de l'orifice, vers la fin de la grossesse, que celle d'une double, ou d'une triple feuille de papier. Le tissu de la matrice prend une couleur rouge, semblable à celle des muscles; sa densité diminue, et les nombreux vaisseaux qui le parcourent lui donnent un aspect spongieux. Il paroît alors de nature vraiment musculaire; du moins il n'est aucun tissu dans l'économie animale dont il se rapproche plus que du tissu musculaire, soit sous le rapport de la disposition de ses fibres, soit sous le rapport de sa contractilité. Parmi ces fibres, les unes sont transversales, et rapprochent les parois l'une de l'autre; les autres sont longitudinales, et rapprochent le fond du col; en général, il est très-difficile de déterminer leur direction: c'est à-peu-près comme dans le cœur, puisqu'il n'est pas possible d'en développer une couche, sans emporter et détruire l'autre. Mais il n'y a aucun doute que ce ne soient de vraies fibres musculaires comme celles de la vessie et de l'estomac.

4.º Les vaisseaux de la matrice liés aux fibres qu'ils arrosent, se déploient en même temps, leurs contours multipliés s'effacent, et comme le sang s'y porte en plus grande quantité qu'auparavant, ils se dilatent considérablement. Si cette dilatation ne s'observe pas dans toutes les régions de la matrice, où il y a des vaisseaux sensibles, au moins la remarque-t-on constamment dans l'étendue qu'occupe le placenta. Les orifices des vaisseaux exhalans ne sont pas fort apparens hors du temps de la grossesse; mais dans une femme qui est parvenue au terme de sa gestation, ces orifices sont très-évidens et en très-grand nombre.

Les veines se dilatent beaucoup plus que les artères. On les voit non-seulement à la surface externe de la matrice, mais dans toute son épaisseur. C'est cependant principalement près de la surface interne de ce viscère, à l'endroit où s'attache le placenta, qu'on les trouve : mais ce n'est point dans ce seul endroit qu'il y a plusieurs couches de troncs veineux d'une grosseur prodigieuse, merveilleusement entrelacés, entassés, et sans rameaux capillaires. Ils ne sont recouverts que çà et là de la membrane intérieure, et ont leurs ouvertures béantes obliquement. De ces ouvertures, les unes sont plus apparentes, et les autres moins : il y en a qui ont une ligne, et même plus d'un travers de doigt de diamètre. Elles versent du sang ; elles transmettent l'air et la cire qu'on y injecte, et de même on peut les gonfler en soufflant la matrice.

Ce sont ces troncs veineux qu'on a nommés mal-à-propos sinus utérins. Les Accoucheurs et la plupart des Anatomistes les regardent comme des cavités particulières, différentes des veines, où le sang est apporté par les artères utérines, et pompé ensuite par les radicules des veines ; mais il n'en est point ainsi : au lieu de former des cavités intermédiaires entre les artères utérines et les racines de la veine ombilicale, les sinus utérins sont traversés par le sang qui revient du fœtus et de ses enveloppes, après y avoir été distribué immédiatement par les artères. *Haller*, qui avoit très-bien observé cette disposition, désigne les troncs veineux dont nous parlons, sous le nom de sinus veineux, et cette dénomination semble plus exacte que celle de sinus utérins.

5.º Enfin, les propriétés vitales de la matrice changent également. Elle devient très-sensible, comme le prouvent les douleurs vives

que les femmes ressentent lors des contractions
de ce viscère, pendant l'accouchement. Mais
c'est sur-tout la contractilité qui s'y développe
à un très grand degré, comme le démontre les
phénomènes de l'accouchement, qui s'opère
presque uniquement par les contractions de la
matrice.

Des Trompes utérines, ou de Fallope.

Les trompes utérines, nommées aussi les trompes de *Fallope*, sont deux conduits coniques,
tortueux et vermiformes, qui naissent des parties supérieures et latérales de la matrice. On les
trouve flottantes dans le bassin, enveloppées dans
l'aileron antérieur des ligamens larges, et fixées
par leur extrémité interne. Leur longueur est
de quatre à cinq pouces. Leur direction est très-
incertaine; ce qu'on peut en dire en général,
c'est qu'elles vont transversalement en dehors;
elles se recourbent ensuite à leur extrémité
pour se regarder mutuellement, ou pour regarder l'ovaire; mais comme elles sont libres,
et que l'aileron antérieur du ligament large
qui les soutient, ne gêne pas leurs mouvemens,
les intestins, gonflés d'air ou de matières, peuvent les déplacer de différentes manières. Les
trompes sont si étroites du côté de la matrice,
que leur orifice, dans la cavité de ce viscère,
n'admet guères qu'une soie plus ou moins
grosse. Elles s'élargissent ensuite insensiblement jusques vers leur milieu, où elles se rétrécissent un peu, pour se dilater ensuite de
nouveau, et se terminer par un orifice qui s'ouvre dans la cavité du ventre. Cet orifice, qui
regarde l'ovaire, est beaucoup plus large que

celui qui est du côté de la matrice ; mais il est plus étroit que ne l'est le canal un peu avant sa terminaison. La membrane intérieure de la trompe, adossée à l'extérieure qui vient du péritoine, se prolonge au-delà de cet orifice, et forme autour de lui un ornement frangé et comme rayonné, auquel on a donné le nom de pavillon de la trompe, ou de morceau frangé : le pavillon mis dans l'eau, paroît feuillé comme certaines fleurs. La largeur de cette espèce de frange membraneuse, n'est pas égale par-tout : elle est, en quelque sorte, ovale par sa circonférence. Toutes ses découpures n'ont pas la même longueur : la plus longue s'étend jusqu'à l'ovaire, et se fixe à son extrémité externe. On dit que ces franges sont musculeuses, et chaque frange en particulier est regardée comme un muscle qui approche la trompe de l'ovaire.

Les trompes sont composées, 1.º d'une membrane extérieure, fournie par le péritoine, qui les enveloppe comme les intestins ; 2.º d'une membrane interne, molle, pulpeuse, dont la surface est couverte de lignes longitudinales plus ou moins saillantes, que quelques Auteurs prennent pour des fibres musculaires ; et certainement la fonction des trompes semble exiger qu'il entre dans leur structure des fibres motrices ; 3.º d'un tissu spongieux, qu'on assimile à celui de l'urètre et du corps caverneux ; mais dont on ignore entièrement la nature. Il paroît que pendant l'acte de la génération, ce tissu se gonfle et éprouve une espèce d'érection, en vertu de laquelle le pavillon de la trompe s'applique étroitement contre l'ovaire. C'est à cette érection des trompes qu'on attribue communément la sensation voluptueuse que les femmes éprouvent dans cette partie, au moment où elles conçoivent; 4.º de quelques vaisseaux sanguins qui viennent des spermatiques, de vaisseaux lymphatiques, et de filets de nerfs fournis par les plexus rénaux.

L'usage des trompes est certainement relatif à la génération; mais on ignore de quelle manière elles servent à cette fonction. Il est à remarquer que les trompes établissent une communication entre la cavité abdominale et celle de la matrice, qui communique elle-même à l'extérieur du corps par le moyen du vagin.

Des Ovaires.

LES ovaires, nommés par les anciens les testicules de la femme, sont deux corps oblongs, aplatis, blanchâtres, placés dans l'épaisseur des ailerons postérieurs des ligamens larges. Peu développés dans l'enfance, ainsi que toutes les autres parties génitales, ils grandissent rapidement avec elles, à l'époque de la puberté; chez les femmes adultes, ils ont à-peu-près la grosseur d'un petit œuf de pigeon : ensuite ils diminuent avec l'âge; et dans les vieilles femmes, ils se dessèchent en quelque sorte, deviennent durs, brunâtres et pleins de crevasses. Dirigés transversalement et aplatis de devant en arrière, ils présentent deux faces, deux bords et deux extrémités. Les faces et le bord supérieur sont libres, et n'ont rien de remarquable, excepté de légères bosselures pendant le temps où les femmes sont encore fécondes. Le bord inférieur adhère à l'aileron postérieur des ligamens larges. L'extrémité externe tient à la plus longue des franges du pavillon de la trompe. L'extrémité interne donne attache au ligament de l'ovaire. Ce ligament est un petit cordon fila- menteux, long d'environ un pouce et demi, qui se porte dans l'épaisseur de l'aileron pos- térieur du ligament large, et se fixe à la ma- trice derrière la trompe. Les anciens le re- gardoient comme un canal destiné à trans- mettre dans la matrice la semence qu'ils croyoient être secrétée par les ovaires; mais ce n'est réellement qu'un faisceau solide qui res- semble aux ligamens ronds, et dont le seul usage paroît être de fixer l'ovaire à la matrice. Quoique l'ovaire ait cette espèce de ligament, il n'en est pas moins mobile; sa situation dans le ligament large, qui est flottant dans le bas- ventre, le laisse en liberté de se mouvoir. Les intestins et la vessie remplis peuvent le repous- ser et le déplacer; on a vu l'ovaire former une espèce de hernie dans l'aine.

Il entre dans la composition des ovaires, 1.º une membrane extérieure fournie par les ligamens larges; 2.º une membrane propre, qui ne paroît pas fort distincte du tissu particulier de l'organe qu'elle recouvre; 3.º une subs- tance propre, assez dense à l'extérieur, tandis qu'à l'intérieur, elle est molle, grisâtre, comme celluleuse et spongieuse. Dans son épaisseur, sont logées de petites vésicules presque rondes, la plupart du temps réunies en grappe, dont le nombre est assez ordinairement de 15 à 20, tantôt plus, tantôt moins. A peine visibles dans l'enfance, elles sont très-appa- rentes chez les femmes adultes et fécondes. La plupart du temps, dans les vieilles, il n'y a plus de vésicules; on trouve à leur place des tubercules un peu durs. Ces vésicules n'ont pas toutes le même volume : les unes, voisines de la surface de l'ovaire, sont aussi grosses qu'un grain de chenevis ; les autres, placées plus profondément, sont plus petites qu'un grain de millet.

Ces vésicules se trouvent dans la substance celluleuse ou spongieuse de l'ovaire, dans laquelle elles sont comme chatonnées ; cependant la plupart font une petite saillie sous la membrane de l'ovaire. D'autres sont tout-à-fait élevées au dessus de ce corps ; et d'autres sont enfoncées et cachées dans sa substance celluleuse. Elles ne sont point suspendues à un pélicule, et elles n'ont point de cellule particulière différente de cette substance celluleuse, qui fait le parenchyme de l'ovaire.

Ces vésicules, que le plus grand nombre des Anatomistes regarde à présent comme autant d'œufs, sont formées d'une membrane simple, très-mince, lisse en dedans, et remplies d'une humeur claire, quelquefois rougeâtre, ou jaune, que l'alcool et le feu coagulent, et qui forme des filamens forts et blancs, comme le blanc d'œuf. Les ovaires reçoivent leurs vaisseaux des spermatiques, et leurs nerfs des plexus rénaux.

Les ovaires éprouvent, dans le temps de la conception, des changemens notables, dont l'exposition détaillée nous éloigneroit de notre véritable objet. Nous dirons seulement qu'on trouve sur l'un des ovaires des femmes enceintes, et des femelles des animaux pleines, un corps de couleur jaune, tirant sur le rouge, qu'on nomme *corpus luteum*, corps jaune. Il paroît que ce corps provient des débris d'une vésicule qui s'est gonflée et rompue après la fécondation ; il disparoît ordinairement vers le milieu de la grossesse , quelquefois cependant il reste jusqu'après l'accouchement. La couleur jaune se dissipe lentement , et , enfin, il ne reste plus qu'une petite cicatrice , qui s'efface souvent dans la vieillesse. Outre cette cicatrice , il s'en forme d'autres dont on ne connoît pas l'origine , sur la membrane de l'ovaire , qui , sans cela , est souvent réticulaire. On ne peut pas par conséquent juger du nombre d'enfans qu'une femme a faits , par le nombre des cicatrices qu'on trouve sur ses ovaires , comme quelques-uns l'ont pensé. D'ailleurs, on rencontre également des cicatrices sur les ovaires des femmes qui n'ont pas eu de commerce avec les hommes, et sur ceux des femmes qui ont fait beaucoup d'enfans.

Les parties que nous venons de décrire servent à la génération ; mais on ignore entièrement le mécanisme de cette fonction , aussi admirable qu'incompréhensible. Quelle que soit la manière dont la génération s'opère , le produit de la conception est reçu par la trompe qui le porte dans la matrice , où il séjourne et se développe jusqu'au terme de l'accouchement.

DU TISSU CELLULAIRE.

Le tissu cellulaire, qu'on a aussi nommé le tissu muqueux, le corps cribleux , est un assemblage de filamens et de feuillets blanchâtres qui s'entrecroisent en tous sens, de manière à former un nombre prodigieux de cellules de grandeur et de figure différentes, communiquant les unes avec les autres, et servant de réservoir à la graisse et à la sérosité.

Placé en grande quantité immédiatement au dessous de la peau, il forme d'abord une espèce d'enveloppe générale qui embrasse la totalité du corps, et que les anciens comptoient, pour cette raison, au nombre des tégumens communs. Ensuite il s'enfonce entre tous les organes, en formant autour d'eux des couches plus ou moins épaisses qui les séparent les uns des autres, en même temps qu'elles les lient tous ensemble ; puis il s'insinue avec les vaisseaux et les nerfs dans l'intérieur de ces mêmes organes, et concourt à leur structure en formant leur parenchyme commun. Ainsi on retrouve le tissu cellulaire dans toutes les parties du corps, soit sous la peau, soit dans leur intérieur. Il forme la membrane propre des muscles, et fournit encore à chacun de leurs faisceaux et à chacune de leurs fibres, quelque petites qu'elles soient, une enveloppe particulière. Tous les vaisseaux et les nerfs en reçoivent une gaîne qui les accompagne jusques dans leurs ramifications les plus fines, et qui, dans les membres, est en général plus ou moins chargée de graisse, tandis qu'ailleurs, et sur-tout dans l'intérieur des viscères, elle en est presqu'entièrement dépourvue. Il entoure chaque glande comme d'une espèce d'enveloppe, et unit tous les grains qui la composent. Les diverses tuniques qui forment les parois des viscères creux, tels que l'estomac, les intestins, la vessie, les artères, les veines, etc. sont également unies les unes aux autres par du tissu cellulaire. Enfin, plusieurs membranes, telles que celles des nerfs et des artères, la dure-mère, la pie-mère, le périoste, la membrane médullaire, la cornée, la peau, la plèvre, le péritoine, et beaucoup de viscères paroissent presqu'entièrement composés de ce tissu.

Nous avons parlé, dans le cours de cet ouvrage, du tissu cellulaire de chaque partie. Nous allons maintenant considérer ce tissu d'une manière générale. Nous parlerons d'abord du tissu cellulaire sous-cutané, puis de celui qu'on trouve dans les cavités qui contiennent les viscères, et enfin du tissu cellulaire des membres ; ensuite nous exposerons sa structure, ses propriétés et ses usages.

Le tissu cellulaire sous-cutané, qu'on nomme aussi membrane adipeuse ou corps graisseux, n'offre point par-tout la même épaisseur ni la même disposition. Sous le cuir chevelu, il est très-mince, très-serré et constamment dépourvu de graisse. Il devient un peu plus épais et moins serré sur les parties latérales de la tête. A la face, il est en général plus lâche et plus abondant. Il offre moins d'épaisseur, et plus de densité au front, aux sourcils, au nez, aux lèvres et au menton qu'aux joues, où il est très-abondant et très-chargé de graisse. Aux paupières, il est très-mince, lâche et dépourvu de graisse.

Au cou, le tissu cellulaire sous-cutané, peu épais et chargé d'une médiocre quantité de graisse en devant, prend un peu plus d'épaisseur sur les parties latérales, tandis qu'en arrière il est peu abondant et très-serré.

Au tronc, il offre dans toute la partie antérieure de la poitrine une épaisseur considérable, sur-tout aux environs des mamelles; et dans l'embonpoint, il contient une grande quantité de graisse. Il est aussi très-abondant dans toute la partie antérieure du bas-ventre, et la graisse s'y amasse quelquefois en si grande quantité, qu'elle présente une épaisseur de plusieurs pouces. On le trouve moins abondant et moins chargé de graisse sur les parties latérales de l'abdomen et de la poitrine; mais il est très-abondant et très-lâche dans le creux de l'aisselle. Au dos, sur la partie postérieure des épaules et aux lombes, il est peu abondant, très-serré, et contient assez peu de graisse.

Au bras et à l'avant-bras, le tissu cellulaire sous-cutané est médiocrement épais et pourvu d'une assez grande quantité de graisse chez les personnes qui ont de l'embonpoint, sur-tout chez les femmes. Son épaisseur est plus considérable au pli du bras et dans l'intervalle qui sépare le muscle biceps de la partie inférieure du deltoïde que par-tout ailleurs; aussi place-t-on ordinairement les cautères dans ce dernier endroit. Le tissu dont nous parlons est peu abondant sur le dos de la main et sur la partie dorsale des doigts. On le trouve en plus grande quantité à la paume de la main, et sur la face palmaire des doigts.

Il est très-abondant aux fesses et dans les environs de l'anus, et chez les personnes qui ont de l'embonpoint, il contient une quantité énorme de graisse. Sa quantité est moindre au périnée, aux bourses et à la verge : toujours on le trouve dépourvu de graisse dans ces deux derniers endroits. A la cuisse et à la jambe, il est peu abondant et chargé d'une médiocre quantité de graisse, tandis qu'à l'aine, au jarret et derrière les malléoles, il est en plus grande quantité que dans les autres régions des membres inférieurs. Mince sur le dos du pied et sur la face supérieure des orteils, il offre beaucoup plus d'épaisseur à la plante du pied et à la face inférieure des orteils.

Le tissu cellulaire qu'on trouve dans les cavités où les viscères sont renfermés et dans l'épaisseur des membres, varie dans sa quantité, comme le tissu cellulaire sous-cutané.

A l'intérieur du crâne, il est en très-petite quantité et à peine manifeste. On l'apperçoit néanmoins en soulevant l'arachnoïde dans les endroits où pénètrent les vaisseaux, et dans ceux d'où partent les nerfs. Il paroît alors transparent et d'une ténuité extrême. La pie-mère en est principalement formée. On en trouve également un peu dans le canal vertébral, sous l'arachnoïde, et aux endroits où la dure-mère n'adhère pas au canal, et sur-tout en bas, où le tissu dont nous parlons est très-lâche, humide et rougeâtre. Le tissu cellulaire de l'intérieur du crâne communique, 1.º avec celui de l'orbite par la fente sphénoïdale ; 2.º avec celui des narines par les trous de la lame criblée ; 3.º avec celui du pharynx et de la fosse zygomatique par les trous de la base du crâne ; 4.º avec celui des parties supérieures et latérales de l'extérieur du crâne, par les sutures et par le moyen des vaisseaux qu'il accompagne, et qui vont de la dure-mère au péricrâne : delà, sans doute, la propagation de plusieurs affections de l'intérieur à l'extérieur du crâne, et réciproquement ; 5.º enfin, le tissu cellulaire du cerveau se continue avec celui de la moëlle épinière par le grand trou occipital.

Le tissu cellulaire est très-abondant et très-chargé de graisse dans les orbites, où il entoure le globe de l'œil et les muscles ; tandis qu'on ne le trouve qu'en petite quantité dans les fosses nasales et dans leurs sinus.

Le médiastin en contient une très-grande quantité, sur-tout autour des gros vaisseaux : le reste de la poitrine, occupé par les poumons, présente beaucoup moins de tissu cellulaire. Ce tissu communique avec celui du bas-ventre par les diverses ouvertures du diaphragme, et par les intervalles des fibres de ce muscle, principalement par l'espace triangulaire qu'elles offrent derrière l'appendice du sternum ; espace qui fait comprendre comment un dépôt primitivement formé dans le médiastin antérieur, peut venir se prononcer extérieurement à la partie supérieure et antérieure du ventre. Le tissu cellulaire de l'intérieur de la poitrine communique encore d'une part avec celui de l'extérieur à la partie supérieure du médiastin, et par les interstices des fibres des muscles intercostaux ; et de l'autre, avec celui qui pénètre dans le tissu même des poumons : delà l'emphysème qui survient quelquefois au cou, à l'aisselle, à l'extérieur de la poitrine, et même à tout le corps, lorsque les cellules aériennes du poumon ont été rompues, soit par une blessure, soit dans un effort très-violent, ou lorsqu'un corps étranger a pénétré dans la trachée-artère, et qu'on a négligé d'en faire l'extraction.

L'abdomen contient un peu plus de tissu cellulaire que la poitrine. Ce tissu paroît surtout accumulé dans les endroits où les gros vaisseaux pénètrent l'estomac et les intestins, à la scissure de la rate, à celle du foie, dans

le

le mésentère, etc. Il est en général très-abondamment répandu sur toute la face postérieure du péritoine, spécialement autour des reins, tandis qu'on n'en voit qu'une petite quantité entre le péritoine et les parois antérieure et latérale du ventre. Il communique avec le tissu cellulaire des bourses et de la verge par l'anneau inguinal, et avec celui des membres inférieurs par l'arcade crurale. Delà probablement l'infiltration de ces membres dans l'hydropisie ascite, tandis que les membres supérieurs restent dans leur état naturel.

On trouve dans le bassin une très-grande quantité de tissu cellulaire, sur-tout autour de la vessie, du rectum, de la matrice et du vagin. Ce tissu cellulaire communique avec celui des membres inférieurs par l'échancrure sciatique, par l'arcade du pubis, et par le trou obturateur. Cette grande quantité de tissu cellulaire et ses communications, rendent raison des grands ravages que produisent les infiltrations urineuses et les dépôts qui surviennent en cet endroit.

Dans les membres, la quantité de tissu cellulaire va toujours en diminuant de la partie supérieure à l'inférieure. Ce tissu est très-abondant autour de la tête de l'humérus, dans le creux de l'aisselle. On en trouve aussi beaucoup au pli de l'aine, mais moins qu'à l'aisselle; au bras comme à la cuisse, les intervalles des muscles sont remplis de tissu cellulaire. Le pli du coude en offre beaucoup moins que le jarret dont le creux très-profond en est tout rempli. Le tissu cellulaire dont nous parlons, est moins abondant à l'avant-bras et à la jambe, parce que les muscles y sont plus rapprochés. Il diminue encore vers la partie

Tome IV. P p

inférieure des membres ; mais on en trouve plus à la plante du pied , qu'à la paume de la main.

Cette diminution progressive du tissu cellulaire des membres paroît accommodée aux usages de leurs diverses parties. En haut, en effet, les mouvemens sont plus étendus ; il falloit donc plus de laxité dans les muscles, et par conséquent, plus de tissu cellulaire ; En bas, au contraire, les mouvemens sont plus multipliés et moins étendus : le tissu cellulaire étoit moins nécessaire ; aussi ne s'y trouve-t-il qu'en très-petite quantité, tandis que les ligamens y sont plus forts et moins mobiles, parce que la solidité devoit prédominer sur la mobilité.

Le tissu cellulaire est composé, comme nous l'avons déja dit, de petits filamens et de lames minces et blanchâtres, qui s'entre-croisent en tous sens, de manière à former un nombre prodigieux de cellules de grandeur et de figure différentes.

Mais ce tissu varie dans sa composition, selon les parties dans lesquelles on l'examine. Il est mince et composé de fibres serrées dans certaines parties, comme entre la sclérotique et la choroïde, entre les membranes des intestins ; celui qui accompagne les vaisseaux est un peu plus lâche : il ne contient point de graisse, mais seulement une humeur aqueuse grasse. Le tissu cellulaire des muscles est dans l'intérieur de ces organes très-délicat, et seulement arrosé d'une humeur aqueuse grasse ; extérieurement il est plus épais, plus dense, et il reçoit un suc gras plus épais. Celui qui compose ce que l'on appelle vulgairement la graisse ou, pour mieux dire, le tissu graisseux qui se trouve à la superficie du corps et dans les grandes cavités, est formé de lames plus larges et plus épaisses; il contient une humeur grasse et onctueuse, jaunâtre, insipide, inflammable, qu'on nomme la graisse. En général, le tissu cellulaire fin et délicat est formé de fibres déliées, et comme lanugineux, et celui qui est plus épais est composé de lames. Mais ces lames elles-mêmes peuvent être décomposées et réduites en fibres très-déliées : en sorte que les fibres paroissent être l'élément primitif du tissu cellulaire; mais on ignore la structure intime de ces fibres.

Les cellules qui résultent de l'entre-croisement des fibres et des lames dont le tissu cellulaire est composé, ont une grandeur et une figure très-variables, et qu'il est impossible de déterminer. En général, elles sont étroites et longues dans les endroits où le tissu cellulaire est formé de filamens, comme aux environs des artères et des veines; larges et moins longues par-tout où il s'amasse beaucoup de graisses, comme sous la peau de certaines parties, au voisinage des reins, etc. Elles sont extrêmement petites et à peine visibles, lorsque le tissu cellulaire est condensé pour former des membranes.

Ces cellules communiquent toutes entre elles; en sorte que l'air, l'eau, le pus, le sang, et même les corps étrangers qui sont contenus dans une partie quelconque du corps, peuvent se porter dans d'autres parties fort éloignées, par la voie du tissu cellulaire. La perméabilité de ce tissu, et la communication mutuelle de toutes les parties dans lesquelles il se trouve, sont prouvées par l'inspection anatomique et par les faits suivans.

1.º Personne n'ignore que les bouchers soufflent de l'air sous la peau des animaux qu'ils veulent écorcher, afin de rompre, en partie, le tissu cellulaire qui l'unit aux chairs, et la séparer plus aisément. Cet air soufflé ne se répand pas seulement dans les cellules interposées entre la peau et les chairs, il pénètre encore entre les fibres les plus petites des muscles les plus reculés, et peut ainsi donner pour un temps, aux animaux, une apparence d'embonpoint qu'ils n'ont pas réellement, et qui se dissipe à mesure que l'air s'échappe, ou qu'il perd son ressort.

2.º Dans les plaies de la trachée-artère, et dans celles de la poitrine, lorsque le poumon est blessé par un instrument qui a pénétré dans cette cavité, ou par une esquille de côte rompue, l'air qui s'échappe de cet organe, se répand dans le tissu cellulaire, et produit un emphysème qui devient énorme, et s'étend à toutes les parties du corps.

3.º Dans l'anasarque, quelques mouchetures pratiquées à la partie inférieure des jambes, suffisent pour donner issue, non-seulement à la sérosité qui infiltre ces membres, mais encore à celle qui est contenue dans les autres parties du corps.

4.º Lorsque l'urètre est percé, l'urine se répand d'abord dans le tissu cellulaire qui avoisine ce canal; ensuite elle gagne successivement le périnée, les bourses, la verge, et quelquefois même la partie supérieure des cuisses et le tissu cellulaire sous-cutané de l'abdomen.

5.º Le pus formé dans quelque endroit que

ce soit, se déplace aussi quelquefois, et se porte dans des lieux fort éloignés. Il n'est pas rare de voir des abcès formés au voisinage des reins, glisser jusqu'à la partie supérieure et antérieure de la cuisse, et se vider par là. Les corps étrangers engagés dans le tissu cellulaire passent d'un lieu dans un autre, et se présentent sous la peau dans un endroit quelquefois très-éloigné de celui par lequel ils ont pénétré. Mais il est bon d'observer que le pus, dont la consistance est assez considérable, ne peut se frayer une route à travers le tissu cellulaire, qu'en rompant les lames et les fibres de ce tissu. Aussi dans les abcès produits par le déplacement du pus, trouve-t-on constamment un sinus plus ou moins large, qui s'étend du foyer de l'abcès, à l'endroit où le pus s'est formé. De même aussi, les corps étrangers ne peuvent s'ouvrir un passage dans le tissu cellulaire qu'en rompant ses lames et ses fibres; mais alors il ne reste aucune trace de cette rupture.

Le tissu cellulaire contient un très-grand nombre de vaisseaux sanguins artériels et veineux; mais on ne sait point si ces vaisseaux se distribuent dans ce tissu, ou bien s'ils ne font que le traverser pour se rendre aux organes qu'il entoure. Les injections fines y font paroître un si grand nombre de vaisseaux sanguins, que ce tissu offre souvent alors une couleur entièrement rouge, au lieu de la couleur blanche qu'il a dans l'état naturel; ce qui semble prouver que tous ces vaisseaux qui ne deviennent manifestes que par les injections, n'admettent point dans l'état naturel la partie rouge du sang, et que ce sont des vaisseaux exhalans continus aux artères, et qui ne donnent passage qu'à des fluides blancs.

On voit aussi beaucoup de nerfs traverser le tissu cellulaire, sans qu'on puisse dire s'ils entrent réellement dans sa structure. Son insensibilité dans l'état naturel prouve au moins que s'il reçoit quelques filets nerveux, ils sont en bien petit nombre.

Les vaisseaux lymphatiques sont très-nombreux dans le tissu cellulaire ; ce sont eux qui absorbent la sérosité et la graisse déposées dans les cellules de ce tissu par les vaisseaux exhalans.

Le tissu cellulaire est très-extensible, comme le prouvent les diverses tumeurs qui s'y développent. Il ne paroît pas sensible, au moins dans l'état naturel ; car on peut le distendre, le tirailler et le couper, sans occasionner de douleur, à moins qu'on n'intéresse en même temps les filets nerveux qui le traversent. Mais l'état maladif y développe la sensibilité, comme le prouvent les bourgeons charnus des plaies, qui ne sont autre chose qu'une modification du tissu cellulaire, et qu'on ne peut toucher sans causer des douleurs plus ou moins considérables.

Le tissu cellulaire a des usages très-importans : 1.º il sert tout à-la-fois de corps intermédiaire qui sépare les différentes parties du corps, et de lien qui les unit et les fixe chacune dans leur position respective. 2.º Il conserve aux parties la mobilité qui leur est nécessaire, sans nuire à leur solidité. Aussi lorsqu'il se trouve détruit sur un muscle par un ulcère, ce muscle se colle à la peau, et perd une partie de ses mouvemens. 3.º Il détermine la figure et les courbures de certains organes, comme on le voit dans les vésicules séminales qui s'alongent en forme d'intestin, à mesure qu'on détruit le tissu cellulaire qui les raccourcit et leur donne la figure qu'on leur connoît, dans les intestins, dans le col de la vésicule du foie, etc. 4.º Il entre en plus ou moins grande quantité dans la composition de toutes les parties, et quelques-unes même, comme les membranes, en sont entièrement formées. Les observations suivies sur la formation des parties, et sur le changement des solides en tissu cellulaire prouvent que la seule pression, ou la cohésion change ce tissu en membranes, comme réciproquement le relâchement et la macération des membranes les changent en tissu cellulaire; qu'ainsi ces parties ont une nature semblable, et qu'elles ne diffèrent que par la présence ou l'absence des vaisseaux et des nerfs qui entrent accessoirement dans leur composition. 5.º Enfin, le tissu cellulaire sert de réservoir à la lymphe et à la graisse; humeurs également importantes par leurs qualités et par le rôle qu'elles jouent dans l'économie animale.

DE LA PEAU.

La peau est l'enveloppe générale du corps; c'est une membrane composée, dense, serrée, qui résiste aux déchiremens, prête en tout sens, et reprend ensuite son étendue ordinaire, comme on le voit par l'embonpoint, la grossesse et les enflures.

La peau couvre toutes les parties du corps

exposées à l'action immédiate de l'air. Elle paroît interrompue aux yeux, au nez, aux oreilles, à la bouche, aux parties génitales, à l'anus : mais cette interruption n'est pas réelle. A ces divers endroits, la peau se réfléchit sur elle-même, pénètre dans ces cavités et se continue avec la membrane qui en tapisse les parois. Ainsi, la peau se réfléchit vers l'intérieur des narines, de la bouche, des intestins, du vagin, etc. Une ligne rougeâtre indique l'endroit où finit la peau proprement dite, et où commence la membrane qui revêt les cavités dont il vient d'être parlé.

La surface externe de la peau présente les objets suivans : 1°. Un grand nombre de petites éminences qu'on nomme papilles, houppes nerveuses ou mamelons; nous en parlerons plus bas.

2°. Des rides de différentes espèces : les unes dépendent de la disposition particulière du tissu cellulaire sous-cutané, comme celles du cou et des fesses. Il y en a qui n'en dépendent pas, comme celles du front, des paupières, etc. Ces rides produites par les muscles qui adhérent à la peau, sont disposées plus ou moins à contre-sens des fibres musculaires. Elles dépendent de ce que la peau ne se contractant point comme les muscles, est obligée de se froncer lorsque ceux-ci se raccourcissent. A peine visibles dans les enfans, ces rides deviennent plus sensibles avec l'âge, et sont très-nombreuses et très-grandes dans la vieillesse. D'autres rides dépendent des mouvemens des parties où elles se trouvent, et n'ont aucun rapport ni aux muscles sous-cutanés, ni à la disposition du tissu cellaire; telles sont celles de la paume de la main, de la plante du pied, et de la peau qui couvre les articulations du coude, du genou et des phalanges des doigts. Une autre espèce de rides, ou plutôt une sorte de lignes légèrement enfoncées, qui traversent différemment la paume de la main, la plante des pieds, et la face des doigts qui répond à ces parties, indique les rangées des papilles nerveuses dont nous parlerons par la suite. Enfin, il y a les rides de la vieillesse qui sont d'une espèce toute particulière : elles sont produites d'un côté par la disparition de la graisse sous - cutanée ; et de l'autre, par la perte de ressort ou de contractilité de la peau, qui, devenue trop large pour les parties qu'elle couvre, se plisse en divers sens au lieu de revenir sur elle-même. Aussi trouve-t-on ces rides plus marquées dans les endroits où il y avoit une plus grande quantité de graisse, comme à la face. On ne les voit point dans la jeunesse lorsqu'il survient un amaigrissement subit, parce que la peau n'ayant pas perdu encore la contractilité particulière dont elle est douée, revient sur elle-même à mesure que les parties qu'elle couvre diminuent de volume.

3.º On trouve encore à la surface de la peau des poils dont le nombre, la longueur, la couleur et la direction varient, ainsi que le temps où ils paroissent.

4º. Enfin, une infinité de pores qui sont de deux sortes : les uns sont plus ou moins sensibles, comme les orifices des conduits laiteux des mamelles, ceux des glandes sébacées et les passages des poils ; les autres, imperceptibles à la vue simple, mais assez sensibles par le microscope, sont les orifices des vaisseaux exhalans, et ceux des inhalans ou absorbans.

La surface interne de la peau est unie aux différentes parties qu'elle couvre, par un tissu cellulaire dont la quantité et la disposition varient, suivant les régions du corps, comme nous l'avons dit précédemment. Il suffit de remarquer ici que ses adhérences sont beaucoup plus étroites dans quelques endroits que dans d'autres, comme à la paume des mains, à la plante des pieds, au genou et au coude.

Dans certains endroits, la face interne de la peau fournit des points d'attaches à des muscles qui lui communiquent divers mouvemens, comme on le voit, au front, aux sourcils, etc.

Au tronc, la peau couvre un grand nombre de muscles auxquels elle est unie par une couche celluleuse assez lâche, qui la rend absolument étrangère aux mouvemens de ces muscles. Aux membres, outre la couche celluleuse, il y a encore une toile aponévrotique qui sépare la peau des fibres musculaires.

La couleur de la peau n'est pas la même chez tous les peuples de la terre. Elle est plus ou moins blanche chez les Français, les Anglais, les Allemands, etc.; basanée chez les Espagnols, olivâtre chez les Égyptiens, cuivreuse chez plusieurs peuples de l'Amérique, noire chez les Maures, etc. La peau est rougeâtre dans le fœtus, blanche dans les enfans; avec l'âge, elle perd un peu de sa blancheur, et dans la vieillesse, elle devient sèche, aride et jaunâtre. En général, elle est plus blanche et plus fine chez les femmes que chez les hommes; chez les personnes d'un tempérament sanguin ou lympahtique, que chez les bilieux. Le corps muqueux ou réticulaire est le siège de la couleur de la peau, comme nous le dirons plus bas. Les variétés de cette couleur peuvent être attribuées à l'influence du climat, à l'action de la chaleur et de la lumière, à la qualité des alimens et au genre de vie. Mais la teinte propre à chaque race d'hommes se transmet des pères aux enfans, par voie de génération, et elle s'altère souvent par le progrès de l'âge, par l'impression des maladies, et par d'autres causes étrangères au climat.

La peau n'est point d'une densité et d'une consistance uniformes dans toutes les parties du corps, ni dans tous les âges. Elle est tendre, délicate, fine aux paupières, aux joues, aux lèvres, aux mamelons, au prépuce : elle est très-ferme et très-épaisse au sommet de la tête, à la nuque, au dos, à la paume des mains et à la plante des pieds. Son épaisseur et sa densité sont beaucoup moins considérables aux mamelles, à la poitrine, au bas-ventre et aux membres tant supérieurs qu'inférieurs. Dans l'enfance, elle est mince et fine ; avec l'âge, elle devient plus épaisse et plus dense.

La peau est composée de trois parties bien distinctes, qui sont, 1°. le derme ou le *corium*, le cuir ; 2°. le corps muqueux ou réticulaire ; 3°. l'épiderme auquel on peut rapporter les ongles et les poils.

Du Derme ou Corium.

Le derme ou le *corium* est la partie la plus considérable de la peau ; c'est lui qui en forme presque toute l'épaisseur ; aussi l'a-t-on regardé comme le corps de cette membrane. La face interne du derme adhère aux parties sous-jacentes, par une quantité plus ou moins grande de tissu cellulaire, comme nous l'avons dit plus haut. Sa face externe, couverte par le corps muqueux, présente un grand nombre de petites éminences auxquelles on a donné le nom de papilles nerveuses. Le nombre, la grandeur, la figure et l'arrangement de ces éminences varient dans les différentes régions du corps. Les papilles de la paume de la main, de la plante des pieds et de la face correspondante des doigts sont plus hautes et plus minces que celles des autres parties; collées étroitement ensemble, et comme posées debout les unes contre les autres, elles forment des rangées qui représentent toutes sortes de lignes; savoir: de droites, d'ondoyées, de spirales, de courbes concentriques les unes aux autres, etc. Ces dernières se voient particulièrement à l'extrémité des doigts, et aux endroits de la paume de la main les plus proches des premières phalanges des doigts. Sur les lèvres, les joues et la face en général, les papilles sont disposées en forme de poils très-fins et forment une espèce de velouté. Sous les ongles, elles sont inclinées vers l'extrémité des doigts, et font paroître la surface du derme comme sillonnée; elles sont molles et spongieuses au gland; coniques et obtuses aux mamelles. Dans la plupart des autres régions du corps, les papilles sont peu apparentes, aplaties, plus ou moins larges, séparées les unes des autres, et comme entre-coupées par des sillons dont les interstices forment des losanges irrégulières. On regarde ces papilles comme les extrémités des filets nerveux qui se distribuent à la peau, jointes aux dernières ramifications artérielles, et réunies par un tissu cellulaire très-délié : il est probable que ce sont elles qui sont l'organe du toucher.

Le *corium* est toujours blanc lorsqu'il est séparé du corps muqueux, quelle que soit d'ailleurs la couleur du sujet. Son épaisseur très-variable constitue les différences que nous venons d'exposer en parlant de l'épaisseur de la peau en général. Au crâne, il est très-dense et très-épais ; à la face, il est mince et délicat. Dans toute la partie postérieure du tronc, il a une épaisseur presque double de celle qu'il présente à la partie antérieure. Cependant pour l'ordinaire les instrumens piquans le pénètrent plus difficilement au ventre qu'au dos. Sa finesse est très - remarquable au sein, aux grandes lèvres, à la verge et au scrotum. Son épaisseur assez uniforme dans toute l'étendue des membres, tant supérieurs qu'inférieurs, augmente beaucoup dans la paume de la main et à la plante du pied. En général, il est moins épais chez la femme que chez l'homme.

La structure du *corium*, de même que celles des autres membranes, est foncièrement celluleuse ; mais son tissu, semblable en quelque sorte à l'étoffe d'un chapeau, est extrêmement difficile à démêler. On y apperçoit aisément un grand nombre de fibres et de lames courtes, entrelacées en tous sens, et de l'entrelacement desquelles résultent un grand nombre de cellules fort rapprochées. Ces fibres et ces lames forment un tissu plus ferme, plus dense à l'extérieur, plus épanoui, plus lâche à l'intérieur, et qui dégénère insensiblement en cette toile cellulaire, interposée entre les tégumens et les muscles. La structure celluleuse du *corium* devient très-apparente dans l'anasarque. Alors les couches dont cette membrane est composée se séparent les unes des autres, parce que la sérosité infiltrée dans le tissu cellulaire, s'insinue dans leurs intervalles et les écarte; de sorte que la peau se décompose, devient très-mince, et s'entr'ouvre à la fin par des crevasses qui laissent échapper la sérosité. Le *corium* se résout aussi en tissu cellulaire par la macération; lorsqu'il est plongé dans l'eau, il se tuméfie, se dilate, se relâche, et permet la séparation des lames ou des filamens dont il étoit formé. Outre ces lames et ces filamens, il entre dans la texture du *corium* des artères, des veines, des vaisseaux lymphatiques, des nerfs et des glandes.

Les artères du *corium* viennent par ramifications nombreuses et courtes de plusieurs troncs cachés dans la profondeur des muscles ou dans leurs interstices. D'abord elles se divisent et s'anastomosent dans le tissu cellulaire sous-cutané; ensuite elles pénètrent dans le *corium*, où leurs ramifications excessivement nombreuses et fines, se réunissent en un réseau que *Ruysch* avoit coutume d'injecter pour imiter la rougeur que l'inflammation donné à la peau. A mesure que ces artères s'avancent vers la face externe de la peau, elles deviennent plus nombreuses et plus fines, et le réseau qu'elles forment à la surface externe du *corium* est si serré, qu'on ne peut enfoncer dans cette partie la pointe de l'aiguille la plus fine, sans entamer plusieurs ramuscules artériels, et sans voir sortir aussitôt le sang qu'ils contiennent. Mais ce réseau, qui ne s'étend pas au-

delà du *corium* et de ses papilles, est différemment disposé et figuré dans les différens
endroits du corps ; car il est tout autre sur la
peau du visage qu'ailleurs, et il est même très-
différent dans divers endroits du visage,
comme l'inspection par les verres lenticulaires
les plus simples le démontre. Les artères du
corium se continuent d'une part avec les veines ;
et de l'autre, ils dégénèrent en vaisseaux
exhalans qui se terminent à la surface du
derme, et par lesquels s'échappe la matière de
la transpiration et celle de la sueur.

Les veines de la peau sont moins connues
que les artères, parce que les troncs qui les
produisent étant remplis de valvules, il est
impossible de faire pénétrer l'injection dans les
rameaux qui en partent et qui sont destinés
pour le *corium*. Les grosses veines cutanées
marchent à travers la couche celluleuse étendue immédiatement sous la peau, et ce sont
elles dont la couleur bleuâtre relève sa blancheur et sa finesse, particulièrement chez les
femmes.

Les vaisseaux lymphatiques de la peau ne
peuvent pas être démontrés par les injections ;
mais leur nombre doit être considérable, comme
on peut en juger par la promptitude avec
laquelle les substances appliquées à la surface
du corps sont absorbées. Ces vaisseaux naissent de la surface externe du derme par des
radicules très-fines, qui se réunissent bientôt
aux lymphatiques qui rampent dans le tissu
cellulaire sous-cutané.

Les nerfs de la peau sont très - nombreux,
et très-fins. Ils sont fournis le plus communément par des branches nerveuses assez consi-

dérables, qui parcourent un long trajet dans le tissu cellulaire sous-cutané. Les filets qui se détachent de ces branches pour pénétrer dans le *corium*, sont si fins et si déliés, qu'ils échappent presque aussitôt à la dissection la plus exacte. Cependant la sensibilité exquise dont la peau est douée, est une preuve certaine qu'il y a des nerfs dans tous les points de cette membrane, et que ces nerfs aboutissent à la surface externe du derme, où ils forment les papilles dont nous avons parlé. Ils sont si nombreux et si rapprochés les uns des autres, qu'il n'y a aucun point de la peau, quelque petit qu'on le suppose, qui ne jouisse de la sensibilité, et dans lequel, par conséquent, il n'y ait quelque filet nerveux. Une si grande quantité de nerfs fit penser à *Glisson* que cette membrane n'étoit qu'un tissu nerveux plus ou moins condensé; mais cette opinion ne peut être admise, puisque, outre les nerfs, on trouve dans la peau une quantité prodigieuse de vaisseaux et une substance cellulaire qu'on ne peut s'empêcher de regarder, en quelque sorte, comme la trame du *corium*.

La peau renferme, dans son épaisseur, de petites glandes appelées sébacées, parce qu'elles fournissent une humeur grasse qui a de l'analogie avec le suif. Ces glandes existent dans toutes les parties du corps, excepté à la paume des mains et à la plante des pieds : mais elles sont en plus grand nombre à la peau de la tête, derrière les oreilles, aux paupières, au nez, au dos, aux aisselles, à l'aréole des mamelles, aux aines, autour de l'anus, sur la couronne du gland, au périnée, sur les petites lèvres, sur le gland du clitoris, et, en général, dans tous les endroits

droits

droits du corps où la peau forme des plis considérables et se trouve exposée aux frottemens par les mouvemens des membres. Ces glandes ne sont autre chose que de petits follicules membraneux, ordinairement ronds, quelquefois un peu alongés en manière de petits intestins, et dont les parois sont parsemées d'artères très-fines, qui s'ouvrent de toutes parts dans leur cavité. Chacun de ces follicules s'ouvre sur la surface de la peau par une espèce de petit canal excréteur, très-court et très-étroit. Dans certains sujets chez lesquels les glandes sébacées des ailes du nez sont considérables, on peut, en les comprimant, faire sortir par leur conduit, sous la forme d'un petit ver, la matière onctueuse qu'elles contiennent. Les glandes sébacées sécrètent et versent sur l'épiderme une humeur grasse, onctueuse et jaunâtre, qui en entretient la souplesse. La graisse transsude aussi par les pores de la peau pour le même usage. C'est cette humeur qui, mêlée aux résidus de la transpiration, salit le linge et lui donne une couleur jaunâtre lorsqu'on le porte trop long-temps, forme la crasse qui couvre la peau, et qu'on voit se détacher lorsqu'en sortant du bain on se frotte le corps un peu rudement.

Les glandes dont nous venons de parler n'ont rien de commun avec celles qu'on a appelées milliaires, et qu'on a cru destinées à fournir la matière de la sueur. Ces glandes milliaires n'existent pas réellement. Les Anatomistes qui les ont admises, s'en seront sans doute laissé imposer par les glandes sébacées, ou par les petites masses graisseuses, rondes, qui se remarquent dans l'épaisseur du *corium*, vers sa face interne.

Du corps muqueux ou réticulaire.

Le corps muqueux a été ainsi appelé, parce qu'il a peu de consistance, et qu'il se résout aisément en une espèce de mucosité, lorsque la peau est restée quelque temps en macération. On lui a donné aussi le nom de corps réticulaire, parce qu'on a cru qu'il étoit percé d'un grand nombre de trous, à travers lesquels passent les mamelons de la peau; mais ce nom lui convient d'autant moins, qu'au lieu de trous, on n'y voit que des enfoncemens qui logent les papilles, et que leur couleur obscure fait paroître comme autant de trous. On emploie différens procédés pour démontrer le corps muqueux. Le plus usité consiste à enlever l'épiderme d'une langue de mouton, ou d'une langue humaine, en la ratissant avec un scalpel, après l'avoir fait cuire dans de l'eau. Alors on voit les papilles de cette partie entourées d'une espèce de réseau blanchâtre; mais ce procédé n'en donne qu'une foible idée, parce qu'il altère sa consistance, son épaisseur et ses adhérences avec l'épiderme et le *corium*. On préfère d'examiner le corps muqueux après avoir coupé la peau de la plante du pied en long; mais il convient encore mieux de le considérer au moment où l'on détache l'épiderme de dessus la peau. Il se présente alors sous la forme d'une substance molle, très mince qui adhère assez fortement au *corium*, mais plus encore à l'épiderme, avec lequel elle s'enlève toujours, et dont elle consti-

tue, pour ainsi dire, la lame interne. La structure du corps muqueux est peu connue ; mou
de sa nature, il ne prend de la consistance que
par la coction ; et si on l'examine dans cet état,
on seroit tenté de croire qu'il est formé par
une humeur muqueuse, contenue dans un
tissu cellulaire très-délié. On pense généralement aujourd'hui que la couleur de la peau
dépend de celle du corps muqueux, et non de
celle de l'épiderme qui est presque toujours
blanc, comme nous le dirons plus bas.

Malpighi a cru que la couleur de ce corps
dépendoit de celle des sucs dont il est abreuvé ;
mais comme en faisant macérer la peau des
nègres dans différens menstrues, on n'a pu en
tirer aucune teinture, il est très-probable que
la couleur du corps muqueux dépend de la texture qui lui est particulière. Quoiqu'il en soit de
la cause de cette couleur, il est certain que le
corps muqueux ne se régénère point comme
l'épiderme ; c'est ce qui fait que les cicatrices
des Éthiopiens et des Européens restent également blanches, quelle que soit la diversité de
la couleur de la peau. Le corps muqueux paroît destiné à défendre les papilles de la peau
des impressions extérieures, et de les maintenir dans l'état de souplesse nécessaire à leurs
fonctions.

De l'Epiderme.

L'épiderme est une membrane très-mince,
inaltérable par l'air, qui recouvre toute la
surface du corps, excepté dans la partie des
doigts où se trouvent les ongles. L'épiderme
se continue avec des membranes analogues qui
pénètrent les fosses nasales, la bouche, l'in-

térieur de l'oreille, l'anus, la vulve, l'urètre, etc.

La surface extérieure de l'épiderme présente les rides dont nous avons parlé en décrivant la face externe du *corium*. Ces rides sont séparées par des sillons qui serpentent en décrivant des figures très-variées. Ces sillons ne sont pas creusés dans l'épaisseur de l'épiderme ; ce sont plutôt des espèces de plis dont la convexité est logée dans des enfoncemens qui appartiennent au *corium*.

La surface intérieure de l'épiderme est fortement unie au corps muqueux, et par l'intermède de ce corps au *corium*. Cette union est produite par des filamens très-fins, qui font paroître la face interne de l'épiderme comme velue. La nature de ces filamens n'est point connue : il paroît assez probable que ce sont les extrémités rompues des vaisseaux exhalans et des absorbans. Pendant la vie, l'épiderme et le corps muqueux, qui en est en quelque sorte l'appendice, peuvent être détachés de la peau par différentes causes, telles que la pression et le frottement, l'action du feu, celle de l'eau bouillante, l'application des épispastiques, les inflammations violentes, et notamment l'érysipèle, etc. On voit aussi l'épiderme se détacher et tomber par écailles à la suite des maladies graves, et sur-tout de celles qui sont de longue durée. Sur les cadavres, l'épiderme peut être détaché de la peau et enlevé par le moyen d'une bougie allumée, d'un fer rouge, ou de l'eau bouillante ; mais le procédé qui altère le moins cette membrane, est la macération pendant quelque temps dans de l'eau froide.

L'épiderme est mince et transparent chez les nègres comme chez les blancs ; cependant on observe que chez les premiers il présente une teinte jaunâtre. Sa texture n'est pas par-tout d'une égale délicatesse. Il est excessivement mince aux lèvres, à la vulve, **au** gland, etc. Il est plus épais à la paume des mains et à la plante des pieds, où son épaisseur est quelquefois si considérable, qu'elle y anéantit presqu'entièrement le toucher et la sensibilité, comme on le voit en général chez les personnes qui exercent un métier rude, et en particulier chez les forgerons qui peuvent tenir long-temps à la main des morceaux de fer presque rouges, auxquels d'autres personnes pourroient à peine toucher sans se brûler. Cette grande épaisseur de l'épiderme de la paume des mains et de la plante des pieds est la cause de la difficulté qu'on éprouve à faire prendre les vésicatoires sur ces parties, et de celle qu'a le pus qui s'y forme à se frayer une issue au dehors. Elle donne à cette membrane une opacité qui, chez les nègres, cache en grande partie la couleur du corps muqueux. Voilà pourquoi chez eux la paume des mains et la plante des pieds sont blanchâtres, au lieu d'être noires comme les autres parties' du corps. Les pressions extérieures et continuelles augmentent l'épaisseur de l'épiderme dans les endroits où elles s'exercent, et y donnent lieu souvent au développement de diverses excroissances, telles que les cors qui ne sont point douloureux par eux-mêmes, mais bien par la compression qu'ils exercent sur des parties sensibles. Il n'est point douteux que l'épaisseur et la dureté de l'épiderme de la paume des mains et de la plante

Q q 3

des pieds ne soient augmentées par la pression et les frottemens auxquels ces parties sont exposées : mais il est certain aussi qu'indépendamment de ces causes, et par une disposition naturelle, l'épiderme de ces régions à une épaisseur plus considérable que celui des autres parties, puisqu'il est déja consistant et solide chez le fœtus. *Albinus* dit avoir souvent enlevé des gants entiers d'épiderme de dessus des mains d'embryons qui n'étoient pas plus longs que le doigt ; et il a constamment observé que cette membrane étoit beaucoup plus épaisse sur la face palmaire de la main, que sur sa face dorsale.

La structure de l'épiderme est peu connue. Son tissu est ferme et serré, quoique susceptible de quelque gonflement, ou épaississement, comme on peut le voir par la simple macération dans l'eau commune, et par les cloches ou ampoules qui s'élèvent sur la peau par l'effet des vésicatoires, ou par quelque autre cause. Lorsqu'on l'examine avec le secours d'une loupe ou d'un microscope, il paroît uniforme du côté de la peau, tandis qu'extérieurement on le trouve composé d'un grand nombre de petites écailles placées les unes au dessus des autres, mais sans aucune apparence de tissu fibreux, ni cellulaire. Les attouchemens durs et réitérés détachent plus ou moins imperceptiblement l'épiderme, et aussitôt il en renaît une nouvelle portion ou couche, qui soulève la première, et à laquelle il arrive aussi un pareil détachement par la naissance d'une troisième couche. Si la pression continue à avoir lieu, les lames se multiplient et l'épiderme acquiert une épaisseur considérable. C'est à-peu-près de cette manière, comme nous l'avons dit plus haut, que se forment les callosités aux pieds, aux mains, aux genoux, etc., et qu'arrive la pluralité des lames ou couches que l'on croit avoir observées comme naturelles. Lorsque les causes qui ont ainsi multiplié les lames de l'épiderme, et augmenté son épaisseur et sa consistance, cessent d'agir, il revient au bout d'un temps plus ou moins long à son état naturel. On n'a point découvert encore de vaisseaux dans l'épiderme ; les exhalans et les absorbans le traversent, mais sans s'y ramifier : on n'y découvre aucun nerf, aussi est-il absolument insensible. Quoique très-mince, l'épiderme prête considérablement dans les enflûres ; mais il n'y résiste pas toujours comme le *corium*.

Les Anatomistes ne sont point d'accord sur l'origine de l'épiderme. *Ruysch* le regardoit comme une expansion des papilles nerveuses qui produisent de petites écailles en se desséchant. *Leuwenhoeck* le prenoit pour un épanouissement des conduits excréteurs de la peau. *Heister* a prétendu qu'il étoit le produit de l'un et de l'autre. *Morgagni* veut que ce soit la superficie de la peau durcie par la pression continuelle des eaux dans la matrice, et par celle de l'atmosphère , après la naissance ; pression qui détruit les vaisseaux qui s'y portoient , et qui la rend insensible et comme morte. C'est à la même cause qu'il rapporte la régénération facile de cette membrane et tous les changemens qu'elle éprouve dans son épaisseur et sa consistance. Quelle que soit l'origine de l'épiderme , il est certain que cette membrane se régénère lorsqu'elle a été détruite, et que sa reproduction, aussi prompte que facile,

Q q 4

a lieu non-seulement sur les parties qui sont en contact immédiat avec l'air, mais encore sur celles qui sont mises à l'abri de ce contact par des emplâtres dont on les a couvertes, et même sur des parties qui sont continuellement humectées, comme la bouche, etc.

L'usage de l'épiderme est de défendre la peau contre la sécheresse, l'âcreté et toutes les injures de l'air, et de modérer l'impression que les papilles nerveuses reçoivent de la part des corps tactiles. Sans l'épiderme cette impression eût été douloureuse, comme on l'éprouve, lorsque cette membrane a été enlevée par une cause quelconque, et que ces papilles sont à découvert.

Des Ongles.

Les ongles sont des lames dures, blanchâtres, demi-transparentes, élastiques, placées à l'extrémité des doigts et des orteils, du côté de la face dorsale. Très-petits dans les enfans, les ongles croissent avec l'âge ; mais leur longueur et leur largeur varient suivant les sujets. En général, ils sont plus petits de même que toutes les autres parties des mains et des pieds chez la femme que chez l'homme. Lorsqu'on néglige de les couper, ils se prolongent en se recourbant du côté de la face palmaire, des doigts et plantaire des orteils. On a vu dans ce cas l'ongle du gros orteil prendre jusqu'à quatre pouces et demi de longueur. La figure des ongles est en quelque sorte quadrilatère. On distingue dans chacun d'eux trois parties ; savoir : la racine, le corps et l'extrémité. La racine présente deux portions dont l'une terminée par un bord mince et dentelé, s'enfonce dans un pli particulier de la peau, dont nous parlerons plus bas ; tandis que l'autre, située immédiatement au-dessus de l'endroit où finit l'épiderme, est blanche, semi-lunaire, et a reçu le nom particulier de lunule. Sa largeur varie suivant les sujets ; il y en a chez lesquels elle est à peine marquée. Le corps est la partie qui s'étend depuis la lunule jusqu'à l'endroit où l'ongle se détache de la peau de l'extrémité du doigt : sa couleur est un peu rougeâtre. L'extrémité de l'ongle est cette partie plus épaisse et plus solide que le reste, qui est libre au bout du doigt, et qu'on est dans l'usage de couper à mesure qu'elle croît. On considère aussi dans chaque ongle une face externe, une face interne et une circonférence.

La face externe est couverte du côté de la racine par l'épiderme qui y adhère fortement : dans le reste de son étendue, elle est libre, lisse et présente des lignes longitudinales légèrement saillantes, plus marquées chez les vieillards que chez les jeunes sujets.

La face interne, concave, adhère fortement à la surface externe du derme, au moyen du corps réticulaire qui est beaucoup plus épais et plus dense dans cet endroit que par-tout ailleurs. Cette face présente un grand nombre de petits sillons qui suivent sa longueur, et qui sont séparés par de petites cloisons comme membraneuses. Ces sillons, qui semblent appartenir au corps réticulaire, ne se remarquent point sur la partie de l'ongle qu'on appelle la lunule. Ils logent les papilles nerveuses de la peau.

La circonférence est libre dans la partie qui répond au bout du doigt, et y forme ce qu'on appelle l'extrémité de l'ongle, laquelle est courte et arrondie chez les personnes qui ont soin de la couper ; tandis qu'elle se prolonge en pointe en se recourbant vers la pulpe du doigt, quand on la laisse croître. Dans le reste de son étendue, la circonférence de l'ongle est adhérente à la peau, comme nous allons l'exposer incessamment. Elle présente du côté correspondant à l'articulation de la dernière phalange, un bord mince, dentelé, qui forme la racine de l'ongle, et qui est fixé solidement sur un repli semi-lunaire du derme. Le tendon du muscle extenseur ne se prolonge point jusqu'à ce bord, comme quelques auteurs l'avoient cru. Ce tendon ne va qu'au tubercule qui termine en arrière la dernière phalange, et la racine de l'ongle est séparée de ce tubercule par un espace de trois lignes au moins ; ainsi, les ongles n'ont de connexions qu'avec la peau et l'épiderme. Or, voici comment se font ces connexions. Lorsque la peau est arrivée à la racine de l'ongle, l'épiderme se détache du derme, et forme, le long du bord concave que la peau présente dans cet endroit, un petit filet courbe, surmonté d'une petite rainure. Ensuite l'épiderme s'engage en rétrogradant entre la peau et l'ongle ; puis il se réfléchit sur la racine de ce dernier, et de là se prolonge sur sa face externe qu'il recouvre ainsi d'une lame superficielle très-mince et très-lisse. A l'extrémité de l'ongle et un peu sur les côtés, l'épiderme, au lieu d'offrir la même disposition, se réfléchit sur la face interne de l'ongle, et recouvre toute la portion de cette face, qui est libre à l'extrémité du doigt.

Le derme, en quittant l'épiderme, se replie

sur lui-même, passe derrière la racine de
l'ongle, et forme un repli semi lunaire, sous
lequel cette racine est nichée. Après ce repli,
le derme se prolonge sous la face inférieure
de l'ongle jusqu'à son extrémité, où il se
confond avec le derme qui a recouvert la
pulpe du doigt. Dans son trajet sous l'ongle,
le derme y adhère fortement, prend une
couleur rougeâtre, et se recouvre de papilles,
inclinées les unes sur les autres, et disposées
sur des lignes parallèles que logent les petits
sillons dont nous avons parlé plus haut.

Dans le fœtus, les ongles sont très-minces,
très-flexibles, et comme membraneux ; ils offrent les mêmes dispositions dans l'adulte,
lorsqu'ils commencent à se reproduire, après
s'être détachés. Avec l'âge, ils deviennent plus
épais, plus denses, plus élastiques, et semblables en quelque sorte à de la corne.

Les ongles ont une demi-transparence qui
permet d'apercevoir la couleur des papilles
qu'ils recouvrent, et comme cette couleur
varie beaucoup suivant les divers états de
l'économie, suivant la température dans laquelle on se trouve, et même, suivant les
maladies, et les diverses périodes de la même
maladie, il en résulte que les ongles paroissent changer de couleur, quoique celle de
leur tissu reste toujours la même. Cette transparence des ongles laisse encore apercevoir
le pus qui se forme au-dessous d'eux, de même
que les corps étrangers qui s'y enfoncent.

Les ongles sont formés de plusieurs lames
disposées de la manière suivante. La lame la
plus extérieure, occupe toute la largeur et
toute la longueur de l'ongle ; à la racine,

cette lame existe seule, aussi l'ongle est-il très-mince en cet endroit. Mais à mesure qu'on avance vers l'extrémité, on voit de nouvelles lames s'ajouter successivement, et couche par couche à la surface concave, de manière que l'ongle va en s'épaississant, et que les lames les plus profondes sont les plus courtes.

Ces lames offrent ordinairement de petites stries longitudinales, qui tendroient à faire croire que les ongles ont une texture fibreuse; mais ils paroissent se rapprocher davantage de la nature de l'épiderme, dont ils font évidemment un appendice. En effet, leur lame extérieure se continue et se confond manifestement avec l'épiderme; ils se détachent et se régénèrent comme lui. On n'y aperçoit pas plus de marques de sensibilité ni d'organisation que dans cette membrane : car les douleurs atroces que produit l'arrachement des ongles, ne dépendent que de la dilacération des papilles nerveuses auxquelles ils adhèrent fortement. Enfin, on les trouve garnies intérieurement d'un tissu réticulaire qui recouvre et enveloppe ces papilles.

Les usages des ongles sont de garantir l'extrémité des doigts des mains contre l'impression des corps durs ; d'en affermir la pulpe, de l'appliquer plus exactement sur les corps qu'on palpe, et de favoriser ainsi l'exercice du toucher ; ils servent aussi à saisir les petits corps, et à diviser ceux qui n'ont pas une consistance trop forte. Les ongles des doigts du pied ont cela de commun avec ceux des doigts de la main, qu'ils mettent leurs extrémités à l'abri de l'impression des corps durs; ils servent encore à affermir les pieds quand on marche.

Des Poils.

Les poils sont de petits corps minces et déliés qui couvrent toute la surface du corps, excepté la paume des mains et la plante des pieds. Le plus grand nombre paroît dès le moment de la naissance ; les autres, tels que ceux des parties génitales de l'un et de l'autre sexe, ceux des aisselles et ceux qui forment la barbe, ne se développent qu'à l'âge de puberté.

Les poils portent différens noms, suivant les endroits où ils sont situés. On appelle cheveux ceux qui couvrent la tête ; sourcils, ceux qui sont rangés en arcades au-dessus des yeux ; cils, ceux du bord des paupières ; barbe, ceux qui couvrent les joues, les lèvres et le menton, par-tout ailleurs ils n'ont point de nom particulier.

Les poils sont plus nombreux dans l'âge adulte que dans l'enfance ; leur nombre diminue dans la vieillesse, et à cette époque ils tombent ordinairement. Les hommes en sont en général plus abondamment pourvus que les femmes. Quelques-uns en ont une si grande quantité que tout leur corps en paroît couvert comme celui d'un animal. Leur différence en longueur, grosseur, etc., dans les différentes parties du corps, est assez connue. Les cheveux deviennent très-longs, à moins qu'ils ne soient naturellement crépus. La barbe est aussi susceptible de devenir fort longue quand on ne la coupe pas. Les poils des parties génitales et du creux de l'aisselle, acquièrent rarement plus de deux ou trois pouces de longueur. Ceux des autres parties restent toujours forts courts. Les cheveux sont courts et crépus chez les nègres et chez certains européens ; mais chez la plupart des hommes en général, ils sont longs et droits. La grosseur des cheveux varie suivant leur couleur ; les blonds sont plus fins que les bruns, et ceux-ci plus fins que les noirs.

La couleur des poils, différente suivant les sujets, est sur tout remarquable dans les cheveux ; on en voit de blonds, de bruns, de noirs, de châtains, de roux plus ou moins foncés, de grisâtres ou cendrés et de blancs. En général, ils sont d'un blond plus ou moins clair chez les habitans des pays froids, et châtains ou noirs chez ceux des pays chauds. Dans l'enfance, les cheveux ont une couleur moins foncée que dans l'âge adulte ; ils blanchissent dans la vieillesse : on les a vus quelquefois blanchir subitement chez des adultes à la suite d'une vive affection morale.

Chaque poil se présente sous la forme d'une tige plus ou moins longue, cylindrique, terminée par un sommet conique qui est quelquefois divisé en un grand nombre de filamens qui imitent assez bien un pinceau. Cette tige, dans la longueur de laquelle on ne voit aucune nodosité ni aucun rameau, est en quelque sorte transparente, et présente lorsqu'on l'examine à la loupe des lignes longitudinales, et en quelque sorte noirâtres, que l'on pourroit prendre pour des vaisseaux qui s'y distribuent.

La racine des poils est implantée dans le corps de la peau, et le plus souvent dans le tissu cellulaire qui se trouve au dessous, et renfermée dans une espèce de canal membraneux qu'on appelle le bulbe des poils. Ces

bulbes ont une figure plus ou moins ovale,
dont la grosse extrémité est du côté de la
graisse ou dans le corps graisseux ; pendant
que la petite extrémité de cet ovale est du côté
de la peau, et même dans l'épaisseur de cette
membrane en certains endroits. Leur couleur
est d'un blanc jaunâtre. Ils sont composés de
deux membranes : une externe et l'autre interne. L'externe, plus ou moins blanchâtre,
resplendissante, très-forte et en quelque sorte
tendineuse, peut être divisée en plusieurs
lames : elle est attachée au corps graisseux,
ou au corps de la peau, ou à l'un et à l'autre,
par des filamens celluleux, par quantité de
vaisseaux extrêmement déliés, et peut-être
même par des filets nerveux excessivement fins.
La membrane interne, beaucoup plus mince,
forme une espèce de canal presque cylindrique
terminé par une extrémité arrondie, qui entoure immédiatement la racine du poil, et qui
est lui même renfermé dans l'espèce de sac
ovale formé par la membrane externe. La nature de la membrane interne n'est pas bien
connue ; suivant *Chirac*, elle est glanduleuse
et analogue à la substance du cerveau.

Lorsqu'on a incisé les deux membranes dont
le bulbe qui entoure la racine des poils, est
composé, cette racine paroît à nu. Elle est
molle, mince, conique, recourbée, et entourée par une humeur grasse et visqueuse qui
est contenue dans une espèce de tissu cellulaire. Du fond du bulbe la racine des poils
s'avance vers l'ouverture de la peau qui doit
lui donner passage ; les membranes du bulbe
l'accompagnent et forment une espèce de tuyau
très-court ; l'externe se confond avec le derme :

tandis que l'interne se colle étroitement au poil
et lui forme une gaîne. Lorsque le poil est arrivé à l'épiderme, il ne le perce point comme
on pourroit le croire au premier coup-d'œil;
il le soulève, le renverse en forme d'entonnoir,
et l'entraîne avec lui pour s'en former une
gaîne qui l'accompagne dans toute sa longueur.
Cette gaîne est étroitement unie à celle que le
poil reçoit de la membrane interne du bulbe.
Si l'on fend cette gaîne, on voit dans l'intérieur du poil de petits filamens, dont le nombre
varie depuis cinq jusqu'à dix, et qui sont unis
entre eux et avec la gaîne par une substance
celluleuse, remplie d'une humeur visqueuse
semblable à celle qui se trouve dans le bulbe.
Il y a donc deux parties bien distinctes à considérer dans la structure des poils; savoir, la
gaîne formée par l'épiderme et la membrane
interne du bulbe, et la substance renfermée
dans cette gaîne, et qui est comme la moëlle
des poils. La nature de cette substance est inconnue. Il est probable qu'elle est formée par
des vaisseaux extrêmement fins, unis entre
eux par une substance celluleuse. L'anatomie
ne peut point démontrer l'existence de ces vaisseaux; mais on peut la présumer d'après ce
qu'on observe dans la plique polonaise; maladie dans laquelle on a vu les cheveux coupés
laisser échapper du sang.

Les poils coupés croissent comme les ongles:
leur accroissement est d'abord assez rapide,
mais lorsqu'ils ont acquis une certaine longueur, ils croissent plus lentement. La cause
et la matière de cet accroissement est l'espèce
de glu qui remplit le bulbe, laquelle s'insinue
dans la moëlle des poils, et en parcourt toute
la

la longueur. C'est, sans doute, à la couleur de cette glu ou matière médullaire du bulbe qu'est due celle des poils; la consistance différente de cette matière rend aussi les poils plus ou moins souples ou rudes.

Les poils sont élastiques : ils s'alongent facilement quand ils sont humides; ils se raccourcissent quand on les sèche et qu'on les expose à la chaleur. C'est en vertu de cette double propriété qu'on les emploie pour faire des hygromètres. Ils sont absolument insensibles, et la douleur que cause leur arrachement est l'effet du tiraillement de la peau : ils ont une force telle que, suivant *Muschenbroeck*, un cheveu de grosseur ordinaire, a pu supporter un poids de 2069 grains sans se rompre. Ils sont presque inaccessibles à la putréfaction. On a trouvé en effet des cheveux bien conservés et sans altération dans des tombeaux où les cadavres étoient entièrement consumés.

Les poils ont des usages différens suivant les endroits qu'ils occupent. Les cheveux ornent la tête et la protègent contre le froid; les sourcils modèrent les impressions trop vives de la lumière, détournent la sueur qui, tombant du front, tendroit à s'introduire entre les paupières, et de plus ils servent d'ornement au visage; les cils modèrent aussi les impressions de la lumière, et écartent les corps étrangers qui pourroient s'introduire dans l'œil; les poils situés à l'entrée des narines et des conduits auditifs externes, s'opposent à ce que certains corps étrangers puissent s'y introduire. On ne connoît point les usages des poils situés dans les autres parties du corps.

Tome IV. R r

La peau ne doit pas être considérée comme une simple enveloppe du corps, destinée à protéger les parties qu'elle recouvre ; cette membrane est l'organe de plusieurs fonctions importantes, telles que le toucher, la transpiration et l'inhalation, ou absorption cutanée.

Le toucher est le sens par le moyen duquel on distingue les qualités tactiles des corps, comme le chaud, le froid, l'humide, le sec, le mou, le dur, l'âpre, le poli, la figure, les inégalités, la rudesse des corps, etc. Cette sensation réside dans les papilles nerveuses de la peau, et s'exerce généralement sur toute la surface du corps ; mais elle n'est pas également vive par-tout. Le sentiment est bien plus délicat à la main, et sur-tout à l'extrémité des doigts que par-tout ailleurs ; c'est pourquoi on a distingué le toucher, en général, qui réside dans toutes les parties du corps, et en particulier qui siége spécialement à l'extrémité des doigts, où les papilles nerveuses sont entassées en plus grand nombre, arrangées d'une manière plus régulière, et douées d'une sensibilité particulière, qu'augmente encore l'habitude où nous sommes de palper les corps dont nous avons intérêt de connoître les qualités tactiles, avec les mains plutôt qu'avec toute autre partie. La structure de la main offre d'ailleurs une foule d'avantages relatifs aux sensations que le tact nous procure. La multiplicité des os dont le carpe et le métacarpe sont composés, la mobilité de ces os, le nombre, la figure, la division, la proportion et la flexibilité des doigts, permettent à la main de s'ajuster à la superficie de tous les corps, de les embrasser par un plus grand nombre de points différens, et, par conséquent, d'en mieux connoître les propriétés.

Le mécanisme du tact est très-simple. Lorsqu'on veut étudier un corps au moyen de ce sens, on l'embrasse avec les doigts; on en parcourt toute la surface; on le comprime légèrement. Les papilles mises en mouvement par ce contact se tuméfient, s'érigent, et reçoivent un ébranlement différent, selon la superficie du corps touché : cet ébranlement communiqué au *sensorium* par le moyen des nerfs, l'affecte diversement; et nous jugeons qu'un objet est chaud quand la chaleur surpasse celle de la partie avec laquelle nous touchons; il paroît froid quand il a moins de chaleur. On estime la mollesse par la facilité avec laquelle un corps se prête; la dureté, par sa résistance; sa figure lisse et polie, par une sensation agréable; sa rudesse, par un sentiment plus ou moins douloureux, etc. Le sens du toucher ne sert pas seulement à nous donner des connoissances nombreuses, variées et certaines; il est encore d'un très-grand prix pour la conservation de la vie, en nous faisant éviter les corps qui pourroient contribuer à notre destruction. Plusieurs observations pathologiques prouvent les inconvéniens auxquels ont été exposés des hommes qui avoient perdu le sentiment, sans avoir perdu le mouvement.

Il se fait continuellement par la surface de la peau une évacuation en forme d'exhalaison, ou de fumée très-subtile, que l'on nomme transpiration insensible ou cutanée, pour la distinguer de la transpiration pulmonaire qui vient des poumons. Cette exhalaison, analogue à celle qui a lieu dans toutes les cavités du corps, s'aperçoit aisément quand on applique le bout des doigts ou la paume de la main sur la surface d'un miroir ou d'un autre corps poli ; car elle le ternit aussitôt, et le couvre d'une vapeur condensée. La transpiration est l'évacuation la plus abondante, et elle est si considérable, selon les observations de *Sanctorius*, que de huit livres d'alimens, il s'en perd cinq par la transpiration cutanée et pulmonaire, et le reste à-peu-près par les autres évacuations. On conçoit aisément comment la transpiration peut être si copieuse, lorsqu'on fait attention qu'elle est continuelle, et que l'organe secrétoire a une étendue immense.

La transpiration n'est pas accomplie par des glandes ; elle se fait simplement et sans artifice par les extrémités des vaisseaux qu'on nomme exhalans. Elle dépend de l'action du cœur et des artères, et elle subit des variations dans sa quantité, selon les saisons, le climat, les tempéramens, l'âge, les exercices, l'état de santé ou de maladie, et l'abondance des autres secrétions. Elle varie encore dans une même saison et dans un même jour, à raison du temps, des repas et du sommeil. Certaines parties de la peau transpirent plus que d'autres ; c'est ce qu'on voit à la paume des mains et à la plante des pieds, aux creux des aisselles, etc.

La transpiration cutanée et la transpiration pulmonaire ont beaucoup d'analogie ; elles sont en grande partie aqueuses, comme on peut s'en convaincre en les considérant avec certaines précautions. La transpiration cutanée cependant a quelquefois une odeur plus forte , et elle paroît grasse, ce qui dépend de son mélange avec la liqueur des glandes sébacées, ou de l'exhalation d'une portion de graisse; elle porte un caractère analogue à nos humeurs; elle contient des molécules dont l'émanation est particulière à chaque individu; elle tient de la nature des alimens; elle varie selon les animaux qui peuvent être distingués par cette seule exhalation. La matière de la transpiration est assez analogue à l'urine, et il y a un rapport tel entre la quantité de l'une et celle de l'autre, que quand les urines deviennent plus abondantes, la transpiration diminue, et réciproquement les urines sont plus rares quand la transpiration est augmentée.

La transpiration débarrasse le sang des parties superflues et nuisibles; elle enlève au corps une grande quantité de calorique, et le maintient dans une température qui est à peu près toujours égale; elle entretient les houppes nerveuses de la peau dans l'état de mollesse favorable à l'exercice de leurs fonctions.

Lorsque la transpiration est fort augmentée, le corps étant en mouvement, alors les vaisseaux exhalans se dilatent et permettent une évacuation sensible, grasse, jaunâtre, qu'on appelle sueur. Ces évacuations n'ont pas de tuyaux distincts; elles se font par les mêmes lois; elle ont la même nature, avec cette différence, que la sueur a une odeur plus forte, étant produite par un mouvement plus grand.

La sueur n'a pas lieu dans l'état naturel, à moins qu'elle ne soit produite par un mouvement violent ou par la chaleur de l'air : elle est plus souvent l'effet d'un état contre nature, comme dans les passions violentes, dans les maladies, etc. Elle est utile, si elle est modérée; elle peut être d'un grand avantage dans certaines maladies; elle jette dans l'affaissement, si elle est abondante et de longue durée.

De même qu'il y a des vaisseaux exhalans par lesquels se fait la transpiration; de même il y en a qui resorbent les fluides qui nous environnent. Cette fonction, qu'on nomme inhalation, ou absorption, est suffisamment prouvée par l'effet des topiques appliqués sur la peau, par celui des purgatifs appliqués sur la région du ventre, par l'odeur que contractent les urines quand on habite un lieu où il y a de l'huile de térébenthine, par les onctions mercurielles, les bains, la transmission de certaines maladies par le simple contact, etc. Les mêmes pores de la peau ne servent point à l'exhalation et à l'inhalation; et de même que les artères se terminent en pores exhalans, de même les radicules des vaisseaux lymphatiques constituent des pores inhalans, destinés à resorber les matières environnantes, et à les porter dans le torrent de la circulation. La résorbtion se fait avec des variétés selon les circonstances et les dispositions du corps.

TABLEAU

DE

TOUTES LES PARTIES DU CORPS,

SUIVANT L'ORDRE DE LEUR POSITION, DEPUIS LA
PEAU JUSQU'AUX OS.

Après avoir donné la description de tous les organes en particulier, nous allons, suivant le plan que nous nous sommes tracé, présenter un tableau exact de toutes les parties du corps, dans l'ordre de leur position, depuis la peau jusqu'aux os. Nous avons exposé dans la préface, placée à la tête de cet ouvrage, les raisons qui nous ont engagé à présenter ce tableau, également utile, et à l'élève qui commence, en dirigeant ses recherches au milieu d'une multitude d'objets qu'il ne connoît point encore ; et à celui qui sait déja, en lui donnant une idée nette de l'ensemble et des rapports de toutes les parties qu'il n'a étudiées que d'une manière isolée, et dont il ne lui reste le plus souvent qu'une image plus ou moins confuse. Quel est en effet le but qu'on se propose en étudiant séparément chaque partie, sinon d'arriver à la connoissance exacte de leur ensemble ? Or, il n'est point de meilleur moyen pour cela que de suivre la marche que nous avons adoptée.

Une simple énumération des parties eût été

fastidieuse et inutile : l'exposé de tous leurs rapports auroit été trop long et auroit jeté de la confusion dans l'esprit, outre qu'il n'auroit offert qu'une répétition sèche et incomplète de tout l'ouvrage. Nous avons tâché d'éviter ces deux défauts en n'indiquant que les rapports principaux de chaque partie. Voici l'ordre que nous avons suivi.

Nous commençons par la tête et nous indiquons successivement les objets qu'on trouve dans ses régions supérieure, antérieure et latérales. Ensuite nous passons au tronc, dans lequel nous comprenons le col, et que nous divisons en régions antérieure, postérieure, inférieure et latérales. A la région antérieure, nous distinguons les parties cervicale, pectorale et abdominale ; nous ne subdivisons point les régions postérieure et inférieure. Aux régions latérales, nous distinguons les parties cervicale, pectorale et lombaire. Nous terminons par les membres dont les supérieurs comprennent les régions scapulaire ou de l'épaule, du bras, de l'avant-bras et de la main ; et les inférieurs, les régions de la cuisse, de la jambe et du pied.

Région supérieure de la Tête.

La peau de cette région étant enlevée avec toute l'attention qu'exige son adhérence intime avec le muscle occipito - frontal, on découvre ce muscle charnu antérieurement et postérieurement, aponévrotique dans son milieu : la surface de l'occipito-frontal est couverte d'un réseau vasculaire, formé par les ramifications des vaisseaux temporaux superficiels, auri-

culaires postérieurs et occipitaux. Elle est parsemée aussi d'un grand nombre de filets nerveux qui appartiennent à la branche frontale
du nerf ophtalmique de *Willis*, à la portion
dure de la septième paire, à la seconde et à la
troisième paires cervicales. Au dessous du
muscle occipito - frontal, est une couche
mince de tissu cellulaire, constamment dépourvu de graisse, qui unit ce muscle au péri-
crâne.

Si l'on pénètre dans la cavité du crâne, en
enlevant la voûte de cette boîte osseuse, le
premier objet qui se présente est la dure-mère,
dont la surface est couverte d'un grand nombre
de ramifications artérielles qui appartiennent
aux artères meningées moyennes. Dans l'épaisseur de la dure-mère, on trouve le sinus longitudinal supérieur, qui s'étend depuis la protubérance occipitale, jusqu'au trou borgne de l'os
frontal. Au dessous de ce sinus est le repli de
la lame interne de la dure-mère, connu sous
le nom de faux du cerveau.

Lorsqu'on a enlevé la dure-mère, on aperçoit la surface du cerveau couverte par l'arachnoïde et la pie - mère : cette dernière membrane s'enfonce dans les anfractuosités du cerveau, et soutient un réseau artériel très-fin et
très-serré, que forment les artères carotides et
vertébrales, avant de pénétrer dans la substance
cérébrale : elle soutient aussi les principales
veines du cerveau qui vont s'ouvrir dans le
sinus longitudinal supérieur.

La surface du cerveau paroît à nu lorsqu'on
a enlevé l'arachnoïde et la pie - mère : elle
présente dans son milieu le sillon longitudinal qui sépare les deux hémisphères céré-

braux. Sur chacun de ces hémisphères, on voit les circonvolutions et les anfractuosités du cerveau, dont la grandeur, la figure et la direction n'ont rien de constant. En. écartant les deux hémisphères du cerveau, on voit, au fond du sillon qui les sépare, le corps calleux.

Si l'on coupe le cerveau horizontalement, on voit les deux substances dont il est composé : l'une de couleur grise cendrée est à l'extérieur, et se nomme corticale : l'autre, intérieure, blanche, parsemée d'un grand nombre de points rouges, formés par les vaisseaux qui la pénètrent, est connue sous le nom de médullaire. A mesure qu'on pénètre plus profondément, la quantité de cette dernière substance augmente, et lorsqu'on est arrivé au niveau du corps calleux, on remarque qu'elle forme au centre de chaque hémisphère un noyau, qu'on nomme centre médullaire, ou centre ovale de *Vieussens*. Le centre médullaire d'un hémisphère est uni à celui de l'hémisphère opposé par le moyen du corps calleux.

Au dessous du corps calleux, on trouve les ventricules latéraux et la cloison médullaire transparente qui les sépare. Dans les ventricules latéraux, on voit le plexus choroïde, la voûte à trois piliers, les corps cannelés ou striés, la bandelette demi - circulaire, les couches des nerfs optiques, les cornes d'ammon, les corps frangés, et les tubercules en forme d'ergots.

Au devant de l'adossement des couches des nerfs optiques, on voit l'ouverture antérieure du cerveau, formée en devant par un cordon médullaire, transversal, qu'on nomme la commissure antérieure. Derrière l'adossement des mêmes couches, on remarque l'ouverture postérieure, bornée en arrière par un cordon médullaire, situé en travers, qu'on appelle la commissure postérieure ; cette commissure soutient la glande pinéale, dont la base, qui est tournée en avant, tient à deux petits cordons médullaires, qu'on nomme les péduncules de cette glande. Au dessous de la glande pinéale, on voit les tubercules quadrijumeaux.

Au dessous de l'adossement des couches des nerfs optiques, on trouve le troisième ventrice; la partie antérieure de ce ventrice présente une ouverture évasée, qu'on nomme l'*infundibubum:* cette ouverture se retrécit insensiblement, et l'*infundibubum* dégénère en une espèce de cylindre de deux ou trois lignes de longueur, que l'on appelle tige pituitaire, et qui aboutit à la glande du même nom. A la partie postérieure du troisième ventricule, on voit l'orifice supérieur de l'aqueduc de *Silvius ;* conduit très-étroit, qui établit une communication entre le troisième ventricule et le quatrième.

Lorsqu'on a observé les objets dont nous venons de parler, on enlève entièrement les lobes postérieurs du cerveau, et alors on aperçoit la tente du cervelet ; repli transversal de la lame interne de la dure-mère, qui sépare l'endroit qu'occupe le cerveau de celui qui est rempli par le cervelet.

La tente du cervelet étant enlevée, on voit la face supérieure de ce viscère, dont la partie antérieure présente l'éminence qu'on nomme vermiculaire supérieure. En renversant cette éminence en arrière, on aperçoit les prolongemens médullaires supérieurs du cervelet qui montent aux tubercules quadrijumeaux ; et dans l'intervalle de ces colonnes, la lame médullaire mince qu'on nomme valvule de *Vieussens*. Si l'on déchire cette lame, on découvre le quatrième ventricule.

Pour apercevoir les autres parties de l'organe cérébral, on soulève le cerveau de devant en arrière; on coupe les nerfs qui partent de sa base, les artères carotides, la tige pituitaire, les artères vertébrales, la queue de la moëlle alongée, et on enlève en même temps le cerveau, le cervelet et la moëlle alongée qu'on renverse, de manière que les parties qui étoient en bas se trouvent en haut. Alors on découvre, 1.º les artères carotides et vertébrales, ainsi que leurs branches principales; 2.º l'arachnoïde, beaucoup plus distincte de la pie-mère que dans les autres régions de l'organe cérébral; 3.º les lobes du cervelet et le sillon qui les sépare; 4.º la queue de la queue alongée, et ses éminences pyramidales et olivaires; 5.º les cuisses de la moëlle alongée; 6.º la protubérance annulaire; 7.º les bras de la moëlle alongée; 8.º les lobes moyens et les lobes antérieurs du cerveau, le sillon transversal qui les sépare, et celui qui distingue les lobes antérieurs l'un de l'autre; 9.º enfin, l'origine des nerfs qui procèdent de la base du cerveau et de la moëlle alongée.

En examinant la base du crâne, après avoir enlevé l'organe cérébral, on voit les sinus latéraux, la faux du cervelet, les sinus occipitaux postérieurs, les occipitaux antérieurs ou transverses de l'occipital, les pétreux supérieurs et inférieurs, les caverneux, et le circulaire de la selle turcique; enfin, dans cette selle, la glande pituitaire.

Région antérieure de la Tête.

La région antérieure de la tête se subdivise en plusieurs parties, qui sont, le front, les paupières et l'orbite, le nez, les lèvres, les joues et le menton.

Au front, on trouve sous la peau la portion charnue antérieure du muscle occipito frontal, et derrière la partie inférieure de cette portion confondue avec l'orbiculaire des paupières, le muscle surcilier : on trouve aussi dans cette partie, les artères sus-orbitraire et frontale, la veine frontale ou préparate, et la branche frontale du nerf ophthalmique.

Aux paupières, lorsqu'on a enlevé la peau mince et fine qui en forme l'extérieur, on voit le muscle orbiculaire; au dessous de ce muscle est le ligament palpébral, et vers le bord libre des paupières, le cartilage tarse, ensuite la conjonctive: à la paupière supérieure, cette membrane est séparée du ligament palpébral, par le muscle releveur propre de cette paupière. On trouve aussi dans l'épaisseur de la partie interne, des paupières, près de leur bord libre, les conduits lacrymaux.

Dans l'orbite, on trouve le globe de l'œil; derrière ce globe, le nerf optique, placé au milieu d'une graisse molle, sur laquelle l'œil est appuyé. Autour du nerf optique et du globe de l'œil, sont les quatre muscles droits de cet organe, ses deux muscles obliques et le releveur de la paupière supérieure. On trouve aussi dans l'orbite, les trois branches du nerf ophtalmique de *Willis*, la troisième, la quatrième et la sixième paires de nerfs, l'artère ophtalmique, la veine du même nom, la glande lacrymale, la caroncule lacrymale, et le sac lacrymal.

Lorsqu'on a enlevé la peau du nez, on voit à la partie moyenne et supérieure, les muscles pyramidaux, et sur les côtés, les élevateurs communs de la lèvre supérieure et des ailes du nez, et les transverses. Quand ces muscles sont enlevés, on découvre les apophyses montantes des os maxillaires, les os propres du nez et ses cartilages. On trouve aussi sur le nez un grand nombre de ramifications artérielles qui appertiennent à l'artère labiale et à la branche nasale de l'artère ophtalmique.

Dans la lèvre supérieure, après avoir enlevé la peau qui la recouvre, on trouve le demi-orbiculaire supérieur, l'extrémité inférieure des muscles élevateur commun de cette lèvre et de l'aile du nez, incisif ou élevateur propre de cette lèvre et du petit zygomatique lorsqu'il existe ; on y trouve aussi le muscle nasal labial, l'artère coronaire labiale, la veine du même nom, des filets du nerf sous-orbitaire et de la portion dure de la septième paire, les glandes labiales, et derrière ces parties la membrane interne de la lèvre.

Dans la lèvre inférieure, on trouve le muscle demi-orbiculaire inférieur, la partie supérieure du carré et de la houppe du menton, l'artère et la veine coronaires, des filets du nerf maxillaire inférieur et de la portion dure de la septième paire, les glandes labiales, et la membrane interne.

Dans la partie de la joue, qui est au dessous de la paupière inférieure, on trouve sous la peau la partie inférieure du muscle orbiculaire des paupières, l'élévateur commun de l'aile du nez et de la lèvre supérieure, l'incisif, le petit zygomatique, quand il existe, la continuation de l'artère et de la veine labiales. Derrière les muscles élévateur propre de la lèvre supérieure et élévateur commun de cette lèvre et de l'aile du nez, on trouve au milieu d'une assez grande quantité de tissu cellulaire graisseux, les vaisseaux et le nerf sous orbitaires, et plus profondément le muscle canin.

A la partie moyenne de la joue, on trouve sous la peau une grande quantité de tissu cellulaire graisseux ; quand on a enlevé ce tissu cellulaire, on voit le muscle grand zygomatique, le buccinateur et la partie inférieure du canin. Dans la partie inférieure de la joue, on trouve sous la peau immédiatement le muscle triangulaire des lèvres et la partie supérieure du peaucier. Dans la partie postérieure de la joue, devant l'oreille, on rencontre la glande parotide, l'artère transversale de la face, le muscle masseter, la branche de la mâchoire inférieure, et le muscle ptérigoïdien interne.

Outre ces parties, on trouve encore dans la joue, le conduit excréteur de la glande parotide, les artères labiale, buccale, transversale de la face, sous-orbitaire, et dentaire ou maxillaire inférieure ; un grand nombre de nerfs qui viennent de la portion dure de la septième paire, et des maxillaires supérieur et inférieur, les glandes buccales, et la membrane de la bouche.

Au menton, on trouve sous la peau qui leur est fortement unie, le muscle carre et la houppe du menton ; il y a aussi des artères qui viennent de la labiale, de la dentaire inférieure et de submentale, et des nerfs qui sont fournis par le maxillaire inférieur et par la portion dure de la septième paire.

Régions latérales de la Tête.

La peau des régions latérales de la tête étant enlevée, on voit les muscles auriculaires supérieur et antérieur, sur lesquels rampent l'artère temporale superficielle, des rameaux de l'auriculaire postérieure, et des filets de nerfs appartenant à la portion dure de la septième paire et au maxillaire inférieur. Au dessous de ces muscles, de la portion externe de l'occipito-frontal et de l'orbiculaire des paupières, on trouve l'aponévrôse externe du muscle temporal, et au dessous de cette aponévrôse, le muscle lui-même, dans l'épaisseur duquel se trouvent l'artère temporale moyenne, les temporales profondes et les branches temporales profondes du nerf maxillaire inférieur. Au dessous de la partie inférieure du muscle temporal, on voit le muscle ptérigoïdien externe, et plus profondément dans la fosse zygomatique, l'artère maxillaire interne et les nerfs maxillaires supérieur et inférieur. Au bas de ces régions, on remarque le pavillon de l'oreille, le conduit auditif, et derrière ce pavillon, le muscle auriculaire postérieur, l'artère auriculaire postérieure et un filet de nerf qui vient de la portion dure de la septième paire.

Partie cervicale de la région antérieure du tronc, ou région antérieure du col.

Lorsqu'on a enlevé la peau de cette région, on

on voit les muscles peauciers ; après avoir enlevé ces muscles , on découvre les sterno-cléïdo-
mastoïdiens dans toute leur étendue. Dans l'intervalle que ces deux muscles laissent entr'eux,
on remarque les muscles homoplat-hyoïdiens ,
sterno - hyoïdiens , sterno - thyroïdiens , et
hyothyroïdiens. Derrière ces muscles , on voit
la glande thyroïde , le larynx et la trachée artère, et derrière ces parties, l'œsophage et le pharynx. En enlevant les muscles sterno-cléïdo-
mastoïdiens , on découvre la partie inférieure
des muscles sterno-hyoïdiens et thyroïdiens, et
la partie moyenne de l'omoplat-hyoïdien, l'anse
nerveuse formée par l'anastomôse d'un filet du
nerf de la neuvième paire, avec deux filets, dont
l'un vient de la seconde , et l'autre de la troisième paires cervicales , les petits filets qui
partent de la convexité de cette anse , l'artère
carotide primitive , la veine jugulaire interne,
le nerf de la huitième paire , le grand sympathique et l'artère thyroïdienne inférieure.

Dans l'espace compris entre l'os hyoïde et la
base de la mâchoire inférieure, on trouve,
après avoir enlevé les peauciers , les digastriques, les stylo-hyoïdiens , les artères labiales,
les submentales, les glandes maxillaires, les
muscles mylo-hyoïdiens , les génio-hyoïdiens ,
les glandes sublinguales , les muscles stylo-
glosses , les stylo-pharyngiens , les hyoglosses,
les génioglosses, les linguaux , les artères linguales, les nerfs grands hypoglosses , les glosso-
pharyngiens, les branches linguales de la cinquième paire , et la base de la langue. Sur la
partie latérale de cet espace, on voit l'artère
carotide interne , la carotide externe et les
branches qui en partent, la veine jugulaire in-

terne, le ganglion cervical supérieur du grand sympathique, la huitième paire de nerfs et la neuvième.

Après avoir considéré les parties dont nous venons de parler, on détache le pharynx de la colonne vertébrale, on l'enlève avec la face, par une coupe verticale de la tête, qui passe immédiatement devant les condyles de l'occipital; par ce procédé, on a d'un côté le pharynx, tenant à la base du crâne et aux deux mâchoires: et de l'autre, la partie antérieure de la colonne cervicale, sur laquelle on voit les muscles grands et petits droits antérieurs de la tête, le long du cou, et le ligament vertebral commun antérieur.

Lorsqu'on a enlevé le tissu cellulaire qui couvre le pharynx, on voit les trois plans musculeux qui le composent, et qu'on nomme les muscles constricteurs. Si l'on fend la paroi postérieure du pharynx dans toute sa longueur, on remarque dans la partie antérieure de ce sac musculeux, en procédant de haut en bas, l'ouverture postérieure des fosses nasales; sur les côtés de ces ouvertures, les orifices des trompes d'*Eustache*. Au dessous des mêmes ouvertures, est le voile du palais, dans l'épaisseur duquel on trouve les muscles péristaphylins externes et internes, les glosso-staphylins, les pharyngo-staphylins, les palato-staphylins, des rameaux des artères palatines supérieures et inférieures, et des filets du nerf palatin, branche du maxillaire supérieur. Au dessous du voile du palais, on voit l'isthme du gosier, dont les côtés sont formés par les piliers du voile du palais, dans l'intervalle desquels est la glande amygdale. Au dessous de cette

ouverture, on remarque la base de la langue ;
derrière et au dessous de la base de la langue,
est l'épiglotte, et au dessous d'elle, l'entrée du
larynx. Plus bas, on voit la partie postérieure
du larynx. En enlevant la membrane lâche qui
recouvre cet organe, on aperçoit les muscles
crico - arythénoïdiens postérieurs, les crico-
arythénoïdiens latéraux, l'arythénoïdien et les
thyro-arythénoïdiens : on aperçoit aussi l'extrémité supérieure des nerfs récurrens.

Partie pectorale de la région antérieure du Tronc.

Sous les tégumens de cette région, on trouve
la partie supérieure des muscles obliques externes du bas-ventre, et les muscles grands pectoraux ; mais pour apercevoir ces derniers
dans toute leur étendue, il faut enlever les
peauciers et des filets nerveux de la quatrième
et cinquième paires cervicales qui en recouvrent la partie supérieure, et les mamelles qui
en recouvrent la partie moyenne ; ces organes
sont bien plus remarquables dans la femme que
dans l'homme. En enlevant les muscles grands
pectoraux, on met à découvert le sternum, les
six premières vraies côtes et leurs cartilages,
les muscles sous-claviers, les petits pectoraux,
les inter-costaux externes, la partie supérieure
des muscles droits de l'abdomen, et un grand
nombre de ramifications artérielles qui viennent de l'artère axillaire. Derrière les muscles
intercostaux externes se trouvent les internes
et les artères intercostales avec les branches
antérieures des nerfs dorsaux qui les accompagnent. Si l'on enlève les cartilages des côtes,

la partie antérieure de ces os, le sternum et les muscles intercostaux, on met à découvert les muscles triangulaires du sternum, les vaisseaux mammaires internes et la plèvre. Cette membrane étant ôtée, on voit les poumons qui remplissent exactement les cavités droite et gauche de la poitrine. En écartant les poumons en dehors, on aperçoit la partie antérieure du médiastin, fixée à la face postérieure du sternum. En reversant cet os de bas en haut, et en coupant en même temps le tissu cellulaire qui l'unit à la plèvre, on voit les deux lames du médiastin s'écarter l'une de l'autre, et laisser entr'elles un espace triangulaire, celluleux, dans la partie supérieure duquel on trouve le thymus. En enlevant cet organe et les glandes lymphatiques qui l'environnent, on met à découvert la veine cave supérieure, les veines sous-clavières, la crosse de l'aorte et les branches qui en partent. Derrière l'aorte, on trouve les artères et les veines pulmonaires ; puis la partie inférieure de la trachée-artère et les bronches, et derrière celle-ci, l'œsophage.

Dans la partie inférieure du médiastin, on aperçoit le péricarde, sur les côtés duquel descendent les nerfs diaphragmatiques ; en ouvrant ce sac, on met le cœur à découvert, ainsi que les gros vaisseaux qui partent de sa base et ceux qui s'y rendent. Derrière le cœur, dans l'épaisseur de la partie postérieure du médiastin, on trouve l'œsophage et les nerfs de la huitième paire qui l'entourent, l'aorte descendante pectorale, le canal thorachique et la veine azygos Lorsqu'on a enlevé tous les viscères de la poitrine, on aperçoit la plèvre qui tapisse la partie postérieure de cette cavité, et à travers cette membrane, les muscles intercostaux internes, les artères et les veines intercostales et les nerfs grands sympathiques.

Partie abdominale de la région antérieure du Tronc.

Au dessous de la peau, on trouve au milieu de cette région l'aponévrôse des muscles obliques externes, et sur les côtés, la portion charnue de ces muscles. Les muscles obliques externes enlevés, on aperçoit les obliques internes, sous lesquels on trouve les muscles transverses qui sont appliqués immédiatement sur le péritoine. L'aponévrôse dont nous venons de parler est divisée longitudinalement dans son milieu par la ligne blanche qui résulte de l'entre-croisement des fibres aponévrotiques des muscles obliques et transverses. Sur les côtés de la ligne blanche, on trouve les muscles droits, renfermés chacun dans une gaîne aponévrotique, avec les ramifications des artères épigastriques et hypogastriques. Les muscles pyramidaux sont appliqués immédiatement sur la partie inférieure de la face antérieure des muscles droits qui, dans cet endroit, cessent d'être contenus dans leur gaîne et touchent à nu le péritoine. Sur les parties latérales de l'extrémité inférieure de la ligne blanche, on aperçoit les anneaux inguinaux par où passent les cordons des vaisseaux spermatiques dans l'homme, et les ligamens ronds de la matrice dans la femme.

Sous les muscles abdominaux, on trouve le péritoine qui recouvre tous les viscères du bas-ventre, en se réfléchissant sur chacun d'eux, tout à-la-fois pour les isoler, les maintenir à leur place, et faciliter les mouvemens qu'ils doivent exécuter. Après avoir ouvert le péritoine, les viscères abdominaux se présentent dans l'ordre suivant.

Dans la région épigastrique, la plus grande portion du lobe gauche du foie, l'estomac sur la grande courbure duquel on voit les vaisseaux gastro-épiploïques droits et gauches, d'où partent les vaisseaux épiploïques. L'épiploon gastro-colique, ou le grand épiploon qui s'attache au bord convexe de l'estomac, et se prolonge plus ou moins bas devant des intestins. Derrière l'estomac, l'épiploon gastro-hépatique, l'artère coronaire stomachique et quelques glandes lymphatiques; à gauche, l'orifice cardiaque de l'estomac et la fin de l'œsophage, entourée par les nerfs de la huitième paire, qui vont se distribuer aux deux faces de l'estomac; à droite, l'orifice pylorique de cet organe, et le commencement du duodénum sous lequel passe l'artère gastro-epiploïque droite. Plus en arrière et un peu au dessous de l'estomac, le tronc cœliaque avec les trois branches qui en partent; savoir, la coronaire stomachique, la splénique et l'hépatique, les ganglions semi-lunaires qui donnent naissance à une multitude de rameaux nerveux qui constituent le plexus soléaire, d'où viennent les plexus stomachique, hépatique, mésentérique, splénique, et une partie du plexus rénal. Dans la partie inférieure de cette région, on trouve l'arc du colon, le mésocolon tranverse, le pancréas et le duodénum.

Dans l'hypochondre droit, on trouve le lobe droit du foie, l'extrémité droite de l'arc du colon, la vésicule du fiel, les conduits hépatique et cystique, le canal cholédoque, les artères hépatique et cystique. Au dessous du sommet de la vésicule du fiel, on voit l'ouverture de communication entre la grande poche des épiploons et le reste de la cavité du péritoine : cette ouverture est bornée en devant par la veine-porte, et en arrière par la veine cave.

Dans l'hypochondre gauche, on trouve l'extrémité gauche du foie, la grosse extrémité de l'estomac, les vaisseaux courts, la rate, les vaisseaux et les nerfs spléniques, et l'extrémité gauche de l'arc du colon.

Dans la région ombilicale, on trouve une partie de l'épiploon gastro colique, les intestins jéjunum et iléon, soutenus par le mesentère qui est situé derrière eux, et qui renferme entre ses deux lames, les glandes mesentériques et les vaisseaux lymphatiques qui les traversent; les artères et les veines mésentériques qu'on voit s'avancer vers les intestins, en formant des arcades qui s'anastomosent toutes entr'elles.

Dans les régions lombaires ou rénales, on trouve les portions lombaires droite et gauche du colon, les reins enveloppés d'un tissu cellulaire abondant et chargé de graisse, les capsules atrabilaires ou surrénales, les vaisseaux émulgens et capsulaires, les plexus rénaux, le commencement des uretères, les artères et les nerfs spermatiques.

Dans la région hypogastrique, on voit une portion de l'iléon, le rectum, le méso-rectum, entre les lames duquel on trouve des branches de la mésentérique inférieure; plus en arrière, les artères sacrées, le grand sympathique, le plexus sacré et ses divisions, les uretères qui sont un peu plus en dehors; plus bas, le plexus hypogastrique; tout à fait en bas et sur la face antérieure du coccix, la terminaison du grand sympathique. Devant le rectum, chez l'homme la vessie, dont la partie postérieure lisse, contiguë à l'intestin, présente en bas le cul-de-sac formé par la réflexion du péritoine sur le rectum; tandis que sa partie antérieure adhère au pubis par le moyen d'un tissu cellulaire lâche : son sommet présente l'ouraque et les deux cordons ligamenteux qui, chez l'adulte, remplacent les artères ombilicales du fœtus; sa partie inférieure offre en devant le col de la vessie et le commencement de l'urètre embrassé par la prostate qui appuie sur le rectum; derrière la prostate, les vésicules séminales, les canaux déférens qui passent à leur côté interne, après avoir croisé la direction des uretères; plus en arrière encore et un peu plus en dehors, les deux uretères qui s'insèrent obliquement dans la vessie, aux deux angles postérieures du trigone vésical. Chez la femme, on trouve entre le rectum et la vessie, la matrice, au dessous de laquelle paroît l'extrémité supérieure du vagin. Sur les parties latérales de la matrice, on voit les ligamens larges, dont l'aileron postérieur contient l'ovaire, et l'antérieur la trompe, près de l'insertion de laquelle on trouve un peu en devant, le commencement du ligament rond.

Dans la région iliaque droite, on voit le cœcum et la fin de l'iléon. La région iliaque gauche contient l'S du colon et le commencement du rectum.

Lorsqu'on a enlevé les viscères abdominaux,

on voit sur la colonne vertébrale , l'artère aorte ventrale , dont la partie supérieure est embrassée latéralement par les piliers du diaphragme , la veine cave , le canal thorachique et les nerfs grands sympathiques ; sur les côtés de la colonne vertébrale , les muscles grands psoas et les petits quand ils existent ; entre ces muscles et le corps des vertèbres des lombes , les artères lombaires et les filets nerveux qui vont des nerfs lombaires au grand sympathique ; derrière le muscle grand psoas , le carré des lombes recouvert par une aponévrôse très-mince qui appartient au muscle transverse du bas-ventre ; entre le carré et le grand psoas , les branches antérieures des nerfs lombaires et le plexus qui résulte de leur réunion. Dans la fosse iliaque , on trouve le muscle du même nom, dont la partie interne est unie avec le psoas ; le long du côté interne de ce dernier , l'artère iliaque primitive , puis l'iliaque externe et le nerf qui l'accompagne ; entre le psoas et l'iliaque , l'artère iléo-lombaire ; et devant la partie inférieure de ce dernier muscle , l'artère abdominale ou iliaque antérieure , branche de l'iliaque externe.

Entre la poitrine et l'abdomen , on voit le diaphragme , tapissé en haut par la plèvre ; en bas, par le péritoine, et percé de trois grandes ouvertures , dont l'une donne passage à la veine cave inférieure , l'autre à l'œsophage et aux nerfs de la huitième paire , et la troisième à l'aorte , au canal thorachique et à la veine azygos. On voit à la face inférieure du diaphragme , les artères phréniques inférieures , venant immédiatement de l'aorte ou du tronc cœliaque ; et à la face supérieure, les artères phréniques supérieures, fournies par les mammaires externes, et les nerfs diaphragmatiques produits par la quatrième et la cinquième paires cervicales.

Région postérieure du Tronc.

Sous la peau de cette région, on trouve sur la ligne médiane la rangée des apophyses épineuses de la colonne vertébrale, donnant attache au ligament sur-épineux et aux fibres aponévrotiques des muscles trapèzes, grands dorsaux, etc.; sur les côtés de cette ligne, les muscles trapèzes qui occupent presque toute l'étendue des régions cervicale et dorsale; en bas, l'aponévrôse des lombes et le grand dorsal qui la forme en grande partie. Le trapèze enlevé on aperçoit en haut le splénius, et le nerf accessoire de *Willis* qui vient se terminer à la partie supérieure de la face interne du trapèze ; plus bas, le rhomboïde séparé du trapèze par des branches considérables de l'artère cervicale transverse, l'aponévrôse mince qui s'étend du petit dentelé postérieur supérieur au petit dentelé postérieur inférieur du même côté, et qui sépare le trapèze de la couche musculeuse étendue dans les gouttières vertébrales; plus bas encore, une portion du grand dorsal. Sous le splénius, on trouve le grand et le petit complexus : lorsque ces deux derniers muscles sont enlevés, on voit, dans l'espace compris entre l'occipital et la seconde vertèbre du cou, les muscles grand et petit droits postérieurs de la tête, l'oblique supérieur et l'inférieur. Ces muscles laissent entre eux un espace triangulaire, rempli de tissu cellulaire, et dans lequel on aperçoit l'artère vertébrale, et les divisions de la bouche postérieure du nerf sous-occipital. Plus bas, on aperçoit le muscle transversaire épineux qui est séparé du grand complexus par une couche celluleuse assez abondante, par les branches postérieures des paires cervicales, et par les ramifications des artères occipitale et cervicale profonde ; on aperçoit aussi les muscles inter-épineux. Sous le rhomboïde, on voit le petit dentelé postérieur supérieur, qui est appliqué sur la masse charnue formée en dehors par le sacro-lombaire, en dedans par le long dorsal, et plus en dedans encore par le transversaire. Sous le grand dorsal, on trouve le petit dentelé postérieur et inférieur, qui recouvre la masse commune au sacro-lombaire et au très-long du dos, laquelle est ici renfermée dans une gaîne aponévrotique formée par les deux feuillets postérieurs de l'aponévrose du muscle transverse, dont l'un, fixé aux apophyses transverses, sépare le muscle carré des lombes de la masse musculeuse commune au sacro-lombaire et est au très long du dos ; tandis que l'autre se prolonge derrière ces muscles, jusqu'aux apophyses épineuses des vertèbres lombaires, où il se confond avec les aponévroses des muscles petit oblique de l'abdomen, petit dentelé postérieur inférieur et grand dorsal. On trouve encore dans les gouttières vertébrales les branches postérieures des artères intercostales et lombaires, et celles des nerfs dorsaux et lombaires qui percent les couches musculeuses sur les côtés de l'épine, et vont ensuite se perdre à la peau.

Enfin, après avoir enlevé tous les muscles qui remplissent les gouttières vertébrales, on aperçoit au fond de ces gouttières les lames postérieures des vertèbres, et les ligamens jaunes; en dedans, les apophyses épineuses ; en dehors, les apophyses transverses et les articulaires.

Région inférieure du Tronc.

A la partie antérieure de la région inférieure du tronc, on trouve les parties génitales externes, différentes suivant le sexe. Chez l'homme, la verge, résultant de l'adossement des deux corps caverneux et du canal de l'urètre qui est en dessous, et qui, considéré de derrière en devant, présente successivement sa portion membraneuse, sa portion bulbeuse, sa portion spongieuse, et enfin le gland appliqué sur l'extrémité des corps caverneux, et plus ou moins recouvert par le prépuce. Une peau très-fine et très-mobile recouvre la verge, sur le dos de laquelle on voit, après avoir enlevé la peau, les artères et les veines dorsales, avec les nerfs qui les accompagnent, et tout-à-fait en arrière, le ligament suspensoire de la verge, les racines des corps caverneux, les branches du pubis, dont la face interne est côtoyée par les vaisseaux et les nerfs honteux. Au dessous de la racine de la verge, on voit le scrotum, sous lequel on trouve les deux dartos : ceux-ci étant enlevés, on voit la tunique vaginale, dont la partie externe et supérieure est couverte par l'épanouissement du muscle crémaster. Si l'on fend la tunique vaginale, on aperçoit la surface du testicule ,

lisse, et mouillée par la sérosité. Cette surface est couverte d'un prolongement très-
mince de la tunique vaginale, qui est étroitement collée à la membrane albuginée. Quand
on a divisé celle-ci, on aperçoit la substance
même du testicule, qui est partagée en plusieurs lobes, par les productions membraneuses
qui se détachent de la face interne de la tunique albuginée.

Derrière le scrotum est le périnée, qui s'é-
tend jusqu'à l'anus et aux tubérosités ischia-
tiques. Lorsqu'on a enlevé la peau de cette
partie, on voit les muscles bulbo et ischio-caverneux et la partie antérieure du sphincter
externe de l'anus. Entre le bulbo et l'ischio-
caverneux, est une ligne graisseuse, plus
épaisse postérieurement et inférieurement,
qu'antérieurement et supérieurement. Dans
cette ligne graisseuse, se trouve la branche inférieure de l'artère honteuse interne, ou l'artère du périnée, laquelle est plus près de la
branche de l'ischion que du raphé. En enlevant ce tissu graisseux, on met à découvert le
muscle transverse du périnée, au dessus de la
partie duquel se trouve l'artère transverse ou
du bulbe. Après avoir enlevé les muscles bulbo
et ischio-caverneux, ainsi que le transverse et
la partie antérieure du sphincter cutané de
l'anus, on aperçoit en dehors la racine du corps
caverneux au dessus de laquelle marchent,
en côtoyant la branche de l'ischion et celle du
pubis, l'artère honteuse interne et le nerf qui
l'accompagne; en dedans, le bulbe de l'urètre, sa portion membraneuse, et plus en arrière la glande prostate; mais pour mettre cette
glande entièrement à découvert, il faut ren-

verser en arrière l'extrémité inférieure du rectum, qui est placée immédiatement au dessous d'elle.

Lorsqu'on a enlevé la peau qui couvre les environs de l'anus, on voit le sphincter cutané; plus profondément, on trouve le sphinter interne, l'ischio-coccigien, et le releveur de l'anus qui forme la paroi inférieure du bassin, et dont la surface externe est couverte d'une énorme quantité de graisse qui entoure l'extrémité inférieure du rectum; au dessus du muscle releveur de l'anus, on trouve la partie latérale du bas-fond de la vessie, et les côtés de la base de la glande prostate.

Chez la femme, on trouve à la partie antérieure de la région inférieure du tronc, la vulve, les grandes et les petites lèvres, le clitoris avec son prépuce, le méat urinaire, l'orifice du vagin avec l'hymen, ou les caroncules myrtiformes, la fourchette et la fosse naviculaire. Derrière la vulve est le périnée, beaucoup moins grand que chez l'homme, et où l'on trouve d'ailleurs les mêmes muscles et les mêmes vaisseaux, excepté les bulbo-caverneux, à la place desquels on rencontre les constricteurs du vagin.

Région latérale du Tronc.

Cette région se divise en partie cervicale, en partie pectorale et en partie lombaire.

Partie cervicale.

Après avoir enlevé la peau et le muscle peaucier, on trouve dans cette partie une portion du sterno-cléido-mastoïdien, sur lequel passe la veine jugulaire externe ; au dessous de ce muscle, les rameaux ascendans et descendans du plexus cervical ; vers la clavicule, beaucoup de tissu cellulaire et de glandes lymphatiques ; en arrière, le bord externe du trapèze. Un peu plus profondément, l'angulaire de l'omoplate et une partie de l'omoplat-hyoïdien ; en haut, le droit latéral de la tête et les inter-transversaires. Plus bas, le scalène antérieur et le scalène postérieur, entre lesquels passent l'artère sous-clavière et le plexus brachial qui est situé derrière l'artère : la veine sous-clavière est placée devant le scalène anterieur. Outre ces parties, on voit encore à la partie inférieure latérale du cou, l'artère cervicale transverse, la scapulaire supérieure, la thyroïdienne inférieure, la vertebrale, et les veines qui correspondent à ces artères. Enfin, au dessous de toutes ces parties, on trouve les apophyses transverses, dans la base desquelles est creusé le canal que parcourt l'artère vertébrale.

Partie pectorale.

Lorsqu'on a enlevé la peau de cette partie, on voit en haut et en devant, le bord inférieur du grand pectoral ; en arrière, le bord antérieur du grand dorsal ; dans le milieu et en haut, le grand dentele, sur la face externe duquel vient se rendre l'artère thorachique longue, accompagnée d'un nerf fourni par le plexus brachial ; en bas, la partie postérieure de l'oblique externe du bas-ventre. Au dessous de ces parties, on trouve les côtes, les muscles intercostaux, les vaisseaux et les nerfs intercostaux.

Partie lombaire.

On y voit la partie postérieure des muscles abdominaux, la masse commune des muscles sacro-lombaire et long dorsal, les apophyses transverses, les divisions des vaisseaux et des nerfs lombaires.

Région scapulaire.

On trouve immédiatement au dessous de la peau de cette région, en haut, une portion du muscle trapèze ; en bas, le deltoïde séparé du précédent par l'acromion et l'épine de l'omoplate. Sous ce muscle, entre l'acromion et l'apophyse coracoïde, on trouve le ligament triangulaire qui va de l'une à l'autre de ces éminences, et entre la clavicule et l'apophyse coracoïde, les ligamens conoïde et trapézoïde. Dans la fosse sous épineuse, on voit le muscle sus - épineux qui va s'attacher à la grosse tubérosité de l'humérus, l'artère scapulaire supérieure et le nerf qui l'accompagne. Dans la fosse sous-épineuse, on remarque les muscles sous - épineux et petit rond qui s'attachent aussi à la grosse tubérosité de l'humérus, et fortifient la partie postérieure de la capsule articulaire ; plus bas, le grand rond qui forme avec l'extrémité antérieure du grand dorsal, le bord postérieur du creux de l'aisselle ; au dessous de ces muscles, l'artère scapulaire commune qui se divise en deux branches, dont l'une gagne la fosse sous-épineuse et prend le nom de scapulaire externe, tandis que l'autre descend le long de la côte de l'omoplate, et s'appelle scapulaire inférieure.

Dans

Dans la fosse sous-scapulaire, on trouve le muscle du même nom, qui est appliqué sur le grand dentelé, et dont le tendon aplati fortifie le côté antérieur de la capsule articulaire, et s'attache à la petite tubérosité de l'humérus. Entre le muscle sous-scapulaire et le grand dentelé, est un espace plus grand en avant qu'en arrière, rempli par du tissu cellulaire, et dans la partie antérieure et supérieure duquel se trouvent l'artère et la veine axillaires, le plexus brachial et un assez grand nombre de glandes lymphatiques. Au centre de toutes les parties molles qui occupent la région scapulaire, se trouve l'articulation de l'humérus avec l'omoplate, surmontée par l'acromion, l'apophyse coracoïde, l'extrémité externe de la clavicule, et dans laquelle est renfermé le tendon de la portion externe du muscle biceps.

Du Bras.

La peau du bras étant enlevée, on aperçoit l'aponévrôse brachiale, dont la surface externe est couverte par les veines superficielles, par les nerfs cutanés et par les vaisseaux lymphatiques superficiels ; tandis que sa surface interne correspond aux muscles du bras, aux artères, aux veines profondes et aux nerfs. Les parties situées sous cette aponévrôse, sont différentes suivant les régions du bras.

A la région externe, on trouve le deltoïde, une partie du brachial antérieur, l'extrémité supérieure du long supinateur, l'aponévrôse inter-musculaire externe, le nerf radial, l'artère collatérale externe, et sous le deltoïde,

<table>
<tr><td>Tome IV.</td><td>T t</td></tr>
</table>

l'artère circonflexe postérieure et le nerf circonflexe.

A la région interne, on voit le muscle coraco-brachial, une partie du brachial antérieur, l'artère et la veine brachiales qui descendent le long du bord interne du muscle biceps, le nerf médian, le cutané interne, le musculo-cutané, le cubital et le radial. Ces nerfs réunis en faisceau autour de la partie supérieure de l'artère brachiale, s'écartent bientôt pour aller à leur destination. Le musculo-cutané se porte en devant et en dehors, et traverse aussitôt le muscle coraco-brachial, pour gagner la région antérieure. Le cutané interne descend le long de la partie interne du bras. Le médian accompagne l'artère brachiale, au côté interne de laquelle il est collé. Le radical descend en arrière, et gagne la région postérieure du bras. Le cubital descend le long de la partie interne du bras, plus en arrière que le médian, dont il s'éloigne à mesure qu'il approche du coude, où il se place entre l'olécrâne et la tuberosité interne de l'humérus, avec l'artère collatérale interne.

A la région antérieure, on trouve une partie du deltoïde, le biceps, le brachial antérieur, et entre ces deux muscles, le nerf musculocutané.

A la région postérieure, on voit le muscle triceps-brachial, dans l'épaisseur duquel descendent le nerf radial et l'artère collatérale externe.

De l'Avant-bras.

Lorsqu'on a enlevé la peau de l'avant-bras, on aperçoit l'aponévrôse qui sert d'enveloppe commune aux muscles de cette partie, et qui fournit des points d'attache à leurs fibres. Cette aponévrôse est couverte par un grand nombre de filets nerveux qui viennent du musculo-cutané, du cutané interne et du radial, par des vaisseaux lymphatiques, et par un réseau veineux que forment les branches de la veine céphalique et de la basilique.

Cette aponévrôse étant enlevée, on voit à la région antérieure de l'avant-bras, en procédant du radius vers le cubitus, le muscle long supinateur, le rond pronateur, le radial antérieur, le palmaire grêle, le cubital antérieur et une partie du fléchisseur sublime. Entre la partie supérieure du long supinateur et celle du rond pronateur, est un espace triangulaire qui correspond au pli du coude, et dans lequel on trouve le tendon du muscle biceps, l'extrémité inférieure du brachial antérieur, l'artère brachiale et le nerf médian. Derrière le muscle long supinateur, on trouve l'artère radiale, la récurrente radiale, le nerf radial, une partie du muscle court supinateur et l'extrémité inférieure du rond pronateur. Lorsqu'on a enlevé les muscles cubital antérieur, palmaire-grêle, radial antérieur et rond pronateur, on découvre entièrement le fléchisseur sublime et une partie du fléchisseur profond. Le sublime enlevé, on aperçoit le fléchisseur profond, le long fléchisseur du pouce, le nerf médian, l'artère cubitale, la récurrente cubitale et le nerf cubital. Si l'on enlève le long fléchisseur du pouce et le fléchisseur sublime, on aperçoit le ligament inter-osseux, l'artère inter - osseuse antérieure, le filet du nerf médian qui l'accompagne, et dans le quart inférieur de l'avant-bras, le muscle carré pronateur.

A la région postérieure de l'avant-bras, on trouve immédiatement au dessous de l'aponévrôse, une partie du muscle long supinateur, les deux radiaux externes, l'extenseur commun des doigts, l'extenseur propre du petit doigt, le cubital postérieur et l'anconé. En enlevant ces muscles, on découvre l'artère inter-osseuse postérieure, la branche postérieure du nerf radial, le muscle court supinateur, le long abducteur du pouce, son court et son long extenseurs, et l'extenseur propre du doigt indicateur. Une partie du long abducteur du pouce et de ses extenseurs, se voit immédiatement sous l'aponévrôse, vers la partie inférieure et externe de l'avant-bras.

De la Main.

Dans la paume de la main, après avoir enlevé les tégumens, on aperçoit l'aponévrôse palmaire qui leur est fortement unie, et sur laquelle rampent quelques filets du nerf médian. Cette aponévrôse s'attache supérieurement au ligament annulaire antérieur du carpe, sur lequel l'artère cubitale, passe pour gagner la paume de la main.

Derrière ce ligament, on trouve le nerf médian, les tendons des muscles fléchisseurs sublime et profond, du long fléchisseur du pouce et du radial antérieur. L'aponévrôse palmaire étant enlevée, on aperçoit l'arcade palmaire superficielle de laquelle partent les artères qui vont aux doigts, le nerf médian, le cubital, les tendons des muscles fléchisseurs sublime et profond, et les muscles lombricaux. Derrière toutes ces parties, on trouve l'arcade palmaire profonde, la branche profonde du nerf cubital et les muscles inter-osseux. Pour découvrir le premier et le second inter-osseux dorsaux, et le premier inter-osseux palmaire dans toute leur longueur, il faut enlever le muscle adducteur du pouce et la portion interne de son court fléchisseur.

A l'éminence thénar, on trouve sous une expansion très-mince de l'aponévrôse palmaire, le muscle court abducteur du pouce, son opposant, son court fléchisseur, son adducteur et le tendon de son long fléchisseur.

A l'éminence hypothénar, on voit le muscle palmaire cutané, le nerf cubital, le muscle adducteur du petit doigt, son court fléchisseur et son opposant.

Sur le dos de la main, lorsque la peau est enlevée, on découvre plusieurs grosses veines qui s'anastomosent et forment une espèce de réseau, un grand nombre de filets nerveux, fournis en dehors par le radial, en dedans par le cubital et même par le cutané interne. Sous ces veines et ces nerfs, on trouve les tendons des muscles extenseurs des doigts, le tendon du cubital postérieur et ceux des radiaux. Lorsque ces tendons sont enlevés, on aperçoit en haut et en dehors l'artère radiale, et dans toute l'étendue du dos de la main, des rameaux de cette artère et de la cubitale, on aperçoit aussi les muscles inter-osseux dorsaux.

La peau des doigts étant enlevée, on voit sur la face dorsale l'aponévrôse qui résulte de l'épanouissement du tendon du muscle extenseur réuni à ceux des lombricaux et des inter-osseux. Sur la face palmaire, on aperçoit les artères collatérales des doigts, et les branches nerveuses qui les accompagnent, la gaîne aponévrotique très forte qui renferme les tendons des muscles fléchisseurs sublime et profond, et lorsque cette gaîne est ouverte, les tendons eux-mêmes.

De la Cuisse.

Lorsque la peau de la cuisse est enlevée, on aperçoit l'aponévrôse *fascia-lata* qui entoure ce membre en manière de demi-caleçon ; la surface de cette aponévrôse est parsemée d'un grand nombre de filets nerveux qui viennent des nerfs lombaires et du petit sciatique, et d'une grande quantité de vaisseaux lymphatiques ; elle est couverte aussi dans la partie antérieure interne de la cuisse, par la veine saphène interne et par les rameaux qu'elle fournit ; la partie supérieure de cette veine est entourée par les glandes inguinales superficielles.

Après avoir enlevé l'aponévrôse *fascia-lata*, on voit à la région antérieure de la cuisse, en procédant de la partie externe vers l'interne, le bord antérieur du muscle du *fascia-lata*, le vaste externe, le droit antérieur, le vaste interne, le couturier, le pectiné et le premier adducteur. Entre ces deux derniers muscles et le couturier, est une espace triangulaire dont la base est tournée en haut, et dans lequel on trouve l'artère et la veine fémorales, le nerf crural et la partie inférieure des muscles psoas et iliaque réunis. Les vaisseaux et le nerf dont je viens de parler, sont disposés de manière que l'artère qui appuie sur le muscle pectiné est au milieu, la veine en dedans, et le nerf en dehors et un peu en arrière. L'artère et la veine fémorale occupent d'abord la région antérieure de la cuisse, et se trouvent immédiatement au dessous de l'aponévrôse *fascia-lata* ; mais bientôt elles s'enfoncent derrière le couturier, et gagnent la région interne. Lorsqu'on a enlevé le muscle droit antérieur, on aperçoit l'artère circonflexe externe et le muscle crural, dont la partie inférieure est séparée du fémur par une assez grande quantité de tissu cellulaire graisseux.

La région postérieure de la cuisse, dans laquelle nous comprenons la fesse, présente dans cette dernière partie les trois muscles fessiers, disposés de manière que le moyen, recouvert immédiatement par l'aponévrôse *fascia-lata* dans sa partie antérieure, est caché sous le grand fessier dans le reste de son étendue, et qu'il couvre en entier le petit fessier. Entre le moyen et le petit fessier, on trouve l'artère fessière et le nerf qui l'accompagne. Au dessous du bord postérieur du moyen fessier, on voit le muscle pyramidal; plus bas, les deux jumeaux entre lesquels se trouve le tendon de l'obturateur interne; plus bas encore, le muscle carré, et devant ce muscle le sommet de l'obturateur externe et l'artère circonflexe interne qui l'accompagne vers le grand trochanter. Le grand et le petit nerfs sciatiques et l'artère du même nom descendent derrière ces muscles, devant le grand fessier, entre la tubérosité de l'ischion et le grand trochanter.

A la région postérieure de la cuisse proprement dite, on trouve les muscles demi-tendineux, demi-membraneux et biceps, le nerf sciatique et les artères perforantes qui ont tra-

versé le troisième adducteur. Vers la partie inférieure de la cuisse, les muscles demi-tendineux
et demi-membraneux laissent entre eux et le biceps un espace triangulaire qui se prolonge jusques derrière l'articulation du genou, et qu'on
nomme le creux du jarret. Cet espace est rempli
de tissu cellulaire graisseux, et contient l'artère
et la veine poplités, et les deux branches qui
résultent de la division du nerf sciatique, lesquelles se trouvent plus en arrière que l'artère
et la veine.

A la région externe de la cuisse, on trouve
supérieurement le muscle du *fascia-lata* et la
partie antérieure des muscles moyen et petit
fessiers : dans le reste de cette région, il n'y a
entre l'aponévrôse *fascia-lata* et le fémur que
le muscle vaste externe.

A la région interne, on voit immédiatement
sous l'aponévrôse *fascia-lata*, le muscle droit
interne, une portion du bord interne du troisième et du premier adducteurs, et inférieurement le couturier. Lorsque le droit interne
et le couturier sont enlevés, on aperçoit le
premier et le troisième adducteurs dans toute
leur longueur ; le troisième ne peut être aperçu
que lorsqu'on a enlevé le premier ; la largeur
de ces muscles mesure l'espace compris entre
le droit interne et la ligne âpre du fémur. On
aperçoit aussi sous le muscle couturier, à la
partie moyenne inférieure de la cuisse, l'artère et la veine fémorales qui vont de la région
interne à la postérieure, en traversant le bord
externe du troisième adducteur : elles sont
accompagnées par plusieurs filets nerveux, et
notamment par le nerf saphène, qui ne les
quitte qu'au moment où elles vont traverser

le troisième adducteur. Lorsqu'on a enlevé l'artère et la veine crurales, on aperçoit la partie du muscle triceps crural, sur laquelle elles sont appuyées ; entre les adducteurs, on trouve les vaisseaux et le nerf obturateurs. Enfin, lorsqu'on a enlevé ces muscles, on voit l'obturateur externe, l'artère circonflexe interne, la profonde et les artères perforantes qu'elle fournit, et qui traversent aussitôt le troisieme adducteur.

De la jambe.

On trouve au dessous de la peau l'aponévrôse qui enveloppe toute la jambe, excepté la face interne du tibia qui n'est séparée de la peau que par une couche mince de tissu cellulaire. La surface externe de cette aponévrôse est couverte par un réseau veineux qui résulte de l'anastomose des branches que fournissent les veines saphènes interne et externe ; elle est couverte aussi par un grand nombre de filets nerveux qui viennent du nerf saphène, du petit sciatique et du sciatique poplité externe.

Sous cette aponévrôse, on trouve à la région antérieure de la jambe en procédant de la partie interne vers l'externe, le muscle jambier antérieur, l'artère tibiale antérieure et le nerf qui l'accompagne, le muscle extenseur propre du gros orteil, l'extenseur commun des orteils et le péronier antérieur.

A la région externe, on voit le bord externe du muscle jumeau externe, le long et le court péroniers latéraux, et la branche musculo-cutanée du nerf sciatique poplité externe.

A la région postérieure, on trouve les muscles jumeaux séparés l'un de l'autre supérieurement par un intervalle dans le fond duquel on voit les vaisseaux poplités et le nerf sciatique poplité interne. Sous les jumeaux, on remarque le muscle plantaire grêle, le poplité et le soléaire. Lorsque ce dernier muscle est enlevé, on aperçoit l'artère tibiale postérieure, le nerf tibial postérieur, l'artère péronière, le muscle long fléchisseur commun des orteils qui est dedans, le long fléchisseur propre du gros orteil qui est en dehors, et le jambier postérieur, placé entre ces deux muscles qui le couvrent en partie.

Du Pied.

Le pied présente deux régions, une supérieure ou dorsale, et l'autre inférieure ou plantaire.

Lorsqu'on a enlevé la peau qui couvre la région supérieure du pied, on aperçoit un réseau veineux formé par les branches des veines saphènes interne et externe, et un grand nombre de filets nerveux qui viennent des nerfs saphènes et du musculo-cutané de la jambe. Sous ces veines et ces nerfs, on découvre une aponévrôse très-mince qui vient du ligament annulaire du tarse. Lorsque cette aponévrôse est enlevée, on aperçoit le muscle pédieux ou court extenseur commun des orteils, les tendons du long extenseur commun des orteils, le tendon de l'extenseur propre du gros orteil, le tendon du court péronier latéral, celui du péronier antérieur, l'artère pédieuse et les branches qu'elle fournit, le nerf qui l'accompagne, et la face supérieure des muscles inter-osseux dorsaux.

La peau très-épaisse qui couvre la région inférieure ou plantaire du pied, étant enlevée, on aperçoit l'aponévrôse plantaire. Sous cette aponévrôse, on trouve le muscle adducteur du gros orteil, le court fléchisseur commun des orteils et l'abducteur du petit orteil. Lorsque ces muscles sont enlevés, on voit les artères et les nerfs plantaires, le muscle accessoire du long fléchisseur commun des orteils, les tendons de ce dernier, les muscles lombricaux placés entre ces tendons, le tendon du long fléchisseur du gros orteil, le court fléchisseur de cet orteil, son abducteur, le transversal des orteils et le court fléchisseur du petit orteil. En enlevant ces muscles, on met à découvert le tendon du muscle long péronier latéral, l'arcade plantaire et les branches qui en partent pour les orteils, la branche profonde du nerf plantaire externe; enfin, les muscles inter-osseux plantaires, et même une partie des inter-osseux dorsaux.

Aux orteils, on trouve les mêmes parties qu'aux doigts.

FIN.

TABLE

DES MATIÈRES

Contenues dans ce Volume.

Fin de la Table.

NOTICE

Génie du Christianisme, ou Beautés de la Religion chrétienne, par M. F. A. Châteaubriand, avec cet épigraphe,

> Chose admirable ! la Religion chrétienne qui ne semble avoir d'objet que la félicité de l'autre vie, fait encore notre bonheur dans celle-ci !
>
> (MONTESQUIEU, *Esprit des Loix, liv.* 29, *ch.* 3.)

4 vol. *in*-4, cart. papier vélin, avec la Défense, et neuf gravures avant la lettre, — 108 f.

Le même, *in*-8, sur papier vélin, et neuf gravures aussi avant la lettre, 4 vol. cart., et la Défense, — 75 f.

Le même, *in*-18, papier ordinaire, — 12 f.

Le même, papier fin, avec fig. — 15 f.

Le même, papier vélin, fig. avant la lettre. — 24 f.

Atala, ou les Amours de deux Sauvages dans le désert, 1 vol. *in*-18, par le même, 5.ᵉ édition, — 1 f. 50 c.

Le même, sur papier vélin, — 3 f.

Oraisons funèbres de Jacques-Bénigne Bossuet, avec un Commentaire par M. Bourlet de Vauxcelles, abbé de Massay, 1 vol. *in*-8, br. — 4 f. 50 c.

Moyens certains de se procurer une bonne mort, et de voir arriver ce dernier moment, non pas seulement avec tranquillité, mais même avec joie, etc. Ouvrage divisé en deux parties ; par M. J. B. de Boisdarcy, prêtre du diocèse de Versailles, 1 vol. *in*-12, rel. — 1 f. 75 c.

Lettres d'une Péruvienne, par madame de Graffigny, avec la traduction italienne de M. Deodati, accentuée pour faciliter la prononciation de cette langue ; nouvelle et magnifique édition, ornée du portrait de l'Auteur, gravé par M. Gaucher, et de six belles gravures exécutées par les meilleurs artistes, un vol. gr. *in*-8, — 9 f.

Le même, sur papier Jésus, premières épreuves, — 12 f.

Le même, sur papier Jésus satiné, — 24 f.

> Les personnes des Départemens paieront, en outre, 1 fr. 50 cent.

Les Ruines, ou Voyage en France, par Adrien Lezay, *in*-8, quatrième édition, — 1 f. 25 c.

Qu'est-ce que la Constitution de 91 ? par le même, *in*-8, — 1 f. 25 c.

Recueil des Opinions de Stanislas de Clermont-Tonnerre, 4 vol. *in*-8, brochés, — 15 f.

Essai historique sur la dissolution et le rétablissement de la Monarchie Anglaise. *in*-8, broché, — 2 f.

Extrait de l'Essai sur les Loix des Bâtimens, par Madin, Architecte, *in*-8, broché, — 1 f. 50 c.

Observations critiques sur les Leçons d'Histoire de Volney, suivies d'un chapitre contre l'Athéisme, par M. Jondot, Professeur d'histoire, 1 vol. *in*-8, br. — 3 f.

Considérations sur l'organisation sociale, appliquée à l'état civil, politique et militaire de la France et de l'Angleterre à l'époque de la paix d'Amiens, 3 vol. *in*-8, br. 12 f.

Le Ministère de l'Homme-Esprit, avec cette épigraphe :
L'homme est le mot de toutes les énigmes de l'esprit des choses.

Par le Philosophe inconnu, 1 vol. *in*-8, broché, 5 f.

Clef de la Mythologie, précis de l'ouvrage, par M. C. P. Doüin, brochure *in*-8, 1 f. 20 c.

Manuel nécessaire au Villageois, pour soigner les abeilles, les dépouiller sans leur nuire, les transvaser, etc. etc. avec deux gravures; par C. P. Lombard, des Sociétés d'Agriculture de Paris et de Versailles, troisième édition, br. 2 f. 25 c.

Traité complet d'Anatomie, ou Description de toutes les parties du Corps humain; par A. Boyer, 4 vol. *in*-8, seconde édition, 22 f.

Leçons de M. A. Boyer sur les Maladies des Os; rédigées en un Traité complet de ces Maladies, par A. Richerand, 2 vol. *in*-8, avec figures, 7 f. 50 c.

Lettres élémentaires sur la Chimie, d'après les cours dirigés par les Professeurs Bertholet, Fourcroy, Chaptal, Guyton, etc. par M. Octave Ségur, 2 vol. *in*-12, avec huit planches, br. 6 f.

Le même, avec gravures enluminées, 12 f.

L'Art de procréer les Sexes à volonté, troisième édition, augmentée de la solution de plusieurs questions, etc. 1 vol. *in*-8, orné de gravures. Par J. A. Millot, Membre des ci-devant Collège et Académie de Chirurgie, br. 6 f.

L'Art d'améliorer et perfectionner les générations humaines, seconde édition, augmentée d'articles pour les Femmes de tous âges et aux différens sexes, 2 vol. *in*-8, avec figures, par le même, br. 7 f. 50 c.

Supplément à tous les Traités, tant étrangers que nationaux, sur l'Art des Accouchemens, 1 vol. *in*-8, avec figures, par le même, br. 5 f.

Observations sur l'Opération, dite Césarienne, faites avec succès sur l'Accouchement contre-nature, avec la description d'une nouvelle méthode de l'opérer, par le même, br. *in*-8. 50 c.

Observations sur l'inutilité et le danger des astringens, dans les pertes qui ont pour cause la présence d'un corps étranger après l'accouchement, et des moyens qu'il faut y substituer, par le même, br. *in*-8. 50 c.

Réfutation d'une opinion nouvelle publiée dans un Mé-
moire sur les douleurs de l'enfantement, et sur la cause
qui détermine cette précieuse fonction, par le même,
1 vol. *in*-8., avec figures.   1 f. 80 c.

Observations sur l'amputation de la cuisse, nécessitée par
le Spina Ventosa, du tibia et du péroné, chez un sujet écrouelleux, et qui a été suivie du plus heureux
succès, par M. C. B. Lagrésie, Docteur Médecin, etc.
                                                    73 c.

Essai sur les Monographies Médicales, par M. Váréliaud,
br. *in*-8.   75 c.

Moyens propres à sauver les équipages d'une partie des
vaisseaux qui viennent échouer et périr à la côte, par
les naufrages, etc. par M. Ducarne de Blangy. 75 c.

Du projet annoncé par l'Institut National de continuer le
Dictionnaire de l'Académie Française, par A. Morellet.
                                                    1 f. 20 c.

Les Égaremens du Nigrophilisme, par M. Baudry Deslo-
zières, 1 vol. *in*-8.   3 f.

Suuvenir d'un Voyageur sans prétention, par M. M.***,
2 vol. *in*-12.   3 f.

Honorine, ou la Femme difficile à vivre, comédie en trois
actes, en prose, mêlée de vaudevilles, par J. B. Radet.

Pauline, ou la Fille naturelle, comédie en trois actes et
en prose, mêlée de vaudevilles, par le même.

Le dîner au pré Saint-Gervais, comédie en un acte, en
prose, mêlée de vaudevilles, par le même.

Le Mariage de Scarron, comédie en un acte et en prose,
mêlée de vaudevilles, par P. J. Barré, Radet et Des-
fontaines.

Le Pari, ou la Paix, par les mêmes.

Les Modernes enrichis, comédie en trois actes, par
J. B. Pujoulx.

La Rencontre en voyage, comédie, par le même.

Le Rendez-vous supposé, ou le Souper de famille, comédie, par le même.

L'École des Parvenus, ou la suite des Petits Savoyards,
Opéra-Comique, par le même.

Palma, ou le Voyage en Grèce, opéra en deux actes,
par P. E. L....

Zoraïme et Zulnar, opéra, par M. Saint-Just.

Amélia, ou les deux Jumeaux Espagnols, drame, par
E. J. B. Delrieu.

Un rien, ou l'habit de Noces, paroles et musique du
Cousin Jacques.

Orphée et Euridice, opéra, par MM. Moline et Gluck.